小児科学テキスト

[編集]

岡山大学名誉教授
大阪保健医療大学学長　岡山大学教授
清野佳紀　　小田　慈

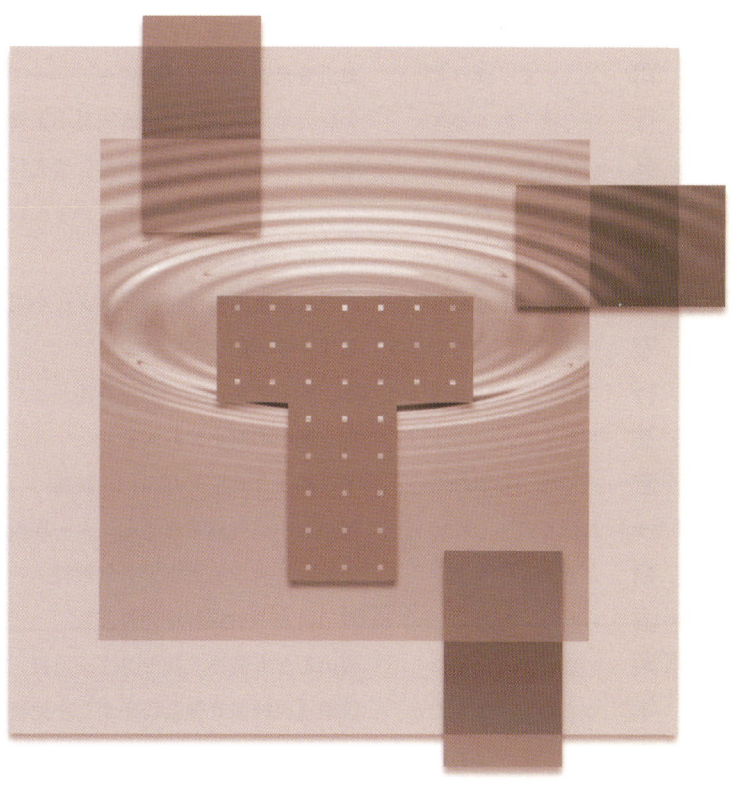

南江堂

■編集者

清野 佳紀	せいの よしき	岡山大学名誉教授・大阪保健医療大学学長
小田 慈	おだ めぐみ	岡山大学病院小児血液・腫瘍科／大学院保健学研究科教授

■執筆者（執筆順）

田中 弘之	たなか ひろゆき	岡山済生会総合病院小児科診療部長
二宮 伸介	にのみや しんすけ	倉敷中央病院遺伝診療部主任部長
小田 慈	おだ めぐみ	岡山大学大学院保健学研究科教授
神﨑 晋	かんざき すすむ	鳥取大学医学部周産期・小児医学教授
井上 勝	いのうえ まさる	岡山赤十字病院第二小児科部長
氏家 良人	うじけ よしひと	岡山大学大学院医歯薬学総合研究科救急医学教授
楢原 幸二	ならはら こうじ	旭川荘療育・医療センター院長代理
吉川 清志	きっかわ きよし	高知県・高知市病院企業団立高知医療センター小児科部長
久保 俊英	くぼ としひで	国立病院機構岡山医療センター診療部長
横山 裕司	よこやま ゆうじ	岡山愛育クリニック副院長
難波 範行	なんば のりゆき	大阪大学大学院医学系研究科小児科学
金澤 秀美	かなざわ ひでみ	岡山大学大学院医歯薬学総合研究科小児医科学
國富 泰二	くにとみ たいじ	くらしき作陽大学子ども教育学部教授
萬木 章	まんき あきら	倉敷成人病センター小児科
池田 政憲	いけだ まさのり	国立病院機構福山医療センター小児科系部長
脇口 宏	わきぐち ひろし	高知大学学長
小谷 信行	こだに のぶゆき	松山赤十字病院第一小児科部長
茶山 公祐	ちゃやま こうすけ	市立豊中病院小児科医長
江口 直宏	えぐち なおひろ	すこやかこどもクリニック院長
大月 審一	おおつき しんいち	岡山大学病院周産母子センター准教授
片岡 直樹	かたおか なおき	川崎医科大学第一小児科学教授
伊藤 滋	いとう しげる	香川県立中央病院小児科部長
伊予田 邦昭	いよだ くにあき	福山こども発達支援センター所長
山中 良孝	やまなか よしたか	医療法人社団育伸会なかよし小児科
寺﨑 智行	てらさき ともゆき	岡山労災病院小児科部長
岡田 あゆみ	おかだ あゆみ	岡山大学大学院医歯薬学総合研究科小児医科学

口絵

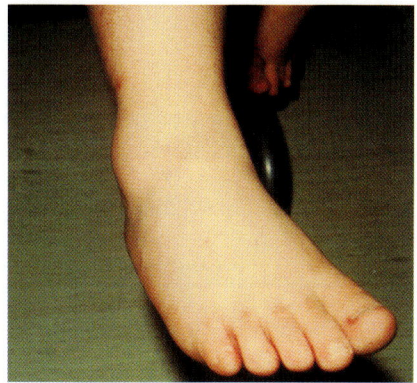

① 多発性関節炎 (p 186)
外果周辺（足関節）に腫脹を認める．

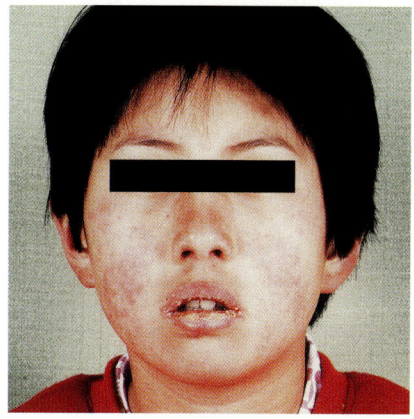

② SLEにみられる顔の蝶形紅斑 (p 187)
（富山医科薬科大学 宮脇利男教授 提供）*

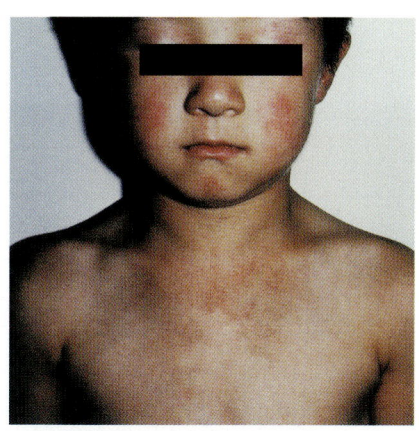

③ 皮膚筋炎にみられる皮疹 (p 187)
（富山医科薬科大学 宮脇利男教授 提供）*

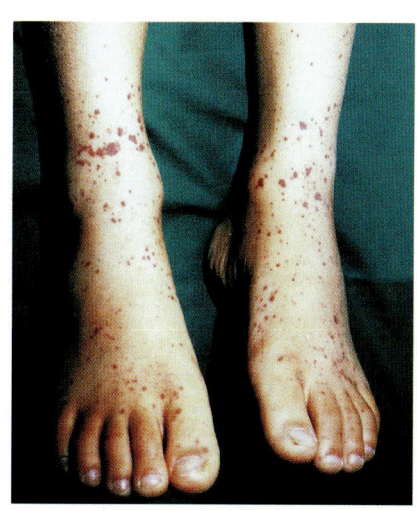

④ 血管性紫斑病にみられる
点状出血様発疹 (p 188)
両側下肢足関節部に出現する．
（富山医科薬科大学 宮脇利男教授 提供）*

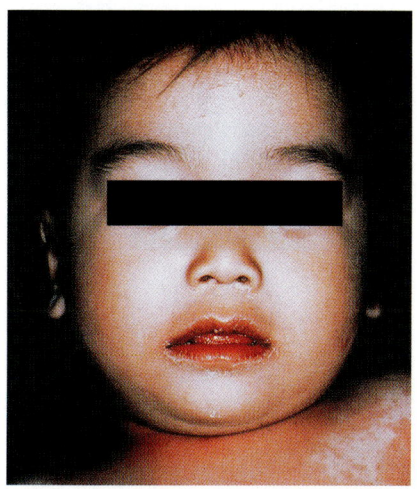

⑤ 川崎病急性期（1歳女児）(p 188)
口唇が乾燥，充血亀裂している．胸部には融合傾向の不定形発疹がみられる．図ではおおわれているが，眼球結膜がみられる．
（富山医科薬科大学 宮脇利男教授 提供）*

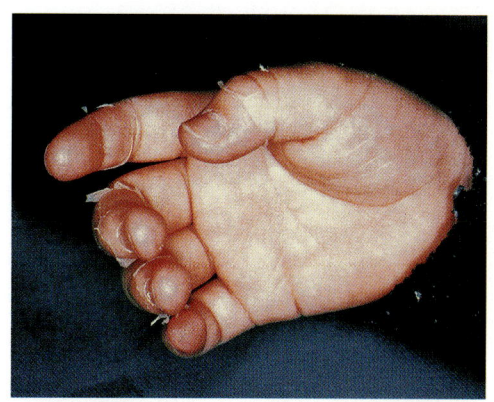

⑥ 川崎病回復期にみられる手指の膜様落屑 (p 188)
（富山医科薬科大学 宮脇利男教授 提供）*

iv 口絵

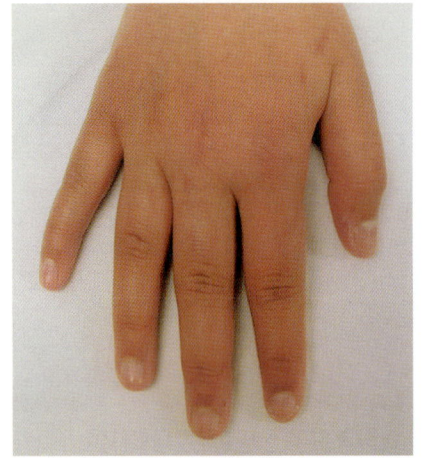

⑦ ソーセージ様腫脹 (p 190)

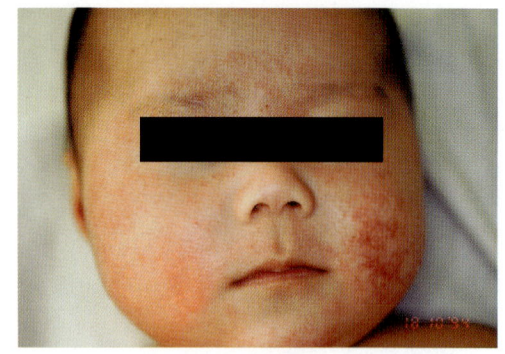

⑧ アトピー性皮膚炎 (p 201)

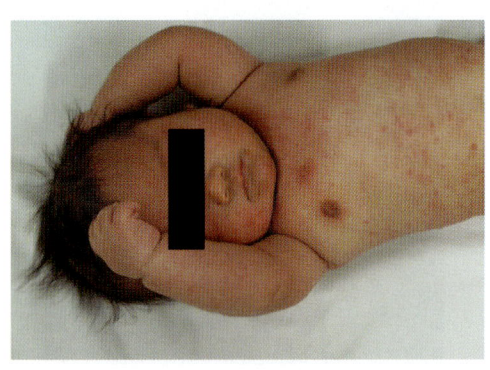

⑨ アトピー性皮膚炎 (p 201)

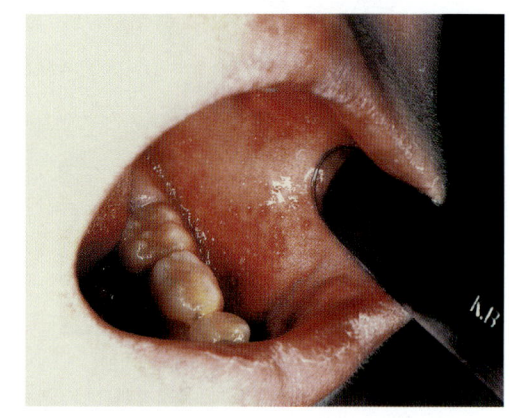

⑩ 麻疹のコプリック斑 (p 206)
（市立札幌病院 富樫武弘博士 提供）*

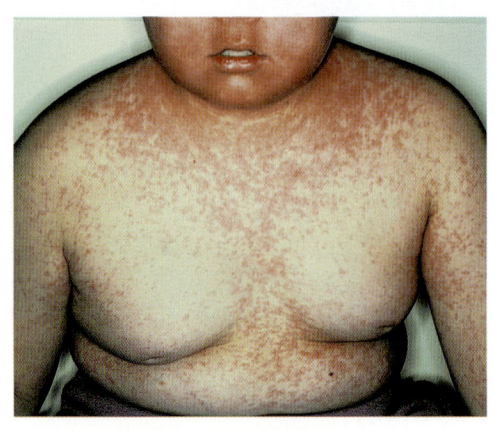

⑪ 麻疹の紅斑性発疹 (p 206)
（市立札幌病院 富樫武弘博士 提供）*

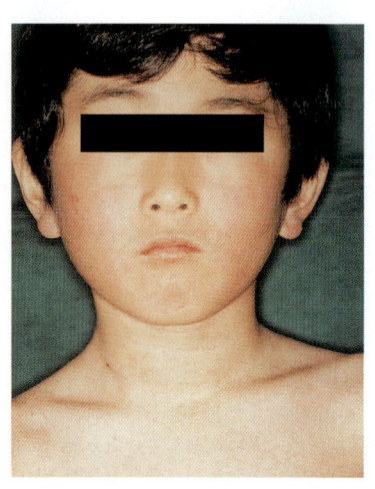

⑫ 風疹の紅斑性発疹 (p 207)
（市立札幌病院 富樫武弘博士 提供）*

口　絵　Ⅴ

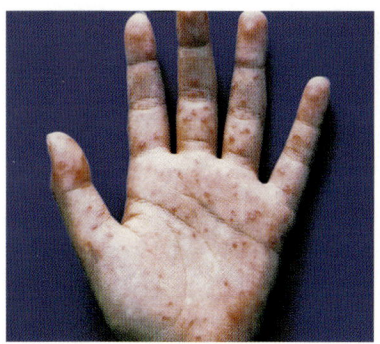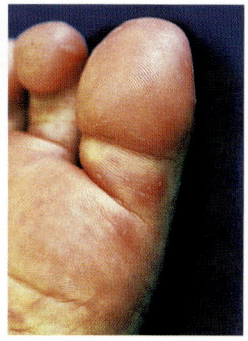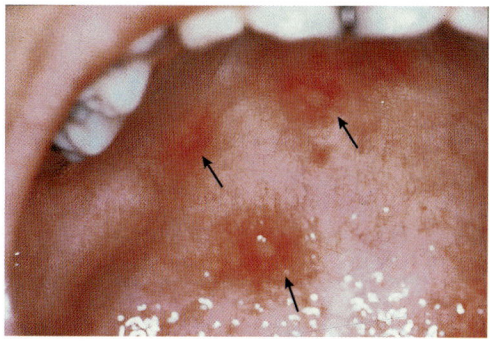

⑬ 手足口病（p 207）
（市立札幌病院　富樫武弘博士　提供）*

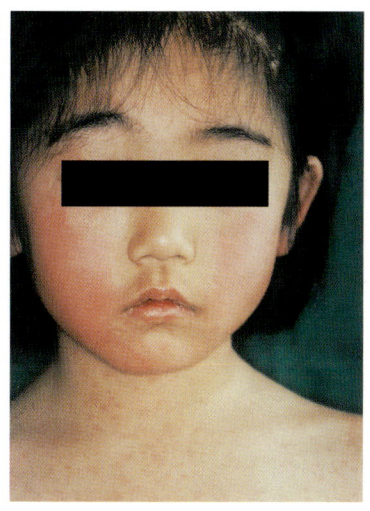

⑭ 伝染性紅斑の紅斑性丘疹（p 208）
（市立札幌病院　富樫武弘博士　提供）*

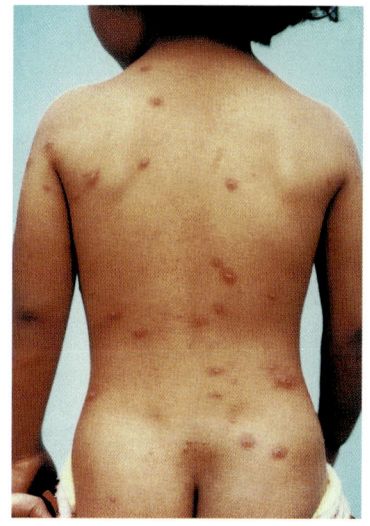

⑮ 水痘（p 209）
（市立札幌病院　富樫武弘博士　提供）*

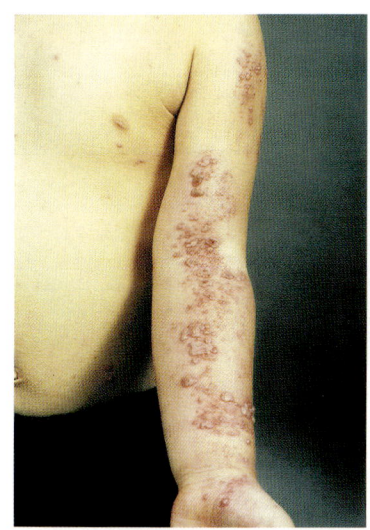

⑯ 帯状疱疹（p 210）
（市立札幌病院　富樫武弘博士　提供）*

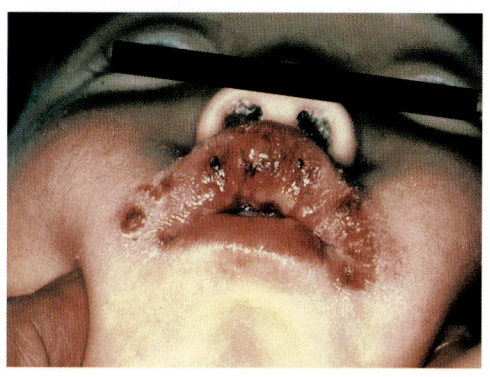

⑰ ヘルペス性歯肉口内炎の口唇病変（初感染）
（p 211）
（市立札幌病院　富樫武弘博士　提供）*

vi　口　絵

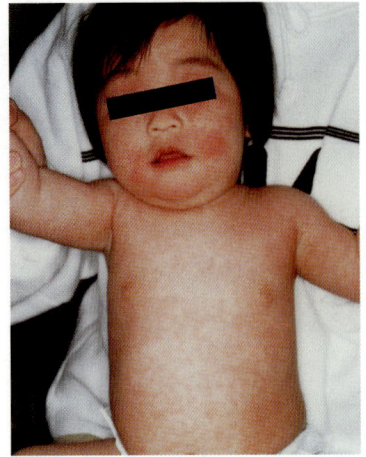

⑱ 突発性発疹 (p 212)

（市立札幌病院 富樫武弘博士 提供）*

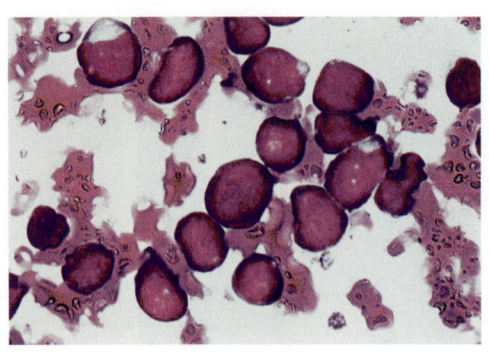

⑲ 急性リンパ性白血病 L1 (p 261)

リンパ芽球は N/C 比が大きく，小型で均一である．

（大阪府立母子保健総合医療センター 河敬世博士 提供）*

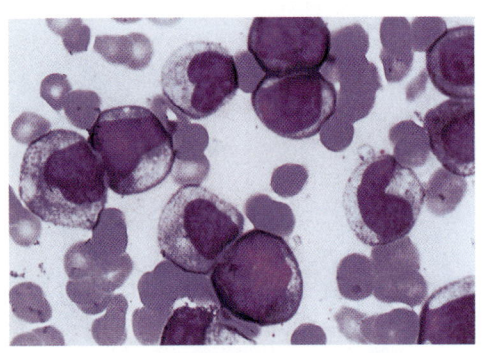

⑳ 急性骨髄性白血病 M2
：分化型骨髄芽球性白血病 (p 262)

（大阪府立母子保健総合医療センター 河敬世博士 提供）*

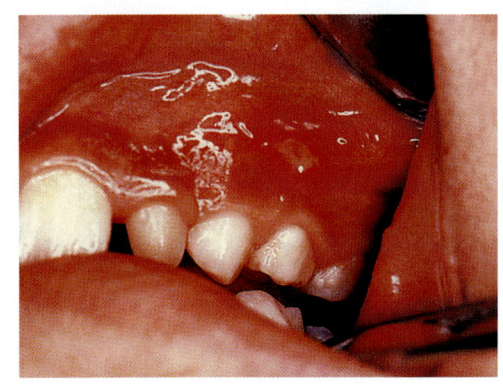

㉑ アフタ性口内炎 (p 294)

（東北大学 加藤晴一講師 提供）*

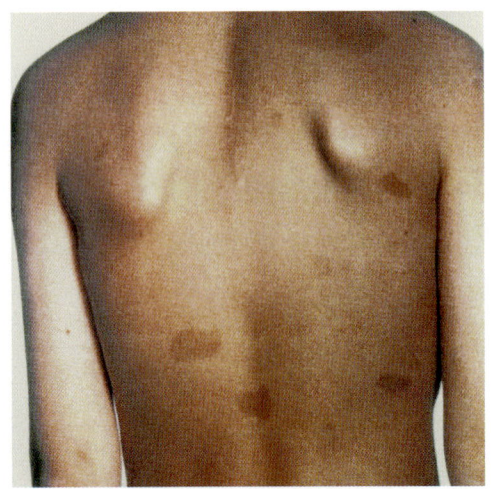

㉒ 神経線維腫症 1 型にみられるカフェオレ斑

(p 340)

（国立成育医療センター 宮尾益知博士 提供）*

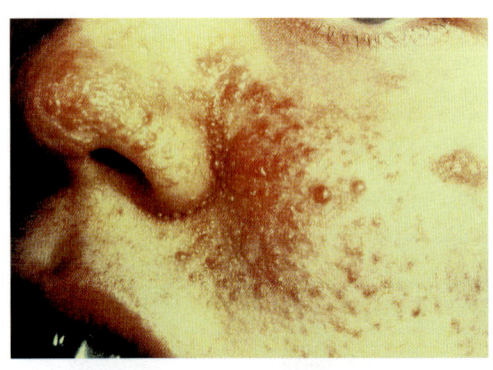

㉓ 結節性硬化症にみられる顔面の皮脂腺腫 (p 341)

（国立成育医療センター 宮尾益知博士 提供）*

＊：清野佳紀他（編）：NEW 小児科学 改訂第 2 版より転載．

序　文

　良い小児科学の教科書とはどんなものであろうか．

　小児科学の知識の量は時代とともにますます増大し，内容も変遷していく．学問を中心に考えた小児科学の教科書はどちらかというと臓器別的な編集方法をとらなければならなくなり，内科学の教科書の相似形のようになってしまう．これでは小児科学の教科書として正しい方向とは言えない．しかしながら，あまりにも従来の小児科学の枠だけで小児科学の各専門分野を記述してしまうと，学問の進歩を取り入れにくくなる．

　本教科書はおもにコメディカルの方々に読まれるものなので，より一層小児科学の原点に立ち返り，学問の進歩を取り入れながらも医師以外の方にも小児科学の基本というものが容易に理解しやすいように編集したつもりである．このような目的で本教科書を編集するにあたって，岡山大学医学部保健学科　小田　慈教授の指揮の下に岡山大学小児科の教室員のメンバーにチームを組んで執筆してもらった．このようなチームを組むことにより，記述に統一性をもたせるように編集したつもりである．本教科書は主に学生が小児科学を勉強する際に役立つためにあるが，ただ知識を蓄積するために作られたわけではなく，子どもをトータルにケアするという観点で作られている．小児科学の講義のためだけではなく，常に子どもとともに実習するという立場で役に立つように配慮した．したがって，臨床の現場で小児科医とともに子どもをケアする人たちには極めてわかりやすいのではなかろうか．執筆者にはそれぞれ専門分野の学問の進歩も取り入れながらもプライマリーケアを強化した教科書を目指してもらった．また，無味乾燥な教科書にならないように，新しいトピックスも取り入れ現場で役に立つように配慮した．編集者としては，この教科書を読者が読む際に，生き生きとした小児医療の現場が想像できるならば幸せである．

　ご多忙にもかかわらずご執筆いただいた諸先生方に厚く御礼申し上げる．また，ご協力いただいた南江堂の澤田　文氏ほか出版部諸氏にも感謝する．本書が小児科学の教科書として，多くのコメディカルの方々に役立つことを期待する．

2005 年 4 月

岡山大学名誉教授
大阪厚生年金病院院長

清　野　佳　紀

目　次

総　論

I. 成長と発達　　　　　　　　　　　　　　　　　　　　　　　　田中弘之　3

- 1 発育区分 …………………………… 3
  - a. 出生前期 ……………………… 4
  - b. 新生児期 ……………………… 4
  - c. 乳児期 ………………………… 4
  - d. 幼児期 ………………………… 4
  - c. 学童期 ………………………… 4
  - f. 思春期 ………………………… 4
- 2 成長に影響する因子 ……………… 4
  - a. 遺伝的要因 …………………… 4
  - b. 疾　患 ………………………… 5
  - c. 栄　養 ………………………… 5
  - d. 運　動 ………………………… 5
  - e. 環　境 ………………………… 5
- 3 成　長 ……………………………… 5
  - a. 胎児期の成長 ………………… 5
  - b. 新生児乳児期の成長 ………… 5
  - c. 乳児期以降の成長 …………… 6
- 4 成長の評価 ………………………… 7
  - a. 発育指数 ……………………… 8
  - b. 成長曲線 ……………………… 9
  - c. 骨年齢 ………………………… 9
- 5 器官，臓器の発達 ………………… 11
  - a. 呼吸器 ………………………… 11
  - b. 循環器 ………………………… 11
  - c. 腎泌尿器系 …………………… 11
  - d. 消化器系 ……………………… 12
  - e. 血液系 ………………………… 12
  - f. 免疫系 ………………………… 13
  - g. 内分泌系 ……………………… 13
  - h. 体液組成 ……………………… 13
  - i. 神経系 ………………………… 13

II. 遺伝子と遺伝性疾患　　　　　　　　　　　　　　　　　　　二宮伸介　19

- 1 遺伝子の構造と機能 ……………… 19
  - a. 遺伝子の構造 ………………… 19
  - b. 遺伝子の発現機構 …………… 20
- 2 遺伝性疾患 ………………………… 20
  - a. 遺伝形式の分類 ……………… 20
  - b. 代表的な遺伝性疾患 ………… 22
  - c. 多因子遺伝 …………………… 22
  - d. ゲノム刷り込み現象 ………… 22
- 3 診　断 ……………………………… 23
  - a. 遺伝性疾患の診察 …………… 23
  - b. 遺伝子診断 …………………… 26
  - c. 遺伝子診断の例 ……………… 29
- 4 遺伝相談 …………………………… 29

III. 小児保健と社会小児医学　　　　　　　　　　　　　　　　　小田　慈　31

- 1 少子化時代の子どもの健康 ……… 31
  - a. 合計特殊出生率の低下 ……… 32
  - b. わが国における少子化対策の経緯 … 33
  - c. 重点的に推進すべき少子化対策の具体的実施計画（新エンゼルプラン）…… 34
  - d. 21世紀初頭の母子保健における国民運動計画（健やか親子21）………… 34
  - e. 新しい健康観—ヘルスプロモーションとは ……………………………… 36
  - f. このような時代における子どもの健康 … 37
- 2 小児保健に重要な統計学的事項 ……… 39

a. 人口静態 ………………………… 39
　　b. 人口動態 ………………………… 39
③ マススクリーニング …………………… 45
　　a. 新生児マススクリーニング ……… 46
　　b. 神経芽腫マススクリーニング …… 47
④ 母子保健，乳幼児保健と学校保健 …… 47
　　a. 母子保健と乳幼児保健 …………… 47
　　b. 学校保健 …………………………… 48
　　c. 学校における健康診断，健康教育と健康相談 …………………………… 49
　　d. 学校伝染病 ………………………… 51
　　e. 乳幼児期，学童期における事故 … 52
⑤ 予防接種 ………………………………… 52
　　a. 予防接種の目的・意義と感染症サーベイランス ………………………… 52
　　b. 定期接種と任意接種 ……………… 52
　　c. 予防接種の種類 …………………… 54
　　d. ワクチン接種率向上の必要性 …… 54
⑥ 母子保健行政と児童福祉 ……………… 55
　　a. 関連法規 …………………………… 56
　　b. 実践機関 …………………………… 56
　　c. 医療保障と公費医療制度 ………… 56

● IV. 小児診断学　　　　　　神﨑 晋　59

① 病　歴 …………………………………… 59
　　a. 問　診 ……………………………… 59
② 診　察 …………………………………… 61
　　a. 全身状態 …………………………… 61
　　b. バイタルサイン …………………… 62
　　c. 皮　膚 ……………………………… 63
　　d. 頭　部 ……………………………… 63
　　e. 頸　部 ……………………………… 64
　　f. 口　腔 ……………………………… 64
　　g. 眼　　……………………………… 64
　　h. 胸　部 ……………………………… 65
　　i. 腹　部 ……………………………… 65
　　j. リンパ節 …………………………… 65
　　k. 神経，筋 …………………………… 65
③ 検　査 …………………………………… 66
　　a. 目的と意義 ………………………… 66
　　b. 小児の特徴（成人との違い）…… 66

● V. 小児のプライマリケアと救命救急医療　　　　　　67

● 小児のプライマリケア―井上　勝　67

① 小児の主要症状と徴候 ………………… 67
　　a. 不機嫌 ……………………………… 67
　　b. 発　熱 ……………………………… 67
　　c. 痙　攣 ……………………………… 68
　　d. 疼　痛 ……………………………… 69
　　e. 発　疹 ……………………………… 70
　　f. 意識障害 …………………………… 70
　　g. 呼吸の異常 ………………………… 70
　　h. 嘔　吐 ……………………………… 71
　　i. 下痢・便秘 ………………………… 72
　　j. 脱　水 ……………………………… 72
　　k. チアノーゼ ………………………… 72
　　l. 黄　疸 ……………………………… 73
② 治療―小児治療の特殊性 ……………… 73
　　a. 食事・栄養療法 …………………… 74
　　b. 薬物療法 …………………………… 74
　　c. 輸液療法 …………………………… 75

● 小児の救命救急医療―氏家良人　77

① 小児の死亡原因 ………………………… 77
② 重症小児救急患者の評価 ……………… 77
③ 重症患者の病態生理 …………………… 78
　　a. 呼吸窮迫と呼吸不全 ……………… 79
　　b. 代謝性ショックと非代謝性ショック … 79
④ 小児の心肺蘇生法 ……………………… 80
　　a. 一次救命処置 ……………………… 80
　　b. 二次救命処置 ……………………… 83

各 論

I. 先天異常と染色体異常　　　楢原幸二　89

総 論 …… 89
1. 先天異常の定義と発生機序 …… 89
2. 先天異常の成因 …… 89
3. 先天異常の疫学 …… 90

各 論 …… 91
Ⓐ 染色体異常症 …… 91

——常染色体異常症
1. 21トリソミー症候群 …… 92
2. 18トリソミー症候群 …… 93
3. 13トリソミー症候群 …… 93
4. 猫なき症候群（5p−症候群） …… 94
5. ヴォルフ・ヒルシュホルン（4p−）症候群 …… 94

——性染色体異常症
1. ターナー症候群 …… 94
2. クラインフェルター症候群 …… 95
3. 脆弱X症候群 …… 95

Ⓑ 奇形・奇形症候群 …… 96
1. プラダー・ヴィリー症候群 …… 97
2. ブラクマン・ド・ランゲ症候群 …… 97
3. ヌーナン症候群 …… 97
4. ベックウィッツ・ヴィーデマン症候群 …… 98
5. マルファン症候群 …… 98
6. 胎児性アルコール症候群 …… 99
7. ヴァーター連合 …… 99

II. 先天代謝異常　　　吉川清志　101

総 論 …… 101
1. 概 念 …… 101
2. 遺伝形式 …… 101
3. 臨床症状 …… 102
4. 検 査 …… 102
5. 診 断 …… 102
6. 治 療 …… 103

各 論 …… 103
Ⓐ 糖質代謝異常症 …… 103
1. 糖原病 …… 103
2. ガラクトース血症 …… 104

Ⓑ アミノ酸代謝異常 …… 105
1. フェニルアラニン代謝異常 …… 105
2. チロシン代謝異常 …… 106
3. メープルシロップ尿症（楓糖尿症） …… 106
4. ホモシスチン尿症 …… 106
5. 尿素サイクル代謝異常症 …… 107

Ⓒ 有機酸代謝異常 …… 107
1. 有機酸血症 …… 107
2. 高乳酸・ピルビン酸血症 …… 108

Ⓓ 脂質代謝異常 …… 108
1. 家族性高脂血症 …… 108

Ⓔ リソソーム病 …… 108
1. ムコ多糖症 …… 108
2. スフィンゴリピドーシス …… 109
3. 糖蛋白代謝異常症 …… 110

Ⓕ ペルオキシソーム病 …… 110
1. 脳肝腎症候群 …… 110
2. 副腎白質ジストロフィー …… 110

Ⓖ プリン，ピリミジン代謝異常 …… 110
1. レッシュ・ナイハン症候群 …… 110

Ⓗ 銅代謝異常 …… 111
1. ウィルソン病 …… 111
2. メンケス病 …… 111

Ⓘ ビタミン代謝異常 …… 111

III. 小児の栄養・代謝とその障害　　　久保俊英　113

総 論 …… 113
1. 小児期栄養の意義 …… 113
2. 乳児の栄養 …… 115
3. 幼児の栄養 …… 120
4. 学童の栄養 …… 121

各 論 …… 122
Ⓐ 肥 満 …… 122
1. 単純性肥満 …… 122
2. 症候性肥満 …… 122

Ⓑ 生活習慣病 …… 123

- **C** 栄養失調症 …………………………… 123
  - 1 蛋白エネルギー栄養失調症 ………… 123
- **D** 糖尿病 ………………………………… 123
  - 1 1型糖尿病 ………………………… 124
  - 2 2型糖尿病 ………………………… 124
- **E** 低血糖症 ……………………………… 125
  - 1 インスリン過分泌低血糖症 ………… 125
  - 2 ケトン性低血糖症 ………………… 125
- **F** ビタミンの過剰と不足 ………………… 126
  - 1 ビタミンA過剰症 ………………… 126
  - 2 ビタミンD過剰症 ………………… 126
  - 3 ビタミンA欠乏症 ………………… 126
  - 4 ビタミンD欠乏症 ………………… 127
  - 5 ビタミンK欠乏症 ………………… 127
  - 6 ビタミンB_1（サイアミン）欠乏症 … 127
  - 7 ビタミンB_2（リボフラビン）欠乏症… 128
  - 8 ビタミンB_6（ピリドキシン）欠乏症… 128
  - 9 ビタミンC欠乏症 ………………… 128
- **G** 無機質の欠乏症 ……………………… 128
  - 1 亜鉛欠乏症 ………………………… 128
  - 2 銅欠乏症 …………………………… 129
  - 3 セレン欠乏症 ……………………… 129
- **H** 吸収不全症候群 ……………………… 129
  - 1 セリアック病（グルテン誘発性腸症）… 129
  - 2 膵嚢胞性線維症 …………………… 130
- **I** その他の代謝異常 …………………… 130
  - 1 アセトン血性嘔吐症 ……………… 130

◉── IV. 新生児，低出生体重児　　　　　横山裕司　131

- ●── 総　論 ………………………………… 131
  - 1 新生児の定義 ……………………… 131
  - 2 新生児の生理 ……………………… 133
  - 3 異常徴候 …………………………… 134
  - 4 合併症妊娠 ………………………… 136
- ●── 各　論 ………………………………… 137
- **A** 呼吸器疾患 …………………………… 137
  - 1 新生児仮死 ………………………… 137
  - 2 胎便吸引症候群 …………………… 138
  - 3 新生児一過性多呼吸 ……………… 138
  - 4 呼吸窮迫症候群 …………………… 139
  - 5 新生児慢性肺疾患 ………………… 140
- **B** 循環器疾患 …………………………… 141
  - 1 新生児遷延性肺高血圧症 ………… 141
  - 2 未熟児動脈管開存症 ……………… 141
- **C** 消化器疾患 …………………………… 142
  - 1 消化管閉鎖 ………………………… 142
  - 2 新生児壊死性腸炎 ………………… 142
- **D** 黄　疸 ………………………………… 143
  - 1 新生児の黄疸 ……………………… 143
  - 2 血液型不適合 ……………………… 144
  - 3 胆道閉鎖症 ………………………… 144
  - 4 新生児肝炎 ………………………… 144
  - 5 核黄疸 ……………………………… 144
  - 6 母乳黄疸 …………………………… 144
- **E** 分娩外傷 ……………………………… 144
  - 1 産　瘤 ……………………………… 144
  - 2 頭血腫 ……………………………… 145
  - 3 帽状腱膜下血腫 …………………… 145
  - 4 鎖骨骨折 …………………………… 145
  - 5 頭蓋骨骨折 ………………………… 145
  - 6 顔面神経麻痺 ……………………… 145
  - 7 上腕神経麻痺 ……………………… 145
- **F** 神経疾患 ……………………………… 146
  - 1 脳室周囲白質軟化症 ……………… 146
  - 2 脳室内出血 ………………………… 146
- **G** 感染症 ………………………………… 147
  - 1 TORCH …………………………… 147
  - 2 新生児敗血症・髄膜炎 …………… 148
- **H** 血液疾患 ……………………………… 149
  - 1 多血症（過粘度症候群） …………… 149
  - 2 ビタミンK欠乏性出血傾向 ……… 149
- **I** その他 ………………………………… 149
  - 1 胎児水腫 …………………………… 149
  - 2 未熟網膜症 ………………………… 150

◉── V. 内分泌疾患　　　　　難波範行，金澤秀美　153

- ●── 総　論 ………………………………… 153
  - 1 内分泌学とは ……………………… 153
  - 2 内分泌系のしくみ ………………… 154
  - 3 ホルモンの作用 …………………… 154
  - 4 内分泌検査 ………………………… 154
- ●── 各　論 ………………………………… 157
- **A** 視床下部・下垂体疾患 ……………… 157
  - 1 汎下垂体機能低下症 ……………… 157

② 成長ホルモン分泌不全性低身長症 … 158
③ 下垂体性尿崩症 ………………………… 158
④ その他 …………………………………… 159
Ⓑ 甲状腺疾患 ……………………………… 159
① 甲状腺機能低下症 ……………………… 160
② 甲状腺機能亢進症 ……………………… 161
③ 乳児一過性高 TSH 血症
　／持続性高 TSH 血症 ………………… 162
Ⓒ 副甲状腺疾患 …………………………… 162
① 副甲状腺機能亢進症 …………………… 162
② 副甲状腺機能低下症 …………………… 162

Ⓓ 副腎疾患 ………………………………… 163
① 急性副腎不全 …………………………… 163
② 慢性副腎不全（アジソン病）………… 164
③ 先天性副腎過形成 ……………………… 165
④ クッシング症候群 ……………………… 165
Ⓔ 性腺疾患 ………………………………… 166
① 思春期早発症（性早熟症）…………… 166
② 思春期遅発症 …………………………… 167
Ⓕ ホルモン受容体異常症 ………………… 168
① 膜型受容体異常症 ……………………… 168
② 核内受容体異常症 ……………………… 169

⦿ ── VI. 免疫不全症 ── 國富泰二　171

●── 総　論──免疫不全症の概念 ……… 171
① 免疫系の種類 …………………………… 171
② 免疫不全の分類 ………………………… 173
③ 免疫不全症の頻度 ……………………… 173
④ 免疫不全症の臨床症状 ………………… 173
⑤ 検　査 …………………………………… 173
⑥ 治　療 …………………………………… 174
●── 各　論 ………………………………… 175
Ⓐ 原発性免疫不全症 ……………………… 175
① 複合型免疫不全症 ……………………… 175
② 抗体不全型免疫不全症 ………………… 176

③ 他の大きな欠陥を付随した免疫不全症
　………………………………………………… 177
④ 食細胞系の異常 ………………………… 179
⑤ 補体因子欠損症 ………………………… 179
⑥ その他の免疫不全症 …………………… 179
Ⓑ 続発性免疫不全症 ……………………… 180
① 免疫不全ウイルス感染症（HIV 感染症）
　　☞ 各論 IX, 222
② ウイルス感染による免疫不全症 …… 180
③ 薬　物 …………………………………… 180

⦿ ── VII. リウマチ性疾患と類縁疾患 ── 萬木　章　181

●── 総　論 ………………………………… 181
① 自己免疫とリウマチ性疾患，膠原病 … 181
② 症状，検査，診断 ……………………… 182
●── 各　論 ………………………………… 184
① リウマチ熱 ……………………………… 184
② 若年性関節リウマチ …………………… 185

③ 全身性エリテマトーデス ……………… 186
④ 皮膚筋炎／多発性筋炎 ………………… 187
⑤ 血管炎症候群 …………………………… 188
⑥ 強皮症または進行性全身性硬化症 … 189
⑦ シェーグレン症候群 …………………… 190
⑧ 混合性結合織病 ………………………… 190

⦿ ── VIII. アレルギー性疾患 ── 池田政憲　191

●── 総　論 ………………………………… 191
① アレルギーの概念 ……………………… 191
② 主な症状・診断・検査 ………………… 191
③ 治　療 …………………………………… 194
●── 各　論 ………………………………… 196
① 気管支喘息 ……………………………… 196

② アレルギー性鼻炎 ……………………… 199
③ 薬物アレルギー ………………………… 199
④ 食物アレルギー ………………………… 200
⑤ アレルギー性皮膚疾患 ………………… 201
⑥ 血清病 …………………………………… 204

IX. 感染症 ... 脇口 宏 205

- 総論 ... 205
- 各論 ... 206
- **A** 発疹性ウイルス感染症 ... 206
  1. 麻疹 ... 206
  2. 風疹 ... 207
  3. 手足口病 ... 207
  4. 伝染性紅斑 ... 208
  5. 水痘 ... 209
  6. 単純ヘルペスウイルス感染症 ... 210
  7. 突発性発疹 ... 211
  8. 天然痘 ... 212
- **B** 腸管ウイルス感染症 ... 213
  1. ポリオ（急性灰白髄炎） ... 213
  2. ヘルパンギーナ ... 214
  3. 手足口病 ☞ 207
  4. 急性出血性結膜炎 ... 214
- **C** 神経系のウイルス感染症 ... 214
  1. 無菌性髄膜炎 ... 214
  2. ウイルス性脳炎 ... 215
  3. 日本脳炎 ... 215
  4. 狂犬病 ... 215
  5. ギラン・バレー症候群 ... 216
  6. 遅発性ウイルス感染症 ... 216
- **D** 呼吸器ウイルス感染症 ... 216
  1. インフルエンザ ... 216
  2. クループ ☞ 各論X, 239
  3. 細気管支炎 ☞ 各論X, 240
- **E** その他のウイルス感染症 ... 217
  1. ムンプス（流行性耳下腺炎） ... 217
  2. アデノウイルス感染症 ... 218
  3. 伝染性単核球症 ... 218
  4. サイトメガロウイルス感染症 ... 219
  5. 乳児嘔吐下痢症・ウイルス性下痢症 ... 219
  6. ウイルス性肝炎 ... 220
  7. レトロウイルス感染症 ... 221
- **F** マイコプラズマ感染症 ☞ 各論X, 243
- **G** クラミジア感染症 ... 222
  1. オウム病 ... 222
  2. トラコーマ・クラミジア感染症 ... 223
  3. 肺炎クラミジア感染症 ... 223
- **H** リケッチア感染症 ... 223
  1. ツツガムシ病 ... 223
  2. 日本紅斑熱 ... 224
  3. Q熱 ... 224
- **I** グラム陽性球菌感染症 ... 224
  1. 溶連菌感染症 ... 224
  2. B群連鎖球菌感染症 ... 225
  3. 黄色ブドウ球菌感染症 ... 226
  4. 肺炎球菌感染症 ... 226
- **J** グラム陰性桿菌感染症 ... 226
  1. 百日咳 ... 226
  2. インフルエンザ桿菌感染症 ... 227
  3. 大腸菌感染症 ... 227
  4. 腸チフス ... 228
  5. サルモネラ感染症 ... 228
  6. 細菌性赤痢 ... 228
  7. カンピロバクター感染症 ... 228
  8. 猫ひっかき病 ... 228
- **K** グラム陽性桿菌感染症 ... 228
  1. ジフテリア ... 228
  2. 破傷風 ... 229
- **L** ビブリオ感染症 ... 230
  1. コレラ ... 230
  2. 腸炎ビブリオ感染症 ... 230
- **M** マイコバクテリウム感染症 ... 230
  1. 結核 ☞ 各論X, 244
- **N** その他の細菌感染症 ... 230
  1. 髄膜炎菌感染症 ... 230
- **O** スピロヘータ感染症 ... 231
  1. 先天性梅毒 ... 231
  2. ワイル病 ... 232
  3. ライム病 ... 232
- **P** 真菌感染症 ... 232
  1. カンジダ症 ... 232
  2. クリプトコッカス症 ... 233
  3. アスペルギルス症 ... 233
- **Q** 原虫感染症 ... 233
  1. ニューモシスチス・カリニ肺炎 ... 233
  2. トキソプラズマ感染症 ... 233
  3. 赤痢アメーバ症 ... 233
- **R** 寄生虫感染症 ... 233
  1. シラミ ... 233
  2. 回虫 ... 233
  3. 蟯虫 ... 234
  4. アニサキス ... 234
  5. 条虫症 ... 234
  6. 日本住血吸虫 ... 234
- **S** 胎内感染 ... 234
  1. 先天性トキソプラズマ感染症 ... 234
  2. 先天性風疹症候群 ... 234

③ 先天性サイトメガロウイルス感染症 ⋯ 235
④ 先天性単純ヘルペスウイルス感染症 ⋯ 235
⑤ 先天性水痘症候群 ⋯⋯⋯⋯⋯⋯⋯⋯ 235
⑥ ヒトパルボウイルス B19 感染症 ⋯⋯ 235
Ⓣ 川崎病（急性熱性皮膚粘膜症候群）
　　☞ 各論 VII，188

X．呼吸器疾患　　　　　　　　　　　　　　　　　　　小谷信行　237

● 総　論—小児の呼吸器疾患の概念
　　⋯⋯⋯⋯⋯⋯⋯⋯⋯⋯⋯⋯⋯⋯⋯ 237
● 各　論 ⋯⋯⋯⋯⋯⋯⋯⋯⋯⋯⋯⋯ 238
Ⓐ 上気道感染 ⋯⋯⋯⋯⋯⋯⋯⋯⋯⋯ 238
① 急性鼻咽頭炎 ⋯⋯⋯⋯⋯⋯⋯⋯⋯ 238
② 急性扁桃炎 ⋯⋯⋯⋯⋯⋯⋯⋯⋯⋯ 238
③ 急性喉頭炎（クループ症候群）⋯⋯ 239
④ 先天性喘息 ⋯⋯⋯⋯⋯⋯⋯⋯⋯⋯ 239
Ⓑ 気管・気管支疾患 ⋯⋯⋯⋯⋯⋯⋯ 240
① 急性気管支炎 ⋯⋯⋯⋯⋯⋯⋯⋯⋯ 240
② 急性細気管支炎 ⋯⋯⋯⋯⋯⋯⋯⋯ 240
Ⓒ 肺　炎 ⋯⋯⋯⋯⋯⋯⋯⋯⋯⋯⋯⋯ 241
① 細菌性肺炎 ⋯⋯⋯⋯⋯⋯⋯⋯⋯⋯ 241
② ウイルス性肺炎 ⋯⋯⋯⋯⋯⋯⋯⋯ 242
③ マイコプラズマ肺炎 ⋯⋯⋯⋯⋯⋯ 243
④ 嚥下性肺炎 ⋯⋯⋯⋯⋯⋯⋯⋯⋯⋯ 243
Ⓓ 結核症 ⋯⋯⋯⋯⋯⋯⋯⋯⋯⋯⋯⋯ 244
① 肺結核 ⋯⋯⋯⋯⋯⋯⋯⋯⋯⋯⋯⋯ 244
Ⓔ 気管支・肺の先天異常 ⋯⋯⋯⋯⋯ 245
① 肺分画症 ⋯⋯⋯⋯⋯⋯⋯⋯⋯⋯⋯ 245
② 先天性腺腫様肺奇形 ⋯⋯⋯⋯⋯⋯ 246
Ⓕ 気道異物 ⋯⋯⋯⋯⋯⋯⋯⋯⋯⋯⋯ 246
① 喉頭，気管支異物 ⋯⋯⋯⋯⋯⋯⋯ 246
Ⓖ 胸膜疾患 ⋯⋯⋯⋯⋯⋯⋯⋯⋯⋯⋯ 247
① 化膿性胸膜炎（膿胸）⋯⋯⋯⋯⋯⋯ 247
② 気　胸 ⋯⋯⋯⋯⋯⋯⋯⋯⋯⋯⋯⋯ 248
Ⓗ 縦隔疾患 ⋯⋯⋯⋯⋯⋯⋯⋯⋯⋯⋯ 249
① 胸腺肥大 ⋯⋯⋯⋯⋯⋯⋯⋯⋯⋯⋯ 249
② 縦隔腫瘍 ⋯⋯⋯⋯⋯⋯⋯⋯⋯⋯⋯ 249
Ⓘ 呼吸中枢の異常 ⋯⋯⋯⋯⋯⋯⋯⋯ 250
① 睡眠時無呼吸症候群 ⋯⋯⋯⋯⋯⋯ 250

XI．血液・造血器疾患　　　　　　　　　　　　　　　茶山公祐　251

● 総　論—血液・造血器疾患の概念 ⋯ 251
● 各　論 ⋯⋯⋯⋯⋯⋯⋯⋯⋯⋯⋯⋯ 252
Ⓐ 赤血球系疾患 ⋯⋯⋯⋯⋯⋯⋯⋯⋯ 252
① 貧血の診断と分類 ⋯⋯⋯⋯⋯⋯⋯ 252
② 溶血性貧血 ⋯⋯⋯⋯⋯⋯⋯⋯⋯⋯ 252
③ 鉄欠乏性貧血 ⋯⋯⋯⋯⋯⋯⋯⋯⋯ 254
④ 巨赤芽球性貧血 ⋯⋯⋯⋯⋯⋯⋯⋯ 255
⑤ 再生不良性貧血 ⋯⋯⋯⋯⋯⋯⋯⋯ 255
Ⓑ 出血性疾患 ⋯⋯⋯⋯⋯⋯⋯⋯⋯⋯ 259
① 血小板の異常 ⋯⋯⋯⋯⋯⋯⋯⋯⋯ 259
② 凝固線溶系の異常 ⋯⋯⋯⋯⋯⋯⋯ 260
③ 血管障害による出血傾向 ⋯⋯⋯⋯ 261
Ⓒ 白血病および類縁疾患 ⋯⋯⋯⋯⋯ 261
① 急性リンパ性白血病 ⋯⋯⋯⋯⋯⋯ 261
② 急性骨髄性白血病 ⋯⋯⋯⋯⋯⋯⋯ 262
③ 慢性骨髄性白血病 ⋯⋯⋯⋯⋯⋯⋯ 262
④ 若年性骨髄単球性白血病 ⋯⋯⋯⋯ 262
⑤ 二次性白血病 ⋯⋯⋯⋯⋯⋯⋯⋯⋯ 262
⑥ 骨髄異形成症候群 ⋯⋯⋯⋯⋯⋯⋯ 262

XII．腫瘍性疾患　　　　　　　　　　　　　　　　　　江口直宏　263

● 総　論 ⋯⋯⋯⋯⋯⋯⋯⋯⋯⋯⋯⋯ 263
① 小児期の腫瘍性疾患の特徴 ⋯⋯⋯ 263
② 症状，検査，診断 ⋯⋯⋯⋯⋯⋯⋯ 263
③ 治　療 ⋯⋯⋯⋯⋯⋯⋯⋯⋯⋯⋯⋯ 264
④ 小児悪性腫瘍の包括医療 ⋯⋯⋯⋯ 265
● 各　論 ⋯⋯⋯⋯⋯⋯⋯⋯⋯⋯⋯⋯ 266
Ⓐ 造血器悪性腫瘍 ⋯⋯⋯⋯⋯⋯⋯⋯ 266
① 白血病　☞ 各論 XI，261
Ⓑ リンパ・細網内皮系腫瘍 ⋯⋯⋯⋯ 266
① 悪性リンパ腫 ⋯⋯⋯⋯⋯⋯⋯⋯⋯ 266
② ランゲルハンス細胞組織球症 ⋯⋯ 266
③ 血球貪食症候群 ⋯⋯⋯⋯⋯⋯⋯⋯ 267
Ⓒ 固形腫瘍 ⋯⋯⋯⋯⋯⋯⋯⋯⋯⋯⋯ 267
① 神経芽腫 ⋯⋯⋯⋯⋯⋯⋯⋯⋯⋯⋯ 267
② 褐色細胞腫 ⋯⋯⋯⋯⋯⋯⋯⋯⋯⋯ 268
③ ウイルムス腫瘍，腎芽腫 ⋯⋯⋯⋯ 268
④ 肝芽腫 ⋯⋯⋯⋯⋯⋯⋯⋯⋯⋯⋯⋯ 268
⑤ 網膜芽細胞腫 ⋯⋯⋯⋯⋯⋯⋯⋯⋯ 269

XIII. 循環器疾患　　　　大月審一　273

- ●──総　論 ……………………………… 273
  - 1 診　断 ……………………………… 273
  - 2 治　療 ……………………………… 277
- ●──各　論 ……………………………… 278
  - Ⓐ 先天性心疾患 …………………… 278
    - 1 心室中隔欠損症 ……………… 278
    - 2 肺動脈弁狭窄 ………………… 279
    - 3 心房中隔欠損症 ……………… 280
    - 4 動脈管開存症 ………………… 281
    - 5 ファロー四徴症 ……………… 282
    - 6 完全大血管転位 ……………… 284
  - 6 軟部組織悪性腫瘍 ……………… 269
  - 7 胚細胞腫瘍 ……………………… 270
  - 8 脳腫瘍 …………………………… 271
  - 7 大動脈狭窄症 ………………… 285
  - 8 その他の複雑心奇形 ………… 286
  - Ⓑ 後天性心疾患 …………………… 286
    - 1 川崎病の心血管障害 ………… 286
    - 2 心筋炎，心膜炎 ……………… 287
    - 3 リウマチ性心疾患 …………… 287
  - Ⓒ その他の心疾患 ………………… 288
    - 1 不整脈 ………………………… 288
    - 2 特発性心筋症 ………………… 288
    - 3 原発性肺高血圧 ……………… 289

XIV. 消化器疾患　　　　片岡直樹　291

- ●──総　論 ……………………………… 291
  - 1 消化管の形態的，機能的発育 … 291
  - 2 主要症状 ………………………… 291
  - 3 検査と診断 ……………………… 291
  - 4 治　療 …………………………… 292
- ●──各　論 ……………………………… 293
  - Ⓐ 口唇の疾患 ……………………… 293
    - 1 口角炎 ………………………… 293
    - 2 口唇裂，口蓋裂 ……………… 293
  - Ⓑ 舌および歯の疾患 ……………… 293
    - 1 舌小帯短縮 …………………… 293
    - 2 地図状舌 ……………………… 293
    - 3 巨　舌 ………………………… 293
    - 4 舌　苔 ………………………… 294
  - Ⓒ 口腔および耳下腺疾患 ………… 294
    - 1 ヘルペス性歯肉口内炎 ……… 294
    - 2 アフタ性口内炎 ……………… 294
    - 3 口腔カンジダ症（鵞口瘡）… 294
    - 4 流行性耳下腺炎（ムンプス）☞各論 IX, 217
    - 5 反復性耳下腺炎 ……………… 294
  - Ⓓ 食道疾患 ………………………… 294
    - 1 食道閉鎖 ……………………… 294
    - 2 胃食道逆流症 ………………… 295
  - Ⓔ 胃・十二指腸疾患 ……………… 296
    - 1 肥厚性幽門狭窄症 …………… 296
    - 2 消化性潰瘍 …………………… 296
  - Ⓕ 腸疾患 …………………………… 297
    - 1 急性胃腸炎 …………………… 297
    - 2 腸重積 ………………………… 297
    - 3 急性虫垂炎 …………………… 298
    - 4 ヒルシュスプルング病 ……… 299
    - 5 メッケル憩室 ………………… 300
    - 6 過敏性腸症候群 ……………… 300
    - 7 単純性便秘，心因性便秘 …… 300
    - 8 慢性炎症性腸疾患 …………… 301
    - 9 若年性ポリープ ……………… 302
    - 10 吸収不全症候群 ……………… 302
    - 11 蛋白漏出性胃腸症 …………… 303
  - Ⓖ 消化管異物 ……………………… 303
  - Ⓗ 肛門疾患 ………………………… 303
    - 1 肛門周囲膿瘍，痔瘻 ………… 303
    - 2 脱肛，直腸脱 ………………… 304
    - 3 裂　肛 ………………………… 304
  - Ⓘ 腹膜疾患 ………………………… 304
    - 1 原発性腹膜炎 ………………… 304
    - 2 続発性腹膜炎 ………………… 304
    - 3 腸間膜リンパ節炎 …………… 304
  - Ⓙ ヘルニア ………………………… 305
    - 1 鼠径ヘルニア ………………… 305
  - Ⓚ 肝，胆，膵疾患 ………………… 305
    - 1 ウイルス性肝炎 ……………… 305
    - 2 新生児肝炎 …………………… 308
    - 3 胆道閉鎖症 …………………… 308
    - 4 先天性胆道拡張症（総胆管嚢腫）…… 308
    - 5 肝硬変 ………………………… 309
    - 6 膵　炎 ………………………… 309

XV. 腎・泌尿器疾患　　　　　　　　　　　　　　　　　　　　　　　　　　　伊藤　滋　311

- **総　論** ……………………………… 311
  1. 腎機能 ……………………………… 311
  2. 尿所見 ……………………………… 311
  3. 画像診断 …………………………… 312
  4. 腎生検 ……………………………… 312
- **各　論** ……………………………… 312
  - Ⓐ 原発性糸球体疾患 ………………… 312
    1. ネフローゼ症候群 ………………… 312
    2. 急性糸球体腎炎 …………………… 314
    3. 膜性増殖性糸球体腎炎 …………… 315
  - Ⓑ 全身性疾患と腎障害（二次性糸球体疾患）………………………………… 315
    1. 紫斑病性腎炎，IgA 腎症 ………… 315
    2. ループス腎炎 ……………………… 316
  - Ⓒ 遺伝性腎疾患 ……………………… 317
    1. 先天性／乳児ネフローゼ症候群 … 317
    2. アルポート症候群 ………………… 318
    3. 家族性良性血尿，菲薄基底膜症候群 … 319
  - Ⓓ 尿細管疾患 ………………………… 319
    1. 尿細管性アシドーシス …………… 319
    2. 特発性尿細管性蛋白尿症，デント病 … 320
  - Ⓔ 腎不全 ……………………………… 320
    1. 溶血性尿毒症症候群 ……………… 320
    2. 尿細管間質性腎炎 ………………… 322
  - Ⓕ 腎尿路奇形 ………………………… 322
    1. 囊胞腎，腎低形成／無形成 ……… 322
    2. 先天性水腎症 ……………………… 322
    3. 膀胱尿管逆流現象 ………………… 322
    4. 腎尿路結石 ………………………… 323
  - Ⓖ 尿路感染症 ………………………… 323
  - Ⓗ その他の腎疾患 …………………… 324
    1. 特発性高カルシウム尿症 ………… 324
    2. ナットクラッカー現象 …………… 324

XVI. 神経疾患　　　　　　　　　　　　　　　　　　　　　　　　　　　　伊予田邦昭　325

- **総　論** ……………………………… 325
  1. 病歴のとり方 ……………………… 325
  2. 神経学的診察 ……………………… 325
  3. 主な症状 …………………………… 328
  4. 神経学的検査 ……………………… 329
- **各　論** ……………………………… 331
  - Ⓐ 痙攣性疾患 ………………………… 331
    1. 熱性痙攣 …………………………… 331
    2. てんかん …………………………… 333
    3. 憤怒痙攣（泣き入りひきつけ）… 334
    4. 失　神 ……………………………… 335
  - Ⓑ 脳性麻痺 …………………………… 335
  - Ⓒ 中枢神経系感染症 ………………… 337
    1. 化膿性髄膜炎 ……………………… 337
    2. 脳炎，脳症 ………………………… 337
  - Ⓓ 脳腫瘍 ……………………………… 339
  - Ⓔ 神経皮膚症候群と先天奇形 ……… 340
    1. 神経皮膚症候群 …………………… 340
    2. 水頭症 ……………………………… 341
  - Ⓕ 脳血管障害（特にもやもや病）… 342
  - Ⓖ 神経変性疾患 ……………………… 342

XVII. 骨疾患　　　　　　　　　　　　　　　　　　　　　　　　　　　　　　山中良孝　345

- **総　論** ……………………………… 345
  1. 骨の構造と成長 …………………… 345
  2. 骨系統疾患 ………………………… 345
  3. 骨系統疾患患者の受診時になすべきこと ………………………………… 346
- **各　論** ……………………………… 347
  1. 軟骨無形成症 ……………………… 347
  2. 脊椎・骨端異形成症 ……………… 348
  3. 骨形成不全症 ……………………… 349
  4. くる病 ……………………………… 349

XVIII. 筋疾患　　　　　　　　　　　　　　　　　　　　　　　　　　　　　寺﨑智行　353

- **総　論** ……………………………… 353
  1. 発生機序（病態生理）による分類 … 353
  2. 症　候 ……………………………… 353
  3. 検　査 ……………………………… 356
  4. 遺伝子診断 ………………………… 357
  5. 治　療 ……………………………… 357

● ── 各 論 ……………………………… 358
■ 筋原性疾患
Ⓐ 筋ジストロフィー ……………………… 358
① 進行性筋ジストロフィー ……………… 358
② 先天性筋ジストロフィー ……………… 359
③ その他の筋ジストロフィー …………… 360
Ⓑ 先天性ミオパチー ……………………… 361
① ネマリンミオパチー …………………… 361
② セントラルコア病 ……………………… 361
③ ミオチュブラー（中心核）ミオパチー …………………………………… 361
Ⓒ 筋強直症候群（筋緊張症候群）……… 362
① 筋強直性（緊張性）ジストロフィー … 362
② 先天性筋強直症（筋緊張症）………… 363
Ⓓ 代謝性筋疾患（代謝性ミオパチー）… 363
① 糖原病　☞　各論 II, 103
② 脂質代謝異常　☞　各論 II, 108

③ ミトコンドリアミオパチー（ミトコンドリア異常症，ミトコンドリア脳筋症）… 363
Ⓔ 炎症性筋疾患 …………………………… 364
① 多発性筋炎・皮膚筋炎　☞　各論 VII, 187
② ウイルス性筋炎 ………………………… 364
Ⓕ チャネル異常症 ………………………… 364
① 周期性四肢麻痺 ………………………… 365
② 悪性高熱症（悪性症候群）…………… 365
Ⓖ 筋組織の崩壊を呈する疾患 …………… 365
① 横紋筋融解症 …………………………… 365
② 挫滅症候群 ……………………………… 365
■ 神経原性筋疾患
Ⓐ 神経原性筋萎縮症 ……………………… 366
① 脊髄性筋萎縮症 ………………………… 366
■ 神経・筋接合部の異常による疾患
① 重症筋無力症 …………………………… 366
② ボツリヌス症 …………………………… 367

◉ ── **XIX. 精神疾患とその辺縁疾患** ── 岡田あゆみ　369

● ── 総 論 ……………………………… 369
① 心の発達 ………………………………… 369
② 診断と検査 ……………………………… 371
③ 治 療 …………………………………… 372
④ 子どもと家族への接し方 ……………… 374
● ── 各 論 ……………………………… 375
Ⓐ 発達障害 ………………………………… 375
① 精神遅滞 ………………………………… 375
② 広汎性発達障害（自閉症）…………… 376
③ 注意欠陥多動性障害 …………………… 377
④ 学習障害 ………………………………… 377
Ⓑ 心身症 …………………………………… 378
① 定義と発症機序 ………………………… 378
② 小児科で診ることの多い心身症 …… 378
Ⓒ 神経症 …………………………………… 381

① 不安障害 ………………………………… 382
② 強迫性障害 ……………………………… 382
③ 転換性障害／解離性障害 ……………… 382
④ 外傷後ストレス障害 …………………… 382
Ⓓ 精神病 …………………………………… 382
① 統合失調症 ……………………………… 383
② うつ病 …………………………………… 383
Ⓔ 行動の問題 ……………………………… 383
① 不登校 …………………………………… 383
② 反抗挑戦性障害／行為障害 …………… 384
Ⓕ 小児虐待 ………………………………… 384
① 乳児ゆさぶり症候群 …………………… 386
② 代理によるミュンヒハウゼン症候群… 386
③ 母性剝奪症候群 ………………………… 386
④ マルトリートメント …………………… 386

参考図書 ……………………………………………………………………………………… 387

和文索引 ……………………………………………………………………………………… 391

欧文索引 ……………………………………………………………………………………… 401

総　論

I. 成長と発達

成長とは体や臓器が大きくなることであり，機能の成熟を発達とよぶ．発育とはこれら2つの言葉の持つ意味を統合した意味合いで用いる．

1 発育区分

発育はすべての臓器，器官で均等に進むわけでない．その形はスカモン Scammon により大きく4つの型に分類されている（**図1**）．すなわち，① 神経組織のように幼児期にほぼ成人レベルに達する神経型，② 生殖腺のように思春期になって急に成人レベルに達するもの，③ リンパ組織のように，小児期に成人以上のレベルにまで達し，その後縮小していくもの，④ 一般的な骨格，内臓で身長曲線と同様のS字状カーブを描くものの4つである．

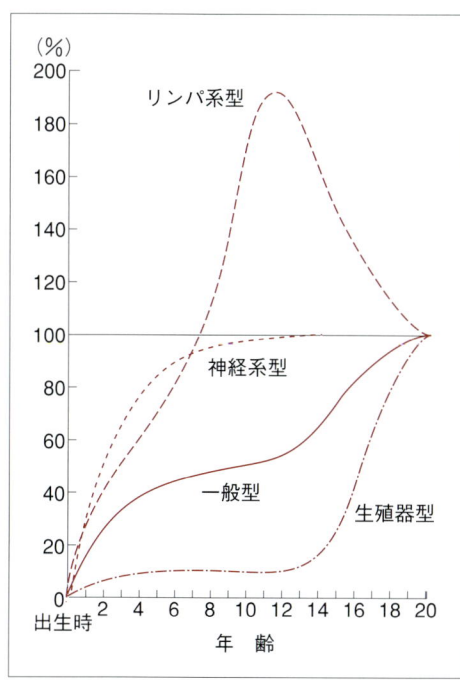

図1 スカモンの発育型
体組織の発育の4型．図には，20歳（成熟時）の発育を100として，各年齢の値をその100分比で示してある．
一 般 型：全身の外形計測値（頭径をのぞく），呼吸器，消化器，腎，心大動脈，脾，筋全体，骨全体，血液量
神経系型：脳，脊髄，視覚器，頭径
生 殖 器 型：睾丸，卵巣，副睾丸，子宮，前立腺など
リンパ系型：胸腺，リンパ節，間質性リンパ組織
(Scammon, in Harris : The Measurement of Man, The University of Minnesota Press, 1930)

発育期は以下のように分類される．

a. 出生前期

① 受精卵期：受精後2週間，② 胎芽期：多くの臓器の原基が形成される時期．通常12週まで，③ 胎児期：妊娠3ヵ月以降出生までをいう．

b. 新生児期

出生後4週間までのこと．妊娠28週より生後1週間を周産期という．

c. 乳児期

満1歳までをいう．

d. 幼児期

満1歳より6歳までをいう．

e. 学童期

満6歳から12歳までをいう．

f. 思春期

思春期とは二次性徴の発来から完成までをいい，個人差が大きい．小児科では便宜上中学在学期間をさす．

器官や機能の発達には決定的な時期があり，たとえば胎芽期における障害は奇形をきたす．また，運動や学習の習得には適齢があることも事実である．

2 成長に影響する因子

成長はさまざまな要因の影響を受ける．これは，内因と外因に大別される．内因は主に遺伝的な要因である．外因は生育環境のことであり，栄養，運動，家庭環境，疾患などが，含まれる．

a. 遺伝的要因

たとえば小児の最終身長は両親の身長の平均に近い値をとる．

実際には，このように両親の身長より求めた予測身長を目標身長とよび，以下の式で求める．

男児の目標身長 = $0.5 \times \{(父親の身長) + (母親の身長) + 13\} + 2$
女児の目標身長 = $0.5 \times \{(父親の身長) + (母親の身長) - 13\} + 2$

となる．ここで，13 cm は男女の身長の差の因子で，2 cm は発育加速現象による世代間の身長の差である．

また，生物学的年齢の進み方にも遺伝的要因があり，「わせ」の母親から生まれた女児は「わせ」の傾向があり，「おくて」の父親から生まれた男児は「おくて」の傾向がある．成熟速度の個人差は「わせ」と「おくて」で30%の開きがあるという．

また，身長の人種差も遺伝的要因であり，欧米人はアジア人に比べ身長が高い．
染色体の異常や遺伝子異常に基づく先天性疾患は身体の成長や精神発達を障害する．

b. 疾　　患

疾患の成長に対する影響は主に外因と考えられるが，染色体の異常や遺伝子異常に基づく先天性疾患は内因的である．多くの慢性疾患（腎炎，肝炎，内分泌疾患，中枢神経疾患，心疾患）は後天性であろうと先天性であろうと発育を障害する．

c. 栄　　養

食事摂取の質と量は発育の大きな決定要因である．

d. 運　　動

適切な運動は筋骨の発育を助ける．また，小児肥満の原因は栄養過多と運動不足である．

e. 環　　境

愛情剝奪症候群（各論 XIX. 精神疾患とその辺縁疾患，p 386 参照）や被虐待児症候群にみられるように，子どもの成長には愛情が必要である．また，貧困は，養護不良，栄養不良などを介して，疾患罹病率の増大や発育障害の原因となる．

3　成　　長

a. 胎児期の成長

器官形成が完了し急速に大きくなる時期である．4～5ヵ月には臓器の組織構造が完成し，6～7ヵ月には母体外の保育状況が良好であれば生存の可能性が大きくなる．8～9ヵ月で臓器は急速に増大し，皮下脂肪の蓄積も生じる．皮膚は赤色で生毛は次第に脱落し，真の成毛が始まる．器官形成の時期に障害を受けると奇形が生じるが，完了後の障害は器官の発育遅延を引き起こす．

奇形が発生しやすい時期を臨界期という．たとえば先天性風疹症候群（各論 IX. 感染症，p 234 参照）は白内障，心奇形，難聴を 3 主徴とし，妊娠 7 週までの風疹罹患ではこの 3 主徴がそろうことが多い．しかし，妊娠 8 週以降 20～24 週までの罹患では難聴のみで，これは内耳の発生が 7 週から胎齢 5 ヵ月の間に完成するためである．

図 2 に器官発生の成立週数を示す．

b. 新生児乳児期の成長

基準値には平成 2 年度（1990 年度）の厚生省乳幼児身体発育値を用いる．

1. 体　　重

出生時の体重は平均 3 kg 強であり，その後一時的に出生体重の 4～5％程度の体重減少を生じる．これは生理的体重減少とよばれるもので，皮膚および肺からの水分喪失，胎便，尿の排出がある一方で，これを補う水分摂取が十分でないための現象である．10％を超えなければ正常と考えられ，生後 7～10 日で出生体重に復する．

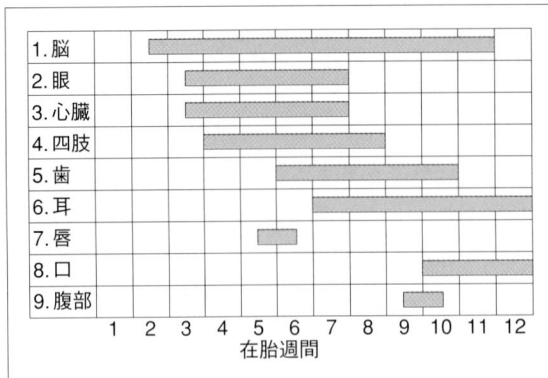

図2 器官の成立週数
(Bickenbach)
(片岡直樹：NEW小児科学 改訂第2版，清野佳紀他編，南江堂，p4, 2003)

体重は生後3ヵ月で出生時の2倍，1年で3倍になる．1日の平均体重増加は0～3ヵ月で30g，3～6ヵ月で20～15g，6～9ヵ月で9g，9～12ヵ月で8gである．

2. 身　長

出生時の身長の平均は約50cm，1年間で約1.5倍の75cmとなる．身長の増加は栄養や疾患の影響を受けにくい．

3. 頭囲，胸囲

出生時の頭囲は約33cmで胸囲よりやや大きい．生後1ヵ月で胸囲と頭囲はほぼ等しくなり，2歳以降に胸囲が頭囲を上回る．生後1年では頭囲は平均45cmである．

4. 体表面積

新生児は0.2 m^2，10歳は1 m^2，成人は1.73 m^2である．乳幼児では体重あたりの体表面積が大きく（成人：6ヵ月児：新生児＝1：2：3）でこのため体表面より失われる水分量は大きく，エネルギー量も大きい．

c. 乳児期以降の成長

学童期以降では毎年文部科学省学校保健統計調査報告*が公表されており，これを成長の基準とする．

1. 身長体重の増加

幼児期以降体重増加は安定し，3～5歳では平均年間1.5kgの増加となる．学童では年間の体重増加は2～3kgで，青少年期に入ると身長の思春期発育急進現象 growth spurt から約6ヵ月おくれて体重の急激な増加をみる．このとき男児では年間6kg，女児では年間5kg弱の増加を示すが，その後増加量は減少し，成人となる．

身長の1年間の増加率は，幼児期では7cm，学童期では5～6cmである．思春期発育急進現象では年間8～10cmの増加が約3年間続く．

一般に男児の方が女児より1cm身長は高いが，10～12歳では一時的に女子の身

---

*：児童，生徒および幼児の発育および健康状態を明らかにし，学校保健行政上の基礎資料を得ることを目的として，昭和23年度から毎年実施されている．4月1日から6月30日までに実施された学校保健法による健康診断の結果を基に作成されている．調査結果については，文部科学省ホームページ http://www.mext.go.jp/b_menu/toukei/main_b8.htm においても掲載している．

表1 二次性徴発現の年齢（Seckel）

女	年 齢	男
骨盤骨の発育，乳頭の発育	9〜10歳	
乳房の発育 thelarche，恥毛発育 pubarche	10〜11	睾丸，陰茎の肥大が始まる
腟粘膜の変化，内外性器の発達，身長増加の促進	11〜12	前立腺の活動開始
乳頭の色素沈着，乳房の著明な発達	12〜13	恥毛発生，身長増加の促進
腋毛発生，初経 menarche	13〜14	睾丸，陰茎の急激な発達
正常妊娠可能	14〜15	腋毛発生，声変わり
痤瘡，声変わり	15〜16	精子の成熟
骨端閉鎖，成長の停止	16〜17	髭毛，体毛の発生，痤瘡
	17〜21	骨端閉鎖，成長の停止

（片岡直樹：NEW 小児科学　改訂第2版，清野佳紀他編，南江堂，p8, 2003 一部改変）

長が男子の身長を凌駕する．これは，女児における二次性徴発来が男児より2年間早いためにみられる現象である．

2. 性　徴

思春期とは生殖器官が成熟し生殖能力を持つようになる時期で，二次性徴が現れる．女児では通常10歳，男児では通常12歳から始まる．男女の性成熟と年齢の関係を表1にまとめた．

女子においては乳房や骨盤の発達で始まり，恥毛の発生，初経となる．これらの現象はほぼ1年間隔で生じる．

男児では女児ほど明瞭ではないが，精巣（睾丸），陰茎がまず大きくなる．精巣容積が4 ml以上となることをもって，二次性徴の発来ととらえる．ついで，恥毛の発生，身長増加促進がみられる．

二次性徴の評価はタナー Tanner の分類によって評価される．Stage I が思春期前の二次性徴未発来の状態で，Stage V が成人として完成した状態を示す．女児では，乳房と恥毛，男児では外性器と恥毛で評価する（図3）．

4　成長の評価

成長の評価は身体計測値が暦年齢に応じた範囲にあるか，経過は適当かにより評価する．統計学的評価として，正規分布の平均値（M）と標準偏差（SD）を用いる方法（図4）とパーセンタイル値を用いる方法がある．パーセンタイルとは多くの測定値を小さい方から大きい方に順に並べ全体を100としたとき下から何番目にあたるかを示した数字のことである．15.85パーセンタイルがおよそ−1SD，2.5パーセンタイルが−2SDに相当する．10パーセンタイル未満および90パーセンタイル以上のものは要注意で経過観察が必要で，3パーセンタイル未満97パーセンタイル以上では，精査が必要である．

なお，低身長は−2SD未満の身長をさすが，小児慢性特定疾患で成長ホルモン治療が認められるのは−2.5SD以下である．

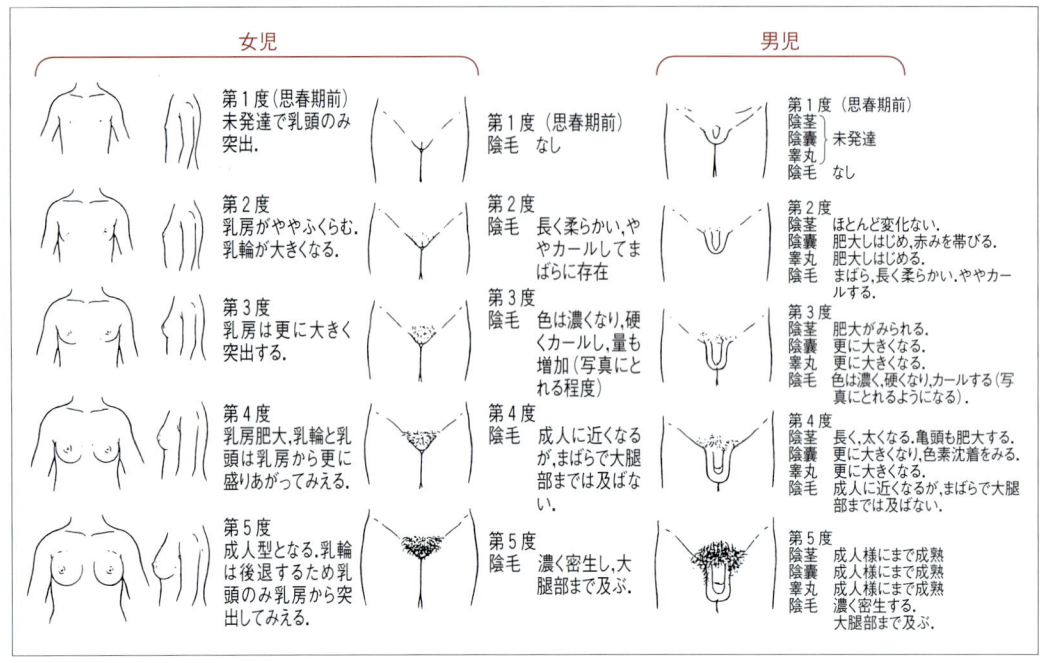

図3 タナーによる二次性徴の成熟度の評価法
(立花克彦:小児科学 第2版, 白木和夫他監修, 医学書院, p17, 2002)

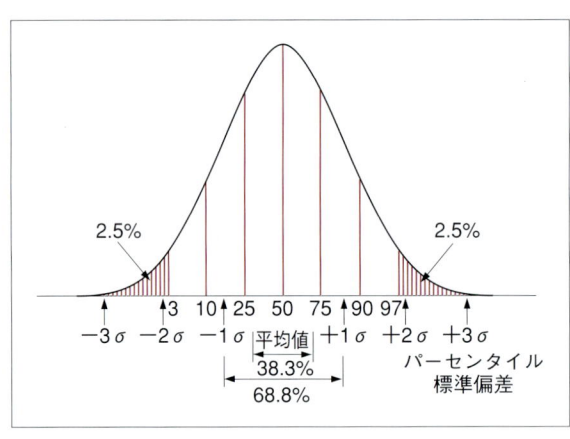

図4 正規分布曲線
M±1/2σの間に全例数の38.3%が, M±σの間に68.3%が含まれる.
(片岡直樹:NEW 小児科学 改訂第2版, 清野佳紀他編, 南江堂, p8, 2003)

a. 発育指数

体型の特徴を評価するための指標.

1. カウプ Kaup 指数

Body Mass Index (BMI) ともよばれる. 乳幼児および成人の栄養状態の判定に使用される.

$$\{体重(g)\}/\{身長(cm)\}^2 \times 10$$

22以上を太りすぎ, 13〜10を栄養失調, 10以下を消耗症とする.

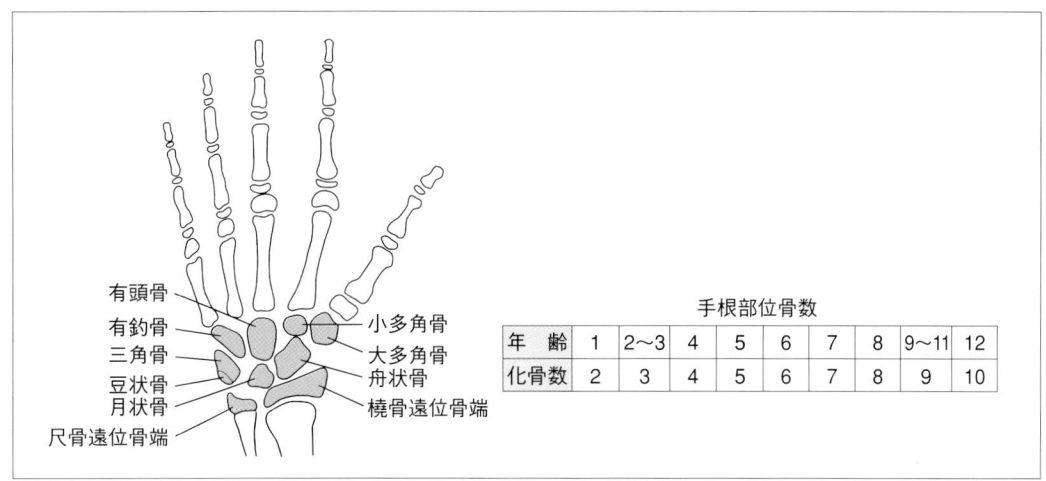

図5 手根骨と年齢によるその化骨数
（片岡直樹：NEW 小児科学　改訂第2版，清野佳紀他編，南江堂，p10，2003）

2. ローレル Rohrer 指数

$$\{体重(g)\}/\{身長(cm)\}^3 \times 10,000$$

主に学童の肥満の判定に使用され，160以上を肥満とする．しかし実際の小児肥満の診療の現場ではローレル指数はあまり用いられず，成長曲線から求めた身長相当の体重の標準から何パーセント隔たっているかを評価する方が一般的である．

b. 成長曲線

年齢ごとの計測値をつないだ曲線を成長曲線という．母子手帳や健康手帳の成長曲線は全国規模で得られた横断的な数字に基づいて作成されたものである．

c. 骨年齢

四肢末梢の骨は小児ではすべてが化骨しているわけではなく，骨の成熟とともに化骨し大きさ形を変えていく．したがってこの化骨の状態を評価することによって骨の成熟度，すなわち骨年齢を求めることができる．

生後5〜6ヵ月までは膝と足根部，全小児期を通じ手根骨が骨年齢の判定に用いられる．手根部の化骨核数は手根骨と橈骨，尺骨遠位骨端核とあわせ10個である．3〜9歳までは年齢と同数か1個多く，12歳ですべて出現する（図5）．

一般的には，グロイリッヒ・パイル Greulich-Pyle の図譜や標準図譜（諏訪）を用いて評価するが，より正確な評価のためにはタナー・ホワイトハウス Tanner-Whitehouse 2 法（TW2 法）が用いられる．この方法は，手掌X線写真で撮影可能な20種の骨（図6）（橈骨，尺骨，中手骨，基節骨，中節骨，末節骨，手根骨）の骨端の形態をAからHまたはIの8〜9段階の成熟度に評価し，その成熟度に各々評点を付し，その合計点数を換算表を用いて年齢に換算するというものである．20本の骨を詳細に評価する（20-bone）は非常に煩雑であるので，橈骨，尺骨，中手骨，基節骨，中節骨，末節骨のみを評価の対象とする RUS（Radius 橈骨，Ulna 尺骨，

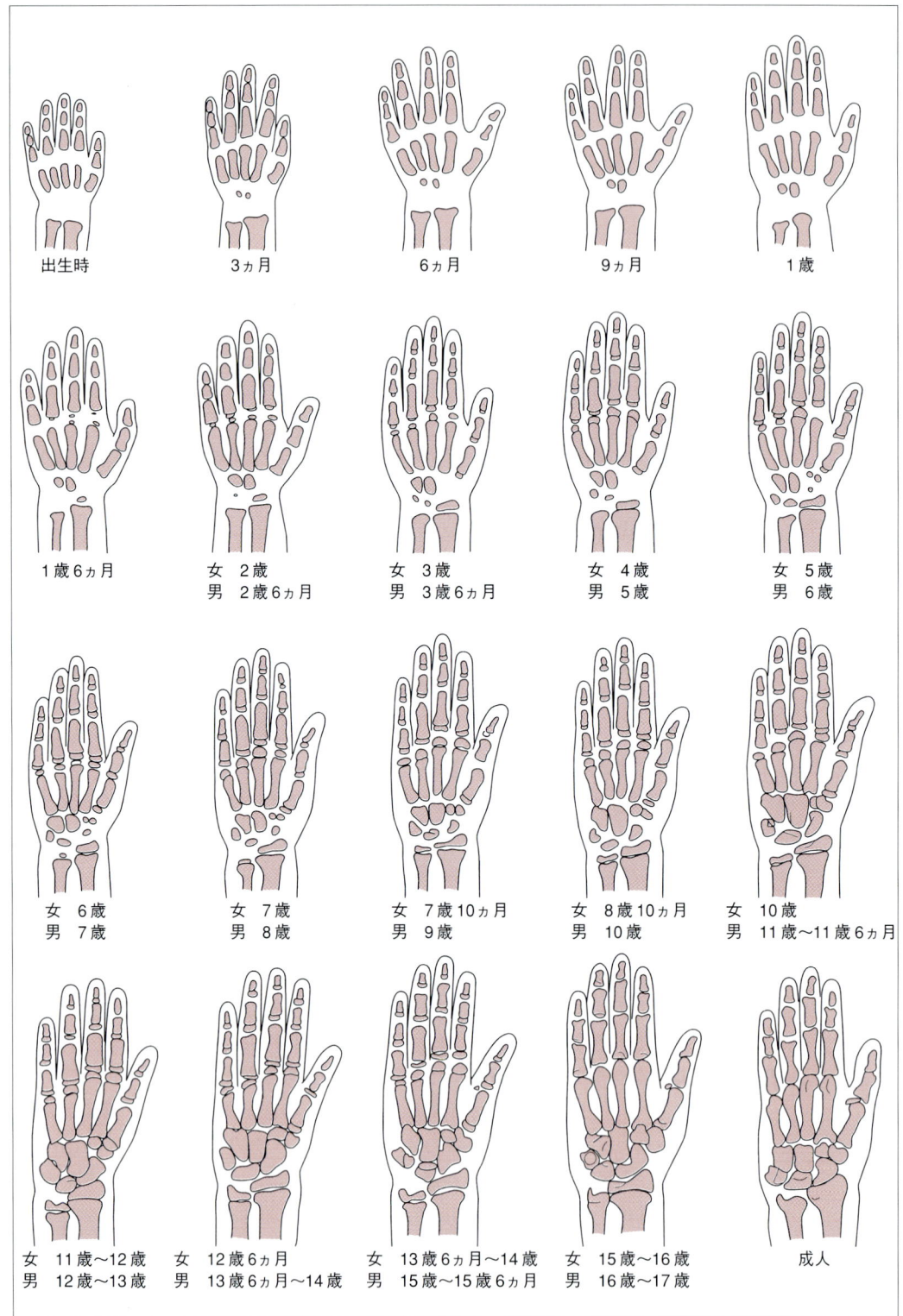

図6 手部X線像による骨年齢評価基準の模式図（諏訪）
（片岡直樹：NEW小児科学 改訂第2版，清野佳紀他編，南江堂，p11，2003）

Short bones 短骨）法で判定することも多い．

骨年齢は成長ホルモンの分泌不全や甲状腺機能低下症で遅延し，性早熟で促進する．

5 器官，臓器の発達

a. 呼 吸 器

　　胎児の呼吸は肺ではなく胎盤を介して行われているが，子宮内で胎児は呼吸様の胸郭運動を行っている．これにより肺胞内の羊水と子宮内の羊水の交換が行われている．

　　出生後1分以内に第一呼吸（産声）が始まり，肺呼吸が始まる．肺胞が膨らんだ状態を保つためには肺サーファクタント（各論 X．呼吸器疾患，p 237 参照）が必要であり，この産生は在胎 32 週頃より高まる．このため 32 週以前に出生した未熟児で生じる呼吸障害（呼吸窮迫症候群：RDS）の原因はサーファクタント不足である．

　　出生後肺胞の数と大きさの増大が生じる．出生時の肺胞数は 2,400 万個であるが，成人では 3 億個前後になる．気管の内径は，乳幼児期には細く筋層や弾力線維の発達も不十分である．気管の直径は，新生児で 5 mm，乳児で 6〜7 mm，幼児で 10 mm，成人で 15〜18 mm 程度である．

　　呼吸様式は乳児期では横隔膜による腹式呼吸が中心で，その後肋骨が斜めに走るようになり，学童期では胸式呼吸が中心となる．11 歳頃から成人の胸腹式呼吸になる．

　　呼吸数は新生児で毎分 40〜50，乳児で 30〜40，幼児で 20〜30，学童で 18〜20 である．

b. 循 環 器

　　出生前の胎児循環では肺呼吸が行われていない．このため，肺の血液の流れは少なく，右心系と左心系の間で動脈管と卵円孔を通じた血液の短絡があり，右心系も体循環に関与している．

　　出生後，肺呼吸が始まると肺血管抵抗が減少して，大量の血液が肺へ流入する．このときに生じる心房間の圧差によって卵円孔は閉鎖し，酸素飽和度の上昇により動脈管が閉鎖する．これによって，左心系と右心系が分離され，体循環と肺循環が確立される．乳児の脈拍数は毎分 120 前後で，年齢とともに減少する．

　　心電図では小児期を通じて右軸偏位を示し，年齢が低いほど右室肥大，右軸偏位の傾向を示す．

c. 腎泌尿器系

　　出生時腎臓は十分に成熟した状態ではなく，腎臓表面の近くでは未熟な小さな糸球体が残存する．小児の腎機能が成人と同程度となるのは生後 3〜4 歳で，このときには腎臓の構造も成人と同様となる．

　　糸球体機能を表す糸球体濾過率は乳児期では低く体表面積で補正すると，成人の 25〜50% であり，2 歳頃に成人と同様となる．

　　腎の濃縮力は乳児期には成人の 50% 程度で，幼児期後半になって成人値に近づく．これに対して，希釈力はやはり新生児期には低いが，生後 2 ヵ月には成人値となる．

d. 消化器系

1. 消化管

出生から2, 3日間に排泄される便を胎便という．腸管内の分泌物や粘膜上皮，胆汁，羊水よりなるもので，暗緑色無臭で粘稠である．哺乳によって生後3, 4日から混合便となる．

胃の容積は出生時30〜60 mlで6ヵ月までに120〜200 ml, 1歳で370〜460 ml, 成人で3,000 mlである．新生児では胃は垂直であり，これが溢乳の原因のひとつである．1ヵ月以降段々と水平になって3歳頃には成人に近い状態になる．

唾液腺は未熟で生後6ヵ月頃より分泌量が急激に増加する．乳児が流涎しやすいのは嚥下が十分でないことによる．

胃液の分泌も乳児期には少なく，pHも2〜4である．

2. 肝臓

肝臓は乳児期前半ではその後の時期に比べ相対的に大きい．これは胎生期肝臓で造血を行っていたことによる．乳児期は肝臓のグリコーゲン蓄積も少なく，このため低血糖を起こしやすい．

3. 食行動の発達

新生児の哺乳は索餌・捕捉反射 rooting reflex, 吸啜反射 sucking reflex, 嚥下反射 swallowing reflex の3つの反射による．3ヵ月までに反射的な哺乳は自発的意思による哺乳へと変わっていく．

吸啜反射は胎児の体重が1,500〜2,000 gになるころからみられる．このためこの体重を下回る体重で生まれた場合には，経口哺乳が困難で経管栄養が必要となる．

乳児期前半には固形物が入ると舌尖でそれを外に押し出す反射（舌挺出反射）がみられるが，生後4ヵ月頃に消失し，半固形物の摂取が可能となる．同じ頃，咀嚼運動も現れるが，咀嚼を繰り返し食べることができるようになるのは，7〜9ヵ月頃である．

e. 血液系

胎児期には造血はまず卵黄嚢で行われ，肝臓，脾臓，骨髄へと移行していく．肝臓における造血は胎齢8週頃から出生時まで続き，並行して脾臓での造血も始まる．骨髄造血は20週頃からで出生後造血の中心となる．

乳児期の骨髄はすべて赤色髄であるが，年齢とともに四肢骨の骨髄は脂肪髄となり，造血能を失う．

赤血球数は550万〜600万/μl程度あるが，肺呼吸の開始とともに過剰な赤血球は崩壊する．この崩壊と肝機能の未熟さの結果，生後2〜4日頃に高ビリルビン血症が一過性に生じる．これを生理的黄疸とよぶ．

赤血球数は生後3ヵ月に最低となる．これを生理的貧血とよぶ．その後赤血球数は増加し，1歳で450万/μl, 10歳で500万/μlとなる．

出生時ヘモグロビンは15〜20 g/dlであるが，このうちの50〜90%は胎児型ヘモグロビン（HbF）である．

白血球数は出生時20,000/μlで乳児期には10,000/μl, 10歳で8,000/μlとなる．

白血球百分率は出生時好中球優位であるが，乳児期から4歳まではリンパ球優位，その後再び好中球優位となる．つまり，生後5～7日と4歳で好中球とリンパ球の割合はほぼ同率となるのである．

f. 免疫系

免疫グロブリンの産生は胎児期には原則として行われないが，胎内感染ではIgMが産生される．IgGは母体から移行する唯一の免疫グロブリンである．

出生後，母親由来のIgGは低下し，生後4～5ヵ月でほとんど消失する．IgMは生後6ヵ月頃に成人レベルの約半分，1歳で成人レベルとなる．IgGは4～6歳頃に成人に近い値となる．IgAの産生は最も遅く，1歳で成人の20％程度で，思春期頃に成人レベルとなる．

一方，気管腸管の粘膜の分泌型IgAは生後3ヵ月までに急激に増加し，6～7歳頃成人レベルとなる．

細胞免疫の担い手であるT細胞は乳児期では量的には少ない．

g. 内分泌系

小児の成長に関するホルモンは，胎児期は胎盤由来のホルモン，乳児期は甲状腺ホルモンとインスリン，幼児期・前思春期は成長ホルモン，思春期では性ホルモンが主体である．

出生時は血中TSHは高値で生後4～5日で成人値になる．甲状腺ホルモンは乳児期前半には全体として成人よりも高い．

胎児の副腎は80％が胎児層で，4歳までに消失する．

性腺ホルモンは男女とも胎児期に高値を示し，出生後次第に低下し，前思春期より再び上昇する．

抗利尿ホルモン（ADH）は出生時一過性に上昇するが，9時間以内に減少し，乳児期前半まではきわめて低値をとる．また，腎の未熟性のため外から投与されたADHに対する反応性も低く，このことが尿崩症の診断を困難なものとしており，1歳以降で診断を行う理由となっている．血中ADHは1～2歳で成人値となる．

h. 体液組成

体重にしめる水分の量は年齢が小さいほど多い．新生児期で75％，2ヵ月で64％，成人で52％（女性），62％（男性）である．

細胞内液量は成長に伴う細胞数の増加によりむしろ増加するが，細胞外液量は年齢とともに減少する．

水分の一日出納量は成人に比べ大きく，乳児では1日で細胞外液の1/3～1/2程度が交換されこれは成人の2倍以上である．

i. 神経系

1. 運動機能発達

運動機能は大きく分けて粗大運動と微細運動に分けられる．その発達は以下の原則

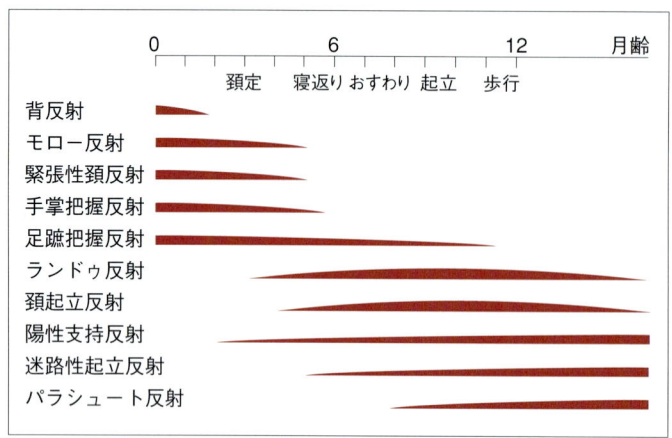

図7　原始反射，姿勢反射の消長（鈴木）
（榊原洋一：小児科学　第2版，白木和夫他監修，医学書院，p22, 2002）

に従う．
① 頭部から下肢に向けて機能発達が進む．
② 身体の中枢から末梢へと発展する．
③ 不随意運動から随意運動ができるようになる．
④ 単純な運動から複雑な運動が可能となり，いくつかの臓器器官の協調と，いくつかの運動を組み合わせた運動ができるようになる．

a）新生児期の運動

新生児期は主として不随意性が強く，外界からの刺激に対する反射運動であり，これを原始反射とよぶ．原始反射は新生児期に認められることは正常であり，これを認めないときには疾病や未熟性を考える．乳児期の発達とともに原始反射は消退する（図7）．

主な原始反射はモロー反射[*1]，把握反射[*2]，交差伸展反射[*3]，自動歩行[*4]，ギャラント Galant 反射[*5]，強直性頸反射[*6] などである．哺乳の初期は反射による運動である．

b）乳幼児期の運動発達（図8）

ヒトでは自力で立っていることができるまでには，約12ヵ月を要する．運動機能発達には個人差が大きく，月齢が進んでから可能となる機能の成立には時間を長く必要とし，個人差や養育環境の差が大きい．

新生児期（p 4 参照）では無意識に上下肢を伸屈しているが，正常児では四肢は屈

---

*1：後頭部に手をやって上体部を約30度起こし，頭を手にのせて急に落下させると，子どもは上肢を伸展させて手を開大し，次にゆっくりかかえこむようにする．
*2：手掌を指などで圧迫すると手を握る．
*3：片方の足を伸展させその足の裏を刺激すると，他方の足を曲げ続いて伸展し，足が交差する．
*4：足を床につけ前傾させると歩行するような動作をする．
*5：脊柱と並行に背を長軸方向にこすると脊柱をその方向に刺激側凹になるように曲げる．
*6：児の顔を他動的に回すと顔の向いてる側の上下肢が伸展して，反対側の上下肢が屈曲する（フェンシングをするような姿勢）．

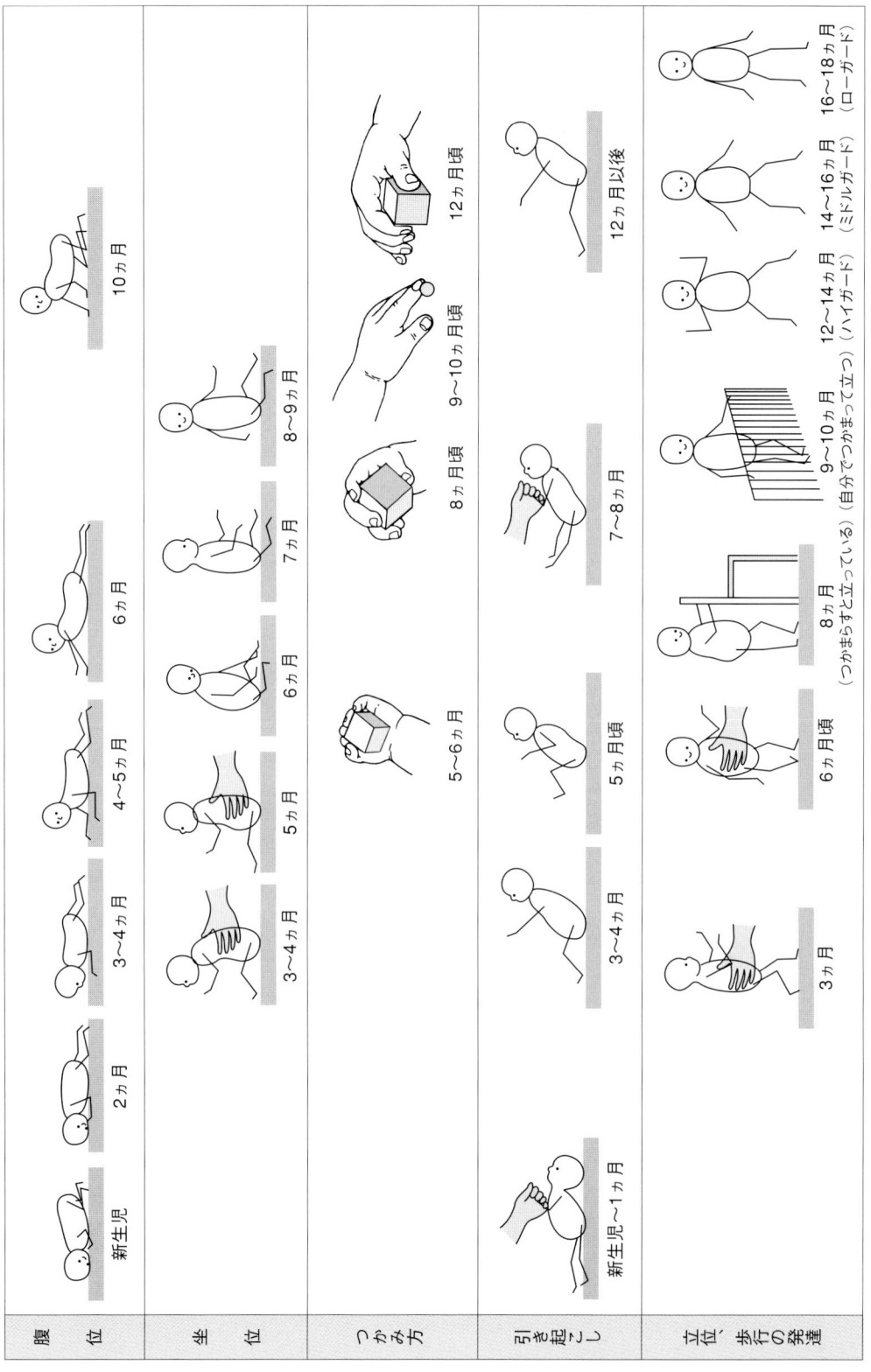

図8 一目でわかる乳児期の運動発達
(前川喜平：写真でみる乳児健診の神経学的チェック法 改訂6版, 南山堂, 2003)

位をとっており，次第に伸展するようになる．頭部を左右に動かすこともあるが，首がしっかり据わるとその運動はより円滑になる．首の据わりは生後3～4ヵ月に完成する．首が据わり，首を回すことができ，肩を動かすことができるようになると，寝返りが可能となる（5ヵ月）．

上肢は，手を口に持っていったり（2ヵ月），物を握らせるとしばらく持つことができ（3ヵ月），手に触れたものをつかむことができ（4ヵ月），ついには近くのものにも手を伸ばしてとるようになる（6ヵ月）．

寝返りが可能となる頃より，支えられて座ることができるようになる（5ヵ月）．6ヵ月には支えなしで背を丸くしたままでわずかの間でも座ることができるようになる．7ヵ月には両手が完全に自由になって座ることができるようになる．

立つという姿勢の発達には，うつ伏せになることが必要である．6ヵ月には両腕を伸ばして顔を挙上できるようになり，7ヵ月には片手で体重を支えて他方の手で玩具を取ったりできるようになる．手足を動かして後進し（8～9ヵ月），10ヵ月にはハイハイができる．

立つには物につかまって立つことから始まり（10ヵ月），物につかまりながら歩けたり両手を引いてもらって歩けるようになり（11ヵ月），ひとり立ちから片手を引いて歩けるようになる（12ヵ月）．およそ1歳3ヵ月で正常な場合にはほぼ全員歩行可能となる．

その後は次第に複雑な運動が可能となり，階段を這って上る（1歳3ヵ月），手すりを利用して一段ずつ階段を上れる（2歳）．また，2歳児では走ることができるようになる．両足跳びは2歳6ヵ月頃，片足立ち（3歳），ケンケン（4歳），スキップ（5歳）と次第に複雑な運動ができる．

c）微細運動の発達

新生児期には手を握っていることが多く，手掌に物を置いてやるとすぐに握ってしまう．これは把握反射のためである．次第にこの反射は弱まり，握っていたものを落とすようになる（2ヵ月）．3ヵ月には物を持たせると意識して握るようになる．6ヵ月には近くにあるものを腕を伸ばしてとるが，3本指でつまむことができるのは7ヵ月，指先でつまめるようになるのは10ヵ月である．11ヵ月ではさみ持ち，12ヵ月で第1・2指でつまめるようになる．積み木を積めるのは1歳3ヵ月頃で，鉛筆などをわしづかみにしてめちゃめちゃに書くのは1歳6ヵ月頃．3歳には丸を書くことができ，5歳にはハサミで線のうえを切ることができるようになる．

2. 精神機能発達

a）言語発達

言語発達を考えていくとき，表出言語と理解言語の両面で考える必要がある．前者は「言葉を話す」ことであり，後者は「話された言葉を理解する」「物を見聞きして理解する」ことである．

表出言語の発達は音から言語への発達で次のような段階を経る．

① 喃語：2～3ヵ月頃から発せられる．周囲の人の声や音，姿勢，動作などに反応している．

② 模倣：自らの発した声を模倣し，ついで周囲の大人の言葉を真似る．10ヵ月頃に

みられる．

③ 理解語：音・動作の理解が先行し，ついで言語を理解するようになる．ほぼ1歳頃には簡単な命令や指示に従うことができるのは，この理解が可能となったためである．

④ 単語：10ヵ月頃には有意単語を話す子どももいる．言葉に対する周囲の反応によって言語はさらに発達し，適正な有意語へと移行する．1歳6ヵ月を過ぎるとその数は3〜4個に増える．

⑤ 二語文：2歳前後で2つの単語を並べて意味の通じる語を話すことができるようになる．3歳になれば多語文を使うようになり，4歳では会話に不自由さがなくなる．発音に誤りがなくなるのは5歳前後である．

b）情　緒

出生から2〜3ヵ月頃までは表面上は情緒は分化しているとは思われない状態で，この時期の状態を興奮という．その後次第に分化し複雑性を帯びてくる．

興奮はまず「快」「不快」とに分かれる．「不快」は比較的早い時期に細分化され「怒り」「嫌悪」「恐れ」に分かれ，5歳過ぎからはさらに分化し「うらやみ」「失望」「恥ずかしい」「心配」となる．

「快」は6ヵ月過ぎには「愛情」「得意」という気持ちに分かれる．2歳頃になると「望み」「喜び」が分化してくる．

c）社 会 性

社会性とは，人とのかかわりとか生活に必要な人との行動をさす．この機能は他の精神機能領域と比較して総合的な機能というべき領域である．

乳児期の早期には単に相手をみつめて微笑むだけである（2ヵ月）が，他人にあやしてもらって快く声を上げて笑うようになる（3ヵ月）．平常世話をしている人やよく知っている人と他人との区別がつくようになってくると，表情に変化が生じる（5ヵ月）．これは「人見知り」の始まりを意味する．これが次第に強くなり，親しい人に対してはより強い親しみの表現をするとともにその人の動作を模倣するようになる（8ヵ月）．一方，見知らぬ人に対しては，激しい人見知りの態度を示し，激しく泣くようになる（10ヵ月）．これは1歳半になってもみられることがあり，激しく泣いて人見知りを示しても，母親によって不安を解消することができる．これを愛着行動とよぶ．

社会性はさらに進み，他の子どもが遊んでいることに関心を持つようになる（1歳頃）．このときには声をかけたりするが，一緒に遊ぶまでには至らない．

2歳頃になると自我が発達し，反抗的・自己中心的な行動が多くなり親や養育者を悩ませるようになる．これは，単に意志として示され言葉として表出されるだけではなく，行動や態度としても示される．またその一方で，他の幼児との遊びを楽しんだり，大人が遊んでくれることを楽しみ，簡単な命令に従って行動することができるようにもなる．

仲間と協同してひとつの遊びを楽しむことができるのは4歳頃であり，それまでは一緒に遊ぶことはあっても協同して遊ぶことはできない．

3. 精神運動機能の評価

　評価には発達状態を検査しその結果を基準となる「指標」と比較する．しかし検査方法は多く，何を評価するかに応じて方法を選択する必要がある．また，精神機能の発達のみを評価することも必要であるが，乳幼児では運動機能と併せて評価することがより重要である．

　評価によって明らかとなった異常・遅れの原因には中枢神経系の疾病異常がある場合があるが，養育または環境条件に誘因があるということもあり，この場合この条件の改善によって，異常や遅れが回復することもまれではない．また，このように回復するものがあるということは，十分に注意して評価を行わないと，子どもや家庭に思わぬ烙印を押す結果となりかねない．

　この分野で発達の評価によく用いられるものは，乳幼児分析的発達検査法（遠城寺式簡易検査法），乳幼児精神発達診断法（津守式），乳幼児簡易検査法（愛研式），MCCベビーテスト，デンバー Denver 発達スクリーニングテスト日本版などがある（各論 XIX. 精神疾患とその辺縁疾患，p 373 参照）．

II. 遺伝子と遺伝性疾患

 ヒトゲノム配列(半数染色体組に対応する塩基配列)は約 30 億塩基対とされ,その約 99％が解読されている.この中に含まれる遺伝子の数は 3～4 万個と予想され,以前に考えられていたものよりかなり少ない.

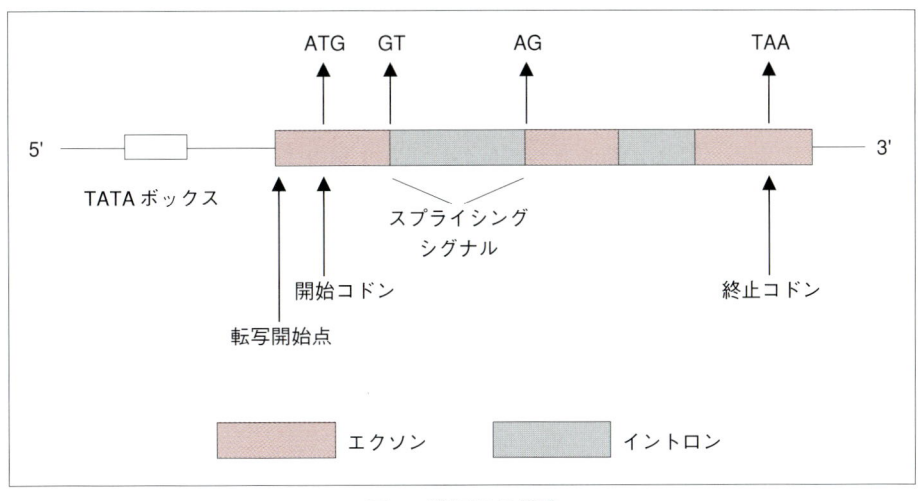

1　遺伝子の構造と機能

a. 遺伝子の構造(図 1)

 遺伝子とはあるポリペプチド鎖(アミノ酸が結合したもの)の構造を決定している DNA の配列単位である.

 DNA の構造単位はリン酸,糖(デオキシリボース),塩基が各 1 分子ずつ結合したもので,ヌクレオチドという.DNA はこのヌクレオチドが連鎖状に結合して二重らせん構造をとっている.塩基にはアデニン(A),シトシン(C),チミン(T),グアニン(G)の 4 種類があり各鎖の T と A,C と G がペアとなって相補的に水素結合している.

 DNA 上で蛋白質に翻訳される遺伝情報を持つ部分は約 10％であり,その構造遺伝

図 1　遺伝子の構造

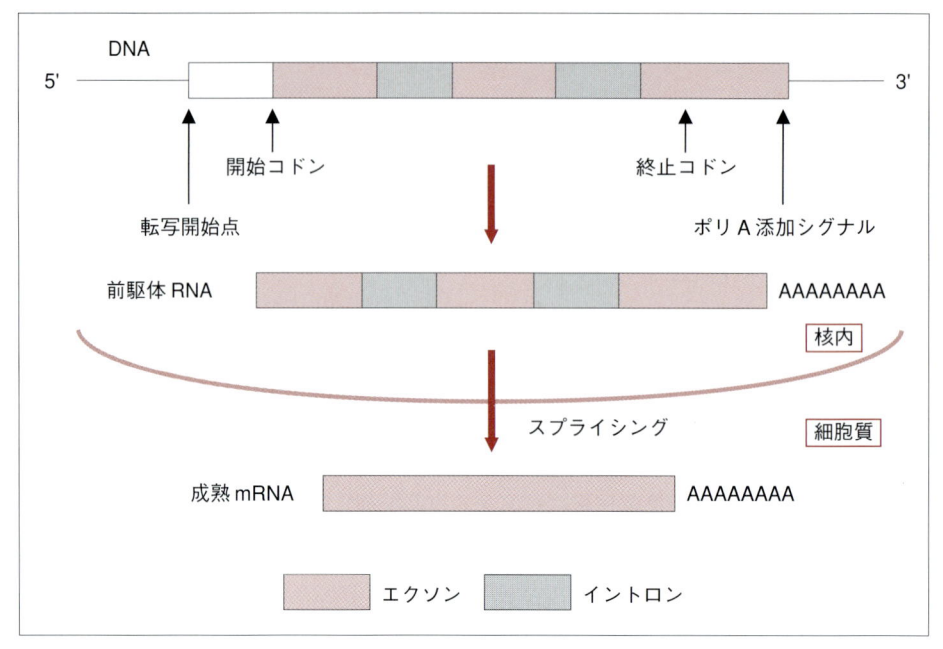

図2 転写の機構

子もエクソン exon とイントロン intron からなる．DNA は蛋白のアミノ酸配列を指定する情報は持っているが，それ自身は鋳型とはなりえず，そのために存在する分子が RNA である．RNA はヌクレオチドが鎖状に結合した1本鎖構造であり，デオキシリボースのかわりにリボースを持ち，チミンのかわりにウラシル（U）である点がDNA と異なる．

b. 遺伝子の発現機構

遺伝子の発現は，DNA からそれに相補的なメッセンジャー（messenger）RNA（mRNA）が転写され（DNA の G が RNA の C に，A が U に，T が A に，C が G に相補的に対応する）mRNA から蛋白質が翻訳される過程を経る．まず DNA に相補的な前駆体 RNA（hnRNA）が合成され，核内から細胞質へ出るときに，イントロンが除去され，エクソンのみがつなぎ合わされるスプライシングを受け成熟 mRNAとなる（図2）．塩基3つの配列により1個のアミノ酸がコードされ，この単位をコドン cdon というが，細胞質へ出た mRNA にコドンに相補的な塩基配列を持ち，それに対応するアミノ酸が結合しているトランスファー（transfer）RNA（tRNA）が結合してアミノ酸をつなげていき，ポリペプチド鎖が作られていく．

DNA から RNA を合成する酵素は3種類あり，RNA ポリメラーゼ I，II，III である．それぞれリボゾーム RNA（rRNA），mRNA，tRNA の合成に関与している．

2　遺伝性疾患

a. 遺伝形式の分類

ここでは単一遺伝子病[*1]について述べる．

1. 常染色体優性遺伝

常染色体の相同染色体の座位の一方に変異対立遺伝子[*2]Aを持ち，他方に野生型対立遺伝子[*3] aを持つヘテロ接合体[*4] Aaが発病する場合を常染色体優性遺伝とよぶ．野生型対立遺伝子のホモ接合体[*5] aaは発病せず，ヘテロ接合体Aaは発病する．ホモ接合体AAも発病するが，一般にAaよりも重症で，しばしば遺伝的に致死である．一般には片親が優性遺伝病に罹患している場合，その子どもの1/2がAaになって罹患し，残りの1/2はaaで非罹患である．

常染色体優性遺伝病を考えるうえでの注意点として，次のようなものがある．

a）浸透率および表現度

優性変異遺伝子を持ちながら，その形質がみられない現象を不完全浸透あるいは浸透率が低いと表現する．一方，同じ家系内でも罹患者の症状に軽重のあることがあり，これを表現度の差違という．

b）表現促進

優性遺伝病の中には世代が下がるにつれて，発症年齢が早く，症状はより重症化するものがある．これを表現促進という．

c）突然変異による散発例

優性遺伝病でも両親が正常なことがある．これは親の生殖細胞に突然変異が生じ，この変異遺伝子を子に伝達した結果生じたものである．したがって，罹患者が1家系内にただ1人のことがあり，この場合を散発例という．「両親が正常だから優性遺伝ではない」というのは，誤った考え方であり注意を要する．

2. 常染色体劣性遺伝

常染色体の相同染色体の座位の一方に変異対立遺伝子aを持ち，他方に野生型対立遺伝子Aを持ち，ホモ接合体aaが罹患し，ヘテロ接合体Aaは罹患しない場合，常染色体劣性遺伝とよぶ．患者aaの両親は通常ヘテロ接合Aaの保因者である．保因者同士の結婚では，その子どもの4人に1人が患者，2人が保因者，1人が正常になる確率である．常染色体劣性遺伝病には次のような特徴がある．

① 罹患者の性比は1
② 罹患者は同胞発生することがある
③ 罹患者の両親は共にヘテロ接合体Aaである
④ 両親は血族結婚であることが多い

3. X連鎖劣性遺伝（伴性劣性遺伝）

X染色体とY染色体は短腕末端部分以外は相同ではなく，男性のX染色体，Y染色体上の遺伝子はヘミ接合体[*6]となっている．したがって，男性の性染色体上にある遺伝子は，短腕末端部を除いては優性・劣性のいかんにかかわらず，すべての形質を

---

*1：1種類の遺伝子の異常で疾患が発症すること．
*2：DNAの違いによって野生型と異なる形質を発現する遺伝子．
*3：ある集団において，大多数のヒトが持つ形質を支配する遺伝子．
*4：同一座位ではあるが互いに異質な1対の対立遺伝子を有する個体．
*5：まったく同質の遺伝子を1対有する個体．
*6：対立遺伝子の片方のみ存在し他方がまったくない状態．

発現する．X染色体上に劣性の変異遺伝子が存在する場合，男性はすべて発症し，女性ではヘテロ接合体の場合保因者となる．ヘテロ接合女性は原則的には無症状である．まれにホモ接合女性が存在し，この場合は発病する．したがって罹患者の大半は男性である．罹患男性の娘はすべてヘテロ接合体である．また罹患男性の息子はすべて正常である．

ところでX連鎖遺伝子の大多数は男女間で差がないように補正されている（遺伝子量補正）．女性のX染色体の1本は不活化され，その中の遺伝子群も不活性である．父由来X染色体，母由来X染色体のいずれが不活性化されるかは細胞ごとに異なる．つまり不活性化はランダムに起き，平均して50％の体細胞中では父由来Xが，残りの50％の体細胞中では母由来のX染色体が不活性化される．しかしながらX染色体の不活性化がときに平均して50％にならないことがある．この場合はヘテロ接合の女性が軽度の症状を示すことがある．

4. X連鎖優性遺伝（伴性優性遺伝）

X染色体上に優性の変異遺伝子が存在する場合である．変異遺伝子のヘテロ接合体（女性），ヘミ接合体（男性）が発病する．変異遺伝子のホモ接合女性の子どもはすべて発病する．また，変異遺伝子のヘミ接合体男性の娘は全員発病するが，息子は発病しない．

b. 代表的な遺伝性疾患

それぞれ3疾患ずつ列挙する．

1. 常染色体優性遺伝の形式をとる疾患

軟骨無形成症，マルファン Marfan 症候群，家族性大腸線維腫症

2. 常染色体劣性遺伝の形式をとる疾患

フェニルケトン尿症，メープルシロップ尿症，21水酸化酵素欠損症

3. X連鎖劣性遺伝の形式をとる疾患

血友病A，デュシェンヌ Duchenne 型筋ジストロフィー，ハンター症候群

4. X連鎖優性遺伝の形式をとる疾患

色素性失調症，低リン血症性くる病，コンフィン・ローリー Coffin-Lowry 症候群

c. 多因子遺伝

単一遺伝子形質の遺伝では，原則として"疾患か否か"の不連続形質で，正常と異常の間に連続した段階の形質は存在しない．ところが身長，血圧などは連続形質であり，一般に正規分布（総論 I．成長と発達，p 8 参照）をとり，bで述べたような形式遺伝学の各形式には従わない．連続形質は多数の同義遺伝子群によって支配され，個々の遺伝子の相加的な複合効果として発現している．このような遺伝を多因子遺伝という．

d. ゲノム刷り込み現象　genomic imprinting

通常，相同染色体上にある2つの対立遺伝子は等価であると考えられている．しかし一部の遺伝子では，それが両親のどちらに由来するかで，その発現パターンに違い

が生ずることがあり，この現象をゲノム刷り込み現象という．

　15番染色体長腕近位部の欠失が父親由来の染色体に起こるとプラダー・ヴィリー Prader-Willi症候群（PWS），母親由来の染色体に起こるとアンジェルマン Angelman症候群（AS）と，その染色体の由来によってまったく異なる疾患が発現する．PWSの臨床症状は新生児期・乳児期の著明な筋緊張低下，哺乳困難と体重増加不良，幼児期からの過食と肥満，低身長，小さな手足，特異な顔貌（アーモンド形の眼，テント形の口），中等度の精神発達遅滞などの多彩な症状を示し，第二次性徴は不完全または遅延する．一方ASの臨床症状としては，重度の精神発達遅滞，容易に誘発される笑い発作，痙攣，失調様歩行，特異な顔貌（大きく突出した下顎，舌を突きだし大きく開けた口）がある．

3 診　断

a. 遺伝性疾患の診察

　遺伝性疾患は機能異常に由来する疾患と形態異常（奇形）を主体とする疾患の2群に大別される．遺伝性疾患の診断には，診察と詳しい病歴から遺伝学的診療記録を作製すると共に，正確な家系図を作製することが必要である．

1. 遺伝性疾患のための診療記録に必要な項目
① 氏名，性別，生年月日
② 家族歴；父母の血族結婚の有無
　　　　　　父母の生年月日，既往歴
　　　　　　患者出生時の父母の年齢
　　　　　　母の妊娠歴
　　　　　　同胞および血縁者の家系図
③ 出生歴；発端者に対する母の妊娠歴
　　　　　　分娩歴（分娩遷延，自然分娩，帝王切開，羊水混濁）
　　　　　　出生時の状態　仮死，黄疸，奇形
④ 成長・発達歴；身長，体重，頭囲，頸定，歩行，発語
⑤ 現病歴

2. 主な外表奇形
① 頭蓋；小頭症，巨頭症，水頭症，脳髄膜瘤，前頭部突出
② 毛髪；多毛症，禿頭，後毛髪線低位
③ 眼；眼間開離，眼裂斜上，眼裂斜下，小眼球症，眼裂狭小，内眼角贅皮
④ 鼻；平坦な鼻，上向きの鼻孔
⑤ 耳；低位耳介，変形耳介
⑥ 口；高口蓋，口蓋裂，小下顎症
⑦ 脊柱；前彎，後彎，側彎，脊髄髄膜瘤
⑧ 外陰部；尿道下裂，停留睾丸，直腸腟瘻孔，肛門閉鎖
⑨ 四肢；裂手，くも状指，合指趾症，屈指症，外反肘，内反尖足

3. 家系図のつくり方
　ある疾患の発症に遺伝性あるいは家族性のあることが疑われるとき，家系図を作製

することは重要なことである．一般に男は□，女は○，男女の性の不明なものは◇で表す．夫婦の記号は水平な配偶線で結ぶ．近親婚の場合は二重の水平な配偶線で結ぶ．その子どもは両親の配偶線から垂直に線を下ろしてその下に水平に横に並べて書く．出産に至らなかった妊娠に関しては，その個体のシンボルは他のシンボルよりも小さくし，線も短くする．性別が判明していても他のシンボルとの混同を避けるために三角形で記載する．性別や在胎週数が判明している場合には個体のシンボルの下にこの順に記す．またその家系を発見する手がかりになった最初の個体を発端者といい，↗をつける．家系図の左側には古い世代から新しい世代に向かって順に，上から下にローマ数字で，I，II，III…と記し，同一世代に属する各個体には，左から右に順に，男女の記号の下あるいは右肩にアラビア数字で，1，2，3，…と記す．問題としている遺伝疾患を持った個体には，男女の記号を黒く染めて，■や●で示す．調査時の年齢は男女の性記号の下に記入し，発病年齢はさらにその下に（　　）に入れて記入する．死亡個体については⌀あるいは⊘と記し，死亡年齢が判明している場合には，個体のシンボルの下にdをつけて示す．保因者については将来も発症しないと考えられる個体については◉，まだ発症していないが将来発症する可能性の高い保因者については⊡と記す（図3）．

4．家系図による遺伝形式の推定

家系図を検討することにより，遺伝形式をある程度推定できる場合がある．2-a

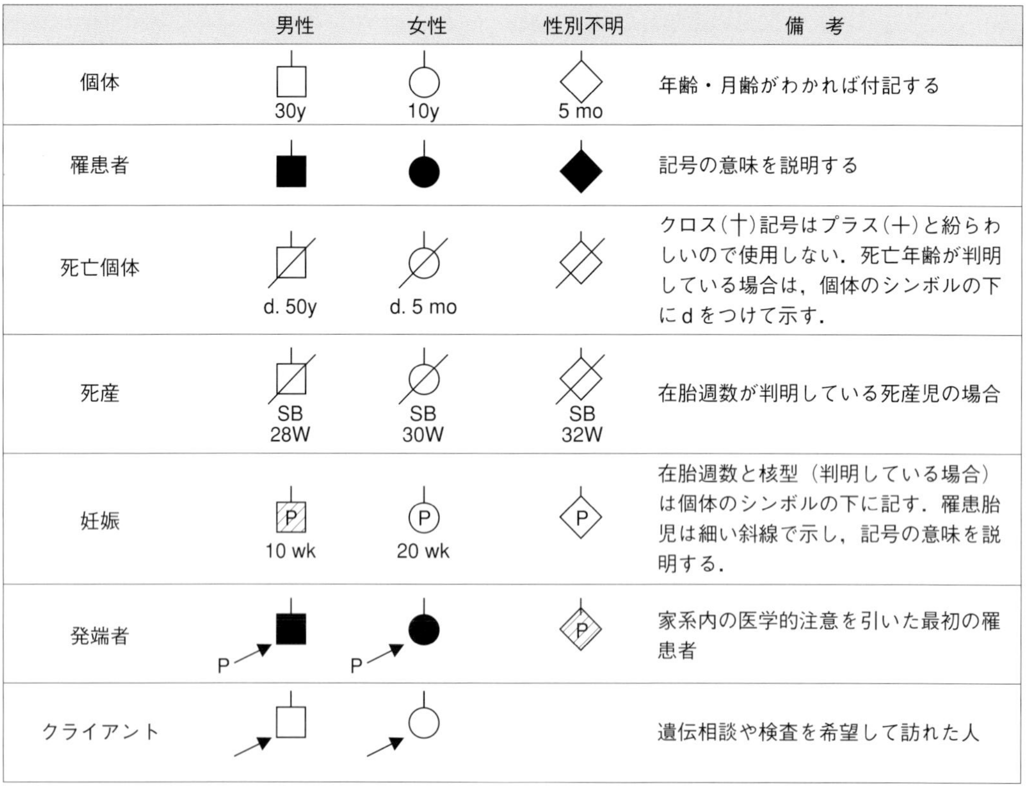

	男性	女性	性別不明	備考
個体	□ 30y	○ 10y	◇ 5 mo	年齢・月齢がわかれば付記する
罹患者	■	●	◆	記号の意味を説明する
死亡個体	⌀ d. 50y	⊘ d. 5 mo	⌀	クロス(╳)記号はプラス(＋)と紛らわしいので使用しない．死亡年齢が判明している場合は，個体のシンボルの下にdをつけて示す．
死産	⌀ SB 28W	⊘ SB 30W	⌀ SB 32W	在胎週数が判明している死産児の場合
妊娠	⊡ P 10 wk	Ⓟ 20 wk	◇P	在胎週数と核型（判明している場合）は個体のシンボルの下に記す．罹患胎児は細い斜線で示し，記号の意味を説明する．
発端者	■ ←P	● ←P	◇P	家系内の医学的注意を引いた最初の罹患者
クライアント	□ ↙	○ ↙		遺伝相談や検査を希望して訪れた人

図3　一般的な家系図記号

(p 21 参照) も参照のこと.

a) 常染色体優性遺伝 (図4)

家系図をみたとき, 一般に毎世代に患者がみられ, 世代を飛び越えることなく, また親にみられたと同じ疾患が子にも現れ, 男女いずれにも出現するとき, 常染色体優性形質である可能性がある. 本疾患を持つ個体はほとんどがヘテロ接合体 (Aa) と考えてよい. これらの疾患を持つ個体が健常者 (aa) と結婚した場合遺伝子型の組み合わせは Aa × aa となる. それゆえに, 子どもには患者 Aa と健常者 aa が 1 : 1 の比に分離する.

b) 常染色体劣性遺伝 (図5)

ホモ接合体でなければ発病しないので, 患者は両親からそれぞれ変異遺伝子を受け継いでいる. 家系図をみたとき, 数世代にわたって患者が生ずることはなく, 家族内に散発して同胞発症がみられ, 近親婚のある場合常染色体劣性形質である可能性があ

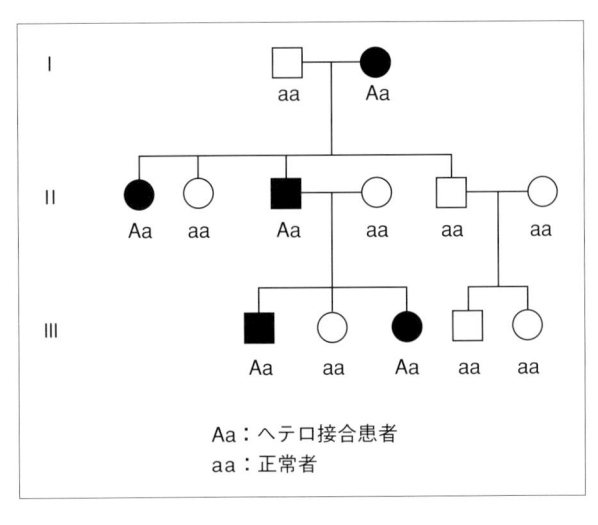

図4 常染色体優性遺伝病の家系図のモデル

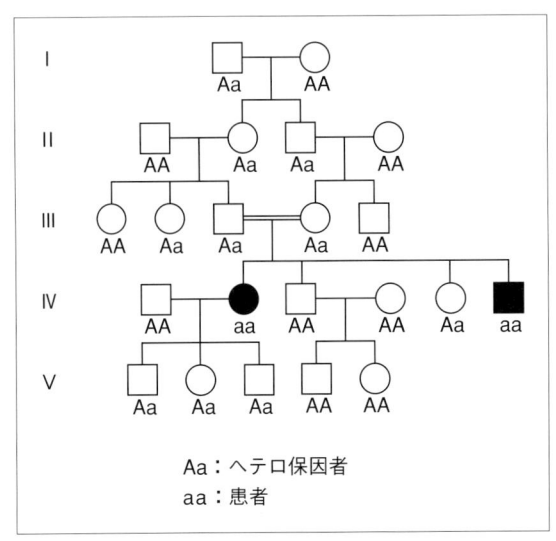

図5 常染色体劣性遺伝病の家系図のモデル

る．両親いずれも患者の場合は遺伝子型の組み合わせは aa × aa となり，子どもは 100％患者になる．片親が患者で他方が健常者であれば，aa × AA = Aa となり，子どもは全員保因者となる．両親の 1 人が患者で，他方の親が保因者であれば，遺伝子型の組み合わせは aa × Aa となり，子どもの 50％が患者，50％が保因者となる．両親いずれも保因者であれば，Aa × Aa = AA + 2Aa + aa となり，子どもの 25％が患者に，50％が保因者となる．

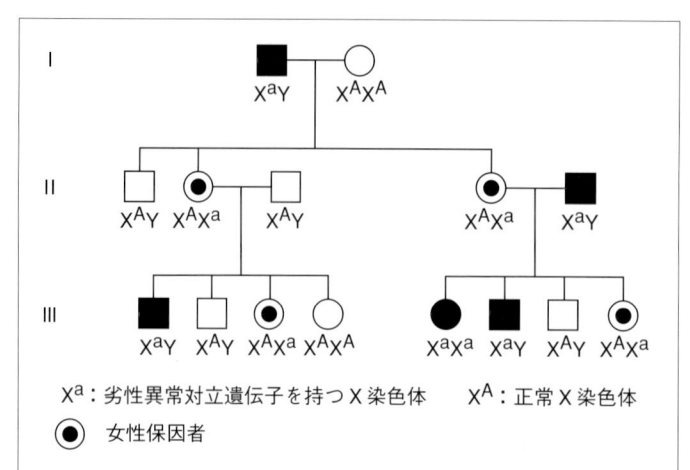

c）X 連鎖劣性遺伝（図 6）

X^a を劣性対立遺伝子を持つ X 染色体とすると，ヘミ接合体（X^aY）である男性は必ず発病するから，頻度は男性に高く，女性ではホモ接合体のときにのみ発病するから，非常にまれにしか見出されない．家系図をみたとき，① 女性患者（X^aX^a）の父親は必ず患者（X^aY）である．逆に父親が健常（X^AY）なときは娘は X^AX^A あるいは X^AX^a で健常者もしくは保因者である．② 母親が患者 X^aX^a ならば男児はすべて患者（X^aY）である．③ 父親が患者（X^aY）ならば生まれた男児（X^AY）は一般に健康で，その子孫にも異常は伝わらない．生まれた女児（X^AX^a）は保因者となる．以上のような特徴があれば X 連鎖劣性形質と推定可能である．

d）X 連鎖優性遺伝（図 7）

家系図をみたとき，① 疾患が毎世代に連続的に出現する．② 患者男性（X^AY，A は優性異常対立遺伝子）が健常女性（XX）と結婚すると，その病的形質は娘（X^AX）にだけ伝えられ，息子（XY）には伝わらない．③ 病的形質を持つ女性（X^AX）が健常男性（XY）と結婚すると，息子（X^AY, XY）と娘（X^AX, XX）のそれぞれ 1/2 に同じように伝えられ，発病する．④ 集団全体でみると，女性が男性の約 2 倍くらい発病者が多い．以上のような特徴があれば，X 連鎖優性遺伝と推定可能である．

b. 遺伝子診断

遺伝子診断は，罹患者，保因者および出生前診断に応用されている．異常と正常の判定が明確であり，保因者診断の精度も高いこと，細胞・組織などの試料が少量で可能であることなど，利点も非常に多いが，個人情報そのものであるということに留意

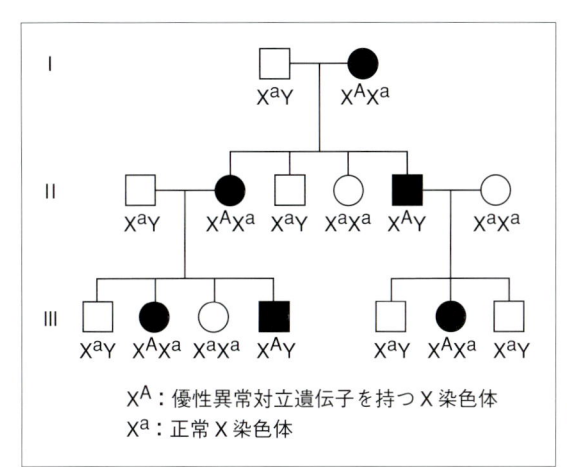

図7 X連鎖優性遺伝病の家系図のモデル
X^A：優性異常対立遺伝子を持つX染色体
X^a：正常X染色体

すべきである．遺伝子診断を行うにあたっては，十分な**インフォームドコンセント**が必要である．

遺伝子診断には数多くの方法が存在する．ここでは代表的なものについていくつか述べる．

1. サザンブロットハイブリダイゼーション法

ゲノムDNAを制限酵素で切断し，アガロースゲルで電気泳動を行い，ナイロンメンブレンに移す．そしてラジオアイソトープなどを用いて標識したDNAプローブで，特定の配列を持つDNAを検出するというものである．大きな欠失，染色体の再構成などで生じる切断パターンの変化が検出できる．

2. 多型マーカーを利用する方法

多型マーカーとはゲノム上に存在する個人個人による変異であり，疾患遺伝子の異常とは異なるものであるが，疾患と強く連鎖しているDNAマーカーを用いれば，診断にも有用である．制限酵素断片長多型 restriction fragment length polymorphism（RFLP）は制限酵素の切断の認識部位が変化することにより，サザンブロットハイブリダイゼーション法などを用いて認識されるDNA断片長の差を検出するものである（**図8**）．多型解析にはRFLPの他に反復配列の多型を利用したものが最近は多く利用されている．

3. ポリメラーゼ連鎖反応（polymerase chain reaction；PCR）法

現在分子遺伝学的な手法において最も広く行われているもののひとつである．DNAを熱変性し1本鎖にした後，増幅させたい部分をはさむように設定した合成オリゴヌクレオチド（プライマー）と結合させ，DNAポリメラーゼにより複製反応を行い，これを反復させて，得たいDNA断片を数十万倍にするというものである（**図9**）．

4. 直接シークエンス

遺伝子の塩基配列を直接決定するものであり，遺伝子の変異そのものの同定が可能である．以前はラジオアイソトープを用いていたが，最近は蛍光色素を用いたオートシークエンサーが主流である．遺伝子の変異には次のようなものがある．

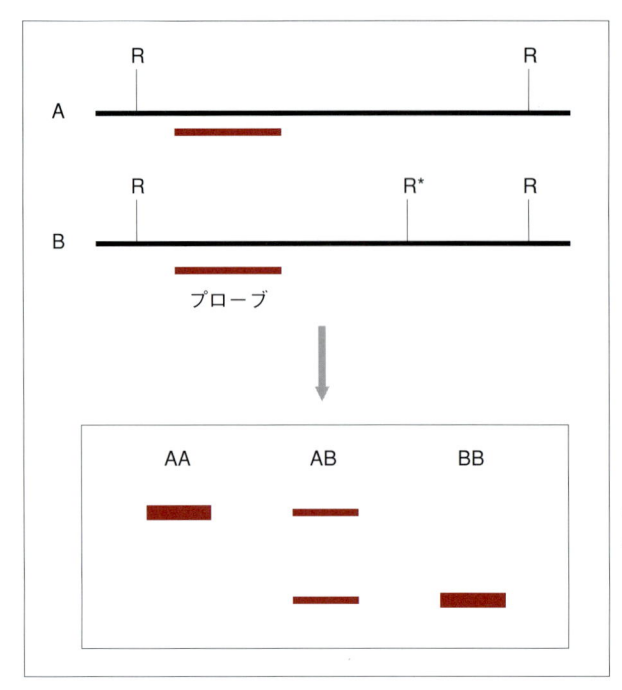

図8 RFLPの原理
制限酵素の認識部位の中に多型性を示す部位R*があると，プローブによるサザンブロットハイブリダイゼーションのパターンがAA，AB，BBの3種類現れる．

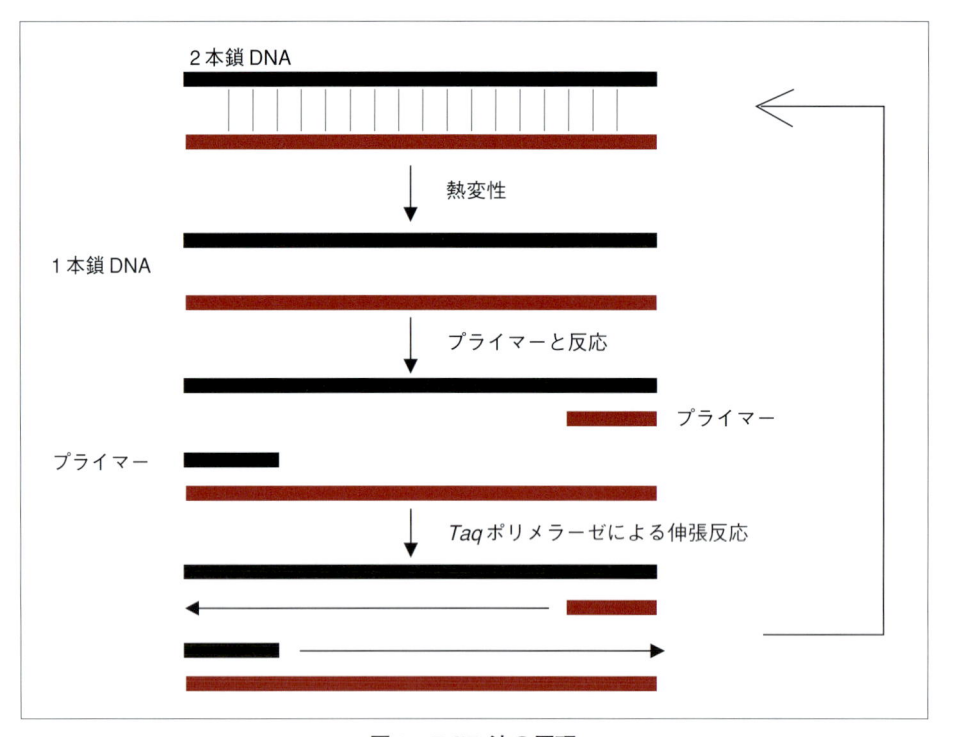

図9 PCR法の原理
2本鎖DNAを熱変性で1本鎖にし，プライマーとアニーリングさせ，Taqポリメラーゼによる伸張反応を行う．この反応を30回程度繰り返すことにより，目的とするDNA断片を増幅する．

a）点変異
DNA配列の1塩基が他の塩基に置換した変異である．置換によりコードするアミノ酸が変化する場合をミスセンス変異，終止コドンになり翻訳がストップする変異をナンセンス変異という．

b）欠失
DNA鎖の一部が欠損した変異をいう．欠失の大きさはさまざまである．

c）挿入
過剰な塩基配列が加わる場合をいう．

d）重複
同じ塩基配列が反復する場合をいう．

e）3塩基反復配列の異常延長
特定遺伝子内の3塩基反復配列が異常に延長し，そのことが病態発現に関与している場合がある．トリプレットリピート病とよばれる疾患群で，脆弱X症候群，筋緊張性ジストロフィー，ハンチントン病などが含まれる．

c．遺伝子診断の例

軟骨無形成症は低身長，相対的に大きい頭部，前頭突出，鞍鼻，扁平な後頭部，体幹に比し著明に短縮した四肢などの症状を呈する疾患である．X線写真では骨幹端の拡大（cupping）が著しい．低身長に対しては脚延長術が行われているが，最近は成長ホルモンも使用されるようになっている．遺伝形式は常染色体優性遺伝であり，浸透率は100％であるが，患者の大部分は新生突然変異によるものである．この疾患の原因遺伝子は線維芽細胞成長因子3型受容体遺伝子 fibroblast growth factor receptor 3（FGFR3）であり，ほとんどがコドン380のグリシンがアルギニンに置換される変異G380R（1138G to A）によるものである．遺伝子診断としてはPCRとRFLPを組み合わせるPCR-RFLP法が用いられている．末梢血白血球からゲノムDNAを抽出する．まずこの変異をはさむようにしてPCRプライマーを作製し，PCRを行う．できるPCR産物の大きさは164 bpである．この産物を制限酵素SfcIで消化すると，正常アリルは酵素の認識部位がないために，切断されずそのままである．一方，変異をきたした方のアリルは認識部位が存在し，切断されることにより，55 bpと109 bpの産物を生じる．したがって電気泳動を行うと，正常では164 bpのバンドが1本検出されるが，患者では164 bp，55 bp，および109 bpの3本のバンドが検出される（図10）．

4 遺伝相談

遺伝相談とは，"ある家系内における遺伝性疾患について，またこの疾患の遺伝予後についてのカウンセラーと相談者（クライアント）との対話の過程"と定義することができる．診断のみならず，診断を含んだ遺伝的カウンセリングであり，相談者が自己の意志決定をするために必要な情報を伝えることを意味する．遺伝相談で扱う問題としては，①疾患の診断，②疾患の遺伝性の有無，③発端者の予後，④治療法の有無，⑤再発危険率，⑥保因者検索の可能性，⑦予防法の有無，⑧高齢妊娠の子ど

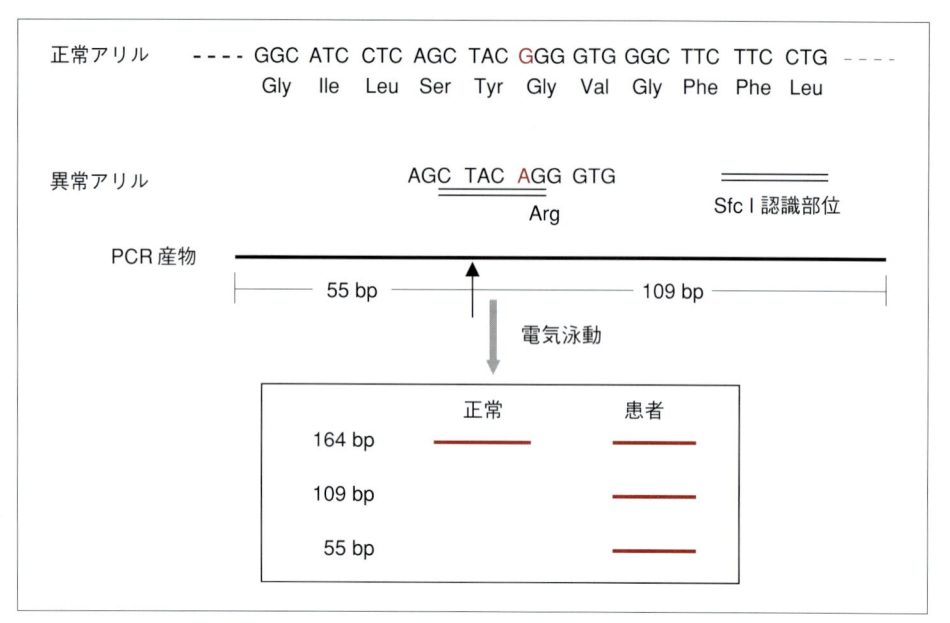

```
正常アリル    ---- GGC ATC CTC AGC TAC GGG GTG GGC TTC TTC CTG ----
                   Gly  Ile  Leu Ser Tyr Gly Val Gly Phe Phe Leu

異常アリル              AGC TAC AGG GTG              Sfc I 認識部位
                            Arg

PCR産物   |——— 55 bp ———|——— 109 bp ———|
                    電気泳動
                      ↓
                    正常      患者
         164 bp    ─────
         109 bp              ─────
          55 bp              ─────
```

図10　軟骨無形成症における遺伝子診断

もに対する影響，⑨妊娠中の環境因子の子どもに対する影響，⑩出生前診断，など多岐にわたる．

III. 小児保健と社会小児医学

　今までのコメディカル，特に看護学生，理学療法や作業療法を学ぶ医療技術学校学生やスタッフ用の教科書には，この見出しでの項目は，あまりみかけられなかったと思われる．おそらく小児をめぐる緒統計，小児の発達，健康な小児の日常生活，小児と家庭，社会などの項目で章立てが行われていたものと思われる．しかし近年，子どもを取り巻く社会環境は大きく変化しており，子どもたち自身にとって，また子どもたちを取り巻く大人社会にとってもさまざまな問題を投げかけている．

　病気になった子どもへの対応は医療従事者の大切な責務であるが，もっと大切なことは，健康に生を授かった子どもたちが心身ともに健康に成育していくことを支援すること，さらには疾病の予防である．とりわけ近年は少子化が社会問題化し，マスコミなどでも大きく取り上げられ，行政レベル，民間レベルでさまざまな論議がなされている．本章では，まず現代のわが国において子どもを取り巻くさまざまな問題と健康のあり方について概説し，さらに小児保健と小児社会医学に関する，基本的事項について述べる．

1　少子化時代の子どもの健康

　合計特殊出生率（15歳から49歳までの女性の年齢別出生率を合計したもので，1人の女性が，仮にその年次の年齢別出生率で一生の間に産むとしたときの子どもの数）が1.5をしたまわり，社会的な少子化対策の必要性が叫ばれ始めて久しい．98年度には「少子化への対応を考える有識者会議」が開催され，さまざまな提言がなされ，母子保健医療体制の整備などを織り込んだ新エンゼルプランもたてられた．さらに，政府レベルでの少子化対策に加え，それに呼応するかたちで，民間レベルでも少子化への対応を推進する国民会議がもたれ，国民的な広がりのある取り組みの推進について，さまざまな団体が，主体的にかつ協力しながら努力を続けている．2000（平成12）年には21世紀の母子保健の主要な取り組みを提示するビジョンであり，かつ，みんなで推進する国民運動計画である「健やか親子21」が取りまとめられ，現在推進中である．このような時代の子どもの健康を守るのには，何が問題で何をどうすればよいのか，以下にその要点について触れる．

a. 合計特殊出生率の低下

　　合計特殊出生率とは，ある国または地域のある年における 15 歳から 49 歳までの女性の年齢別出生率（その年のある年齢の女性の人口を分母とし，その年にその年齢の女性が出産した子どもの数を分子とする比率）の合計値をいう．一人の女性が生涯に産む子どもの数と考えればよい．海外でも先進諸国では少子化が進んでおり，合計特殊出生率は概ね低下傾向にあり，現在では米国を除いて，1.2 から 1.8 前後となっている（**図1**）．ヨーロッパ諸国では，年齢別人口構成が長期間にわたって緩やかに変化してきた国が多く，わが国に比べて，少子化の歴史は長いといえる．例えば，スウェーデンでは 80 年代半ばに，合計特殊出生率が上昇傾向を示し，2.0 以上のレベルになったが，その後，再び低下傾向をしめしている．各国の少子化の事情や，それに対する対応はさまざまであり，今後の成り行きが注目されている．わが国の少子化の特徴は，その傾向が急激に進んでいるところにあるといっても過言ではない（**図2**）．

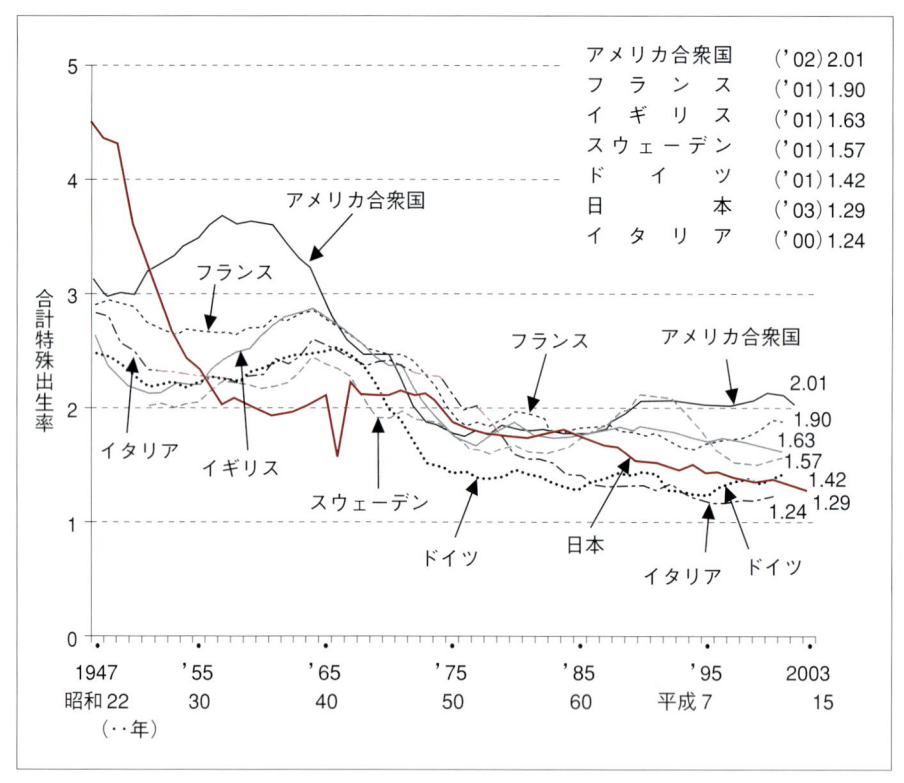

図1　合計特殊出生率の国際比較

注　1）色破線は，数値なし．
　　2）ドイツは，1991 年までは旧西ドイツの数値である．
　　3）イギリスは，1985 年まではイングランド・ウェールズの数値である．

資料　厚生労働省「人口動態統計」，国立社会保障・人口問題研究所「人口統計資料集」，UN「Demographic Yearbook」，Council of Europe「Recent Demographic Developments in Europe」，U. S. Department of Health and Human Services「National Vital Statistics Report」

（厚生統計協会編：国民衛生の動向，51(9)：45，2004）

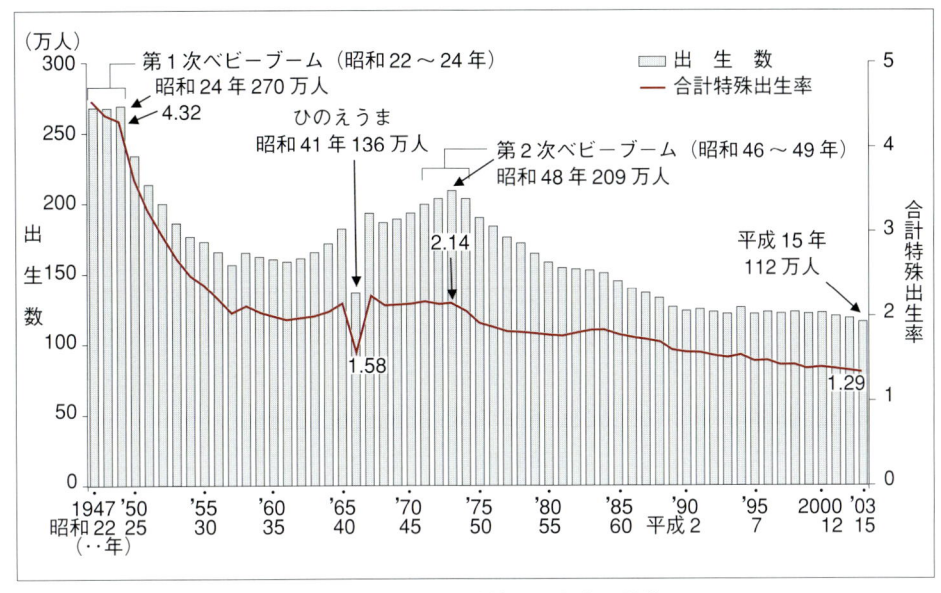

図2 出生数と合計特殊出生率の推移
資料　厚生労働省「人口動態統計」
(厚生統計協会編：国民衛生の動向, 51(9)：41, 2004)

b. わが国における少子化対策の経緯

　　先進諸国における少子化の問題，ならびにわが国における合計特殊出生率の急激な低下を受けて，少子化への対応のあり方についての議論が各方面で深まり，さまざまな対応方法に関する検討，提言がなされ，取り組みが進められている．

　　公的には人口問題審議会が1997年10月に「少子化に関する基本的考え方について─人口減少社会，未来への責任と選択─」と題する報告書をとりまとめ，国民的レベルでの議論のスタートとなることを期待して公表した．1998年6月には「少子化社会を考える」という副題で平成10年版厚生白書が出版され，さらに幅広い問題提起が行われた．同年7月には，内閣総理大臣主宰の「少子化への対応を考える有識者会議」が開催され，約6ヵ月間の討議を経て，同年12月に多数の具体的対応策を含む提言が提出された．その後，この提言を受け，1999年5月に少子化対策推進関係閣僚会議（関係18閣僚からなる）が設置された．そして同年12月17日，今後，政府が中長期的に進めるべき総合的な少子化対策の指針として「少子化対策推進基本方針」がまとめられ，19日には，この指針に基づく重点施策の具体的な実施計画として，「重点的に推進すべき少子化対策の具体的実施計画（新エンゼルプラン）」（大蔵，文部，厚生，労働，建設，自治の6大臣の合意）が策定された．

　　一方，同じく有識者会議の提言を受けた，新しい推進対策の民間組織での柱として，内閣総理大臣の呼びかけにより，各界からの参加を得て，国民的な幅の広い，拡がりのある取り組みを進めるための「少子化への対応を推進する国民会議」が発足した．2000年4月25日には，少子化への対応については，家庭を持つことや希望する数の子どもを生み，育てていくことを難しくするような要因を，社会全体の取り組

みとして取り除いていくことが課題であるという認識のもとに，取り組みは各団体が主体的に実施するものにとどまらず，他の団体からの求めに応じて連携して実施するもの，国民会議の名で実施するものも加えた幅広い形で推進すること等を基本方針とした．さまざまな具体的な取り組みが，参加した各団体から発表された．

　母子保健は生涯を通じた健康の出発点であり，次世代を安心して産み育てるための基盤となるものである．2000（平成12）年11月に，21世紀の母子保健のビジョンを示すために設置された「健やか親子21検討会」の報告書が取りまとめられた．これが「健やか親子21」であり，21世紀初頭の母子保健分野における国民運動計画である．

c. 重点的に推進すべき少子化対策の具体的実施計画（新エンゼルプラン）

　エンゼルプランとは1994年に，女性の社会進出と共に，社会全体の子育てに対するする理解を深め，子育て支援を総合的，計画的にすすめるために策定された「今後の子育て支援のための施策の基本的方向について」（厚生，文部，労働，建設の4大臣の合意）および，その施策の具体化の一環としての「当面の緊急保育対策等を推進するための基本的考え方」（大蔵，厚生，自治の3大臣の合意）をさす．このプランでは，子どもを持ちたい人が，安心して出産や育児ができるような環境を整備し，家庭における子育てを支援するために，多くの人々が協力していくシステムを構築し，そして子ども達が最も尊重されることを目標として，子育てと仕事の両立支援，家庭における子育て支援，子育てのための環境の整備，ゆとりある教育の実施，子育てコストの軽減などをめざしている．このエンゼルプランを少子化が進む現在に，もっと適合し，幅広い対策に修正したものが新エンゼルプランである．新エンゼルプランでは，重点的に取り組むことが必要ないくつかの分野について従来の省庁の枠にとらわれず，総合的に社会全体で子育て支援に取り組むことが強調されており，2004年度をめどに乳幼児健康支援，病児保育，一時預かり事業，周産期医療ネットワークの整備，不妊専門相談センターの整備などについて具体的な目標値が設定されている．新エンゼルプランの基本的な視点，施策を表1に示す．さらに表2には，その中の各項目の整備計画について，より具体的に示した．

d. 21世紀初頭の母子保健における国民運動計画（健やか親子21）

　とはいえ，20世紀後半の官民のさまざまなレベルにおける取り組みの成果により，わが国の母子保健は統計的には世界最高水準にある．しかし，21世紀の現在，社会や自然環境，生活習慣などの変化によりさまざまな改善すべき課題や新たな問題が浮上してきている．

　周産期の母体や新生児の障害にかかわる問題，家庭内外での乳幼児の事故死などの問題は社会の進歩と共にさらに改善される必要がある．また従来はあまり直視されなかったものの，少子化の進行などの大きな社会の変化に伴って，またマスメディアの影響もあり社会問題化している犯罪の低年齢化，登校拒否，引きこもりなどの思春期における心身の健康問題，虐待などの親子の心の問題などの新たな課題も存在する．時間外診療に代表される小児医療や地域医療，母子保健などの地域保健活動の水準を

表1 少子化対策推進基本方針

基本的視点
　1　結婚や出産は，当事者の自由な選択に委ねられるべきものであること
　2　男女共同参画社会の形成や，次代を担う子どもが心身ともに健やかに育つことができる社会づくりを旨とすること
　3　社会全体の取組みとして，国民的な理解と広がりをもって子育て家庭を支援すること

基本的な施策
　1　固定的な性別役割分業や職場優先の企業風土の是正
　2　仕事と子育ての両立のための雇用環境の整備
　3　安心して子どもを生み，ゆとりをもって健やかに育てるための家庭や地域の環境づくり
　4　利用者の多様な需要に対応した保育サービスの整備
　5　子どもが夢を持ってのびのびと生活できる教育の推進
　6　子育てを支援する住宅の普及など生活環境の整備

（少子化対策推進関係閣僚会議，少子化対策推進基本方針）

表2　重点的に推進すべき少子化対策の具体的計画（新エンゼルプラン）

項　目	目　標　値	
低年齢児受け入れの拡大	平成16年度	68万人
延長保育の推進	平成16年度	10,000ヵ所
休日保育の推進	平成16年度	300ヵ所
乳幼児健康支援一時預かりの推進	平成16年度	500市町村
多機能保育所等の整備	平成16年度までに	2,000ヵ所
地域子育て支援センターの整備	平成16年度	3,000ヵ所
一時保育の推進	平成16年度	3,000ヵ所
ファミリー・サポート・センターの整備	平成16年度	180ヵ所
放課後児童クラブの推進	平成16年度	11,500ヵ所
フレーフレー・テレフォン事業の整備	平成16年度	47都道府県
再就職希望登録者支援事業の整備	平成16年度	47都道府県
周産期医療ネットワークの整備	平成16年度	47都道府県
小児救急医療支援事業の整備	平成13年度	360地区
不妊専門相談センターの整備	平成16年度	47ヵ所
子どもセンターの全国展開		1,000ヵ所程度
子ども放送局の推進		5,000ヵ所程度
子ども24時間電話相談の推進		47都道府県
家庭教育24時間電話相談の推進		47都道府県
高校の総合学科の設置促進	当面	500校程度
中高一貫教育校の設置促進	当面	500校程度
「心の教室」カウンセリング・ルームの整備	平成12年度までに5,234校を目途	

（重点的に推進すべき少子化対策の具体的計画について）

維持しさらなる充実をめざすなど，対応すべき課題も山積している．「健やか親子21」はすでに述べたように，これらの課題に対応すべく提言された，官民に関係なくすべての関係者，機関が一体となって進める21世紀初頭の母子保健分野における国民運動計画であり，国民が安心して子どもを産み，ゆとりを持って健やかに育てるための家庭や地域の環境づくりという少子化対策の意義と，現在の日本が直面してい

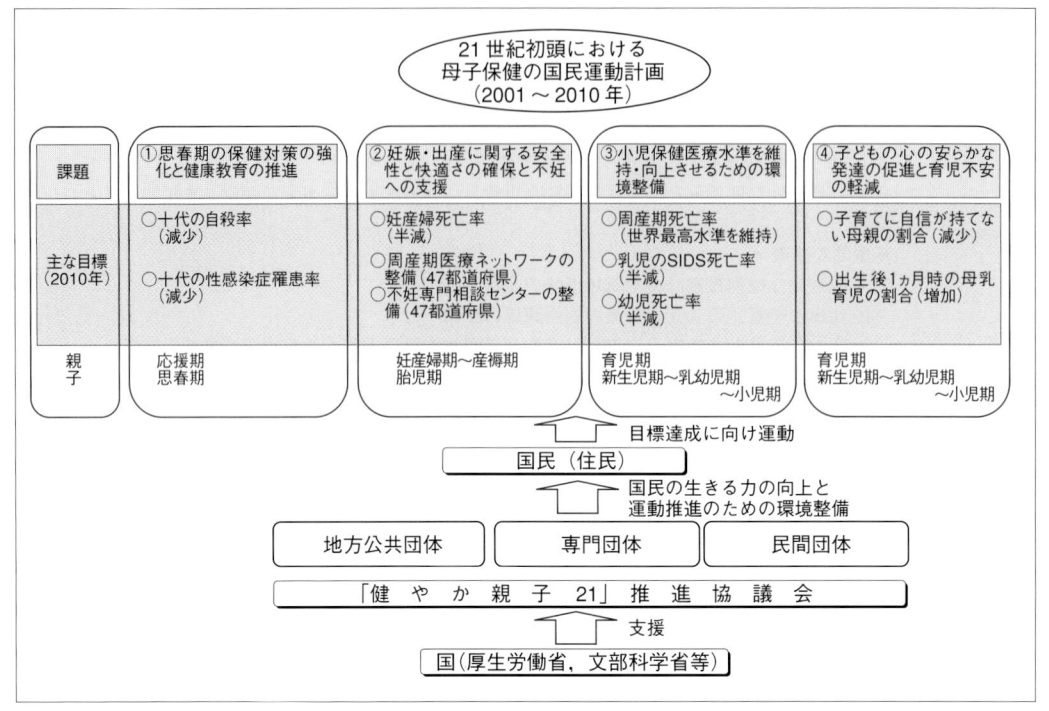

図3 「健やか親子21」について
(厚生統計協会編:国民衛生の動向, 51(9):91, 2004)

る少子・高齢化社会での国民健康づくり運動である「健康日本21」の一翼を担うという意義を持ち合わせている．親と子が健やかに暮らせる社会づくりをめざすものともいえる．「健やか親子21」が国民的な運動計画として効果的に推進されるように，具体的に取り組むべき4つの主要な課題が提示され，それぞれについて具体的な指標や2010年における具体的な目標が設定されている．

すなわち，① 思春期の保健対策の強化と健康教育の推進，② 妊婦・出産に関する安全性と快適さの確保と不妊への支援，③ 小児保健医療水準を維持・向上させるための環境整備，④ 子どもの心の安らかな発達の促進と育児不安の軽減，が4つの大きな課題として盛り込まれている（図3）．

e. 新しい健康観―ヘルスプロモーションとは

1948年のWHO（世界保健機関）憲章では健康は，「身体的，社会的，精神的に完全に良好な状態であって，単に疾病がないとか，虚弱でないということではない」と定義されている．しかし近年，単に従来の肉体的にも精神的にも社会的にもよい状態を健康とするのではなく，たとえ病気や障害があっても自己実現に向けて前向きに生きる状態を「健康」ととらえる新たな健康観が主流になってきた．WHOは1986年のオタワ憲章で，これからの健康づくりは，健康を自分自身でコントロールできるように住民一人ひとりの能力を高めること，そのために個々人の努力のみにゆだねるのではなく健康を支援する種々の環境を整備していくことを2本の柱として展開する公

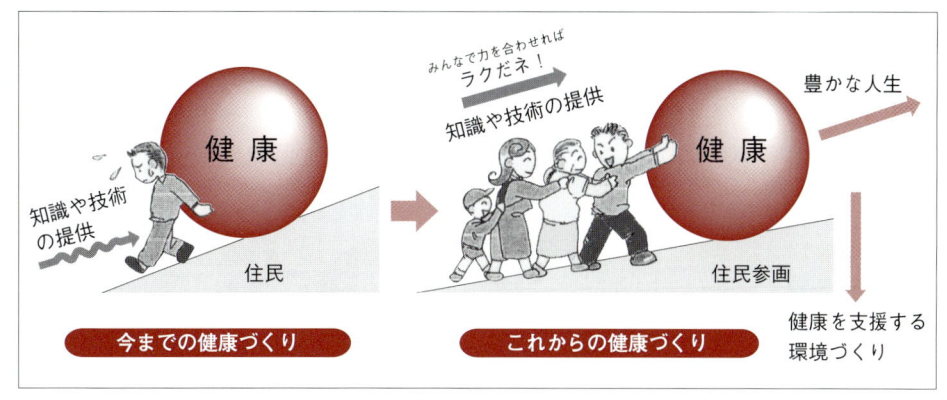

図4 今までの健康づくりとこれからの健康づくり
(岡山県：健康岡山21〜21世紀における県民健康づくり，p9，2001年3月)

衆衛生戦略であるとしている．

ヘルスプロモーションとはこのオタワ憲章において提唱された新しい健康観に基づく21世紀の健康戦略で，「人々が自らの健康をコントロールし，改善することができるようにするプロセス」と定義されている．「すべての人びとがあらゆる生活舞台—労働・学習・余暇そして愛の場—で健康を享受することのできる公正な社会の創造を健康づくり戦略の目標としており，この目標を実現するための活動方法として，① 健康的な公共政策づくり，② 健康を支援する環境づくり，③ 地域活動の強化，④ 個人技術の開発，⑤ ヘルスサービスの方向転換，の5つの項目を掲げており，これらの連携が具体的な健康づくりに発展していく．またこれらの活動を成功させるためのプロセスとして① 唱道 advocate，② 能力の付与 enable，③ 調停 mediate の3項目をあげている．現在，国，各地方自治体，地域レベルでこの概念に基づいた新しい健康づくり運動が行われている．図4，図5にヘルスプロモーション活動の図解を示す．

f. このような時代における子どもの健康

このような少子の時代に子どもたちの健康を，どのように守り，どのように心身ともに健康に育てていけばよいのか．近年の医学，医療の進歩，および社会経済学的な変化は，子どもの病気においてもその疾患構成で従来とは異なったパターンをもたらした．栄養不良，感染症などの，いわゆる急性疾患で命を落とすことは，ほとんどなくなり，成人と同じように慢性疾患(**表3**)，あるいは，子どものときに発症し病気と共に成長していく，さらには成人病が子どものときにすでに発症していることさえ経験されるようになり，いわゆる成育医療の概念が強調されるようになった．いったん克服していたと思われていた(われわれが過信していた)感染症ですら，再び脅威となって現れてきた(emerging infectious disease：O157感染症，さまざまな薬剤耐性菌など)．

社会の進歩，変化は子どもたちの精神面にも(もちろん子どもたちを育てる保護者たちにも)大きな変化，影響をもたらした．テレビなどのマスメディアやビデオゲーム，パソコンが子どもの心身の発達に及ぼす影響が懸念されはじめ，登校拒否などに

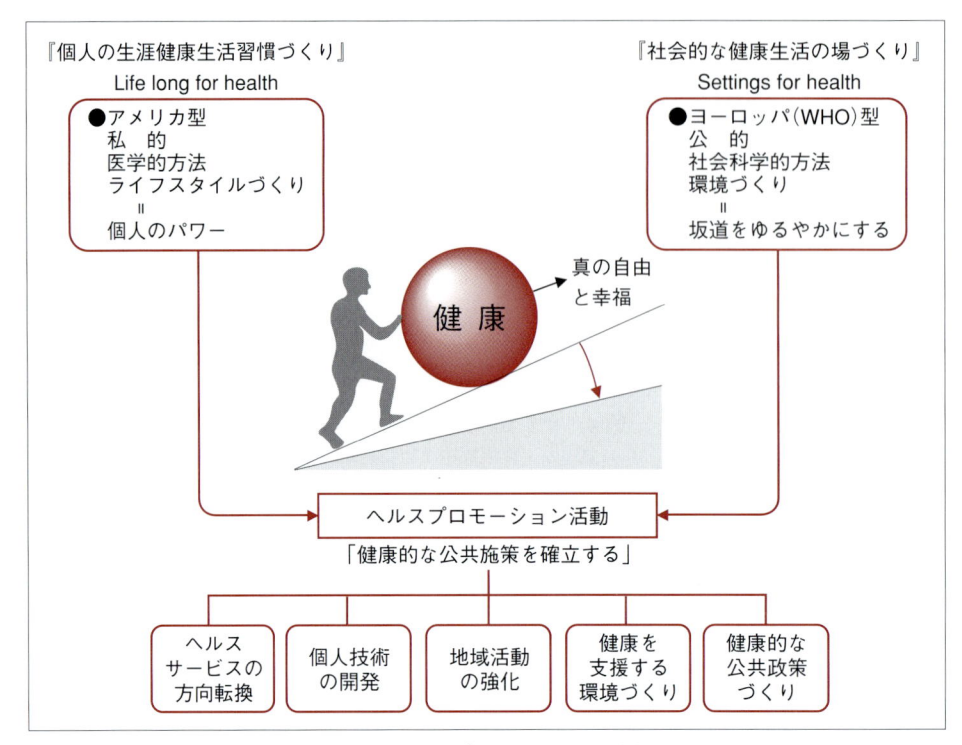

図 5 ヘルスプロモーション活動
(島内憲夫 1987／島内憲夫・助友裕子 2000 改編, 日本ヘルスプロモーション学会 HP
http://www.ishp.net/HP_kaisetu_body.html)

代表される子どもの心身症の増加,いじめ,児童虐待などは大きな社会問題となっている.最近,マスコミをさわがす少年犯罪の凶悪化(凶悪化という表現より,大人の感覚からは,理解できない行動といったほうが適切かもしれない)も痛ましく,単に興味本位の関係者の非難に終わらず,われわれ一人一人の問題として真摯にとらえ,子どもを取り巻く社会システムに欠陥があるなら,早急な対策が必要である.

どのような時代においても子どもたちの健康を守るには,医学,医療の進歩,充実のみでは不可能であり,それを支える,広い社会的な支援が必要である.病気を治すことも大切であるが,もっと重要なことは一人でも多くのこの世に生をさずかった赤ちゃんを心身ともに健康に育てあげることであろう.現在でも子どもたちの健康を守るため,多くの公的事業(**図6**)がなされているが,これらも,子どもたちを取り巻く,大人たちの暖かい心が伴っていなければ何の意味もない.

新エンゼルプラン,健やか親子 21 をはじめ,各都道府県,民間レベルでさまざまな対応がなされている.さらに 2004 年度には,少子化社会対策大綱の重点課題に沿って 2010 年を目標とした子ども・子育て応援プランも策定された.しかしこれらの対応(ハードウエアといってよいかもしれない)を意味あるものにするもしないもすべてはソフトウエアたるわれわれ大人一人一人の心にかかっている.子どもたちの視点に立って,少子化時代の子どもの健康を考えていかなければならない.

表3 小児慢性特定疾患治療研究事業の対象疾患と給付実績

対象疾患	対象となる医療の種類		対象年齢	給付人数（人）				
	入院	通院		平成10年度('98)	11('99)	12('00)	13('01)	14('02)
悪性新生物	○	○	総数 20歳未満	111,087 23,508	109,191 23,339	102,043 22,678	103,562 23,303	105,341 24,166
慢性腎疾患	○		20歳未満	4,765	5,007	4,168	4,473	4,078
喘息	○		20歳未満	6,331	6,709	5,367	3,719	2,611
慢性心疾患	○		20歳未満	5,263	4,966	4,049	4,958	4,909
内分泌疾患	○	○	下垂体性小人症 20歳未満, その他18歳未満	39,284	37,295	36,045	37,113	38,324
膠原病	○	○*	20歳未満	3,305	4,082	3,005	3,166	3,349
糖尿病	○	○	18歳未満	6,354	6,559	6,472	6,561	6,868
先天性代謝異常	○	○	軟骨異栄養症 20歳未満, その他18歳未満	8,295	8,528	8,544	8,710	9,459
血友病等血液疾患	○	○	20歳未満	13,171	11,866	10,961	10,751	10,779
神経・筋疾患	○		18歳未満	811	840	754	808	798

注 ＊若年性関節リウマチのみである．
資料 厚生労働省雇用均等・児童家庭局母子保健課調べ

（厚生統計協会編：国民衛生の動向，51(9)：94，2004）

2 小児保健に重要な統計学的事項

a. 人口静態

年齢別人口を端的に表す人口ピラミッドは，各時代における社会情勢の影響を受けた出生，死亡の状況を反映したものとなっている（図7）．近年は，1971〜74年の第2次ベビーブーム期をピークとして，出生数が年々急速に少なくなっているため，人口ピラミッドはいわゆる「ひょうたん型」となっており，合計特殊出生率の低下をまざまざとみせ付けている．これに伴い，前年度と比較しても，生産年齢人口の割合の減少，老年人口の割合の上昇が認められ，人口の高齢化がさらに進行していることがわかる（図8）．

b. 人口動態

1. 出生の動向

わが国の出生数および合計特殊出生率の年次推移を図2に示す．1940年代後半は第2次世界大戦が終わったあとの第1次ベビーブームの時期であり，出生数も多く，合計特殊出生率も4を超えていたが，1950年代前半は出生数，合計特殊出生率のいずれも急速に下降した．その後1966年のいわゆる「丙午：ひのえうま」の特殊な動きを除いては合計特殊出生率は2.0前後で安定していた．出生数については第1次ベビーブーム世代が出産適齢期に達する1970年代前半は年間200万人を超え，この時

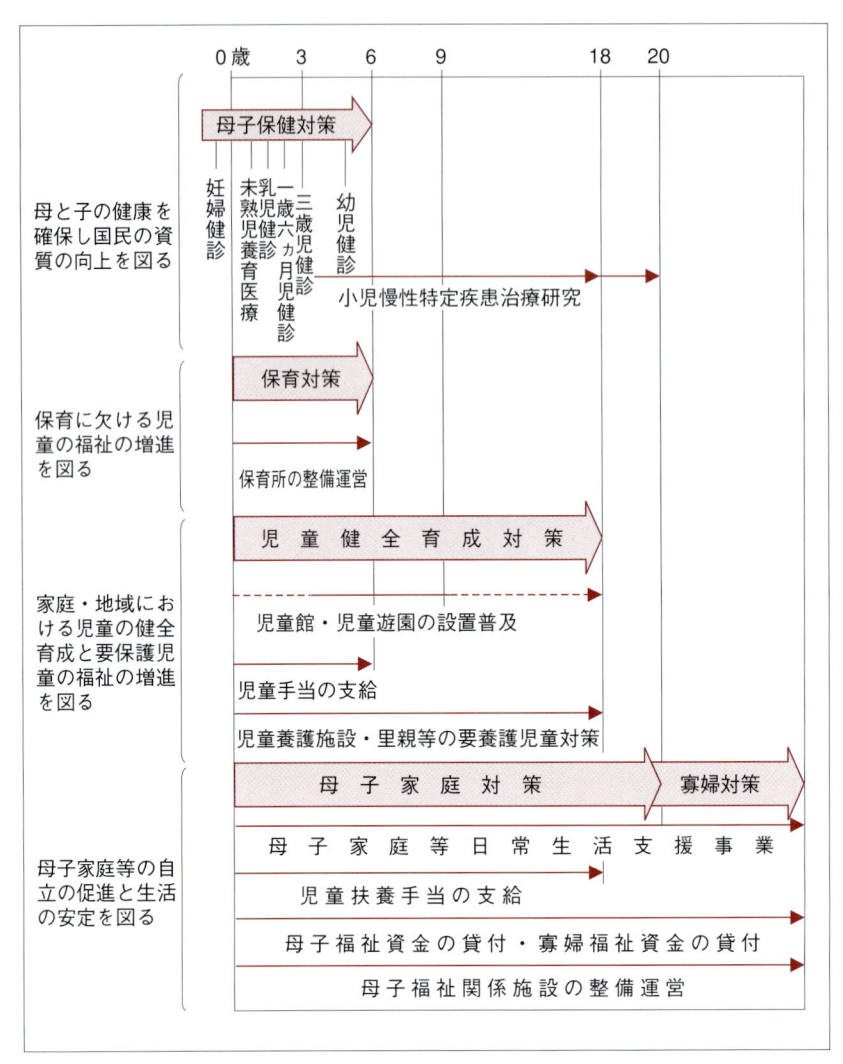

図6 年齢別児童家庭福祉施策の一覧
(厚生統計協会編：国民の福祉の動向，50(12)：94，2003)

期は第2次ベビーブームとよばれる．1970年代後半以降は出生数の減少が続き，1990年代は120万人前後で推移したが，21世紀にはいると110万人台となり，合計特殊出生率の低下は続き（2004年7月発表では1.29まで低下），いわゆる少子高齢化社会に突入している．

2. 小児保健の水準の指標としての小児死亡統計

小児保健の水準を表す指標としては，さまざまな統計学的数値が参照されるが，これらのうち，周産期死亡率，新生児死亡率，乳児死亡率，年齢別児童死亡率が重要である．

周産期死亡とは妊娠満22週以後の死産と早期新生児死亡（生後1週間未満の新生児死亡）を合わせたものをいい，出生数に妊娠満22週以後の死産数を加えたものの

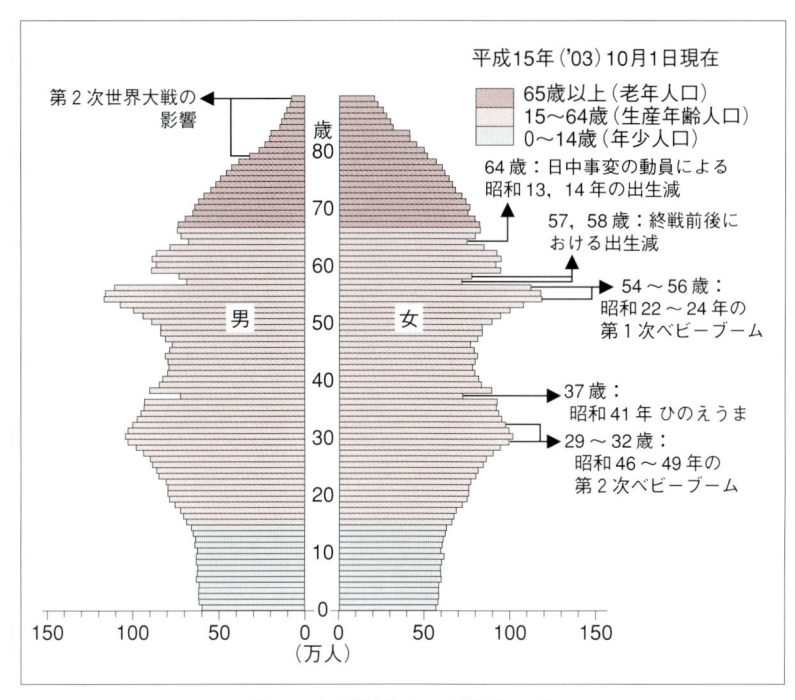

図7 わが国の人口ピラミッド

注 90歳以上人口（男22万7千人，女70万4千人）については，年齢別人口が算出できないため，省略した．

資料 総務省統計局「平成15年10月1日現在推計人口」

(厚生統計協会編：国民衛生の動向，51(9)：35，2004)

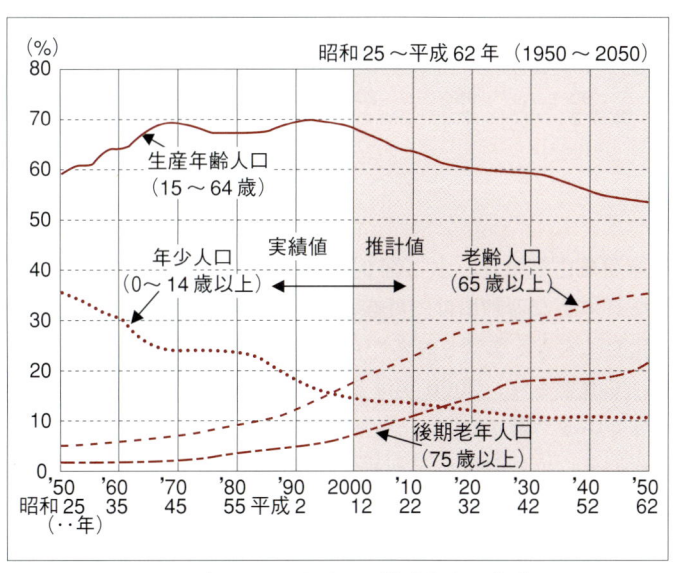

図8 年齢3区分別人口構成割合の推移

資料 昭和25〜平成12年は総務省統計局「国勢調査報告」「推計人口」，平成13年以降は国立社会保障・人口問題研究所「日本の将来推計人口（平成14年1月推計）」の中位推計値

(厚生統計協会編：国民衛生の動向，51(9)：37，2004)

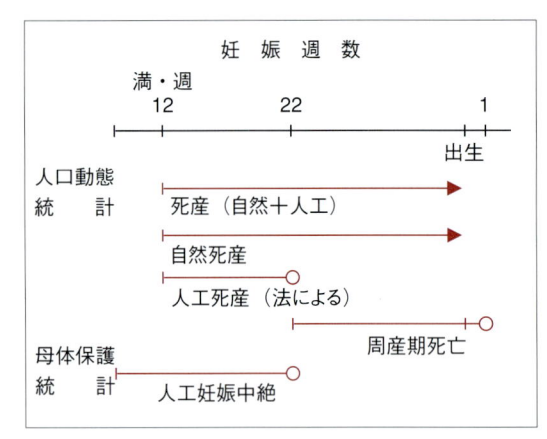

図9 人口動態統計における死産と周産期死亡について

注 母体保護法による人工妊娠中絶について,平成3('91)年以降は,従来の「妊娠満23週以前」が「妊娠満22週未満」に改められた.○は未満を示す.
(厚生統計協会編:国民衛生の動向,51(9):57,2004)

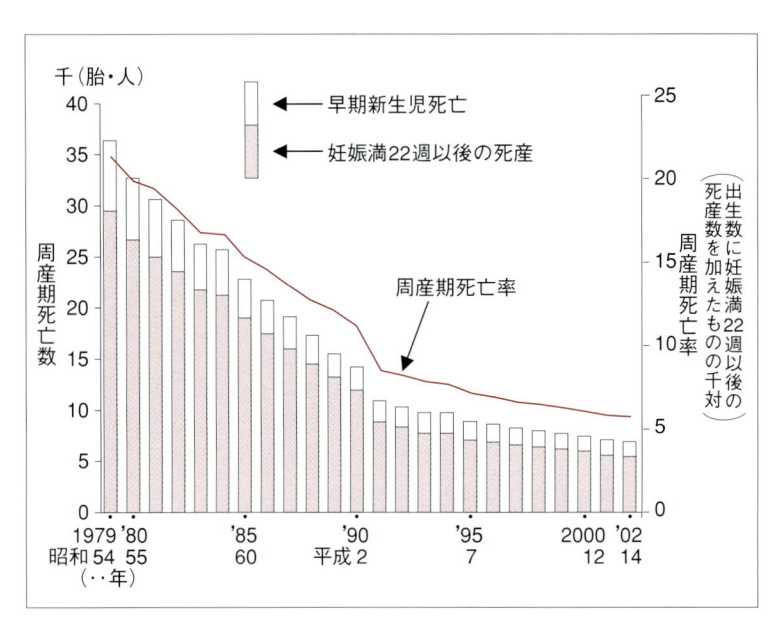

図10 周産期死亡数と率の推移

資料 厚生労働省「人口動態統計」
(厚生統計協会編:国民衛生の動向,51(9):59,2004)

千対である周産期死亡率で表わす(図9).小児保健,母子保健の場で周産期死亡率が観察の重要な対象となる理由は,妊娠満22週以後の死産と早期新生児死亡は,共に母体の健康状態に大きく影響されるからである.わが国の周産期死亡率は第二次世界大戦後一貫して改善され,2000年は5.8となっており(図10),諸外国と比較しても低率となっている(表4).

わが国の周産期死亡の特徴は,早期新生児死亡に比較して,妊娠満28週以降の死産が多いことである(図10,表4).

乳児死亡とは生後1年未満の死亡をいい,出生千対の死亡率(出生1,000に対して算出)で観察,評価される.このうち生後4週未満の死亡は新生児死亡,1週未満の死亡は早期新生児死亡とよばれ,それぞれ乳児死亡率と同様に出生千対の死亡率で観察される(図11).新生児や乳児の生存は母体の健康状態や養育条件,社会環境などの影響を強く反映しているため,これらの死亡率は,その地域や国の衛生状態の良

表4 周産期死亡率（変更前の定義：出生千対）の国際比較

	'52年	'55	'70	'75	'80	'85	'02		
							周産期死亡率	妊娠満28週以後死産比	早期新生児死亡率
日　　　　本	45.6	43.9	21.7	16.0	11.7	8.0	6) 3.7	2.5	1.2
カ　ナ　ダ	35.8	31.5	22.0	14.9	10.9	8.7	4) 6.6	3.4	3.2
アメリカ合衆国	32.0	30.4	27.8	20.7	14.2	11.2	3) 9.9	4.8	5.1
デンマーク	34.6	33.9	18.0	13.4	9.0	7.9	5) 8.0	4.8	3.2
フランス	31.0	29.6	20.7	18.3	13.0	10.8	4) 7.1	4.9	2.1
ド イ ツ 1)	48.8	44.1	26.7	19.4	11.6	7.9	4) 6.5	4.3	2.2
ハンガリー	41.0	38.7	34.5	31.6	23.1	19.0	2) 9.3	5.0	4.3
イタリア	51.3	46.2	31.7	24.1	17.4	13.5	4) 6.8	3.6	3.1
オランダ	31.5	29.3	18.8	14.0	11.1	9.9	3) 7.9	4.9	3.0
ポルトガル	…	48.3	40.6	31.8	24.2	20.0	4) 7.3	4.5	2.8
スウェーデン	31.5	28.4	16.5	11.1	8.7	7.3	3) 5.2	3.4	1.7
イギリス	38.8	28.3	23.8	19.9	13.4	9.9	2) 8.3	5.3	3.0
オーストラリア	31.8	28.9	21.5	19.2	13.5	9.5	2) 6.2	3.2	3.0
ニュージーランド	31.2	28.2	19.8	16.5	11.8	8.8	4) 5.7	3.0	2.7

注 1) 1985年までは，旧西ドイツの数値である．
　 2) 満28週以後の死産比，早期新生児死亡率ともに，1999年
　 3) 満28週以後の死産比，早期新生児死亡率ともに，1998年
　 4) 満28週以後の死産比，早期新生児死亡率ともに，1997年
　 5) 満28週以後の死産比，早期新生児死亡率ともに，1995年
　 6) 国際比較のため周産期死亡は変更前の定義（妊娠満28週以後の死産数に早期新生児死亡数を加えたもの，出生千対）を用いている．
資料　厚生労働省「人口動態統計」，WHO「World Health Statistics Annual」，UN「Demographic Yearbook」
（厚生統計協会編：国民衛生の動向，51(9)：60, 2004）

否，さらには経済，教育，政策などを含めた社会情勢，すなわち母体も含めて，乳児をめぐる健康上の環境を端的に反映しており，小児保健環境の水準の重要な指標としてとらえられている．

わが国の乳児死亡率は，1941年には，それまでの最低の84.1となっていたが，第2次世界大戦後はさらに急速な改善を示している．2002年には3.0となり，世界最高水準にある．

図12に生存期間別の乳児死亡の年次推移を示す．改善の度合いを生存期間別に観察すると1950～60年代は新生児以降（細菌感染や不慮の事故などの後天的な原因による死亡が多くなる）の死亡率の改善が著しいが，近年の死亡率の改善は早期新生児（この時期は先天的な要因による死亡が多くなる）の死亡率の改善が大きく反映されていることが理解される．

乳児期以降の幼児，児童（学童），生徒の死亡は通常，年齢階級・死因順位別死因および死亡率で表される．通例年齢別人口10万対で統計化される．幼児期から19歳までの間は，それ以降の年齢層と比較して死亡率は低く，特に10～14歳階級が最も低い．1998年度，2000年度および2002年度の年齢階級別主要死因をみると，0歳の先天奇形・変形および染色体異常をのぞいて，不慮の事故が1から19歳の各年

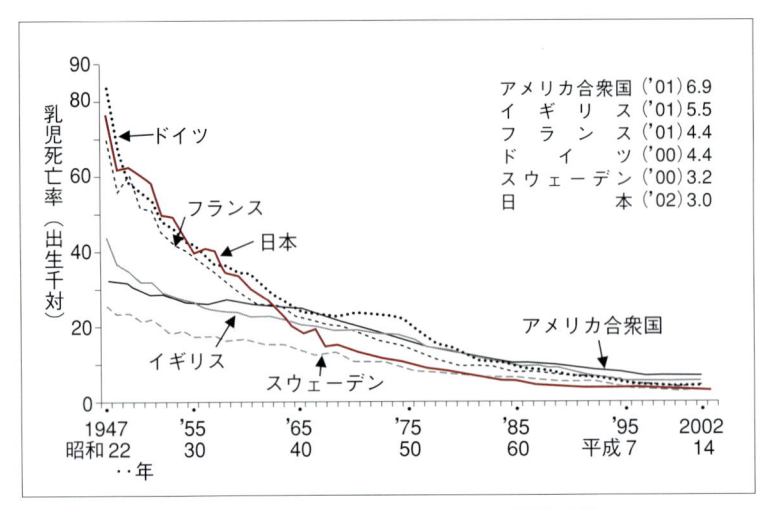

図11 乳児死亡率（出生千対）の国際比較

注 ドイツの1990年までは旧西ドイツの数値である．
　　以下は暫定値である．
　　イギリス・スウェーデン2000年，アメリカ合衆国・フランス2000・2001年
資料　厚生労働省「人口動態統計」
　　　WHO「World Health Statistics Annual」，UN「Demographic Yearbook」
　　　UN「Population and vital statistics report」
（厚生統計協会編：国民衛生の動向，51(9)：60，2004）

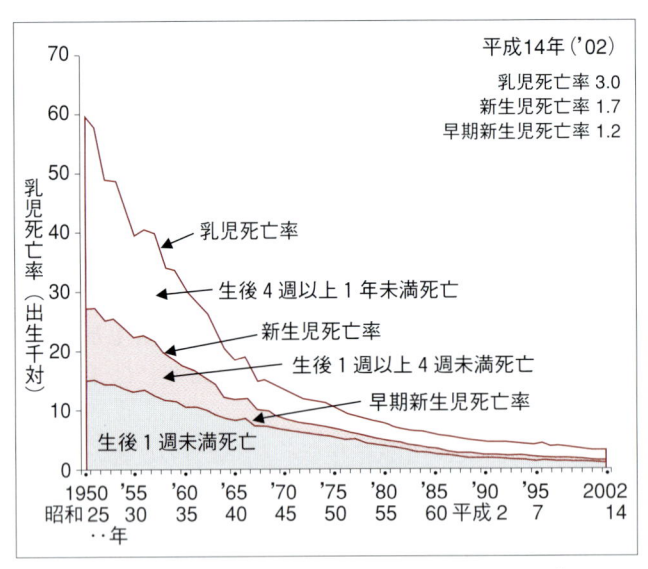

図12 生存期間別乳児死亡率（出生千対）の推移
資料　厚生労働省「人口動態統計」
（厚生統計協会編：国民衛生の動向，51(9)：62，2004）

齢階層で1位を占めている．第2位は1～4歳では先天奇形・変形および染色体異常，5～9歳，10～14歳では悪性新生物そして15～19歳では自殺となっている（**表5**）．乳児死亡率と比較して，1歳以降の死亡率は諸外国と比較して最良の水準とはいいが

表5　年齢階級・死因順位別死因および死亡率（人口10万対，2002）

	第1位		第2位		第3位		第4位		第5位	
	死因	死亡率	死因	死亡率	死因	死亡率	死因	死亡率	死因	死亡率
総数	悪性新生物	241.7	心疾患	121.0	脳血管疾患	103.4	肺炎	69.4	不慮の事故	30.7
0歳[2]	先天奇形，変形及び染色体異常	120.4	周産期に特異的な呼吸障害等	43.9	乳幼児突然死症候群	21.9	不慮の事故	14.5	胎児及び新生児の出血性障害等	12.7
1～4	不慮の事故	6.3	先天奇形，変形及び染色体異常	4.4	悪性新生物	2.2	心疾患	1.6	肺炎	1.4
5～9	不慮の事故	4.7	悪性新生物	1.8	その他の新生物／心疾患	0.7			先天奇形，変形及び染色体異常	0.7
10～14	不慮の事故	2.8	悪性新生物	2.1	心疾患	0.7	先天奇形，変形及び染色体異常	0.6	自殺	0.6
15～19	不慮の事故	12.7	自殺	5.8	悪性新生物	3.3	心疾患	1.8	先天奇形，変形及び染色体異常	0.7

注　1）死因順位は死亡数の多いものから定めた．死亡数が同数の場合は，同一順位に死因名を並記し，次位を空欄とした．
　　2）乳児（0歳）の死因については乳児死因簡単分類を使用した．また，死亡率は出生10万対の率である．
　　3）死因名は次のように省略した．
　　　　心疾患←心疾患（高血圧性を除く）
　　　　周産期に特異的な呼吸障害等←周産期に特異的な呼吸障害及び心血管障害
　　　　胎児及び新生児の出血性障害等←胎児及び新生児の出血性障害及び血液障害
資料　厚生労働省「人口動態統計」　　　　（厚生統計協会編：国民衛生の動向，51(9)：384，2004より抜粋）

たく，その要因として不慮の事故による死亡が多いことがあげられ，子どもにとってのセーフコミュニティーを実現するための一層の努力が必要である．さらに10歳以降の年齢階層では自殺が死亡原因の上位を占めており，社会的な面からの心の問題に対する対応の充実も求められている．

3 マススクリーニング

　マススクリーニングとは，人の場合，対象となる一群のすべての構成員に対して費用，労力ともに大きな負担がなく簡単に行える1次検査を行い，ある特定の疾患の疑い，可能性のある人を大きくふるい分けたうえで，これらの人に対してさらに精密な2次検査を行うことにより，疾患を早期に発見することをいう．この結果，特定の疾患の早期発見，早期治療を可能とし，予後の改善につながる．小児においては，先天代謝異常症，甲状腺機能低下症と先天性副腎過形成症が新生児マススクリーニングとして行われている．また乳幼児健診や学校での健康診断，腎疾患（尿検査），心疾患（心電図検査など），結核検査（ツベルクリンテスト，胸部X線検査）なども特定の疾患を対象としているわけではないが，マススクリーニングとほぼ同義ととらえてよい．従来行われていた乳児期（生後6ヵ月）の神経芽腫のマススクリーニング検査は，その有効性に疑問が呈され2004年4月，休止された．

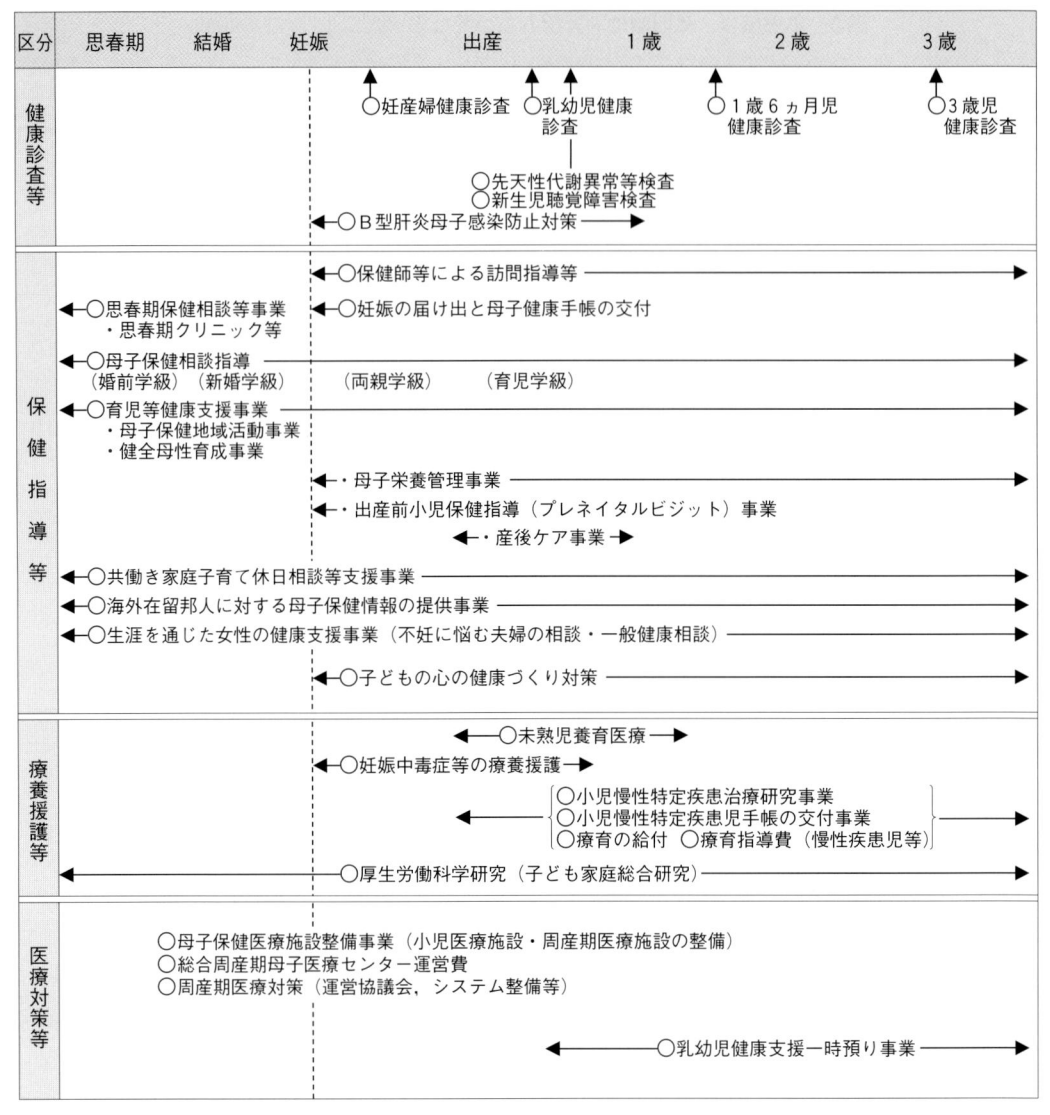

区分	思春期	結婚	妊娠	出産	1歳	2歳	3歳
健康診査等				↑○妊産婦健康診査　↑○乳幼児健康診査 ○先天性代謝異常等検査 ○新生児聴覚障害検査 ←○B型肝炎母子感染防止対策	↑○1歳6ヵ月児健康診査		↑○3歳児健康診査
保健指導等	←○思春期保健相談等事業 ・思春期クリニック等 ←○母子保健相談指導 （婚前学級）（新婚学級） ←○育児等健康支援事業 ・母子保健地域活動事業 ・健全母性育成事業		○保健師等による訪問指導等──→ ○妊娠の届け出と母子健康手帳の交付 ──────────────→ （両親学級）　（育児学級） ──────────────→ ・母子栄養管理事業──────→ ・出産前小児保健指導（プレネイタルビジット）事業 ←・産後ケア事業→				
	○共働き家庭子育て休日相談等支援事業──────────────→ ○海外在留邦人に対する母子保健情報の提供事業───────→ ○生涯を通じた女性の健康支援事業（不妊に悩む夫婦の相談・一般健康相談）→ ○子どもの心の健康づくり対策──────────→						
療養援護等	←───────────○厚生労働科学研究（子ども家庭総合研究）───────────→		←○未熟児養育医療→ ←○妊娠中毒症等の療養援護→	←○小児慢性特定疾患治療研究事業 　○小児慢性特定疾患児手帳の交付事業 　○療育の給付　○療育指導費（慢性疾患児等）──→			
医療対策等	○母子保健医療施設整備事業（小児医療施設・周産期医療施設の整備） ○総合周産期母子医療センター運営費 ○周産期医療対策（運営協議会，システム整備等）			←○乳幼児健康支援一時預り事業──────→			

図13　主な母子保健施策（平成16年（'04）5月現在）
注　○は各事業名，・はその事業内容.
（厚生統計協会編：国民衛生の動向，51(9)：92，2004）

a. 新生児マススクリーニング

　　　　先天性の代謝異常症の中で，簡便で確実な診断法があり，障害を予防する治療法が確立しているにもかかわらず，臨床症状が現れる前の早期発見が困難で，発見や治療が遅れると重大な後遺症を残したり，死亡する疾患が対象となる．1977年から開始され，現在フェニルケトン尿症，ホモシスチン尿症，メープルシロップ尿症，ガラクトース血症，クレチン症（先天性甲状腺機能低下症），先天性副腎過形成症が対象となっている（各論II．先天代謝異常，V．内分泌疾患参照）．

表6 妊産婦と乳幼児の健康診査のあゆみ

年		内容
昭23年	('48)	妊産婦・乳幼児の健康診査を開始（保健所）
36	('61)	3歳児健康診査を開始（保健所）
38	('63)	3歳児健康診査に精密健康診査を追加
44	('69)	医療機関委託の妊婦一般健康診査，乳児精密健康診査を開始
45	('70)	医療機関委託の妊婦健康診査に精密健康診査を追加
48	('73)	医療機関委託の乳児健康診査に一般健康診査を追加
		医療機関委託の妊婦・乳児健康診査の所得制限撤廃
52	('77)	1歳6ヵ月児健康診査を開始（市町村）
		先天性代謝異常症のマススクリーニング検査を開始
54	('79)	クレチン症のマススクリーニング検査を開始
59	('84)	神経芽細胞腫検査事業を開始
60	('85)	B型肝炎母子感染防止事業を開始
62	('87)	1歳6ヵ月児健康診査に精密健康診査を追加
63	('88)	先天性副腎過形成症のマススクリーニング検査を開始
平2	('90)	3歳児健康診査に視聴覚検査を追加
8	('96)	妊婦健康診査（35歳以上）に超音波検査を追加
9	('97)	妊婦乳児健康診査，3歳児健康診査の実施主体が市町村に
10	('98)	妊産婦健康診査一般財源化
11	('99)	乳幼児健康診査段階的に一般財源化
12	('00)	新生児視聴覚検査を開始
13	('01)	先天性代謝異常等検査一般財源化
		1歳6ヵ月児と3歳児健康診査時の相談体制の充実
15	('03)	神経芽細胞腫検査事業の休止を決定

（厚生統計協会編：国民衛生の動向，51(9)：93，2004）

b. 神経芽腫マススクリーニング

　　進行した神経芽腫は小児がんの中でも難治性のものの1つである．難治性のひとつの理由として臨床的な早期発見の困難さが指摘されていた．神経芽腫ではカテコールアミンの代謝産物である尿中のバニリルマンデル酸（VMA）や，ホモバニリン酸（HVA）の増加が認められるため，この2つの尿中代謝産物の測定を利用したマススクリーニングが1984年に開始された．生後6ヵ月の乳児を対象とするこのマススクリーニングは当初きわめて有用とされ，世界的にも注目を集めたが，その後，神経芽腫の発生過程，病態が明らかになってくるのに従い，その有用性に疑問が呈され始め，長い検討期間を経て，2004年4月に休止された．

4　母子保健，乳幼児保健と学校保健

a. 母子保健と乳幼児保健

　　母子保健，乳幼児保健の意義，現代のわが国における問題点とその対策については，①少子化時代の子どもの健康で述べた．図6，図13，表6に現在行われている，年齢別の児童家庭福祉施策，主な母子保健施策および妊産婦および乳幼児の健康診査のあゆみを示す．乳幼児健康診査（**表7**）の本来の目的は，乳幼児の心身の疾病や異常の早期発見とその対応にとどまらず，疾病や異常の予防と，心身とも健全な発育，発達を促すための保健指導であり，育児不安に陥る若い保護者の育児支援の大切な場

表7 小児期定期健康診査の重点

	新生児	乳児前期	乳児後期	幼児前期	幼児後期	児童生徒
リスク要因の確認・追跡	◎	○		○		
成長（身体計測）	○	○	○	○	○	○
行動発達		○	◎	◎	◎	
生活習慣の自立				◎	◎	
栄養	○	◎	◎	◎	○	○
生活指導		○	○	○	○	○
先天異常	◎					
出生前および周生期の原因による心身障害	○	◎				
神経学的異常	○	○	○	◎	○	
知的障害（精神発達遅滞）			○	◎	◎	○
伝達の障害　聴覚・視覚		○	○	◎	◎	○
言語			○	◎	◎	○
行動上の問題・学習障害					○	◎
環境適応不全					○	○
情緒障害					○	○
う歯の予防				◎	◎	○
検査	先天代謝異常(4種)，クレチン症，副腎過形成	*神経芽[細胞]腫(VMA法)				

＊：2004（平成16）年4月より休止．
（平山宗宏：新小児医学大系26，中山書店，p 462, 1985, 一部改変）

表8 発達障害

知的障害（精神発達遅滞）
肢体不自由（脳性麻痺，筋ジストロフィーなど）
言語発達遅滞
自閉症（広汎性発達障害）
注意欠陥多動障害
学習障害
視覚障害
聴覚障害　など

（松田博雄：NEW 小児科学　改訂第2版，清野佳紀他編，南江堂，p 44, 2003）

ともなる．さらに，近年注目されている自閉症，学習障害，注意欠陥多動性障害などの発達障害の早期発見の場ともなり，発達障害（**表8**）を持つ子どもたちに適切な療育環境を与え，保護者の支援を行う道を開くものにもなりうる．乳幼児健診は，スクリーニングの場であり，疾病や異常あるいは保護者の対応の問題などが疑われた場合，その後の二次検診（発達健診，経過観察健診など），あるいは保護者への心理的支援活動，育児支援活動，療育施設，医療機関との連携などがきわめて重要となる．

b. 学校保健

わが国の教育制度はいわゆる6・3・3制であり，小児は心身の発達期の大半を学校に通うこととなる．学校教育の目的や根拠は教育基本法や学校教育法に述べられている．

教育の基本は社会的に，かつ心身ともに健康な国民を育成することにあり，このた

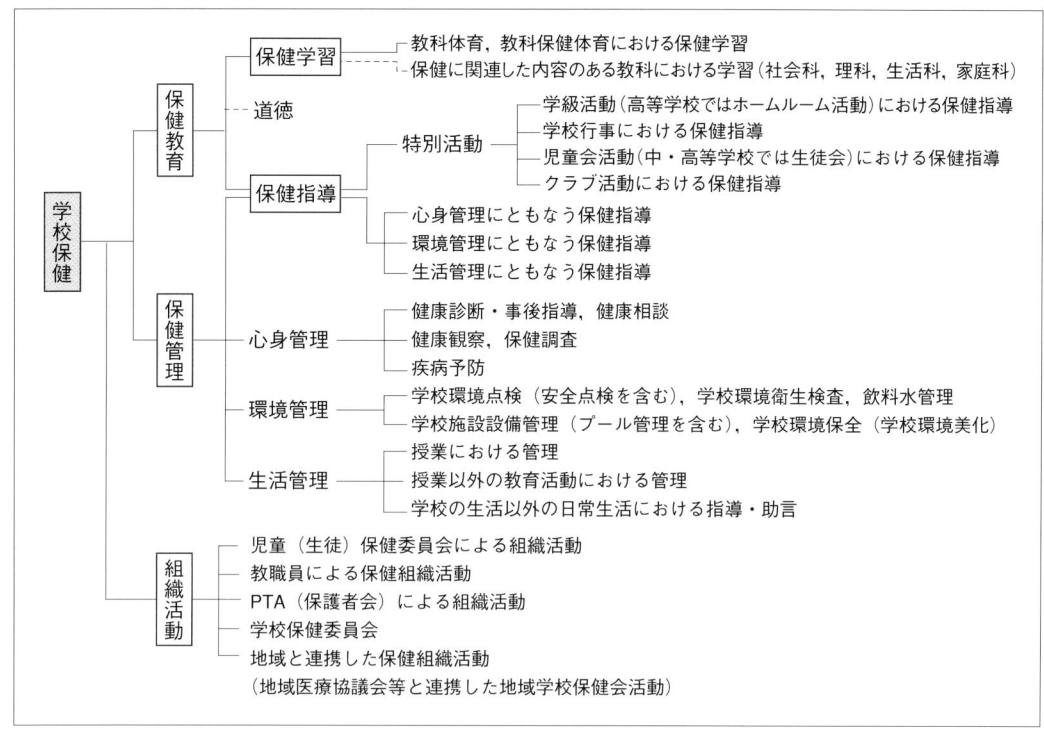

```
学校保健 ┬ 保健教育 ┬ 保健学習 ┬ 教科体育, 教科保健体育における保健学習
        │          │          └ 保健に関連した内容のある教科における学習 (社会科, 理科, 生活科, 家庭科)
        │          ├ 道徳
        │          │          ┌ 学級活動 (高等学校ではホームルーム活動) における保健指導
        │          │          ├ 学校行事における保健指導
        │          ├ 特別活動 ┤
        │          │          ├ 児童会活動 (中・高等学校では生徒会) における保健指導
        │          │          └ クラブ活動における保健指導
        │          │          ┌ 心身管理にともなう保健指導
        │          └ 保健指導 ┼ 環境管理にともなう保健指導
        │                     └ 生活管理にともなう保健指導
        │          ┌ 心身管理 ┬ 健康診断・事後指導, 健康相談
        │          │          ├ 健康観察, 保健調査
        │          │          └ 疾病予防
        ├ 保健管理 ┼ 環境管理 ┬ 学校環境点検 (安全点検を含む), 学校環境衛生検査, 飲料水管理
        │          │          └ 学校施設設備管理 (プール管理を含む), 学校環境保全 (学校環境美化)
        │          │          ┌ 授業における管理
        │          └ 生活管理 ┼ 授業以外の教育活動における管理
        │                     └ 学校の生活以外の日常生活における指導・助言
        │          ┌ 児童 (生徒) 保健委員会による組織活動
        │          ├ 教職員による保健組織活動
        └ 組織活動 ┼ PTA (保護者会) による組織活動
                   ├ 学校保健委員会
                   └ 地域と連携した保健組織活動
                     (地域医療協議会等と連携した地域学校保健会活動)
```

図14 学校保健の領域構造

(日本学校保健会：平成3年「学校保健の動向」p 20, 1991)

めには学校における保健管理，保健教育が重要となる（**図14**）．学校における具体的な保健活動は学校医，学校歯科医，養護教諭などが中心になって行われるが，その活動をバックアップする学校長，保健主事などの学校関係者，栄養士，児童・生徒会の代表，PTA関係者，地域組織の代表などの協力支援体制が必要不可欠である．最近の犯罪の低年齢化，学校内における犯罪の発生，いじめや不登校，保健室登校などの心に問題を抱える児童・生徒の増加，あるいは，性的活動活発化のより若年化などによる思春期への対応や性教育の充実の必要性など，カウンセリングを含めた教育相談の面からも養護教諭の役割と職務は，ますます重要となっており，より多くの権限の委託と共に，一校に複数の養護教諭の配置が望まれている．

c. 学校における健康診断，健康教育と健康相談

乳幼児健診と同様に学校における健康診断（学校健診）は，各種のマススクリーニングであり，学校保健活動の一環として行われる（**図15**）．学校健診で，異常などを指摘，疑われた児童・生徒は医療機関などで精密検査を受けるように指導され，適切な治療と，必要な場合は医師の指示による指導管理表に基づいた学校での生活管理が行われる．かっては伝染病の伝播を防ぐことが主な目的となっていたが，疾病構造の変化により，近年は，慢性の療養が必要となったり，突然死の原因となりうる腎疾患や，心疾患あるいは生活習慣病の予防などが主な目的となっている．具体的には，心電図検査などを行う心臓健診，慢性の腎疾患（慢性腎炎，ネフローゼ症候群など）を

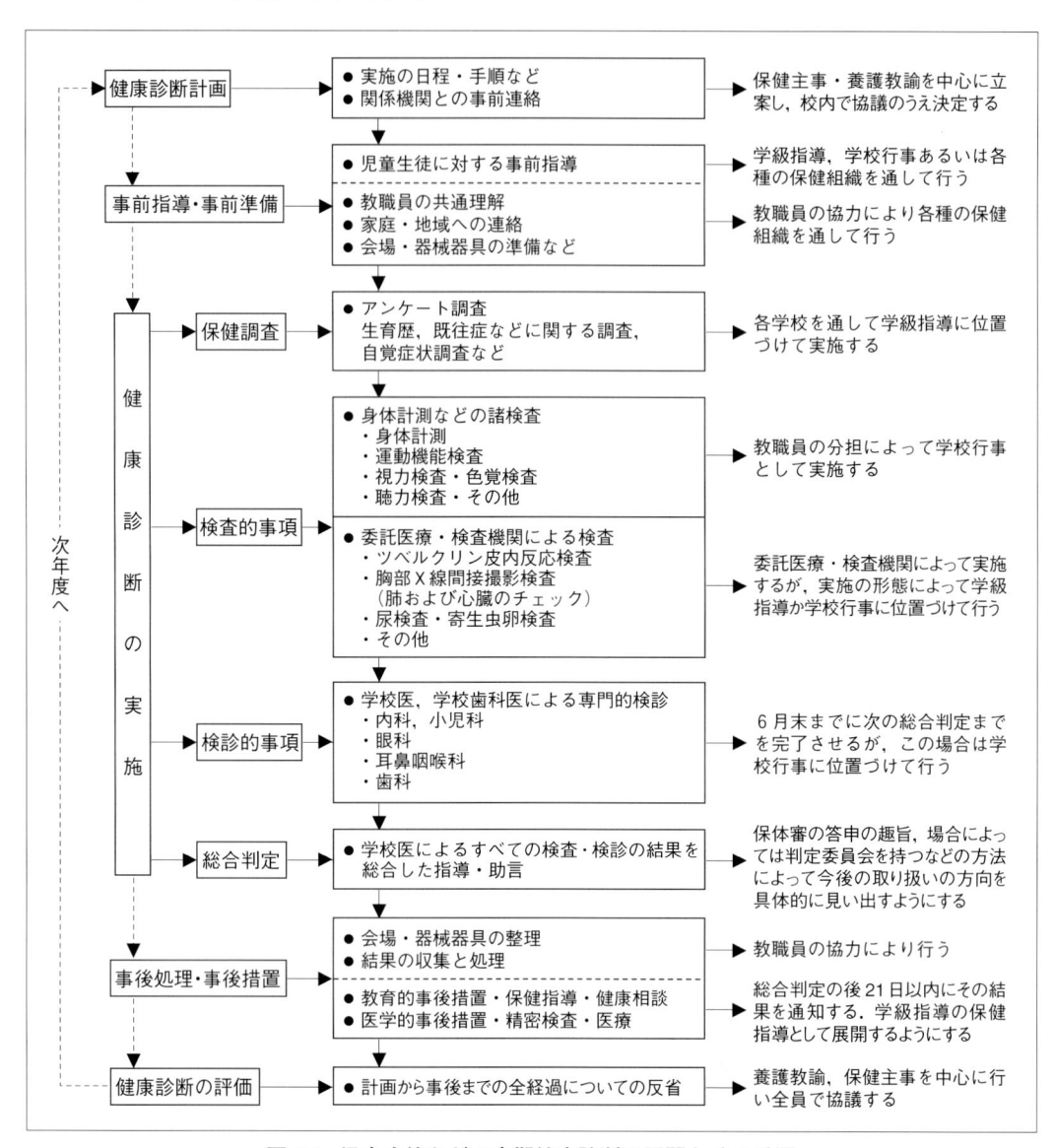

健康診断計画	● 実施の日程・手順など ● 関係機関との事前連絡	→	保健主事・養護教諭を中心に立案し、校内で協議のうえ決定する
事前指導・事前準備	● 児童生徒に対する事前指導	→	学級指導、学校行事あるいは各種の保健組織を通して行う
	● 教職員の共通理解 ● 家庭・地域への連絡 ● 会場・器械器具の準備など	→	教職員の協力により各種の保健組織を通して行う
健康診断の実施：保健調査	● アンケート調査 　生育歴、既往症などに関する調査、 　自覚症状調査など	→	各学校を通して学級指導に位置づけて実施する
検査的事項	● 身体計測などの諸検査 　・身体計測 　・運動機能検査 　・視力検査・色覚検査 　・聴力検査・その他	→	教職員の分担によって学校行事として実施する
	● 委託医療・検査機関による検査 　・ツベルクリン皮内反応検査 　・胸部X線間接撮影検査 　　（肺および心臓のチェック） 　・尿検査・寄生虫卵検査 　・その他	→	委託医療・検査機関によって実施するが、実施の形態によって学級指導か学校行事に位置づけて行う
検診的事項	● 学校医、学校歯科医による専門的検診 　・内科、小児科 　・眼科 　・耳鼻咽喉科 　・歯科	→	6月末までに次の総合判定までを完了させるが、この場合は学校行事に位置づけて行う
総合判定	● 学校医によるすべての検査・検診の結果を総合した指導・助言	→	保体審の答申の趣旨、場合によっては判定委員会を持つなどの方法によって今後の取り扱いの方向を具体的に見い出すようにする
事後処理・事後措置	● 会場・器械器具の整理 ● 結果の収集と処理	→	教職員の協力により行う
	● 教育的事後措置・保健指導・健康相談 ● 医学的事後措置・精密検査・医療	→	総合判定の後21日以内にその結果を通知する。学級指導の保健指導として展開するようにする
健康診断の評価	● 計画から事後までの全経過についての反省	→	養護教諭、保健主事を中心に行い全員で協議する

（次年度へ）

図15　児童生徒などの定期健康診断の展開とその手順

（高石昌弘：学校保健概説，p 36，同文書院，1987）

発見するための尿検査を行う学校検尿，新発生は著明に減少してきたものの，対応を怠ると集団発生の可能性がある結核を早期発見するためのツベルクリン反応と胸部X線検査などによる結核健診などが行われている．

　学校における健康教育は近年ますます重要視されている．将来の生活習慣病を予防するための，日常生活における危険因子の除去，適切な食事や運動指導などの健康教育は学校教育の中で行われていくべきであり，喫煙やアルコール，薬物乱用，後天性免疫不全症候群（AIDS）などの性行為感染症などについても十分な対応と教育がほどこされるべきである．

表9 学校で予防すべき伝染病および出席停止期間の基準 (1999年4月1日施行)

分類	対象疾病[1]	出席停止の期間の基準[2]	備考
第1種	エボラ出血熱 クリミア・コンゴ出血熱 ペスト マールブルグ病 ラッサ熱 急性灰白髄炎 コレラ 細菌性赤痢 ジフテリア 腸チフス パラチフス	治癒するまで	「感染症の予防及び感染症の患者に対する医療に関する法律(感染症法)」における1類感染症および2類感染症
第2種	インフルエンザ 百日咳 麻疹 流行性耳下腺炎 風疹 水痘 咽頭結膜熱 結核	解熱した後2日を経過するまで 特有の咳が消失するまで 解熱した後3日を経過するまで 耳下腺の腫脹が消失するまで 発疹が消失するまで すべての発疹が痂皮化するまで 主要症状が消退した後2日を経過するまで 伝染のおそれがなくなるまで	経気道感染を主とする疾病 児童生徒の罹患が多く学校において流行が広がる可能性が高い伝染病
第3種	腸管出血性大腸菌感染症 流行性角結膜炎 急性出血性結膜炎 その他の伝染病	伝染のおそれがなくなるまで	学校での活動を通して流行が広がる可能性のある伝染病

1) 学校保健法施行規則19条, 2) 同規則20条

(松田博雄: NEW 小児科学 改訂第2版, 清野佳紀他編, 南江堂, p 48, 2003)

d. 学校伝染病

　　小児の疾患の中で感染症はすべての年齢層で, 最も頻度の高い疾患であり, その多くは伝染性(流行性)のある急性の細菌あるいはウイルス感染症である(各論 IX. 感染症参照). 一般の地域医療に携わる小児科を受診する患児の90%は急性感染症といっても過言ではない. 学校においては(幼稚園や保育園などの子どもが集団生活をおくる場もこれに準ずる)これらの伝染病(感染症)の発症, 感染や, 流行を予防することは重要である. 学校伝染病(学校で予防するべき伝染病)は第1種, 第2種, 第3種に分類されるが, かってのような重篤な法定・指定伝染病が問題となることは, まれになり, 実際上問題となるのは, 卑近な感染症である第2種あるいは第3種に分類される伝染病(感染症)である.

　　集団生活の場での, これらの伝染病(感染症)の他児童・生徒への伝播を防ぐために, これらの伝染病(感染症)に罹患している者や, 疑いのある者に対しては届出と出席停止期間が定められている(**表9**)が, 第3種伝染病の出席停止期間については, 厳密に規定することが難しいために, 医師の判断にゆだねられている.

e. 乳幼児期，学童期における事故

すでに死亡統計の項で述べたように，わが国における1歳～19歳の各年齢階級における死因順位の第1位は不慮の事故であり，0歳においても第4位を占めている．機械的な窒息，溺死，溺水，交通事故が死亡原因の上位を占めている．死亡に至らないまでも，挫傷，打撲，切創，骨折などの外傷，異物誤嚥，中毒，熱傷などが問題となり，これらは重篤な後遺症を残すことも多い．子どもの事故は決して防ぎきれないものではなく，常に子どもの年齢による行動発達や行動特性などを理解，認識し，環境の潜在的な危険因子を取り除いたり，適切な対応，対策を講じることで予防できるものが多い．また年長児になれば，生活行動上の注意を周囲の大人が十分にはらうことも大切である．事故は家庭でも学校でも起こりうることを認識し，乳幼児健診などを利用しての事故防止の啓蒙，啓発活動，学校における，安全管理，安全教育はきわめて重要である．危機管理の一環として，事故が発生してしまったときの救急医療体制の整備も必要となる．

5 予防接種

a. 予防接種の目的・意義と感染症サーベイランス

予防接種の目的は感染症の予防である．すなわち，予防接種は感染症が流行することを防ぐ（集団予防）ということのみならず，個々一人一人が感染症に罹患することを防ぐ（個人予防）という重要な役目を担っている．予防接種の意義を十分に理解，納得するためには，その対象となる感染症についての知識を持たねばならない．予防接種により世界から天然痘は根絶され，ポリオも一掃されようとしているが，これらの伝染病のために，多数の死者がでたり，後遺症が残った歴史があることを忘れてはならない．さらに現在でも，油断すると再び，このような伝染病が再興し，同じような事態が起こりうること，AIDS，SARS（重症急性呼吸器症候群）などの新興感染症に対するワクチン開発の努力が続けられていることを銘記しなくてはならない．

感染症の予防対策をより有効なものにするため，おのおのの感染症の流行状況を把握し，手際よく適格な対応策をとる目的で，感染症サーベイランス事業が現在では広く行われている．この事業では，全国各地の定点医療機関から伝染性のある感染症の発生状況，および各地の衛生研究所などによる病原体の検索結果に関する情報が週単位，月単位で収集され，得られた情報は全国レベル，各地域レベルで解析評価され，その結果が速やかに各地域に還元されている．

b. 定期接種と任意接種

わが国においては，定期接種（法律で定められている）6種類と一般的な任意接種4種類の予防接種（図16）があり，さらに狂犬病，肺炎球菌ワクチンなどが任意の予防接種として必要な場合に行われている．定期接種は1994年の予防接種法改正により義務接種から，国民が自らすすんで接種を受けるように努める勧奨接種へと変更された．従来の社会防衛的意義が強調され，罰則規定を伴った義務という考え方から，国民一人一人が予防接種の必要性を十分に認識し，自分自身はもちろんのこと，健康上の弱者を含んだ社会全体の疾病予防のために予防接種を受けるという認識を

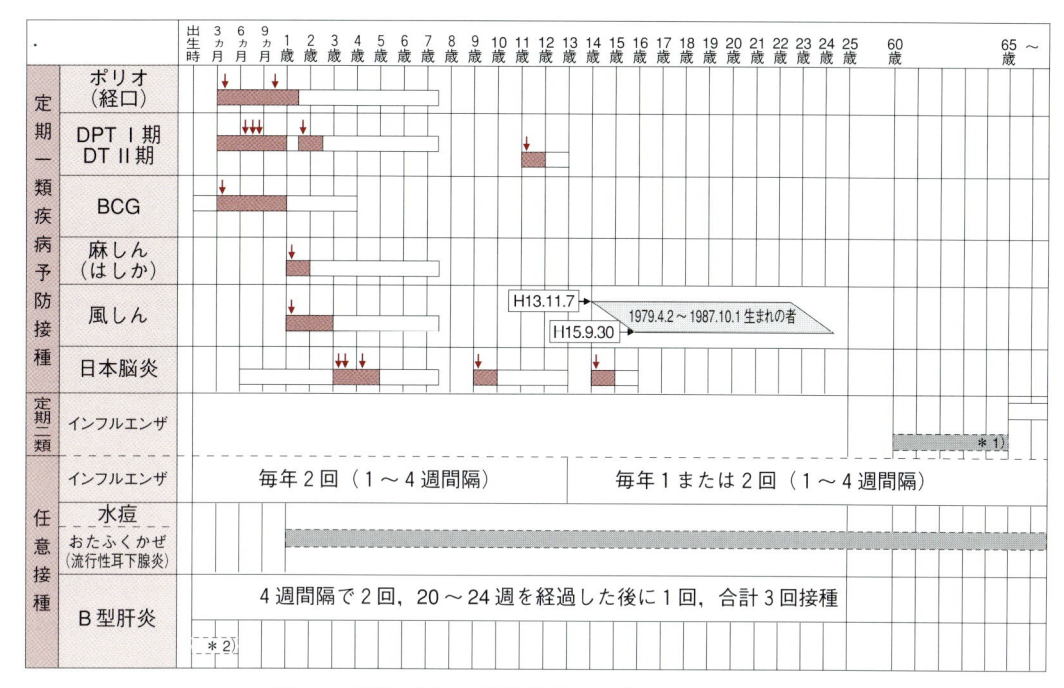

図16 定期，任意の予防接種（平成15年4月以降）

区分	疾病	スケジュール
定期一類疾病予防接種	ポリオ（経口）	出生時〜65歳以上
	DPT I 期 / DT II 期	
	BCG	
	麻しん（はしか）	
	風しん	H13.11.7 → 1979.4.2〜1987.10.1生まれの者 / H15.9.30
	日本脳炎	
定期二類	インフルエンザ	*1)
任意接種	インフルエンザ	毎年2回（1〜4週間隔） / 毎年1または2回（1〜4週間隔）
	水痘 / おたふくかぜ（流行性耳下腺炎）	
	B型肝炎	4週間隔で2回，20〜24週を経過した後に1回，合計3回接種 *2)

↓ 接種　■通常接種が行われている年齢　□接種が定められている年齢　▨接種年齢
▭母子感染防止事業（B型肝炎）　▨平成15年9月30日までの経過措置

注 1) 60歳以上65歳未満の者であって一定の心臓，腎臓もしくは呼吸器の機能またはヒト免疫不全ウイルスによる免疫の機能の障害を有するもの
  2) 妊娠中に検査を行い，HBs抗原陽性（HBe抗原陽性，陰性の両方とも）の母親からの出生児は，出生後できるだけ早期および生後2ヵ月にHB免疫グロブリン（HBIG）を接種する．ただし，HBe抗原陰性の母親からの出生児の場合は2回目のHBIGを省略してもよい．さらに生後2, 3, 5ヵ月にHBワクチンを接種する．生後6ヵ月にHBs抗原および抗体検査を行い，必要に応じて任意の追加接種を行う（健康保険適用）．
※ BCGについては2005年4月以降は，生後6ヵ月までの接種（公費負担）へ変更される．
※ 日本脳炎については急性散在性脳脊髄炎（ADEM）などの副作用が問題視され，2005年5月厚生労働省より各自治体に積極的に接種の指導を行わない旨の通達が出された．

資料　厚生労働省健康局調べ　　（厚生統計協会編：国民衛生の動向，51(9)：134, 2003より一部改変）

持ったうえで，接種を受けるように努める必要があるという個人防衛的な意義が尊重される考え方への転換である．また接種方法も集団接種から個別接種へ変更された．原則的に，接種を受ける人の日ごろの健康状態や体質をよく知る，かかりつけ医で行われる個別接種が推奨されているが，ワクチンの種類（特にBCGやポリオ）や地域の状況によっては自治体による集団接種が行われている地域もある．定期接種は対象年齢が決められており，その対象年齢外で接種する場合は任意接種とみなされる．また1994年の予防接種法では，予防接種を受けたことによる健康被害（副反応）に対する手厚い救済などについても盛り込まれている．予防接種の際には適切な予診と十分なインフォームドコンセントを得ることが大切である．定期接種の費用は各自治体が負担する．

任意接種は個人が必要性を理解し，自らすすんで接種を受けるもので，法的な規制

はなく費用は自己負担となるが，健康被害が発生した場合は医薬品副作用救済基金法に基づいて救済措置がとられる．

c. 予防接種の種類

予防接種には生ワクチン（麻疹，風疹，BCG，ポリオ，流行性耳下腺炎，水痘など），不活化ワクチン（百日咳，破傷風の3種混合ワクチン，日本脳炎，インフルエンザ，狂犬病など），遺伝子組み換えワクチン（B型肝炎），トキソイド（ジフテリア，破傷風）などがあり，DPT（ジフテリア，百日咳，破傷風の3種混合ワクチン）のように異なる疾患に対するワクチンを組み入れた混合ワクチンなどがある．生ワクチンは病原性を弱めた（弱毒化）病原体を接種することにより，体内で軽い感染を受けたのと同じ免疫反応を起こすことにより予防効果を発揮する．1回の接種で比較的長く予防効果が続くが，弱毒化したとはいえ，生きた病原体を接種するために，潜伏期間の後に，副反応（麻疹ワクチン接種による，接種後10日前後での発熱など）を起こすことがある．一方不活化ワクチンやトキソイドは病原体やその毒素を処理して，不活化した（感染力，病原性をなくした）ワクチンであるため，十分な免疫力を得るためには，初回に数回の接種，さらには，しばらく間隔をあけてからの追加接種が必要となる．副反応は接種後早期（〜48時間以内）に起こることが多く，発赤や腫脹などの局所反応や発熱が中心となる．ワクチンを接種する場合にはワクチン接種不適当者（**表10**）に十分配慮することが必要である．

d. ワクチン接種率向上の必要性

先進国において，わが国ほど予防接種の重要性に対する認識が正しく行われていない国はないといっても過言ではない．わが国において麻疹予防接種は1978年から弱毒生ワクチンによる定期接種が開始された．麻疹患者の発生は一時著しく減少した

表10 予防接種を避けるべき人，注意すべき人

1. 予防接種を避けるべき人
   ① 明らかに発熱している人
   ② 重篤な急性疾患にかかっている人
   ③ ワクチンに含まれている成分でアナフィラキシーを起こしたことのある人
   ④ 妊婦
   ⑤ その他，医師が予防接種を行うことが不適切な状態にあると判断した人
2. 予防接種を受けるときに注意する人
   ① 慢性疾患を持っている人
   ② 発育の悪い人
   ③ 未熟児で生まれた人
   ④ 前回の予防接種で2日以内に高熱，全身性の発疹などのアレルギー反応を起こした人
   ⑤ 痙攣やひきつけを起こしたことのある人
   ⑥ 免疫不全の診断がついている人
   ⑦ ワクチンの成分でアレルギーを起こすおそれのある人
   ⑧ その他

（松田博雄：NEW小児科学　改訂第2版，清野佳紀他編，南江堂，p 51, 2003）

が，ワクチン接種率が70％台にとどまったため，小流行を繰り返していた．その後接種率の漸増により流行は減ったものの，麻疹予防接種を受けなかった年長児，青少年の麻疹が増加し，さらに従来は母子免疫（乳児が母親から受け継いだ感染症に対する抵抗力）により守られていた乳児の麻疹も，麻疹に対する抵抗力を持っていない母親が増えたため，増加傾向にある．麻疹予防接種を徹底することで防げるはずの麻疹による死亡者が，わが国においては年間数十人にものぼっており，「日本はワクチン接種の後進国」という汚名を挽回すべく接種率95％以上を目指してキャンペーンが全国的に行われている．麻疹のみならず風疹についても，ワクチン接種率の低さが危惧され，事実，ワクチン接種で防げる先天性風疹症候群の発生が報じられ，社会問題化している．ワクチン接種時期や回数の見直し，より有効なワクチンの開発とともに，官民一体となった，ワクチンに対する正確な知識の啓蒙と接種率向上のための努力の継続が求められている．

6 母子保健行政と児童福祉

すべての児童は心身ともに健やかに育てられ，正しい愛情と共によい環境が保障されなければならないと児童憲章（1951年制定，表11）では児童の持つ諸権利が宣言され，社会がこのことを尊重する義務を負うことが謳われている．1994年には，遅まきながらわが国も現代に即した，かつ普遍的な子どもの諸権利を謳った，子どもの

表11　児童憲章　　　　　　　　（昭和26年5月5日制定）

> われらは，日本国憲法の精神にしたがい，児童に対する正しい観念を確立し，すべての児童の幸福をはかるために，この憲章を定める．
>
> 　児童は，人として尊ばれる．
> 　児童は，社会の一員として重んぜられる．
> 　児童は，よい環境の中で育てられる．
> 1. すべての児童は，心身ともに健やかに生まれ，育てられ，その生活を保障される．
> 2. すべての児童は，家庭で，正しい愛情と知識と技術をもって育てられ，家庭に恵まれない児童には，これにかわる環境が与えられる．
> 3. すべての児童は，適当な栄養と住居と被服が与えられ，また疾病と災害からまもられる．
> 4. すべての児童は，個性と能力に応じて教育され，社会の一員としての責任を自主的に果たすように，みちびかれる．
> 5. すべての児童は，自然を愛し，科学と芸術を尊ぶように，みちびかれ，また，道徳的心情がつちかわれる．
> 6. すべての児童は，就学の道を確保され，また，十分に整った教育の施設を用意される．
> 7. すべての児童は，職業指導を受ける機会が与えられる．
> 8. すべての児童は，その労働において，心身の発育が阻害されず，教育を受ける機会が失われず，また，児童としての生活が妨げられないように，十分保護される．
> 9. すべての児童は，よい遊び場と，文化財を用意され，悪い環境からまもられる．
> 10. すべての児童は，虐待・酷使・放任，その他不当な取り扱いからまもられる．あやまちをおかした児童は，適切に保護・指導される．
> 11. すべての児童は，身体が不自由な場合，または，精神の機能が不十分な場合に，適切な治療と教育と保護が与えられる．
> 12. すべての児童は，愛と誠によって結ばれ，よい国民として人類の平和と文化に貢献するように，みちびかれる．

（衛藤隆，近藤洋子，杉田克生，村田光範編：新世紀の小児保健　日本小児医事出版社，p 203，2002）

権利条約を批准した．これらに規定された精神や理念にのっとり，また児童と家庭を取り巻く環境の変化やわが国の国情にあわせた母子保健行政や児童福祉をすすめ，実行していくうえで必要なさまざまな法律の整備や実践機関の整備が行われている．

a. 関連法規

母子保健法（母性および乳幼児の健康保持増進をめざし，母性の尊重，母性および保護者の努力義務，国および地方公共団体の責務などを規定），児童福祉法（18歳までの児童を対象とし，児童福祉にかかわる実践機関の設置や業務内容を規定），地域保健法（衛生思想の普及と向上を目的とし，環境衛生，疾病の予防，地域の公衆衛生の向上などに関する事項を規定），学校保健法，児童虐待防止等に関する法律（児童虐待が社会問題化してきた1999年11月に施行．従来の民法，刑法など児童虐待関係法規の運用をより実際的に機能できるように整備したもの），配偶者からの暴力の防止及び被害者の保護に関する法律（2001年4月に制定．いわゆるDV：domestic violenceに関する法律であり，児童に対しても心理的虐待となる）などがある．

b. 実践機関

保健所（表12），児童相談所（児童福祉法第15条に基づいて，都道府県と政令指定都市が設置．業務は相談・判定・指導，処遇，一時保護と多岐にわたる．表13），福祉事務所，母子健康センター，保健センター，その他幼稚園，保育園，児童館，障害児のための施設など多くの実践機関がある．

c. 医療保障と公費医療制度

小児が，主に経済的な問題などで十分な医療が受けることができないことがないように，特定疾患治療研究事業，小児慢性特定疾患治療研究事業，養育医療，育成医療

表12 保健所の業務

① 地域保健に関する思想の普及と向上に関する事項
② 人口動態統計その他地域保健に係る統計に関する事項
③ 栄養の改善と食品衛生に関する事項
④ 住宅，水道，下水道，廃棄物の処理，清掃その他の環境の衛生に関する事項
⑤ 医事と薬事に関する事項
⑥ 保健師に関する事項
⑦ 公共医療事業の向上と増進に関する事項
⑧ 母性，乳幼児，老人の保健に関する事項
⑨ 歯科保健に関する事項
⑩ 精神保健に関する事項
⑪ 治療方法が確立していない疾病その他の特殊の疾病により長期に療養を必要とする者の保健に関する事項
⑫ エイズ，結核，性病，伝染病その他の疾病の予防に関する事項
⑬ 衛生上の試験と検査に関する事項
⑭ その他地域住民の健康の保持と増進に関する事項

（厚生統計協会編：国民衛生の動向，51(9)：19，2004より抜粋）

表13 児童相談所における相談内容別受付件数の推移

	総数	養護相談	非行相談	障害相談	育成相談	保健相談その他の相談
	実数					
平成12年度（'00）	362,655	53,867	17,211	189,843	68,324	33,410
13 （'01）	382,016	62,560	16,897	202,199	67,568	32,792
14 （'02）	398,552	63,859	15,650	224,294	63,855	30,894
	構成割合（％）					
平成12年度（'00）	100.0	14.9	4.7	52.3	18.8	9.2
13 （'01）	100.0	16.4	4.4	52.9	17.7	8.6
14 （'02）	100.0	16.0	3.9	56.3	16.0	7.8

資料 厚生労働省「社会福祉行政業務報告」（年度中の相談種別決定件数）
（厚生統計協会編：国民の福祉の動向，50(12)：113，2003）

などのさまざまな公費医療制度が整備されている．医師をはじめ医療従事者，小児保健福祉担当者はこれらの医療保障制度を熟知しておかなければならない．

IV. 小児診断学

　病気を持つ小児とその両親は身体的，心理的な苦しみ，不安，悩みを持って受診している．それに対して看護師，医師などの医療スタッフは，穏やかさ，敬意，同情と理解，思慮深い親切さを持って接するべきである．診察室の雰囲気や看護師・医師などの医療スタッフの服装も大切で，清潔な服装が不可欠である．小児では病気の経過は主に両親から得られるので，常に両親の知的レベル，観察力あるいはそのときの精神状態を評価しながら情報を収集することが大切となる．

1 病　歴

a. 問　診

　患者の問題点を浮き彫りにするためには，上手な聞き手となり，気軽に話をさせる雰囲気を作ることが重要である．William Osler の Listen to the patient, he is telling diagnosis（患者のいうことをよく聞きなさい．その中に診断が語られている）は小児科診療でも同じである．最初は両親あるいは患者に自由に病気について語ってもらい，その後，その中から疑われる疾患（鑑別疾患）を頭に浮かべ，医療サイドからそれらの疾患の主要症状について尋ねる．

1. 主　訴　chief complaint

　主訴は来院のきっかけとなった訴えで，たとえば咳嗽，発熱，リンパ節腫大，全身倦怠などである．原則的にはひとつであるが，場合により 2～3 になることもある．主訴が必ずしも疾患の主たる症状であるとは限らない．また，主訴が基礎疾患の合併症の症状のこともある．この場合は重要な基礎疾患を見逃してしまうことがあるため注意を要する．表 1 に各臓器系とそれに関係する主な主訴をまとめた．

2. 現病歴　present illness

　病院を受診するまでの経過である．客観的事実と思われる事柄をできるだけ簡潔かつ具体的に記載する．記載の際には，症状の変化を時間の流れに沿って記述するよう注意する．よい現病歴の記述は，診断のために必要な事項がすべて記載されているもので，それにより病気の経過図をかくことができる．特に鑑別診断をするために，ある疾患にみられる症状が，「ない」（negative findings）という記載は重要である．

　小児の場合，① 体重減少（太らない，ミルクを飲まない），② 疲れやすい，③ 皮膚の異常の有無，成長・発達の異常（知能レベル）は常に確認しておく必要がある．

表1 各臓器系とそれに関係する主訴

心血管・呼吸器	チアノーゼ，多呼吸，心雑音，不整脈，浮腫，喘鳴，咳嗽，失神発作
消化器	嘔吐，下痢，腹痛，腹満，便秘，下血
腎・泌尿器	血尿，乏尿，多尿，夜尿，排尿痛，（蛋白尿）
神経・筋	痙攣，意識障害，麻痺，頭痛，嘔吐，知能障害，退行，行動異常，歩行異常，視力障害
内分泌	低身長，やせ，肥満，多飲・多尿，甲状腺腫大，思春期早発

3. 既往歴 past history

既往歴としては以下のものを尋ねることが必要である．小児に特徴的なものとして，周産期の異常，発達歴，予防接種の記録などがある．

a) 妊娠・出産歴（出生前・周産期）

① 母体の妊娠出産歴，妊娠中の健康状態：何回目の妊娠か，流産，死産，早産の回数．妊娠中の合併症として，妊娠中毒症，切迫流早産，感染症（特に風疹），糖尿病，甲状腺機能亢進症，薬剤の服用，腹部X線照射，異常出血の有無．

② 周産期：分娩法（頭位，骨盤位，帝王切開など），出生体重・身長，アプガー・スコア，羊水過多・過少や混濁，分娩時間，前置胎盤や胎盤早期剝離，チアノーゼ，仮死など．

b) 新生児期

哺乳力，呼吸障害，黄疸（光線療法，交換輸血），痙攣，チアノーゼ，出血など．

c) 栄養法

母乳，人工栄養，離乳の開始と完了，断乳の時期．

d) 成長・発達歴

成長としては，身長，体重，頭囲，胸囲の計測値を記載する．特に体重増加不良，低身長や肥満などが主訴の場合，必要に応じて身長や体重の成長曲線を作成する．過去のデータは，母子手帳，幼稚園や学校の定期健診記録から入手できる．

発達は，運動発達と精神発達に分けられる．病歴を聴取する際の主な発達の指標（mile stone）は，音や光に反応する（1ヵ月），追視（1～2ヵ月），あやし笑い（2ヵ月），首がすわる（3～4ヵ月），寝返り（5～6ヵ月），お座りと人見知り（7～8ヵ月），つかまり立ち（9～10ヵ月），つたい歩き（11～12ヵ月），ひとり歩き，意味のある単語（12～15ヵ月）などである（総論 I. 成長と発達，p 13 参照）．

e) 既往歴，手術歴など

小児期に一般に罹患する感染症［突発性発疹，麻疹，風疹，水痘，流行性耳下腺炎（ムンプス）など］の既往．気管支喘息などのアレルギー性疾患，アセトン血性嘔吐症（自家中毒症），痙攣（熱性痙攣，てんかん）などの既往．手術および輸血．その他入院治療を必要とした疾患名とその時期．

f) 予防接種歴

BCG（ツベルクリン反応を含む），ポリオ，三種混合ワクチン（ジフテリア・百日咳・破傷風），麻疹，風疹，ムンプスなどの接種を記載する．特にポリオや三種混合ワクチンは複数回接種するので，その回数も確認する必要がある．大部分は母子手帳

表2 救急の対象となる症候

	症　候
中枢神経系	痙攣，意識障害，麻痺，頭痛
呼吸・循環系	呼吸困難，蒼白，チアノーゼ，不整脈，ショック
消化器系	頻回嘔吐，頻回下痢，脱水，腹痛，黄疸，腹部膨満
腎尿路系	無尿（乏尿），血尿
その他	貧血・出血傾向，3ヵ月未満の発熱，低体温

（加藤裕久他編：ベッドサイドの小児の診かた　第2版，南山堂，2001より一部改変）

に記載されているのでそれを参考にする．

4. 家　族　歴　family history

小児では成人に比較して遺伝性の疾患が問題となることが多い．家系図を作成し，遺伝形式や血族結婚の有無を検討する．家族内の糖尿病，奇形，精神・運動発達障害，神経筋疾患，痙攣，出血傾向，がん，乳幼時期の死亡，アレルギー性疾患について尋ねる．

5. 緊急の対処を必要とする症候

一般に救急の対象となる主な症候を表2に示す．このような症候を訴える場合は，一般の病歴の聴取に加えて，以下の点を尋ねる必要がある．① 機嫌，② 食欲，③ 顔色，④ 活発さ，⑤ 問いかけに対する反応，⑥ 泣き方の異常．これらにより緊急の処置が必要かどうかを判断する．

2 診　察

a. 全身状態　general appearance

全身状態とは患児全体から受ける印象である．子供の機嫌，活気などからその子供の状態を総合的に判断する．最も大切なことは患児と接した際に，緊急な処置を必要とする状態かどうかを的確に評価することである．

1. 体格・栄養

標準値を参照して暦年齢相当の体格（体重，身長）であるかを判定する．同じ年齢でも身長の違いによりそれにふさわしい標準体重は異なる．したがって，肥満・やせの判定には身長の要素を加味した年齢別身長別標準体重を基準に判定する．上半身と下半身の比は，起立したときの床面から恥骨結合上線までの高さ（下節）と，「身長－下節」（上節）の比（上節／下節比）で評価する．上節の代わりに座高を使用して評価してもよい．

頭囲，胸囲については後述する．

2. 意識状態

意識障害はその程度により，傾眠（うとうとする），昏迷（反応はあるが覚醒に障害がある），昏睡（痛みに対して反応しない）に区別される．また3-3-9度方式も頻用される（各論 XVI．神経疾患，表1，p 327 参照）．意識障害は重篤な疾患の症状であり迅速な対処が必要である．

3. 体位・姿勢

脳性麻痺などの重篤な中枢神経障害では，下肢が伸展位で肘および手関節が屈曲した姿勢（除皮質硬直）や，頸部を背屈し上下肢を伸展させ前腕を回内した姿勢（除脳硬直）をとる．このとき伸展した下肢をしばしば交差させる（シザース・ポジション）．筋緊張が低下したフロッピーインファント（グニャグニャ児）ではカエル様肢位 frog position がみられ，心不全や呼吸困難では座って呼吸をする（起坐呼吸）．

b. バイタルサイン　vital signs

バイタルサイン（生命徴候，生体機能の活動性を表す指標）とは体温，脈拍，呼吸数，血圧の総称である．

1. 体温

一般的には腋窩で測定する．小児の体温は成人よりも高く，小児の正常体温は 36.5〜37℃ の間で朝よりも午後のほうが高い．したがって，一般には 37.5℃ 以上を発熱としている．電子体温計では従来の水銀体温計よりも 0.1〜0.3℃ 高く表示される傾向にある．新生児や乳児期には直腸温を測定することがあり，この場合は腋窩温に比べ 0.5〜1.0℃ 高い．

体温を時間的経過で記録したものを熱型という．熱型は病気の診断の手がかりとなり，また治療効果の判定にも有用である．発熱のタイプは便宜上以下の 3 つに分類される．発熱が認められ，その日内変動が 1℃ 以内の高熱を稽留熱，1℃ 以上変動する場合を弛張熱，一定時間の発熱と平熱を繰り返すものを間欠熱とよぶ．何らかの疾患を示唆する特徴的な身体所見や検査所見が認められずに，発熱のみが持続することがある．一般に不明熱とよばれ，その原因としては感染症（特に結核），がん，膠原病の頻度が高い．

2. 脈拍

脈拍は，橈骨動脈で触診するのが一般的であるが頸動脈や大腿動脈も用いられる．触診で計測し難いときは聴診器を用いて心音を聴取し計測する．脈拍数は年齢と共に減少していくため（表3），年齢を考慮して脈拍数を評価する．脈拍数は吸気時に増加し，呼気時に減少する（呼吸性不整脈）．病的な不整脈を見出すためにもある程度の時間をかけて心拍数の測定を行うことが大切である．

3. 呼吸

呼吸は新生児・乳児期の腹式呼吸から，胸式を経て 11 歳頃から成人と同じ胸腹式呼吸へ移行する．小児の呼吸数は成人に比較して多い（表3）．新生児では呼吸数が 60 回／分以上を多呼吸とみなし，重篤な呼吸器，循環器疾患などを示唆する．多呼吸あるいは努力呼吸（鼻翼呼吸，陥没呼吸）を認めたときには呼吸困難があると判断して，早急に適切な処置を取る必要がある．

4. 血圧

血圧測定の方法は成人と同様であるが，小児の血圧測定では，年齢によって適切な幅のマンシェットを用いる必要がある．すなわち，マンシェットの幅が狭いと血圧は高く，幅が広いと低く測定される．マンシェットの幅は上腕の長さの 2/3 を目安にする（表4）．表5 に小児の血圧の基準値を示す．大動脈縮窄症のように上肢と下肢で

表3 小児の脈拍と呼吸数

年齢	脈拍数/分	呼吸数/分
新生児	125（70〜190）	40（30〜50）
乳児	120（80〜160）	30（20〜40）
2〜4歳	100（80〜130）	25（20〜35）
6〜10歳	90（70〜115）	20（15〜25）

（加藤裕久他編：ベッドサイドの小児の診かた 第2版，南山堂，2001）

表4 マンシェットの選択基準

上腕囲（cm）	ゴムのうの幅（cm）	ゴムのうの長さ（cm）
〜12.5	5	20
12.6〜15.9	7	20
16.0〜22.5	9	23
22.6〜	13	23

（加藤裕久他編：ベッドサイドの小児の診かた 第2版，南山堂，2001）

表5 小児の血圧標準値（mmHg）

		収縮期	拡張期
乳児	3ヵ月	88	51
	12ヵ月	92	52
幼児	18ヵ月	92	54
	36ヵ月	96	54
小学生	1〜3年	88〜94	59〜65
	4〜6年	97〜100	47〜58
中学生		102〜110	70〜73

（加藤裕久他編：ベッドサイドの小児の診かた 第2版，南山堂，2001）

の圧較差が診断の一助になる疾患もある．

c. 皮 膚

皮膚症状は全身性疾患の部分症状として重要である．蒼白（貧血），チアノーゼ（口唇，指先），黄疸，発疹（水疱）（**表6**に発疹をきたす主な疾患を記す），出血斑［点状出血（血小板減少を示唆），斑状出血（血小板減少，凝固因子低下）］，色素沈着，母斑（黒子）などに注意する．

d. 頭 部

頭囲は前額中央部と大後頭隆起を結ぶ線で測定する．標準値の＋2.0 SDよりも大きいものを大頭症，−2.0 SDよりも小さい場合を小頭症とよぶ．

大頭症は，① 脳圧の亢進によるもの；ⅰ）水頭症［脳室に髄液が過剰に貯留する．先天奇形，胎内感染症，出血後（低出生体重児），感染後（化膿性髄膜炎など）などにみられる］．ⅱ）脳内占拠病変（脳腫瘍など），ⅲ）硬膜下血腫（水腫），および② 脳実質の増大（巨脳症）［蓄積症（ガングリオシドーシス，ムコ多糖症），脳性巨人症（ソトスSotos症候群）］などがある．

小頭症は① 頭蓋骨の早期癒合による小頭蓋によるものと，② 脳の障害に伴う脳実質の減少〔奇形症候群，染色体異常，胎生期の異常（TORCH症候群，胎児性アルコール症候群，子宮内発育不全），周生期・出生後の異常（無酸素性脳症，細菌性髄

表6 発疹をきたす主な疾患

```
A. 発疹および紅斑
 1. 感染に伴うもの
  1) ウイルス性
     麻疹,風疹,突発性発疹,伝染性紅斑,伝染性単核症（EB ウイルス）
  2) その他の感染
     溶連菌感染症（猩紅熱），ブドウ球菌感染症，エルシニア感染症，
     マイコプラズマ感染
 2. 感作性
     膠原病,アレルギー性紫斑病,薬疹
 3. その他
     川崎病
B. 水疱
 1. 感染に伴うもの
  1) ウイルス性
     水痘,帯状疱疹,単純ヘルペス,手足口病,
  2) その他の感染
     黄色ブドウ球菌感染（ブドウ球菌熱傷様皮膚症候群,伝染性膿痂疹）
  3) その他
     多形滲出性紅斑,虫刺症
```

膜炎,脳炎)〕によるものがある.

大泉門は,1歳6ヵ月くらいまでに閉鎖する.閉鎖の遅延は先天性甲状腺機能低下症（クレチン症）や水頭症などで認められる.大泉門の膨隆は髄膜炎や脳腫瘍など脳圧が亢進した状態を示唆し,脱水症では陥没する.

e. 頚　　部

斜頚は,乳児期の筋性斜頚（分娩時の障害により胸鎖乳突筋内にできた血腫の瘢痕化），眼性斜頚（斜視）などでみられる.翼状頚は側頚部から肩への皮膚のひだで,ターナー症候群でみられる.項部硬直は仰臥位で頭部を持ち上げ屈曲させたときに,抵抗があり頚部の屈曲ができないもので,髄膜刺激症状（髄膜炎など）のひとつである.

f. 口　　腔

乳児の頬粘膜にみられるミルク滓のような白斑は鵞口瘡とよばれ,カンジダによる.麻疹では発疹が出現する前（発熱2,3日目）に,コプリック斑とよばれる数個から十数個の紅暈で囲まれた粟粒大の白い粘膜疹が臼歯の外側の頬粘膜に出現する.流行性耳下腺炎（ムンプス）では頬粘膜の耳下腺（ステノン管）の開口部の発赤をみる.イチゴ舌は舌乳頭の肥大により生じ,溶連菌症や川崎病でみられる.

リンパ組織は他の組織と異なり6,7歳で成人の2倍となる.したがって,小児ではしばしばリンパ組織である口蓋扁桃の肥大や咽頭扁桃の肥大（アデノイド）が認められる.

g. 眼

上眼瞼の下降を伴わない眼球の下方変位を落陽現象といい,核黄疸や水頭症でみら

れる．網膜芽細胞腫では瞳孔が黄色から灰白緑色に光り猫目現象とよばれる．ウィルソン Wilson 病では角膜辺縁にカイザー・フライシャー Kayser–Fleischer（角膜）輪とよばれる金茶または灰緑色の輪がみられる．

h. 胸　部

1. 胸　郭

乳児の胸郭は横断面が円形に近く，4，5歳を過ぎると前後に平たくなる．漏斗胸はときどきみられる胸郭の変形で，胸骨下部に陥凹が認められる．乳房の発達は女児の思春期の評価に重要であり（タナー分類），乳暈の隆起（II 度）（総論 I．成長と発達，p 7 参照）を思春期開始としている．

2. 呼吸運動

5〜6 歳頃までは腹式呼吸が主体で，以後胸式呼吸に移行する．陥没呼吸は吸気時に鎖骨上窩，胸骨上窩，肋間，胸骨下，季肋下に陥没を認めるもので，多呼吸や鼻翼呼吸と共に呼吸困難が存在することを示す．呼吸に伴い，ゼイゼイあるいはヒューという音が聞こえることがあり喘鳴とよばれる．呼気に伴う喘鳴（呼気性喘鳴）は気管支喘息や細気管支炎のような下気道の狭窄を，吸気性喘鳴は急性喉頭炎（仮性クループ）や気道異物などの上気道の狭窄を示唆する所見である．肺野の聴診では，下気道（気管支以降）の狭窄による乾性ラ音（気管支喘息，細気管支炎が代表）と，気管支炎，肺炎などで聴取する"ブツブツ"といった水泡音（湿性ラ音）を聴取することがある．

i. 腹　部

乳幼児の腹部は膨隆しているのが一般的である．肥厚性幽門狭窄では左上腹部に左から右へ向かう胃の蠕動運動がみられる．肝臓は，3 歳くらいまでの乳幼児では正常でも 2〜3 cm 触知する．肝を触れる場合は肝の大きさ，辺縁の状態，肝の硬さなどを確認する．腹部腫瘤としては水腎症，水尿管のような尿路の奇形と，後腹膜腫瘍（神経芽腫，ウイルムス腫瘍，横紋筋肉腫）が代表的なものである．

腹壁の皮膚のトーヌス（緊張の程度）は，ツルゴール turgor とよばれ，腹壁の皮膚と皮下脂肪を指でつまんで持ち上げてみることで判断する．重度の脱水ではできた皮膚の皺が容易に消失しない．

j. リンパ節

小児では成人以上にリンパ組織が発達しているため，正常な乳児や小児でも頸部，鼠径部では 1 cm 以下の，腋窩，耳後および後頭部 0.5 cm 以下のリンパ節を触知する．病的なリンパ節腫大は，局所の発赤・圧痛を伴う化膿性リンパ節炎や，ウイルス感染（風疹，伝染性単核症など），結核，悪性腫瘍（白血病，悪性リンパ腫など），川崎病などで認められる（表 7）．

k. 神経，筋

小児に重要な反射としては ① 原始反射，② 姿勢反射，③ 病的反射がある．原始反射としては，モロー Moro 反射，口唇追いかけ反射 rooting reflex，吸啜反射 sucking

表7　リンパ節腫大をきたす疾患

感染性	細菌性化膿性リンパ節炎，風疹，伝染性単核症，アデノウイルス，結核，猫ひっかき病
悪性腫瘍	白血病，悪性リンパ腫，悪性腫瘍の転移
その他	川崎病，亜急性壊死性リンパ節炎，サルコイドーシス

reflex，把握反射 grasping，緊張性頸反射，背反射 Galant reflex がある．姿勢反射としては，パラシュート反射，ランダウ Landau 反射などがある（総論 I. 成長と発達，p 14 参照）．成人では病的反射であるバビンスキー Babinski 徴候は2歳までは正常児でもみられる．錐体路症状である足間代 ankle clonus も，生後1ヵ月以内では，5，6回までは正常児でもみられる．

3　検　査

a. 目的と意義

診療には理学所見以外の情報が必要となる場合があり，検査が行われることになる．適切な検査により，診断の確定と共に，病勢の把握，予後判定，再発の予測などが可能となる．

b. 小児の特徴（成人との違い）

小児は成長・発達の過程にあり，成長・発達が終了して，生理的に安定している成人とは異なる．このため小児の検査値の基準値は成人のそれと異なることがまれではなく，年齢と共に基準値が変化することもある．したがって，小児に検査を行う場合には，これらの変化を常に意識してその成績を評価する必要がある（表8）．

表8　年齢により基準値が変化する臨床検査

年齢と共に増加する	1. 乳児期以降に成人値に達する 　アルブミン，コレステロール 2. 幼児期以降に成人値に達する 　総蛋白，BUN，IgM 3. 学童期以降に成人値に達する 　クレアチニン，尿酸，IgA
年齢と共に減少する	1. 乳児期以降に成人値に達する 　赤血球数，カリウム，TSH 2. 幼児期以降に成人値に達する 　白血球数，カルシウム 3. 学童期以降に成人値に達する 　LDH，リン
特異的な変化をする	1. 乳児期と思春期にピークを示す 　ALP 2. 思春期にピークを示す 　インスリン様成長因子-I 3. 出生時に高く，乳児期に低下し，その後漸増する 　鉄，IgG

V. 小児のプライマリケアと救命救急医療

小児のプライマリケア

1　小児の主要症状と徴候

　　小児は発育の途上にあり，疾病に罹患した場合も成人とは異なった症状の発現をみることがある．また，同時に発達の途上であり，言語による表現能力が限られているため，症状，徴候が診断の糸口としてより重要である．

a. 不機嫌

　　乳児，年少の幼児は不快感を表すのに，不機嫌・元気がない・啼泣などの表現方法以外を持っていない．これらの症状は母親などの周囲の人によって気づかれることが多い．また，これら以外にも，身体がだるそうにみえる，家の中でごろごろしている，遊びたがらないなどの症状によって気づかれることがある．学童期にはいると，疲れる，だるいなどの本人の訴えも加わることが多い．乳児，年少の幼児はなにか不快なことがあれば笑顔をみせることはなく，逆に一見状態が悪いようにみえても，機嫌がよければ，緊急を要する重大疾患である可能性は低いことが多い．
　　上記のような症状がみられた場合，重大疾患に罹患していることが多く，詳細な診察が必要である．乳幼児の場合は必ず裸にし全身の診察と共に，昆虫などの異物が着衣に付着していないかを確認する必要がある．

b. 発　熱

　　小児では，一般に腋窩温で37.5℃以上を発熱とみなす．小児科を受診する患者の主訴のうち最も多いもののひとつである．しかし，正常小児においても体温は0.6～1℃程度の日内変動があり，さらに，運動，食事によっても体温が上昇することを考慮すべきである．したがって食後，運動後を避けて検温する必要がある．
　　発熱を診た場合，随伴症状に注意すると共に発熱の程度，熱型，持続時間が重要となる．随伴症状としては意識障害，痙攣，頭痛，腹痛，呼吸障害，循環障害などの全

表1 発熱をきたす疾患

1. 感染
   a. 呼吸器感染症
   b. 尿路感染症
   c. 消化器感染症（急性胃腸炎，虫垂炎，ヘルペス性口内炎ほか）
   d. 中枢神経系感染症（髄膜炎，脳炎ほか）
   e. 発疹（溶連菌感染症，ブドウ球菌性熱傷様皮膚症候群，発疹性ウイルス感染症）
   f. 敗血症
   g. 循環器感染症（感染性心内膜炎，心筋炎，心外膜炎ほか）
   h. 蜂窩織炎
   i. 骨髄炎
   j. 中耳炎
2. 膠原病類似疾患
   a. 膠原病
   b. 川崎病
   c. スティーブンス・ジョンソン Stevens-Johnson 症候群
   d. 関節炎
3. 血液疾患，腫瘍
   a. 悪性腫瘍
   b. 血球貪食症候群
   c. 無顆粒球症
4. 脱水
   a. 脱水症
5. 放熱の障害
   a. 外胚葉形成不全
   b. 先天性無汗症
6. 炎症性腸疾患
   a. クローン Crohn 病

（高橋滋：NEW 小児科学 改訂第2版，清野佳紀他編，南江堂，p76, 2003）

身状態に注意が必要である．小児の場合，発熱の原因の多くは急性感染症であるが，発熱を主訴として来院する膠原病，悪性疾患もあり注意が必要である（**表1**）．また年齢によっても，好発する疾患は異なる．新生児期には髄膜炎，敗血症（各論 IX. 感染症，p 231 参照）が多い．乳児早期には尿路感染症，呼吸器感染症が多くなり，中期には突発性発疹もみられるようになる．乳幼児には川崎病（各論 VII. リウマチ性疾患と類縁疾患，p 188 参照），発疹性感染症，呼吸器感染症，消化器感染症，尿路感染症が多くみられる．学童期にはこれらに加えて，溶連菌感染症，膠原病などもみられる．

c. 痙　攣

痙攣とは発作性に起こる筋肉の急激で不随意的な収縮である．痙攣重積症は，痙攣が30分以上続くか，個々の痙攣は短くても，発作間歇期（発作の起こっていないとき）の意識回復がみられないものをいう．小児期は痙攣を起こしやすい．その理由として乳幼児は脳の発達過程にあり調整機能などが未熟であり，そのうえ発熱，脱水などの痙攣の誘因となる疾病に罹患しやすいためと考えられる．発熱，脱水以外に，光が誘因となる光過敏性てんかん，過呼吸状態，啼泣が誘因となる泣きいりひきつけ（憤怒痙攣），モヤモヤ病，純粋小発作がある．痙攣の原因は多岐にわたるが，年齢によって考慮すべき疾患が異なる（**表2**）．新生児期では周産期の重度仮死や無酸素脳症によるものや低血糖，低カルシウム血症，中枢神経奇形，髄膜炎などがある．乳幼児期は熱性痙攣の好発時期である．熱性痙攣の発症頻度は全人口の7〜10％とされ単純型と複雑型に分類され複雑型はてんかんへの移行の危険因子である．また，この時期に発症するてんかんとしては3ヵ月〜1歳に好発するウエスト West 症候群（各論 XVI. 神経疾患，p 334 参照），2歳〜8歳に好発するレノックス・ガストー Lennox-

表2 年齢別に考えるべき小児の痙攣の原因

```
1. 新生児期                              d. 泣き入りひきつけ（憤怒痙攣）
   a. 周産期合併症                      e. 代謝性疾患
      仮死                                    低血糖（ロイシン過敏性低血糖，
      頭蓋内出血                                ケトン性低血糖，糖原病）
   b. 代謝性疾患                                低カルシウム血症
      低血糖                                   低ナトリウム血症
      低カルシウム血症                          アミノ酸代謝異常
      低マグネシウム血症                        有機酸代謝異常
      低ナトリウム血症                          脂質代謝異常
      ビタミン B₆ 依存性痙攣                    その他，てんかんを合併する代謝異常
      ビタミン B₆ 反応性痙攣                    すべて
      有機酸代謝異常                      f. 感染症
      先天性副腎過形成 など                     髄膜炎，脳炎
   c. 先天異常                           g. 脳症
      中枢神経系奇形を伴うもの            h. 脳腫瘍
   d. 感染症                             i. 脱水症
      敗血症                             j. 乳幼児期に発症する神経変性疾患
      髄膜炎
      先天性感染（胎内感染）             3. 学童期
   e. 原因不明のもの                        a. てんかん
      新生児痙攣                            b. 脳腫瘍
                                            c. 感染症
2. 乳幼児期                                    髄膜炎，脳炎
   a. 先天異常によるてんかん              d. 脳血管障害
   b. てんかん（ウエスト West 症候群など） e. 学童期に発症する神経変性疾患
   c. 熱性痙攣
```

（高橋滋：NEW 小児科学 改訂第2版，清野佳紀他編，南江堂，p76，2003）

Gastaut 症候群がある．学童期にはロランドてんかん，欠神てんかんなどのてんかんが好発する．また，小児期全般を通じて髄膜炎などの中枢神経系の感染症による痙攣が発症する可能性がある．

d. 疼　痛

小児は言語による表現能力が限られており，5歳以下では自発的な疼痛表現は不十分であるが，6歳以上になると擬態語を用いて疼痛を表現するようになる．さらに12歳以上になるとより具体的に疼痛を表現するようになるという．逆に乳幼児の場合は疼痛の有無，部位を知るには，行動の観察によるところが大きい．触られるのをいやがったり，あやしても泣き止まないなどの場合は疼痛の存在する可能性が高い．また，四肢痛の場合は，その部位を動かさない，もしくは他動的に動かすと苦悶様の表情をうかべたり涕泣が認められる．疼痛が存在する場合には心拍数・呼吸数の増加，発汗，血圧の上昇，顔面蒼白，瞳孔の散大，筋緊張の増加がみられる．これらの徴候をもとに疼痛の存在を裏づけることができる．

表3 発疹を主徴とする疾患

1. 斑状丘疹性発疹症
   a. 麻疹（麻疹ウイルス）
   b. 風疹（風疹ウイルス）
   c. 突発性発疹（ヒトヘルペスウイルス6, 7型）
   d. 伝染性単核球症（EBウイルス）
   e. 伝染性紅斑（ヒトパルボウイルスB19）
   f. ジャノッティ Gianotti 病（HBウイルス）
   g. 溶連菌感染症（A群β溶連菌）
   h. 髄膜炎菌血症
   i. 腸チフス（サルモネラ）
   j. マイコプラズマ感染症
2. 丘疹水疱性発疹症
   a. 水痘, 帯状疱疹（VZウイルス）
   b. 単純ヘルペス
      （単純ヘルペスウイルス1, 2型）
   c. 手足口病（コクサッキーA10, A16, エンテロウイルス71など）
   d. 伝染性軟属腫（モルスクムウイルス）
   e. 膿痂疹（ブドウ球菌, A群β溶連菌）
   f. ブドウ球菌性熱傷様皮膚症候群
   g. 先天性水疱症
   h. 小児ストロフルス（昆虫刺創）
3. その他
   a. 薬疹, 中毒疹
   b. スティーブンス・ジョンソン Stevens-Johnson 症候群
   c. 多形滲出性紅斑
   d. 血管性紫斑病
   e. 川崎病
   f. 膠原病

（高橋滋：NEW小児科学 改訂第2版, 清野佳紀他編, 南江堂, p79, 2003）

e. 発　　疹

　発疹とは健常であった皮膚や粘膜にそれと異なった色調や組織が生じたものであり, 粘膜に生じたものを粘膜疹という. 発疹には全身性の疾患の随伴症状のひとつとしてあらわれるものと皮膚疾患であるものとに大別される（**表3**）. 小児では前者はそのほとんどがウイルス, 細菌, マイコプラズマ, 真菌などの感染性の疾患である. 診断には年齢, 発疹の性状, リンパ節腫脹・口腔内所見などの発疹以外の症状, 既往の発疹症・予防接種の有無が役に立つ. 確定診断には血液, 咽頭ぬぐい液, 糞便, 水疱内容物からのウイルス分離同定やPCR法による核酸同定, 急性期および回復期のペア血清による抗体の有意上昇を確認する血清学的検査がある.

f. 意識障害

　意識は上行性網様体賦活系による覚醒と大脳半球が司る意識内容が統合された機能であり, 両者もしくはどちらか片方の機能が異常となったときに意識障害が生じる. 臨床的には, 意識障害は中枢神経系の疾患以外に感染症, 代謝疾患, 内分泌疾患, 呼吸器・循環器疾患, 中毒などによって起こる. 古典的な意識障害の分類は自発運動の消失した昏睡, 痛み刺激に反応する半昏睡, 自発運動の認められる混迷, と軽い刺激で覚醒する傾眠に分けられる. 現在臨床において多用されているのは Japan Coma Scale（3-3-9度方式）とよばれるものである. これにより, 年長児に対しては判定可能であるが, 言語による表現能力が限られている乳幼児にはこれを改変したものが使われる（各論 XVI. 神経疾患, 表1, p 327 参照）.

g. 呼吸の異常

　呼吸は**換気, ガス交換, ガスの体組織への運搬, 組織**での呼吸という一連の機能である. これらの機能に障害が生じると呼吸困難を起こす. 特に新生児・乳児では上・中・下鼻道が狭く, 後鼻腔が狭いうえに口腔に比べて舌が大きく, 結果として上気道

が狭小となっている．さらに肋骨がほぼ水平に走行しているため胸郭の横方向への拡大が起こりにくい．以上の解剖学的特徴に加え機能的な未熟性もあいまって，新生児・乳児では呼吸の異常が起こりやすい．以下に代表的な呼吸の異常を示す．

1. 呻吟（しんぎん）

呼気時に喉頭蓋を閉じて気管支肺胞の拡張を保持しようとする現象であり，呼吸窮迫症候群のときなどにみられる．

2. 喘鳴（ぜんめい）

気道のいずれかに不完全な閉塞があるときに，呼吸時に聞かれ異常音である．ゼイゼイという擬音語で表現されることが多い．臨床的には呼気性であるか吸気性であるかを鑑別することが重要である．吸気性の場合はクループ，喉頭軟化症などの上気道の疾患であり，呼気性の場合は気管支喘息，急性細気管支炎などの下気道の疾患で聴取される．

3. 起坐呼吸

気管支喘息などの際に胸郭の運動を容易にするため起坐位をとることをいう．その他心疾患，炎症などで肺胞への液体の貯留が生じたときにもみられる．

4. 陥没呼吸，鼻翼呼吸

共に，気道抵抗が増加したときに，それを代償するために生じる．
陥没呼吸は気道抵抗が増加したとき，吸気時に胸腔の陰圧が高くなるために，肋間が吸気時に陥没することをいう．鼻翼呼吸は吸気時に鼻翼部の拡大がみられることをいう．

5. チェイン・ストークス呼吸　Cheyne-Stokes breathing

意識障害時などにみられる呼吸の異常であり，深く速い呼吸と浅く遅い呼吸が比較的周期的にあらわれる．しばしば無呼吸もみられる．

6. クスマウル大呼吸　Kussmaul respiration

代謝性アシドーシスを代償するため呼吸数も1回換気量も増加する過呼吸の状態であり，糖尿病性昏睡などのときにみられる．

h. 嘔吐

嘔吐は反射性運動によって消化管の内容物が強制的に吐出する症状である．新生児・乳幼児は中枢神経系の調節が未熟であり，解剖学的にも下部食道括約筋，横隔食道靱帯，His角，食道胃上皮移行部の粘膜ひだの未発達のため嘔吐を起こしやすい．また，幼児でも感染症にかかりやすく，心理的影響を受けやすいため嘔吐しやすい．嘔吐は生理的嘔吐，中枢性嘔吐，反射性嘔吐，神経性嘔吐に分けられる．新生児・乳幼児は上記の理由で生理的嘔吐を起こしやすい．生後2ヵ月の乳児は約半数に1日2回以上の嘔吐がみられるとの報告もある．中枢性嘔吐は髄膜刺激症状のひとつとしてみられるもので頭蓋内圧亢進，薬物中毒，尿毒症，アシドーシスの際にみられる．反射性嘔吐は消化管疾患の際，末梢神経終末が刺激されたのち嘔吐中枢を刺激した結果生じる嘔吐である．この原因となる刺激は味覚，臭覚，平衡感覚障害なども含まれる．その他，心因的な要因が原因となる神経性嘔吐もある．

嘔吐を起こす疾患の鑑別には吐物の内容と共に年齢，嘔吐様式が重要である．特に

年少児では呼吸器疾患に伴い咳と共に嘔吐することが多く注意が必要である．新生児期に始まる噴水状の嘔吐は肥厚性幽門狭窄症（各論 XIV．消化器疾患，p 296 参照）が，乳児期の下血を伴う嘔吐は腸重積症（各論 XIV．消化器疾患，p 297 参照）が疑われる．発熱，髄膜刺激症状があれば髄膜炎が，下痢を伴っていれば急性胃腸炎が疑われる．緑色の胆汁性嘔吐はファーター Vater 乳頭より下部の消化管の閉塞が疑われる．

i. 下痢・便秘

下痢は便の性状が水分の多い粥状もしくは水様になることである．下痢では糞便中に失われる水分が多く，特に発熱，嘔吐を伴った際には脱水症になりやすい．下痢は慢性下痢症と急性下痢症に分けられる．急性下痢症は感染症のことが多く，白色下痢便にはロタウイルス感染症でみられ，血便はサルモネラ，赤痢，キャンピロバクター，病原大腸菌感染症でみられる．特に腸管出血性大腸菌（O157）感染症は溶血性貧血，血小板減少，急性腎不全を呈する溶血性尿毒症症候群を引き起こす．慢性下痢にはアレルギー，消化酵素欠損症，代謝異常などを鑑別する必要がある．

便秘は硬便となり排便が困難となる状態をいう．一般的には排便回数も減少するが，排便回数は保たれているが十分量の排便をみないものもある．乳児の場合は便秘傾向にあっても機嫌，哺乳力が良好であれば問題のないことが多いが，ときに器質的疾患が存在することがある．

j. 脱　水

脱水は，体液，すなわち水と電解質の欠乏した状態である．体液は細胞内液と細胞外液に分けられる．小児，特に乳幼児では体成分の中で水分の占める割合が大きく，腎機能が未熟であるため尿濃縮力が不十分であるため容易に脱水となりやすい．通常体重減少の程度は脱水の程度を判定するのに重要であり，体重減少が5％以下を軽症，10％以上を重症，その中間を中等症と分類する（表4）．また，血清ナトリウム値が150 mEq/l を超える高張性脱水，130 mEq/l 未満の低張性脱水とその中間の等張性脱水に分けられる．高張性脱水は，尿崩症（各論 V．内分泌疾患，p 158 参照）などでみられ，細胞内液量が減少しており，不穏・興奮，痙攣などの神経症状をみることが多い．低張性脱水は，先天性肥厚性幽門狭窄や副腎性器症候群などでみられ，細胞外液量の減少が強く，ショックなどの循環障害を起こしやすい．等張性脱水は急性胃腸炎でしばしばみられる．

k. チアノーゼ

チアノーゼは皮膚粘膜がびまん性に青紫色となることをいう．チアノーゼは皮膚粘膜の毛細血管内の血液に還元ヘモグロビンが 5 g/dl 以上存在するときに認められる．口唇，爪床，頬，耳介が好発部位である．チアノーゼは出生直後から数時間は口唇周囲，四肢末梢に認められるがそれ以外は重篤な状態を意味することが多い．チアノーゼの原因は換気，ガス交換の異常によって生じる肺性チアノーゼ，右-左短絡を生じる先天性心奇形などでみられる心性チアノーゼ，血色素の異常（メトヘモグロビン）によって生じるものがある．

表4 脱水症状と程度

症 状	軽症	中等症	重症
1. 脱水徴候			
a. 体重減少	3〜5%	6〜9%	10%以上
b. 皮膚 turgor 低下	−	＋	++
c. 口唇粘膜乾燥	±	＋	++
d. 大泉門陥凹	−	＋	++
e. 眼球陥凹	−	＋	++
2. 末梢循環不全			
a. 皮膚色	やや蒼白	蒼白	チアノーゼ
b. 脈拍減弱	−	＋	++
c. 血圧低下	−	±	＋
3. 中枢神経症状			
a. 意識障害	−	＋	++
b. 痙攣	−	±	＋

1) 高張性脱水では皮膚ツルゴール turgor 低下，眼窩，大泉門の陥凹はあてはまらない．
2) 高張性脱水ではチアノーゼは軽度であり，脈拍も比較的良好である．
3) 高張性脱水では神経症状として不安，興奮，腱反射亢進，病的反射がみられる．
（高橋滋：NEW 小児科学 改訂第2版，清野佳紀他編，南江堂，p89，2003）

1. 黄　疸

　黄疸はビリルビンの上昇により皮膚，粘膜，眼球結膜が黄染してみえる状態である．間接型ビリルビンは赤血球のヘモ色素の分解によって生じ，肝臓でグルクロン酸抱合されて直接型ビリルビンとなる．間接型高ビリルビン血症は新生児期に通常みられるが，これらの中には核黄疸を引き起こす血液型不適合による新生児溶血性疾患が含まれていることがあり注意が必要である．新生児期においても 2 mg/dl 以上の直接型高ビリルビン血症は異常であり，先天性胆道閉鎖症，肝炎などの積極的な検索が必要である（表5）．

2　治　療──小児治療の特殊性

　小児は発育の途上にあり，疾病の治療にあたっても，成長・発達に悪影響をおよぼす可能性のある薬剤・治療法の適応については慎重である必要がある．また，そのような薬剤・治療法を行う際には生じうる悪影響を軽減する努力が必要である．現実の治療では成長などに影響しない薬剤の方が少ない．また，小児に適応のとれている薬剤は少なく，乳児新生児に適応のある薬剤はまれとさえいえる．このような状況下ではインフォームドコンセントが重要となってくる．インフォームドコンセントは納得診療と訳されることもあるが十分な情報開示と説明を行ったうえでの同意を得ることである．これは両親をはじめとする家族に行うのみならず，患児本人にも発達レベル

表5 黄疸をきたす疾患

1. 間接型高ビリルビン血症
   a. 溶血性疾患
      ①新生児溶血性疾患
      ②赤血球膜の異常
         遺伝性球状赤血球症
         遺伝性楕円赤血球症
      ③赤血球内酵素欠損症
         グルコース-6-ホスファターゼ
         Glucose-6-phosphatase 欠損症
   b. 非溶血性貧血
      ①新生児生理的黄疸
      ②甲状腺機能低下症
      ③薬剤
         サルファ剤
         サルチル酸
      ④母乳性黄疸
      ⑤クリグラー・ナジャー Crigler-Najiar 症候群
      ⑥ジルベール Gilbert 症候群

2. 直接型高ビリルビン血症
   a. 胆道の閉塞
      ①先天性胆道閉鎖症
      ②総胆管嚢腫
   b. 感染性
      ①新生児肝炎
      ②ウイルス肝炎
      ③TORCH 症候群
      ④敗血症
   c. 代謝異常症
      ①ウィルソン Wilson 病
      ②ガラクトース血症
      ③チロシン血症
   d. その他
      ①デュビン・ジョンソン Dubin-Johnson 症候群
      ②ローター Rotor 症候群
      ③アラジール Alagille 症候群
      ④バイラー Byler 病

に応じた説明を行い承諾を得ることが重要である．

さらに，入院を余儀なくされた場合は生活の場である家庭・学校などから切り離されることとなる．これは心理的な発育にも影響を及ぼすこととなる．その防止のため院内学級や訪問学級学習を積極的に利用することを勧める．

a. 食事・栄養療法

小児の食事は年齢，体重，活動度（安静度）を考慮して決定する必要がある．年齢では小児の食事は調乳，離乳食，幼児食，学童食などに区分される．さらに主に主食の軟度によって流動食，3分粥食，5分粥食，全粥食，軟飯に区分されている．また，糖尿病，腎不全などの特殊な病態の際にはそれぞれにあった制限食が処方される．しかしながら小児は成長の途上にあるため成人と異なった処方が必要となる．具体的には成長に必要な良質の蛋白質の確保と熱量の確保である．これは蛋白制限が必要な腎不全の際でも例外ではなく，体重あたりの蛋白摂取量は成人より多く設定されている．同様に糖尿病食も体重あたりの熱量は成人より多く必要である．

b. 薬物療法

薬物は生体に投与されると吸収，分布，代謝，排泄され，それぞれの過程で薬効を発揮する．小児は分布する各臓器の大きさが成人と異なるばかりでなく，その他の過程における未熟性が指摘されているため投与量の調整が必要である．小児薬用量は体表面積から算出されることが多い．体表面積は体重と身長より算出されるが，体重のみから簡便に薬用量を決定する方法もある（**図1**）．また，年齢から算出する方法もある（**表6**）．

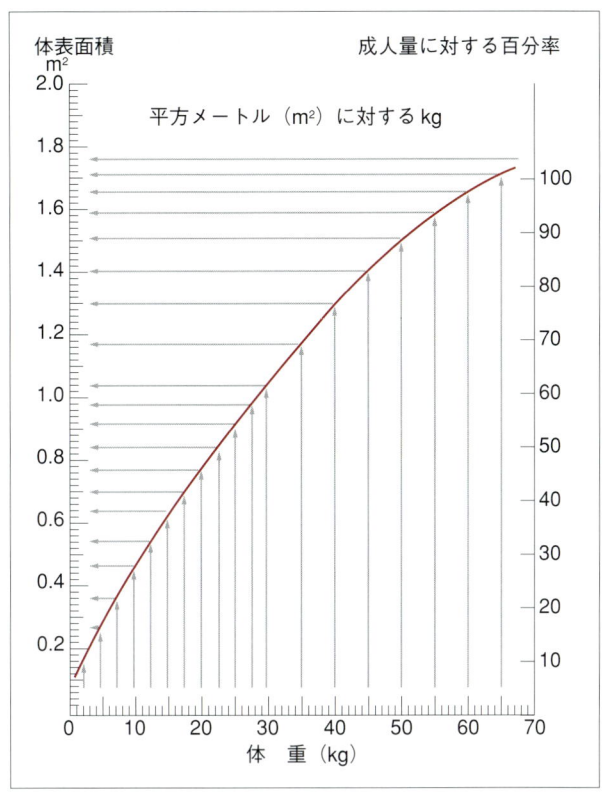

**図1 体重 (kg), 体表面積 (m²), および用量
  (成人量に対する%) の関係**

(柳澤正義, 福室憲治監修:新小児薬用量 改訂第2版, 診断と治療社, 1999)

表6 小児薬用量

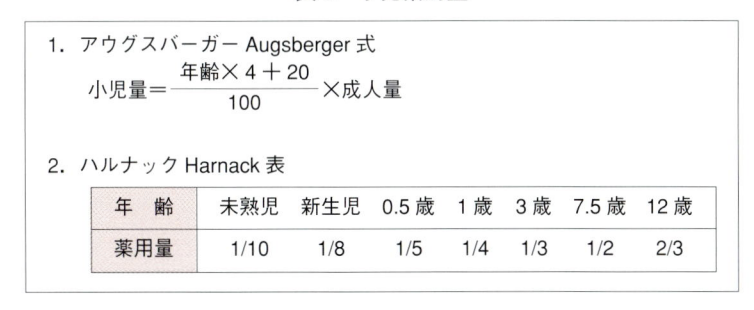

1. アウグスバーガー Augsberger 式

$$小児量 = \frac{年齢 \times 4 + 20}{100} \times 成人量$$

2. ハルナック Harnack 表

年齢	未熟児	新生児	0.5歳	1歳	3歳	7.5歳	12歳
薬用量	1/10	1/8	1/5	1/4	1/3	1/2	2/3

c. 輸液療法

輸液療法は①下痢, 嘔吐などにより喪失した水分・電解質を補給する欠乏輸液, ②生体の恒常性を維持するために必要な水分・電解質を補給する維持輸液, ③低ナトリウム血症, 低カリウム血症, 代謝性アシドーシスなどの特定の電解質異常を是正する輸液に分けられる. 欠乏輸液は脱水症の治療に行われるものであり, この際の輸液はII期に分けて行われる. I期は急速初期輸液でありナトリウムが高く (90～154

表7 維持輸液量のめやす

```
1. 年齢によるめやす
    新生児   24時間以内   60〜80 ml/kg
             以降         80〜100 ml/kg
    乳児                  100 ml/kg
    幼児    1〜3歳        70〜90 ml/kg
            4〜6歳        60〜70 ml/kg
    学童                  40〜60 ml/kg
    成人                  20〜30 ml/kg

2. 体重によるめやす
    10kg まで             100 ml/kg
    10〜20kg              1000 ＋ 50 ×(体重−10)ml/kg
    20kg 以上             1500 ＋ 20 ×(体重−20)ml/kg

    ┌─────────────────────────────────────────┐
    │ 点滴速度のめやす                          │
    │   10kg まで     4×体重 ml/時間            │
    │   10〜20kg      40＋2×(体重−10)ml/時間   │
    │   20kg 以上     60＋1×(体重−20)ml/時間   │
    └─────────────────────────────────────────┘
```

mEq/*l*），カリウムが低い（0〜4 mEq/*l*）細胞外液型の輸液が使われる．これは循環血液量，腎血流量の回復を目的としたものであり，10〜15 ml/kg/時の速度で輸液される．その後，利尿がつくのを待って，II期の緩速均等輸液を行う．これは1日維持水分量を輸液すれば必要な水分量も補充されるように調整された維持輸液が使用され，ナトリウムが30〜60 mEq/*l*，カリウムが20〜35 mEq/*l* 含まれている．脱水の治療において体重などから推定される喪失水分量の1/2を維持輸液量（**表7**）に加えた量を24時間で輸液することが通常行われる．

小児の救命救急医療

　一般に，成人と比べて小児の救急医療では軽症患者が多い．厚生科学研究の報告書では，救急施設の小児科受診患児の93％が軽症のいわゆるプライマリケアの患者であり，入院が必要な二次救急患者は4％，生命の危機があって三次救急治療が必要な患者はわずか0.3％である＊．多くの患者は発熱，咳そう，腹痛，下痢，嘔吐などで来院し，感冒や胃腸炎の患者が圧倒的に多い．一方，転落，打撲，転倒，交通事故，熱傷などの外傷患者は小児科以外の，診療科や救急施設を受診することが多いが，これらの中には入院する患者もしばしばみられる．

1　小児の死亡原因

　死に至るような小児重症救急患者は，疾病としては気管支喘息，クループ，肺炎などの呼吸器系疾患，下痢，嘔吐から脱水，電解質異常をきたす消化器系疾患，髄膜炎や脳炎などの中枢神経系感染症，そしてごくまれに不整脈や心筋炎などの循環器系疾患などがある．しかし，多いのは不慮の事故で，交通事故，転落，溺水，中毒，窒息，熱中症，熱傷などである．

　年齢別では，0歳児〜4歳児までは死亡数も多く，死因は0歳児は先天奇形や染色体異常，生誕時からの呼吸・循環障害によるものが多い．1〜4歳児は先天奇形や染色体異常などが減少してきて，不慮の事故や悪性新生物が増えてくる．5歳以上から14歳までは人生のうちで最も死亡が少ない年齢層であるが，不慮の事故による死亡が30％を超え，死因の第1位である．

　このことから，小児の救急患者の死亡率を下げる最も効果的で容易なことは，身近の事故を予防することである．次に，それらの重篤な小児患者に対する適正な対応，治療を多くの医療者ができることである．小児二次救命処置 PALS（Pediatric Advanced Life Support）では，"救命の鎖"の一番最初の輪に事故防止の象徴であるチャイルドシートを掲げ，次に現場での一次救命処置，そして救急隊員に引き継ぎ，医師による標準化した二次救命処置を行うことを述べている（図2）．

2　重症小児救急患者の評価

　救急医療においては，小児に限らず重症患者を診たとき，まず，重症度と緊急度の評価をしなければならない．重症であればあるほど，バイタルサインのチェックが重要である．バイタルサインとは，呼吸，循環，体温であるが，広義には意識レベルも含まれる．小児のバイタルサインを観察するときの問題点は，小児では大人より呼吸数や心拍数が多く，血圧は低めであり，さらに年齢によりそれらの正常値が異なり異常値を見逃す危険性が高いことである．表8に小児のバイタルサイン（心拍数，呼吸回数，血圧）の正常値を示す．意識レベルは，学童期以降であればJapan Coma Scale

---

＊：市川光太郎他：救急病院小児科における小児救急患者の重症度調査，平成10年度厚生科学研究「小児救急医療のあり方に関する研究」報告書（H-10-医療-063），p35-45，1998

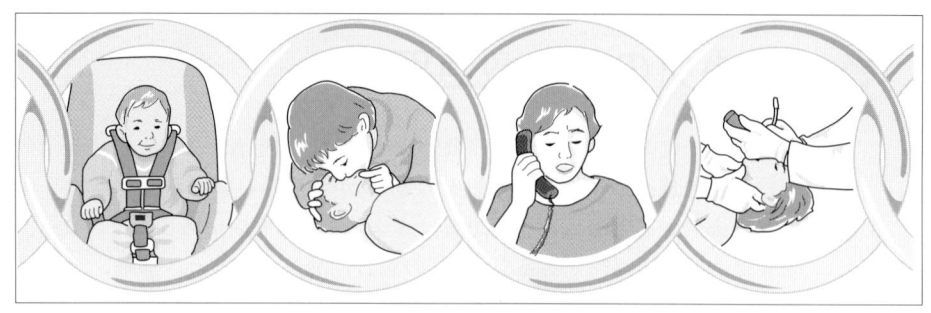

図2 小児の救命の鎖
一番最初にチャイルドシートの子供が出てきて，事故防止が重要であることをあらわしている．

表8 小児のバイタルサイン

(a) 心拍数（回／分）

年　齢	覚醒時	平均	睡眠時
新生児〜3ヵ月	85〜205	140	80〜160
3ヵ月〜2歳	100〜190	130	75〜160
2〜10歳	60〜140	80	60〜90
10歳以上	60〜100	75	50〜90

(b) 呼吸回数（回／分）

年　齢	
乳児	30〜60
幼児	24〜40
幼稚園児	22〜34
小中学生	18〜30
思春期	12〜16

(c) 血圧（mmHg）

年　齢	収縮期	拡張期
新生児	60〜90	20〜60
乳児	87〜105	53〜66
幼児	95〜105	53〜66
小中学生	97〜112	57〜71
思春期	112〜128	66〜80

表9 小児の意識レベル（AVPUスケール）

A	Alert	覚醒状態
V	response to Verbal stimulation	呼ぶ声に反応
P	response to Painful stimulation	痛み刺激に反応
U	Unresponsive	反応なし

（JCS）やグラスゴーコーマスケール（GCS）が使用できるが，乳幼児などではAVPUスケールでみることが一般的である（**表9**）．身体状況が**表10**のような状態では，急いで心肺機能を評価し，それらの補助を必要とする状況と考えたほうがよい．

3 重症患者の病態生理

　事故や疾病で小児が外来で死に至る病態生理は，一次性の脳障害以外は気道閉塞や低酸素血症などの急性呼吸不全または出血や脱水などに伴う急性循環不全によることがほとんどである．大切なことは，呼吸不全や循環不全の時期，さらにはそこに至る前の呼吸窮迫や代償性ショックの時期に適切な治療を行い重症化させないことである

表10 急速な心肺評価と呼吸・循環補助を必要とする病態

1. 呼吸数　　＞60回/分
2. 心拍数
   　5歳以下　＜80回/分，または，＞180回/分
   　5歳以上　＜60回/分，または，＞160回/分
3. 呼吸仕事量の増大
   　胸骨陥没，鼻翼呼吸，呻吟などの存在
4. チアノーゼまたはSpO_2の低下
5. 意識レベルの変化
   　不穏，無気力，親や痛み刺激に無反応
6. 痙攣
7. 点状出血のある発熱
8. 多発外傷
9. 体表面積10％を超える熱傷

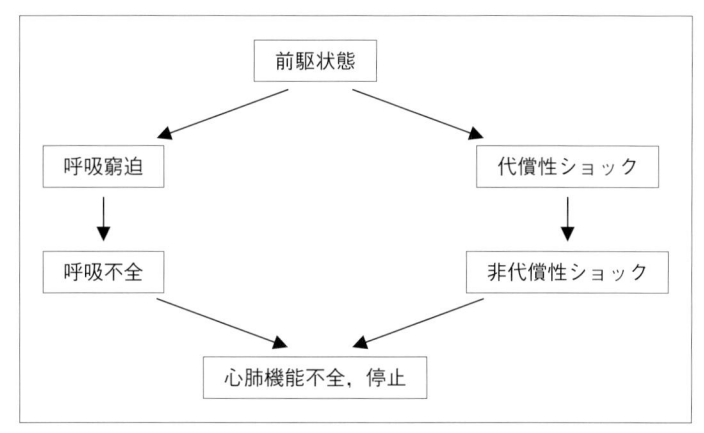

図3 呼吸・循環障害から心肺停止への進行

（図3）．そのためには患者の正しい病態把握とその評価が大切である．

a. 呼吸窮迫と呼吸不全

　　呼吸不全とは，低酸素血症（チアノーゼ，SpO_2低下，PaO_2低下）や換気不全（呼吸停止，$PaCO_2$上昇）などがみられ，急いで呼吸に対する適切なサポートをしなければ死に至るような状況である．一方，呼吸窮迫状況とは，呼吸不全には陥っていないが努力性呼吸がみられ，呼吸回数や呼吸仕事量などが増えている状況をいう．呼吸窮迫状態を見逃さずに，その原因を見出し早期の処置を行う．たとえば，新生児などでは腹満や鼻閉などでも呼吸窮迫に陥る．酸素投与をしつつ原因除去をはかる必要がある．

b. 代償性ショックと非代償性ショック

　　代償性ショックとは，血管を収縮させたり心拍数を増加して，血圧や心拍出量を維持し，なんとか血圧低下を防いでいる，いわゆる前ショック状態のことである．非代償性ショックは，血圧が低下してしまいショックが完成した状態である（**表11**）．

表11 非代償性ショックの血圧

年齢	収縮期血圧
新生児	60 mmHg 未満
乳児	70 mmHg 未満
1〜10歳	70 mmHg ＋（年齢×2）mmHg 未満
10歳以上	90 mmHg 未満

表12 ショックの分類とその特徴

	循環血液量減少性	血管原性	心原性
呼吸数	↑	↑または↑↑	↑↑
努力呼吸	正常	正常または↑	↑↑
呼吸音	正常	正常（肺炎やARDSで断続性ラ音）	異常（連続性ラ音や呻吟）
脈	触れにくい	初期は触れやすい 後期は触れにくい	触れにくい
脈圧	狭い	広い	狭い
皮膚	冷たく青白い	初期は温かでピンク	冷たく青白い
再循環時間	正常〜延長	正常〜延長	延長
意識レベル	重篤でなければ正常	無気力，混迷，興奮 昏睡は後期	無気力〜昏睡
尿量	減少	減少	著明に減少

ショックには，循環血液量減少性ショック，心原性ショック，血管原性ショック（敗血症性ショックやアナフィラキシーショック）があり，それらの症状を表12に示す．再循環時間という検査は，患児の指を挟み圧迫し赤みが戻る時間をみたもので，赤みが戻るまで2秒以上かかる場合はショックや前ショック状態である．

ショックに関しても非代償性ショックに陥る前に，輸液やカテコラミンなどを用いて治療することが重要である．

4 小児の心肺蘇生法

小児の心肺蘇生は，一次救命処置（BLS）と二次救命処置（PALS）がある．

a. 一次救命処置

BLSの流れを図4に示す．

まず，意識がない小児を発見したときには，よびかけや痛み刺激に反応するかどうかを確認する．反応がなければ，心肺停止の可能性があり，ただちに，気道を確保して呼吸を確認する．8歳以上の子どもでは，最初の意識の確認後に，ただちに応援を求める（call first）が，8歳未満の小児では，まず1分間の心肺蘇生を行い，その後に応援を求めることが推奨されている（call fast）．

1. Airway：気道確保と呼吸の確認（図5）

気道を確保しつつ呼吸を確認する．気道の確保は，頭部後屈あご先挙上法を施行する．10秒間で胸部の動きを見て（look），呼吸音を聞いて（listen），気流の流れを感

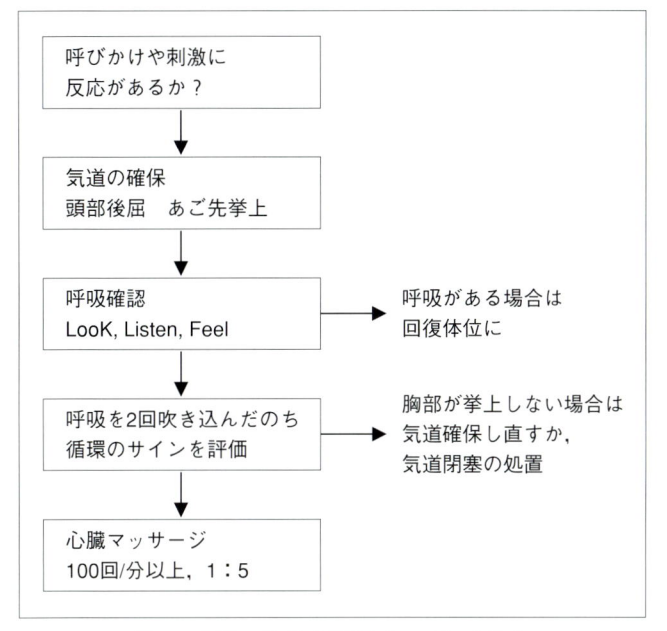

図4 小児一次救急処置（BLS）の流れ
（清水直樹，宮坂勝之：小児救急ファーストエイドブック，小田慈，氏家良人編，南江堂，p 42，2003）

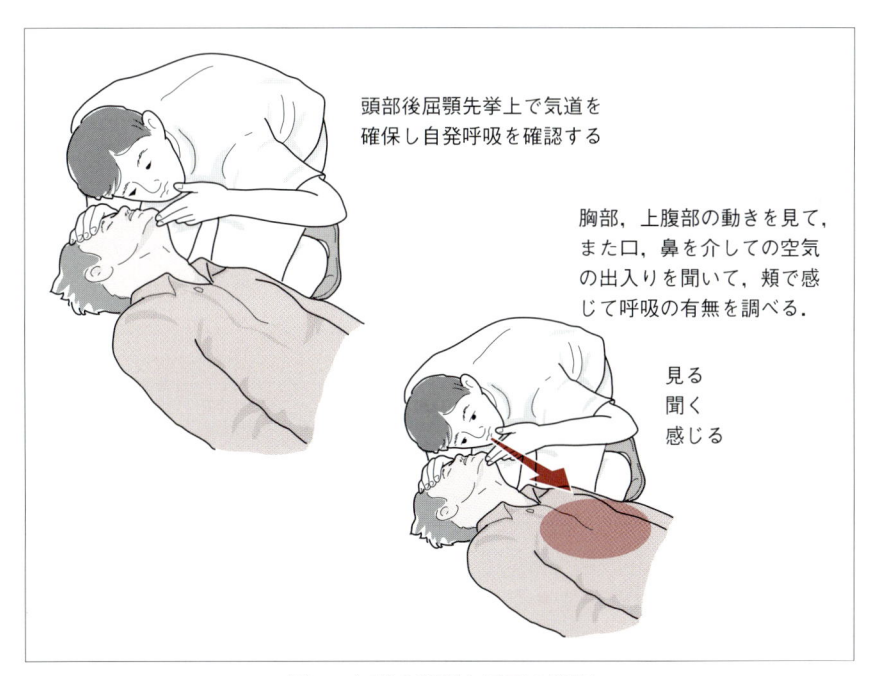

図5 気道の確保と呼吸の確認

じ（feel），呼吸の有無を確認する．自発呼吸があれば回復体位などをとり，救急車をよんだり，院内であれば医師や応援の看護師を集める．また，自発呼吸がなければただちに人工呼吸が必要になる．

2. Breathing：人工呼吸

人工呼吸は，バッグマスクが近くになければ口対口，小さな子では口対口鼻の呼気吹き込み人工呼吸を施行する（図6）．まず，最初は2回吹き込む．10 ml/体重 kg を8歳以上の小児では2秒間で吹き込むが，乳幼児では 1.0～1.5 秒で吹き込む．次いで，循環サインを確認する．

3. Circulation：循環サインの確認と心マッサージ

循環サインとは呼吸，咳，体動のことをいい，2回の呼気吹き込み後でも，これらのサインがなければ心停止であると判断して心マッサージを施行する．医療者は脈拍も確認する．8歳以上の小児は頸動脈で確認するが，乳幼児では腋窩動脈や大腿動脈で確認する．10秒以内で確認する．

心マッサージの圧迫する位置は，小児の大きさで異なる．8歳以上は成人と同様に正中で胸骨の剣状突起から2横指口側の所に手を置いて圧迫する．小学生低学年などでは片手だけでも十分である（図7）．乳幼児などは，両側の乳首から1横指を尾側にずらした位置を圧迫する．片手や指を使って圧迫する．新生児では両側の乳首を結んだ線上に救助者の両親指を置き圧迫する．だいたい，胸部の厚さの 1/3 程度が沈む

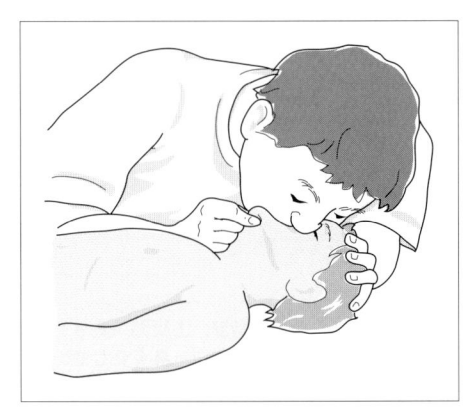

図6 口対口鼻呼気吹き込み人工呼吸
頭部を後屈し顎先を挙上して気道を確保し，救助者の口で，傷病児の口と鼻を覆い，呼気を吹き込む．
成人では，口対口人工呼吸を施行する．
（日本救急医療財団監修，心肺蘇生法委員会編：［改訂版］指導者のための救急蘇生法の指針（一般市民用），へるす出版，p 38，2001）

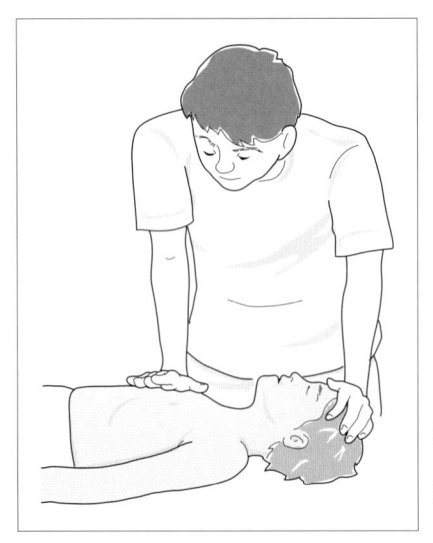

図7 小児に対する片手の心肺蘇生法
（日本救急医療財団監修，心肺蘇生法委員会編：［改訂版］指導者のための救急蘇生法の指針（一般市民用），へるす出版，p 28，2001）

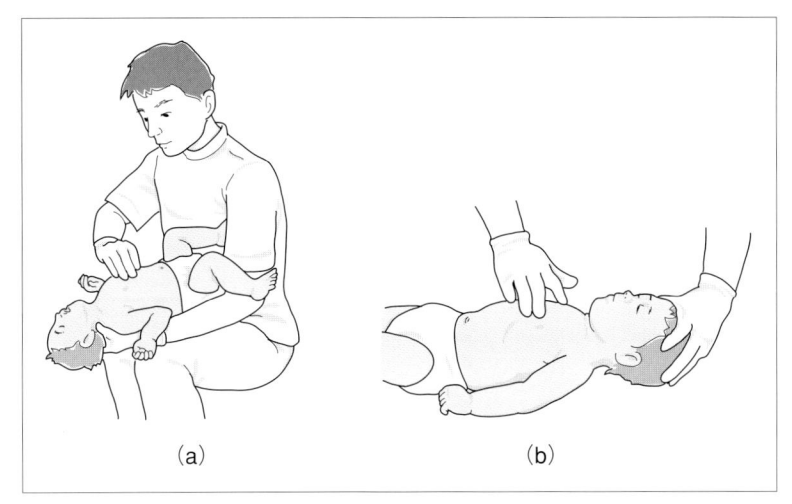

図8 乳幼児に対する心マッサージ
乳幼児は少なくても100回/分以上，新生児は120回/分のリズムで圧迫する．
(日本救急医療財団監修，心肺蘇生法委員会編：[改訂版]指導者のための救急蘇生法の指針（一般市民用），へるす出版，p 28, 2001)

位の程度で圧迫する．その速さは，1歳以上では100回/分，乳児では少なくても100回/分，新生児では120回/分である（図8）．

人工呼吸と心マッサージのリズムは，8歳以上の小児では15回の心マッサージに対して2回の人工呼吸を行う（15：2）．8歳未満は5回の心マッサージに1回の人工呼吸を行い（5：1），これらを繰り返す．

4. Defibrillation：除細動

2000年のAHAガイドラインでは，AED（自動体外式除細動器）による除細動が一次救命処置に含まれている．非医療者であっても緊急時にはAEDを使用でき，これをPAD（public access defibrillation）とよび，わが国でも，平成16年7月より法的に認められた．欧米では，空港，遊園地，デパート，スーパーマーケット，学校など人の多く集まるところに設置されている．AEDは電源を入れると，電極パッドを貼ることにより除細動器が心電図波形を判読し，もし，心室細動VFのときには除細動のためのスイッチを押すことを指示してくれる．わが国では平成17年1月現在，AEDは小さな子どもには使用できず，適応は8歳以上，または，25 kg以上の体重の子どもや成人である．

AEDが準備できるようであれば，人工呼吸と心マッサージを施行しつつ，電極パッドを貼り，指示があれば早期に除細動を施行する．

表に年齢別のBLSの違いを示す（表13）．

b. 二次救命処置

院内で，医師が救命処置を行う場合には医薬品や医療器具を使用した二次救命処置を行うことになる．BLSに引き続き，心マッサージを継続し，100％酸素下にバッグバルブマスクによる換気を施行し心電図をモニタする．続いて行われる二次救命処置

表 13 年齢別心肺蘇生法

	成人 (8歳以上の小児を含む)	小児 (約1〜8歳)	乳児 (1歳未満)	新生児 (1ヵ月未満)
救急医療システムに通報	まず第一に119番	まず心肺蘇生(1分間) →119番	まず心肺蘇生(1分間) →119番	まず心肺蘇生(1分間) →119番
A. 気道の確保 頭部後屈—あご先挙上法、舌・下顎挙上法 呼吸の有無(診る、聴く、触れる)、自発呼吸があれば回復(昏睡)体位				
B. 人工呼吸 初回(10 ml/kg)	送気に2秒かけ2回 10 ml/kg、12回/分	送気に1〜1.5秒かけ2回 20回/分	送気に1〜1.5秒かけ2回 20回/分	送気に1秒かけ2回 30〜60回/分
続けて	上腹部圧迫、側胸下部圧迫	背部叩打、胸部圧迫	背部叩打、胸部圧迫 (腹部圧迫はしない)	背部叩打、胸部圧迫 (腹部圧迫はしない)
異物による上気道閉塞 →指交差法による開口とフィンガースイープ(finger sweep)(医療従事者のみ)				
・循環の徴候:人工呼吸に対する反応:呼吸、咳、動き ・脈拍の有無:10秒以内に判断(医療従事者のみ) ・脈拍あり:(A)と(B)を継続、脈拍なし:(A)、(B)、(C)	頸動脈	頸動脈	上腕動脈	臍帯動脈
C. 胸骨圧迫心マッサージ ・胸骨圧迫のランドマーク	胸骨下半部	胸骨下半部	胸骨下半部 (乳頭部間線の1横指下部)	胸骨下半部 (乳頭部間線の1横指下部)
圧迫の方法	両手の手掌根部を重ねる	片手の手掌根部	左右の拇指で胸骨圧迫 (他の指は背側に回す) 2本の指	2本の指
圧迫の深度	約3.5〜5 cm	約2.5〜3.5 cm	約1.5〜2.5 cm (胸部前後径1/3〜1/2)	約1.5〜2.5 cm (胸部前後径1/3〜1/2)
圧迫回数	約100回/分	少なくとも約100回/分	少なくとも約100回/分	約120回/分
・胸骨圧迫回数/人工呼吸回数の比	15:2	5:1	5:1	3:1

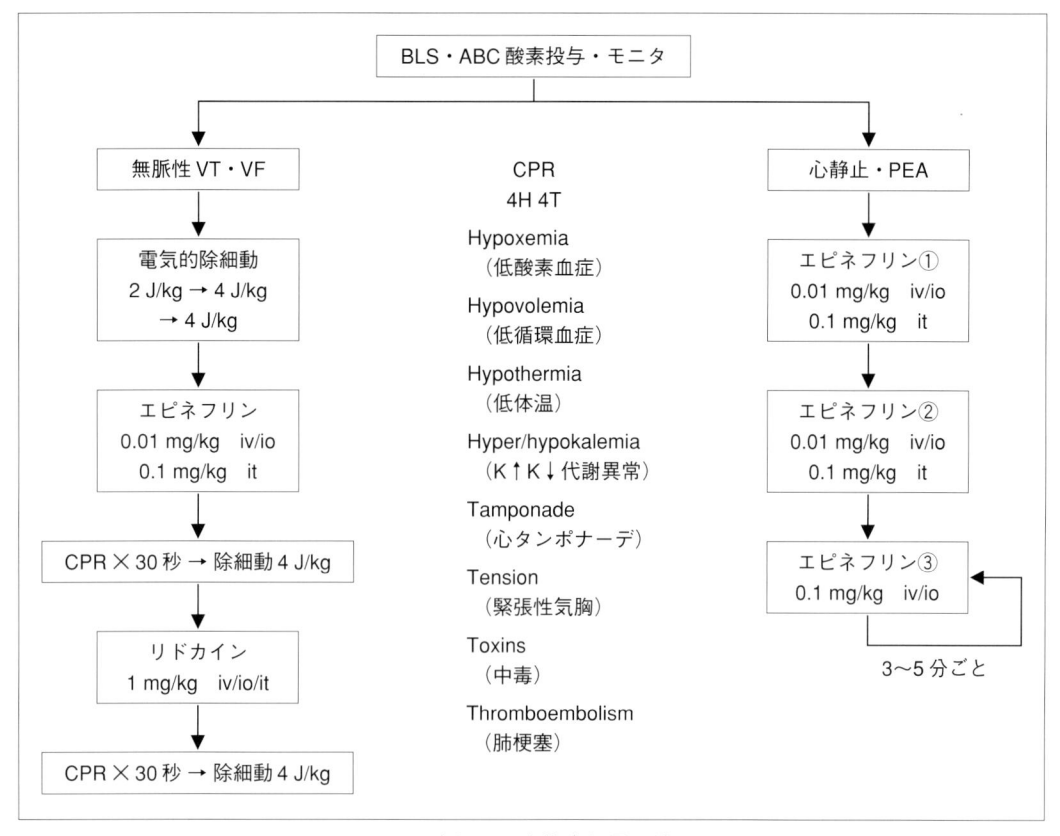

図9 小児の二次救命処置の流れ
(清水直樹, 宮坂勝之：小児救急ファーストエイドブック, 小田慈, 氏家良人編, 南江堂, p 44, 2003 より一部改変)

は心電図波形により優先順位が異なる（図9）．

1. 心室細動 VF および脈なし心室頻拍　Pulseless VT

　心室細動および脈なし心室頻拍の場合，まず，除細動を優先する．小児用パッドを用い，電力量は最初は2J×体重（kg）とする．5kgの小児では10Jである．

　これで，除細動されない場合，必要であれば気管挿管し100％酸素で換気を施行する．また，静脈路を確保しエピネフリン0.01 mg/kgを投与する．静脈路を確保できない場合は，気管内にエピネフリンを投与することも可能で，投与量は0.1 mg/kgである．また，静脈路確保の代わりに骨髄穿刺（図10）をすることにより，輸血，輸液，薬品投与を静脈路とまったく同じに施行することが可能である．

　エピネフリンを投与した後，30～60秒で再び除細動を施行する．2回目以降の除細動電力量は4J×体重（kg）である．これで，除細動されなければ，エピネフリンに加えて抗不整脈薬（アミオダロン，リドカイン，マグネシウムなど）の投与も考慮する．薬物投与の後，30～60秒で除細動を施行する．こうして，十分な換気と心マッサージを行いつつ，薬物投与と除細動を繰り返すことになる．自己心拍が再開するまで，エピネフリンの投与は3～5分毎に繰り返す．

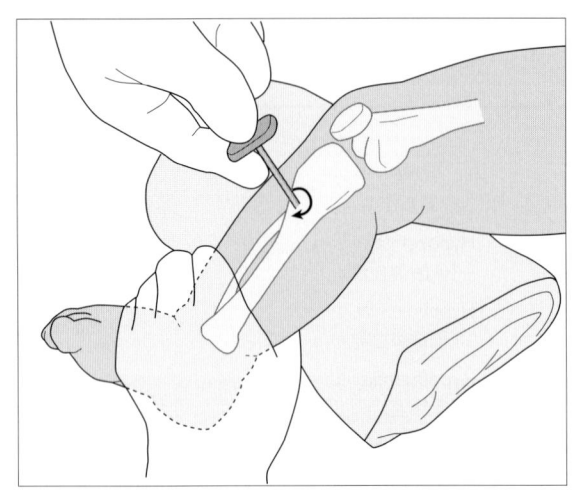

図 10　輸液，輸血のための骨髄穿刺
(氏家良人：小児救急ファーストエイドブック，小田慈，
氏家良人編，南江堂，p 28，2003)

2. 脈なし電気活動 PEA と心静止 Asystole

　脈なし電気活動 PEA（pulseless electrical activity）とは，心停止のときの VF や VT，心静止を除く何らかの心電図波形の総称である．場合によっては，洞性の正常波形の場合もある．

　PEA や心静止時には，除細動は禁忌である．必要であれば，気管挿管し 100％酸素で換気を継続する．また，静脈路を確保しエピネフリン 0.01 mg/kg を投与し，自己拍動の再開を期待する．静脈路を確保できない場合は，前述したように気管内や骨髄からの投与も可能である．

　PEA や心静止は予後の悪い心停止であるが，これらを引き起こす原因となる病態があり，それらを除去できれば救命できる可能性も残されている．これらの病態には，低酸素血症 hypoxemia，循環血液量減少 hypovolemia，低体温 hypothermia，高または低カリウム血症 hyper-/hypokalemia と代謝異常，心タンポナーデ tamponade，緊張性気胸 tension pneumothorax，中毒 toxin，血栓塞栓症 toromboembolism などがある．存在が疑われるときには，これらに対する原因治療を施行しつつ，蘇生を進めていく．

各　論

I. 先天異常と染色体異常

総　論

1　先天異常の定義と発生機序

　先天異常 congenital anomalies, birth defects とは，出生前の原因により生じた形態的，機能的および生化学的な正常からのひずみと定義される．生下時からすでに認められるか，潜在する異常である．先天異常は広義には生化学的異常である先天代謝異常を含むものであるが，ここでは一般に用いられる形態異常すなわち**奇形** malformation として言及する．

　先天異常は次に述べる種々の成因により引き起こされるが，成因がいつ発生するかにより，**胚芽病** embryopathy と**胎児病** fetopathy に大別される．前者は受精後 3〜7 週目に起こる．この時期は種々の内因や外因に対し器官形成の感受性が最も高く，**臨界期** critical period とよばれている．後者は受精後 8 週目以降に起こり，器官発生がほぼ完成しているため大きな形態異常は少ない．

2　先天異常の成因

　先天異常の発生にかかわる成因として，単一遺伝子変異によるもの（20％），染色体異常によるもの（5％），環境要因によるもの（10％）が知られており，残りの圧倒的多数は多因子遺伝による原因不明のもの（65％）である．

　分子遺伝学の進歩により**単一遺伝子変異**による先天異常の解明が進んでおり，形態発生にかかわる特定の遺伝子の変異が特定の先天異常をきたすことが明らかにされている．たとえば，FGFR3 遺伝子変異が軟骨無形成症[*1]を，SHH 遺伝子変異が全前脳胞症[*2]を，PAX6 遺伝子変異が無虹彩[*3]を起こす．これらの病因となる遺伝子を**疾患責任遺伝子**という．

　染色体異常症では，過不足が生じた染色体に含まれている複数の遺伝子が異常を起こすことから，精神遅滞，成長障害および多発奇形が共通して認められる．最近，**FISH 法**などの分子遺伝学的手法が染色体分析に応用されるようになり，染色体異常

表1 新生児の主な奇形の発生率（%）

奇形の種類	日本	ハンガリー
無脳症	0.078	0.031
二分脊椎	0.030	0.076
水頭症	0.051	0.032
小耳症	0.012	0.026
口唇裂	0.146	0.145
食道閉鎖／狭窄	0.017	0.017
直腸肛門奇形	0.051	0.023

が特異的な奇形症候群のみならず非特異的な精神遅滞だけを起こすことも明らかにされている．

環境要因によるものとしては子宮内感染，妊娠中の薬物，化学物質や放射線などへの暴露，高体温，母体疾患（糖尿病，フェニルケトン尿症など）が知られている．

多因子遺伝 multifactorial inheritance とは，複数の遺伝子や環境要因が相互に作用しあって形態異常を惹起するものであるが，この際問題となる遺伝子は**疾患感受性遺伝子**とよばれる．この成因による先天異常には先天性心疾患，口唇口蓋裂などの多くの奇形が含まれる．近親婚では遺伝子が共通するため，これらの先天異常の発生率は一般集団より高い．

3 先天異常の疫学

先天異常は乳児死亡の最大原因で，わが国では約35％を占める．小児病院や大学病院の小児科入院患者の約1/3はなんらかの先天異常と関係するといわれており，先天異常の医療における重大さが示されている．新生児の約3〜5％に重大な先天異常がみられ，成人まで追跡すると約10％の人になんらかの健康障害を起こす先天異常が認められるという．

個々の先天異常の頻度は人種により異なるが，先天異常全体の有病率は大きく変わらない（**表1**）．先天異常にかかわる**疾患責任遺伝子**あるいは**感受性遺伝子**の頻度や環境要因が人種により異なるため，個々の先天異常に差異が生じると推測される．先天異常は人類に課せられた遺伝的な荷重と考えるべきであり，社会的な受容に基づく医療が望まれる．人類は現在すでに遺伝的に平衡状態に達している．したがって特殊な先天異常の増加は環境要因によると考えるべきで，**先天異常モニタリング**による監視体制が必要である．

＊1：四肢短縮型の骨系統疾患で，常染色体性優性遺伝様式をとる．FGFR3遺伝子 Fibroblast growth factor receptor 3（線維芽細胞成長因子受容体3）の突然変異により細胞内シグナル伝達が異常となり，軟骨細胞がアポトーシス（早まった予定細胞死）を起こし，長管骨の縦軸の成長が妨げられると考えられている．

＊2：脳奇形の一種で，前脳胞（特に終脳）の分化異常により起こる．形態上，無葉全前脳症，半葉全前脳症，分葉全前脳症，無嗅脳症の4つに分類されている．成因は種々であるが，一部の症例では発生調節遺伝子であるSHH（sonic hedgehog）遺伝子の突然変異あるいは半接合体欠失が認められる．

＊3：先天的に虹彩が欠損する常染色体性優性遺伝疾患である．視力低下と羞明を特徴とし，緑内障を合併する．形態形成にかかわる遺伝子群の転写制御因子であるPAX6遺伝子 paired box homeotic gene 6 の突然変異あるいは半接合体欠失が原因である．

各 論

A 染色体異常症

　ヒトの染色体数は 46 本で，22 対（44 本）の**常染色体** autosome と 1 対（2 本）の**性染色体** sex chromosome とからなっている．常染色体は，大きさと形から 1 番から 22 番までの番号が与えられている．一方，性染色体は中くらいの大きさの X 染色体と小さい Y 染色体からなり，女性は X 染色体を 2 本，男性は X 染色体と Y 染色体の 2 本を持つ．したがって配偶子である卵子や精子の染色体数は 23 本であり，この数を**ハプロイドセット**（半数体）という．卵子や精子はそれぞれ 46 本の染色体を持つ卵母細胞および精母細胞から**体細胞分裂**と**減数分裂**の 2 つの過程を経て形成される．

　染色体は細胞分裂の中期とよばれる時期に細胞核の中にある DNA が折りたたまれて凝集したものであり，これにより分裂時に娘細胞に遺伝情報を誤りなく配分することができる．特殊な薬剤で分裂を阻止すると，光学顕微鏡で染色体を観察できる．この染色体を**分染法**で染色すると，その縞模様から染色体を同定して分析できる（図1）．

　染色体異常は数的異常と構造的異常とに大別される．数的異常は異数性異常と**倍数性異常**に分かれる．異数性異常のうち染色体が 3 個あるものを**トリソミー** trisomy，1 個しかないものを**モノソミー** monosomy とよぶ．倍数性異常はハプロイドセットの倍数で 69 本の**三倍体** triploidy が知られている．**染色体構造異常**には，染色体の一部が失われた欠失，染色体の一部が他の染色体に移り付着した転座，染色体の一部が逆転した逆位，染色体の 2 つの腕（長腕あるいは短腕）が相同的構造を示すイソ染色体などがある．

　染色体異常に起因する疾患を**染色体異常症**という．この疾患に共通した症状は，精

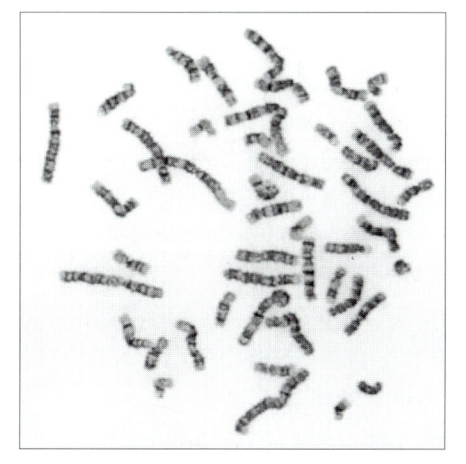

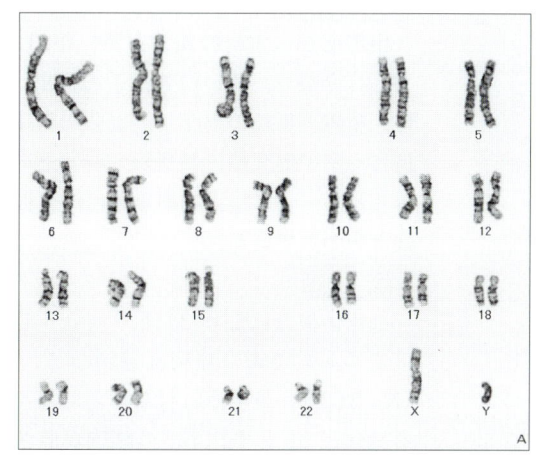

図1　G-分染法による正常男性染色体核型

表2 各集団における染色体異常の出現率（%）

染色体異常の種類	新生児	周産期死亡	自然流産
3倍体	0	0.20	16.0
45, X	0.01（女子）	0.5（女子）	9.4
47, XXY	0.1（男子）	1.0（男子）	0
47, XXX	0.1（女子）	0	0
47, XYY	0.08（男子）	0.3（男子）	0
常染色体トリソミー	0.13	2.9	33.8
常染色体構造異常	0.24	1.4	2.3
合計	0.60	5.30	61.5

神遅滞，成長障害（子宮内および出生後）および多発奇形（特に顔貌の異常，四肢の異常）である．一般的に，同じ染色体異常でもモノソミーはトリソミーよりも臨床症状が重症で，性染色体異常症は常染色体異常症よりも軽症である．

染色体異常はけっしてまれなものでなく，生産児の0.6%に認められる．周産期死亡や自然流産ではさらに高頻度である（表2）．卵子や精子の段階での染色体異常の頻度はそれぞれ30%および15%と算定されており，大多数の染色体異常が妊娠早期あるいは妊娠と感知される以前に自然淘汰されている．

● 常染色体異常症

1 21トリソミー症候群

概　念

21番染色体が3個になる**21トリソミー**に起因する染色体異常症である．一般的に，発見者の名前にちなみ**ダウン Down 症候群**とよばれる．新生児700～1,000人に1人の比率で出生する．母親の加齢と共に出生頻度が対数的に増加する．

症　状

中等度から重度の精神遅滞，**平坦な特異な顔貌**（つりあがった目じり，鼻根部扁平，耳介奇形，狭い口蓋，舌の挺出，後頭部扁平）（図2），小指の中節骨低形成と内彎，猿線，指紋の異常，筋緊張の低下，腹直筋離開などが主要症状である．半数の症例に心室中隔欠損，**共通房室弁**などの先天性心疾患が合併し，200人に1人白血病がみられる．**十二指腸閉鎖**などの消化管奇形の合併も多い．老化が早く，平均寿命は50歳といわれている．

診　断

染色体検査により21トリソミーを証明する．染色体数が47の標準型がほとんどである．約5%の症例は過剰な21番染色体がD群（No.13～15）あるいはG群（No.21,22）染色体に付着する転座型で，染色体数は46である．ごくまれに，正常な細胞と21トリソミーの細胞が混ざりあうモザイク型が存在する．なお，転座型の約半数は遺伝性であるので，両親の染色体分析が必要である．

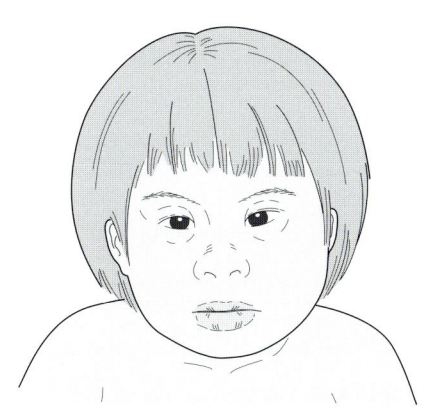

図2 ダウン症候群

[治療]
根本的な治療法はないが，合併症に対する治療と早期療育による精神運動発達の促進が行われている．

2　18トリソミー症候群

[概念]
18番染色体が過剰（3コピー）に存在するために起こる染色体異常症で，**エドワードEdward症候群**ともいわれる．約8,000人に1人出生する．

[症状]
大多数は低出生体重児で小頭症，後頭部突出，**小脳低形成**，眼間離開，耳介奇形，小顎症，先天性心疾患，消化管奇形，尿路奇形のほかに特有の**手指の重合**，揺り椅子状の足底が特徴である．生存例では重度の精神遅滞を示す．

[診断]
染色体診断による．大多数は染色体数がひとつ多い標準型であるが，転座型では両親の染色体検査が必要である．

[治療・対処]
生命予後は不良で早期に死亡する．延命のために積極的な治療を行わないのが普通である．

3　13トリソミー症候群

[概念]
13番染色体が過剰（3コピー）に存在するために起こる染色体異常症である．発生頻度は2万人に1人である．

[症状]
全前脳胞症，口唇口蓋裂，小眼球症などの頭部・顔面の異常を特徴とする．これらのほかに短頸，**多指症**，内反足，先天性心疾患，頭皮部分欠損，腎奇形，消化管奇形などの多発奇形がみられる．

[診断]
染色体診断による．

4 猫なき症候群（5p−症候群）

概念
5番染色体短腕末端部（5p15.1）欠失により起こる染色体異常症であり，特徴的な泣き声から命名された．5p−症候群ともよばれる．発生頻度は3〜4万人に1人である．

症状
子宮内発育不全，筋緊張低下，重度精神遅滞，子猫のような泣き声，円形顔貌，小頭症，眼間離開，内臓奇形などである．乳児期にみられる特有な泣き声は年齢とともに目立たなくなる．

診断
5p15.1の欠失を染色体検査やFISH法で証明する．

治療・対処
呼吸器感染にかかりやすいが，生命予後は良好である．

5 ヴォルフ・ヒルシュホルン（4p−）症候群　Wolf–Hirschhorn syndrome

概念
4番染色体短腕末端部（4p16.3）欠失により起こる染色体異常症である．発生頻度は3〜4万人に1人である．

症状
著明な成長障害，重度精神遅滞，小頭症，前頭部および眉間の突出，眼間離開，弓状の眉毛，眉毛に連なる高い鼻梁，口角下垂，短い人中，耳介異常を特徴とする．先天性心疾患や難治性てんかんを合併する．

診断
4p16.3欠失を染色体検査やFISH法で証明する．

治療・対処
生命予後は不良のことが多い．

● 性染色体異常症

1 ターナー症候群　Turner syndrome

概念
X染色体短腕のモノソミーにより起こる染色体異常症であり，発見者の名にちなみ命名された．約半数の症例は45,Xの染色体核型を，残りは46,XXあるいは47,XXXなどとのモザイクや，X染色体長腕イソ染色体，X染色体短腕欠失などの構造異常を持つ．新生児集団での発生頻度は2,500人に1人である．

症　状

一部の症例は新生児期に頸部，足背，および手背の浮腫から診断される．多くは学童期に，高度の**低身長**，二次性徴の欠如（無月経，乳房発育不全，**索状性腺**）で発見される．**翼状頸**，外反肘，後毛髪線低位，西洋鎧状の胸郭，乳頭間離開，色素性母斑など外観の特徴がある．一部の症例では，内臓奇形として**大動脈縮窄症**などの先天性心疾患や馬蹄腎などの尿路奇形がみられる．

診　断

染色体検査による．

治療・対処

低身長に対して成長ホルモン補充療法が認められている．二次性徴欠如には女性ホルモンの投与が試みられる．知能は原則として正常である．

2　クラインフェルター症候群　Klinefelter syndrome

概　念

X染色体が過剰に存在することにより起こる表現型が男性の染色体異常症である．80%の症例は47,XXYの染色体核型を，残りはこの核型を含むモザイクである．新生児集団での発生頻度は1,000人に1人である．

症　状

無精子症，小さい精巣，女性化乳房，高身長，細長い体型，薄い髭や体毛がみられる．

診　断

染色体検査による．

治療・対処

思春期以後に適応障害を起こすことが多く，男性ホルモンの補充が推奨される．知能は原則として正常であるが，少数の症例は小児期に発達遅延を示す．

3　脆弱X症候群

概　念

葉酸欠乏培地によりX染色体長腕末端部（Xq27.3）に**脆弱部位**がみられる染色体異常症である．最近，患者ではこの脆弱部位に存在するFMR1遺伝子の**CGG三塩基対リピート**が異常に延長し遺伝子調節部位がメチル化され，FMR1蛋白が発現しないことが明らかにされた．男性の発生頻度は1,500人に1人である．保因者の女子も約1/3が発症する．

症　状

男性患者では中等度の精神遅滞のほかに，長い顔，下顎の突出，大きく聳える耳介および**巨大精巣**が特徴である（図3）．自閉的傾向もみられる．

診　断

染色体検査で脆弱部位を証明するか，遺伝子診断で**CGG三塩基対リピート**の延長を証明する．

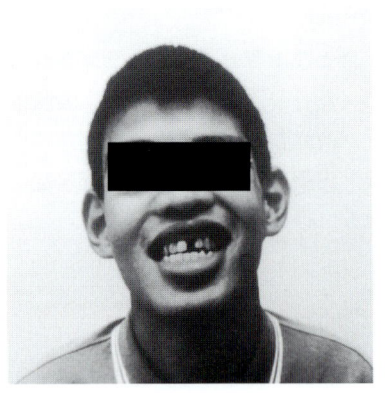

図 3　脆弱 X 症候群

治療・対処

対症的に行動療法が試みられる．再発予防のために遺伝相談が必要である．

B 奇形・奇形症候群

　先天性の形態異常（広義の奇形）はその成り立ちから，① 発生の異常に起因する狭義の**奇形**，正常に発生した構造物が外因から変化を受ける ② **変形** deformation と，③ **破壊** disruption とに分類される．したがって，狭義の奇形は胎芽期に起こり，変形や破壊は胎児期に起こる．奇形は，機能異常を伴うかあるいは単に美容的なものかにより，大奇形 major malformation と小奇形 minor malformation とに区別される．

　成因がなんであれ異常事象がひとつの**発生の場** developmental field にだけ起こると単一奇形となり，複数の場に起こると多発奇形となる．この多発奇形は発生病理学的に**症候群**，**連鎖**および**連合**に分類される．**症候群** syndrome とは発生学的に互いに関連のない発生の場で起こった複数の奇形が特徴的に組み合わさるものである．病因が確立されているものを症候群としており，現在までに数百種類の疾患が知られている．**連鎖** sequence とは，ひとつの発生の場に起こった原奇形が同一の場で二次的，三次的に奇形を誘発するものをいう．**ロバン Robin 連鎖**（下顎低形成→舌の下降異常→口蓋裂）が有名である．**連合** association とは，複数の奇形が偶然よりも高い確率で組み合わさるもので，病因は明らかでない．

　奇形症候群は奇形の特異な組み合わせから診断される．近年，ヒト遺伝子の研究が進み，奇形症候群の責任遺伝子が次々と解明され，一部の疾患ではその診断がプローブ DNA を使った染色体検査や遺伝子分析により行われるようになっている．奇形症候群には本質的な治療法がない．普通の健康児と同じように健康管理を行い，合併症の予防や治療に努める．心理的にも社会的にも積極的に支援を行う．これには医療人だけでなく多分野の人が参加する**包括的医療（トータルケア）**が必要である．再発危険率などを含めた**遺伝相談**は家族が病気を受容するのに重要であり，専門の臨床遺伝医に紹介すべきである．

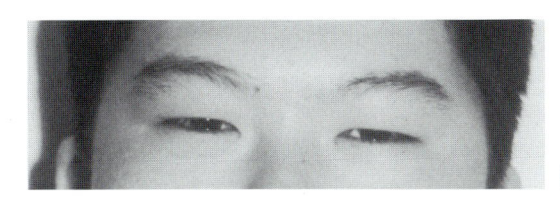

図4 プラダー・ヴィリー症候群

1 プラダー・ヴィリー症候群　Prader–Willi syndrome

概念

高度の肥満を特徴とする奇形症候群で，成因は15番染色体長腕近位部（q11 → 13）欠失あるいは母親由来の**片親性ダイソミー** disomy である．発生頻度は15,000人に1人．

症状

乳児早期の筋緊張低下と哺乳障害，幼児期よりの過食と高度の肥満，軽度から中等度の精神遅滞，特有な顔つき（狭い側頭間距離，**アーモンド様眼瞼裂**）（図4），小さな手足，外性器低形成を特徴とする．高度肥満による糖尿病や肺性心が合併すると生命予後が不良である．

診断

診断は臨床症状だけでなく，染色体検査と遺伝子分析により染色体欠失あるいは母親の片親性ダイソミーを証明する．

治療・対処

早期よりの厳格な食事療法が必要である．低身長に対して成長ホルモン補充療法が認められている．

2 ブラクマン・ド・ランゲ症候群　Brachman–de–Lange syndrome

概念

ブラクマンおよびド・ランゲにより報告された重度の成長障害を特徴とする奇形症候群である．原因は未だに不明であるが，常染色体優性遺伝疾患の可能性が強い．

症状

子宮内より始まる重度の**成長障害**のほかに，重度の精神遅滞，筋緊張の亢進，小頭症，**眉毛癒合**，口角下垂，多毛，小さい手足，尿路系の奇形などを特徴とする．

診断

臨床症状より行う．

治療・対処

乳児早期には哺乳力が微弱で経管栄養が必要で，胃食道逆流による誤嚥性肺炎に注意する．年齢ともに自閉傾向や自傷行為が顕著となる．

3 ヌーナン症候群　Noonan syndrome

概念

ヌーナンが報告したターナー症候群様徴候と先天性心疾患を特徴とする症候群であ

る．最近，転写遺伝子 PTPN11 の異常が病因であることが明らかにされた．

症　状

眼瞼下垂，眼間開離，眼瞼裂斜下，**翼状頸**，後毛髪線低位，西洋鎧状の胸郭，外反肘などを特徴とする．心疾患では**肺動脈狭窄症**と肥大型心筋症（特に心室中隔）が特異的である．

診　断

臨床診断による．

治療・対処

知能は多くの症例で正常であり，生命予後は良好である．男性では性器異常のために不妊率が高い．

4　ベックウィッツ・ヴィーデマン症候群　Beckwith-Wiedemann syndrome

概　念

過成長を特徴とする奇形症候群である．病因として 11 番染色体短腕末端部に存在するインスリン様成長因子 2（IGF2）の過剰発現が考えられている．

症　状

子宮内より始まる過成長，**巨舌**，**臍ヘルニア**が主要症状で，眼球突出，耳朶の線状溝，耳輪後縁の小孔を特徴とする．肝芽腫，ウィルムス腫瘍などのがんの発生頻度が高い．

診　断

臨床診断による．

治療・対処

新生児期に高インスリン血症による低血糖の治療が必要なことがある．また，呼吸障害のため舌の部分摘除が行われることもある．知能は正常である．

5　マルファン症候群　Marfan syndrome

概　念

全身の結合織の異常を特徴とする奇形症候群である．弾性線維の主成分であるフィブリリン蛋白をコードする FBN1 遺伝子異常が病因である．

症　状

骨格・関節異常として高身長，細長い四肢，**蜘蛛状指**，関節の過伸展，脊椎の異常が，眼症状として**水晶体亜脱臼**，青色強膜が，心・大血管異常として**解離性大動脈瘤**，大動脈基部拡張，僧帽弁逸脱が認められる．

診　断

散発例の診断には 2 つ以上の主症状の存在が必要である．

治療・対処

心・血管病変の合併は生命予後を悪くするので，外科的治療が必要である．

6 胎児性アルコール症候群

概　念

妊娠中の**アルコール飲用**により起こる奇形症候群である．日本人では少ないが，アルコール依存症の母親での危険率は高い．

症　状

出生前より始まる成長障害，精神遅滞，**小頭症**，眼瞼裂狭小，**顔面正中部低形成**，口唇・口蓋裂などを特徴とする．心奇形の合併も多い．

診　断

母親の妊娠中のアルコール飲用歴と臨床症状による．

治療・対処

安全なアルコール飲用量はないので，妊娠中はアルコールの飲用を完全に避ける．生命予後は良好であるが，飲用を続ける限り再発の危険は高い．

7 ヴァーター連合　VATER association

概　念

連合の最も有名な疾患である．本疾患の成因は不明で，全例散発例である．

症　状

脊椎異常 **v**ertebral anomalies，**鎖肛** imperforate **a**nus，**気管食道瘻** **t**racheoesophageal fistula，腎臓・**橈骨異常** **r**enal and **r**adial anomalies が組み合わさる奇形連合で，語句の頭文字をとって命名されている．先天性心疾患や多指症を合併することもある．

診　断

奇形の組み合わせによる．

治療・対処

奇形の外科的治療が必要である．本疾患が疑われるときは，多組織を検査する．知能の予後はよい．

II. 先天代謝異常

総　論

1 概　念

　　先天代謝異常症は，遺伝子病のうち，主に物質代謝の障害をきたす疾患である．正常では，遺伝子に基づき酵素が合成され物質が次々に代謝され，生体に必要な物質やエネルギーを産生する（図1）．先天代謝異常症では，酵素の障害（酵素が合成されない，構造異常酵素のため活性がきわめて低い）により，中間代謝物質（B），異常代謝物質（B'）が体内に蓄積し，中間代謝物質（C），最終代謝産物（D）が不足する．症状は，物質（B，B'）の蓄積や毒性により，または物質（C，D）の欠乏により発現し，機能障害の発症しやすい組織や臓器の症状が主要症状となる．

2 遺伝形式

　　ほとんどの先天代謝異常症は，**常染色体劣性遺伝**である．しかし，レッシュ・ナイ

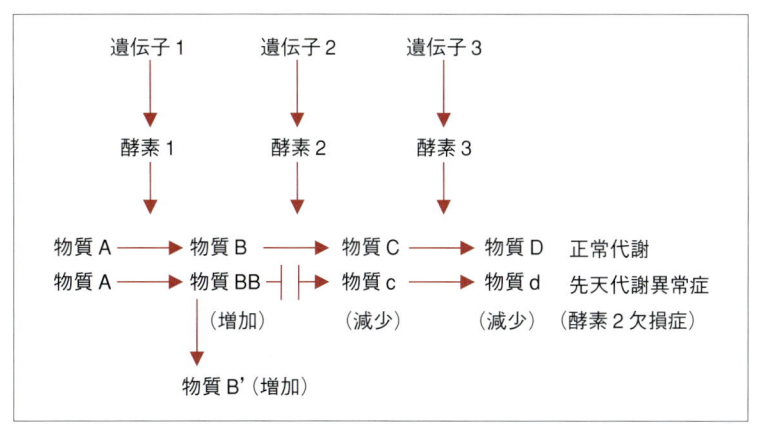

```
遺伝子1        遺伝子2        遺伝子3
  ↓             ↓             ↓
酵素1          酵素2          酵素3
  ↓             ↓             ↓
物質A → 物質B → 物質C → 物質D    正常代謝
物質A → 物質BB ┤├ 物質c → 物質d  先天代謝異常症
       （増加） （減少）  （減少）（酵素2欠損症）
        ↓
      物質B'（増加）
```

図1　先天代謝異常症の発症機序
（森川昭廣，内山聖編：標準小児科学　第5版，医学書院，2003より改変）

表1 先天代謝異常症の特徴的症状

症　状		疾　患
顔貌異常		ムコ多糖症，ムコリピドーシス，脳肝腎症候群
皮膚の異常		白皮症，ファブリ病（被角血管腫）
毛髪異常		フェニルケトン尿症（赤茶色），メンケス病（ちぢれ毛）
嘔吐・意識障害		尿素サイクル代謝異常症，有機酸代謝異常症
下痢		乳糖分解酵素欠損症，ウォルマン病
眼	白内障	ガラクトース血症
	チェリーレッドスポット	スフィンゴリピドーシス
	水晶体脱臼	ホモシスチン尿症
	カイザー・フライシャー角膜輪	ウィルソン病
肝（脾）腫		糖原病，ガラクトース血症，チロシン血症，ムコ多糖症，スフィンゴリピドーシス，ウィルソン病
骨異常		ムコ多糖症，GM_1ガングリオシドーシス
自傷行為		レッシュ・ナイハン症候群

ハン症候群，ムコ多糖症 II 型（ハンター症候群）などは伴性劣性遺伝で，オルニチントランスカルバミラーゼ欠損症は伴性優性遺伝である．

3　臨床症状

多くの疾患に共通する症状は，精神運動発達遅滞，発育障害で，退行現象を認める疾患もある．特徴的な症状は，**表1**のとおりである．同一疾患であっても残存酵素活性の差により症状の軽重があり，乳児型・小児型・成人型などと分類される．一般に，発症年齢が早いほど重症で，予後不良である．家族内発症では同様の症状を呈することが多い．

4　検　査

一般検尿では，ケトン体，尿臭異常（ネズミの尿臭→フェニルケトン尿症，楓糖シロップ様→メープルシロップ尿症，汗くさい臭い→プロピオン酸血症）に注意する．血液検査では，低血糖，高アンモニア血症，血液ガス分析における代謝性アシドーシス，高乳酸・ピルビン酸血症が重要である．特殊検査として，血液・尿アミノ酸分析，尿中有機酸分析を行う．新生児マススクリーニングでは，フェニルケトン尿症，メープルシロップ尿症，ホモシスチン尿症，ガラクトース血症のほかクレチン症，先天性副腎皮質過形成症の 6 疾患のスクリーニングが行われている．

5　診　断

家族歴，臨床症状，検査から先天代謝異常症が強く疑われる場合は，酵素診断（血清，赤血球，白血球，培養皮膚線維芽細胞，生検組織を用いた酵素活性の測定）や遺伝子診断を行い，確定診断する．正確な診断は，同胞の早期診断・早期治療や出生前診断にも重要である．

6 治療

治療困難な疾患も多い．食事療法，排泄促進物質や不足物質の投与，ビタミン依存症では大量のビタミン投与，酵素補充療法，肝臓移植，骨髄移植，遺伝子治療などが行われる．

各論

A 糖質代謝異常症

1 糖原病 glycogen storage disease

グリコーゲン（糖原）は，大量のグルコース（ブドウ糖）が樹枝状に結合したもので，消化吸収されたブドウ糖はグリコーゲンに合成され，主に肝と筋肉に蓄えられる．蓄えられたグリコーゲンは，空腹時に徐々に解糖され，血糖が維持される．糖原病は，グリコーゲンの合成と分解に関与する酵素の異常により，グリコーゲンが肝臓や筋肉に蓄積する疾患である（表2，図2）．グリコーゲンの蓄積部位により，**肝腫大**や**低血糖**などが主症状の**肝型**（I, II, III, IV, VI, VIII, 0）と筋力低下などが主症状の**筋型**（V, VII）がある．肝型のうち II, III, IV 型は筋症状も有する．

発生頻度

日本ではI型の頻度が最も高く，次にVIII, III, II型の頻度が高い．

遺伝形式

VIII型の一部は伴性劣性遺伝，他は常染色体劣性遺伝．

症状

肝型では，肝腫大，発育障害，筋型では，筋力低下，運動時の筋痛・筋痙縮，運動後のミオグロビン尿（各論 XVIII. 筋疾患，p 356 参照）が特徴である．

表2 糖原病の分類

病型	欠損酵素	グリコーゲン蓄積臓器	発症時期	症状
I（フォン・ギルケ von Gierke 病）	グルコース-6-ホスファターゼ	肝，腎	乳児	肝腎腫大，発育障害，人形様顔貌，低血糖，高乳酸血症，高脂血症，痛風
II（ポンペ Pompe 病）	酸性グルコシダーゼ	心，筋，肝	乳児〜成人	**心肥大**，筋力低下，肝腫大
III	脱分枝酵素	肝，筋	乳児	肝腫大，発育障害，筋力低下，I型に類似
IV	分枝酵素	肝（全身）	乳児	肝脾腫，肝硬変，筋力低下，体重増加不良
V	筋型ホスホリラーゼ	筋	年長	運動時筋痛筋痙縮，易疲労性
VI	肝型ホスホリラーゼ	肝	乳児	肝腫大，ケトーシス，軽度低血糖
VII	筋型ホスホフルクトキナーゼ	筋	年長	運動時筋痛筋痙縮，溶血，V型に類似
VIII	ホスホリラーゼキナーゼ	肝	乳児	肝腫大，ケトーシス，VI型に類似
0	グリコーゲン合成酵素	蓄積なし	乳児	低血糖，ケトーシス

```
                    II
         ┌──────────────────────────┐
         │   IV  0                  │
       グリコーゲン ←──── グルコース-1-リン酸
              ↔                ↕
         III V VI               │
              ↑                 │
         VIII  グルコース-6-リン酸 ──→ グルコース
                               I
    不活化ホスホリラーゼ      ↕
                  フルクトース-6-リン酸
                       ↕
                      VII
                  フルクトース-1,6-二リン酸
```

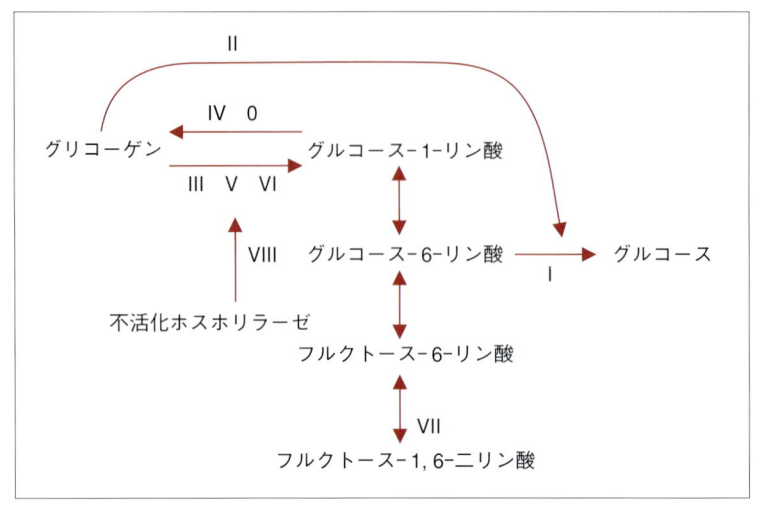

図2　糖原病の病型と酵素欠損部位

検　査

肝型では，低血糖，ケトーシス，肝機能障害，高脂血症，高乳酸血症，筋型では，CK値上昇をみる．

治　療

肝型では，頻回の食事・夜間のチューブ栄養・コーンスターチなどにより低血糖を予防する．筋型には有効な治療法はない．

予　後

II型は，心不全のため1～2歳で死亡．IV型は肝硬変のため4～5歳までに死亡．

2　ガラクトース血症　galactosemia

ガラクトース血症は，下記の3種類の酵素欠損により，血中ガラクトースおよびガラクトース-1-リン酸が増加する疾患である（図3）．高ガラクトース血症は，肝炎，胆道閉鎖症，門脈の異常でもきたすため，注意を要する．

a. トランスフェラーゼ欠損症

乳児期に，嘔吐，下痢，哺乳不良，黄疸，肝機能障害，肝腫大，白内障，筋緊張低下で発症し，無治療では精神運動発達の遅れや肝硬変をきたし，2歳までに死亡する．ガラクトース除去ミルク，ガラクトース制限食（主に乳製品の除去）で治療する．

b. ガラクトキナーゼ欠損症

ガラクトースがガラクチトールとなり水晶体に沈着し白内障をきたすが，その他の症状はきたさない．ガラクトース除去ミルクやガラクトース制限食により，白内障は改善する．

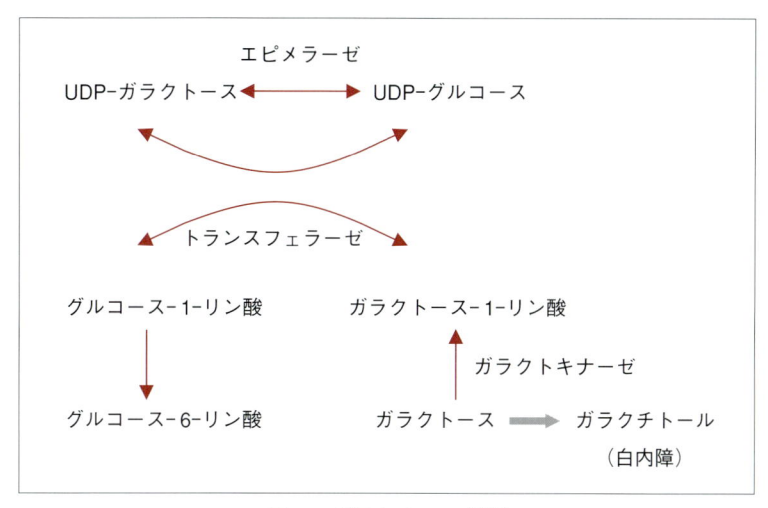

図3 ガラクトース代謝

c. エピメラーゼ欠損症
エピメラーゼが赤血球でのみ欠損しているため，無症状である．

B アミノ酸代謝異常

1 フェニルアラニン代謝異常（図4）

a. フェニルケトン尿症　phenylketonuria
フェニルアラニン水酸化酵素の欠損により，フェニルアラニン，フェニルピルビン酸など（フェニルケトン体）が増加し，チロシン，メラニンなどの代謝産物が減少する．症状は，痙攣，発達遅滞，色白，茶髪，カビ様の体臭・尿臭（フェニル酢酸の臭い）などである．治療は，できる限り早期に（生後1ヵ月以内），フェニルアラニン制限食（乳児ではロフェミルク）を開始し，生涯続けることが望ましい．フェニルア

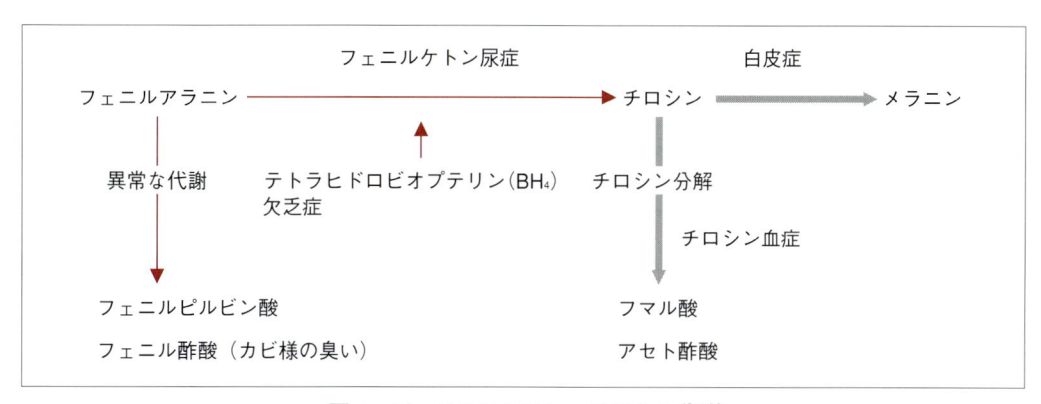

図4 フェニルアラニン・チロシン代謝

ラニン制限が適切に行われていない妊婦で，血中フェニルアラニンが高値の場合，胎児に子宮内発育不全，小頭症，先天性心疾患などをきたす．これを**母性フェニルケトン尿症**という．

b. 高フェニルアラニン血症

フェニルアラニン水酸化酵素の活性低下により発症する．血中フェニルアラニン値の程度により制限食を行うか無治療とするかを決める．

c. テトラヒドロビオプテリン（BH$_4$）欠乏症

フェニルアラニン制限食で症状が改善しないフェニルアラニン高値の症例で，BH$_4$欠乏症が発見された．BH$_4$の内服により治療する．

2 チロシン代謝異常（図4）

a. チロシン血症 tyrosinemia

チロシン分解に関与する酵素の欠損により発症し，3型がある．I型は，発育発達遅延，肝細胞障害，肝細胞がん，腎尿細管障害をきたし，予後不良である．II型は，角膜や皮膚のびらん，精神発達遅滞，III型は，精神発達遅滞，失調をきたすが，I型のような臓器障害はきたさない．

b. 白皮症 albinism

メラニン細胞におけるチロシンからのメラニン色素形成異常に基づく疾患である．全身型（眼皮膚型），部分型（皮膚型），眼型がある．症状は，色素欠乏（皮膚，頭髪，虹彩，網膜），眼球振盪，羞明，視力障害などである．皮膚や眼を紫外線から保護する必要がある．

3 メープルシロップ尿症（楓糖尿症） maple syrup urine disease

分枝鎖アミノ酸（ロイシン，イソロイシン，バリン）は，アミノ基転移反応によりαケト酸となり，さらに分枝鎖ケト酸脱水素酵素複合体によりアシルCoAとなる．分枝鎖ケト酸脱水素酵素複合体の欠損のため，血中に分枝鎖アミノ酸やαケト酸が増加する疾患である．古典型では，生後4～7日以内に嘔吐，哺乳不良，筋緊張異常，痙攣，無呼吸発作などをきたし，尿のメープルシロップ臭，ケトアシドーシスがみられる．治療には，分枝鎖アミノ酸制限食，ビタミンB$_1$反応型ではB$_1$を用いる．

4 ホモシスチン尿症 homocystinuria

含硫アミノ酸であるホモシステインからシスタチオニンを合成するシスタチオニン合成酵素の欠損のため，血中メチオニン，ホモシステイン，ホモシスチンが増加する疾患である．ビタミンB$_{12}$と葉酸の代謝異常でもホモシスチン尿症をきたす．症状は，**水晶体脱臼**とマルファン症候群様の骨格異常（高身長，クモ状指）などが特徴である．治療は，低メチオニン・高シスチン食，飲水と尿アルカリ化，ビタミンB$_6$反応型ではB$_6$を用いる．

5 尿素サイクル代謝異常症

体内で産生されたアンモニアは，尿素サイクルにて処理される．新生児期発症例では，元気がない，哺乳不良，嘔吐，無呼吸，うとうと眠るなどで発症し，痙攣，昏睡をきたし，重篤な後遺症を残すか死に至る．幼児期学童期に発症する症例では，周期性嘔吐症様症状，発達遅滞，痙性麻痺，AST・ALT 上昇などの症状を呈する．これらの症状は高アンモニア血症によるもので，新生児期発症例では血液濾過・透析を含む治療を早急に行わねばならない．下記の①〜⑤の酵素欠損による疾患がある．
① カルバミルリン酸合成酵素（CPS 欠損症）
② オルニチントランスカルバミラーゼ（OTC 欠損症）
③ アルギニノコハク酸合成酵素（シトルリン血症）
④ アルギニノコハク酸分解酵素（アルギニノコハク酸尿症）
⑤ アルギナーゼ（アルギニン血症）

OTC 欠損症は伴性優性遺伝，他は常染色体劣性遺伝．

C 有機酸代謝異常

1 有機酸血症

有機酸血症のうち最も頻度が高いのは**メチルマロン酸血症**で，次が**プロピオン酸血症**である（図 5）．ほとんどの患者は新生児期に，哺乳不良，嘔吐，意識障害，筋緊張低下などの敗血症様の症状で発症し，検査ではケトアシドーシス，高アンモニア血症，低血糖をみる．治療は，急性期には蛋白摂取中止，ブドウ糖輸液，血液透析・濾過，交換輸血，腹膜透析などを行い，ビタミン B_{12}，L-カルニチンも投与する．慢性期には，蛋白制限，十分なカロリー摂取，感染などによるケトアシドーシスの予防（輸液）を行うが，食思不振，発達遅滞，ケトアシドーシス発作が問題となる．

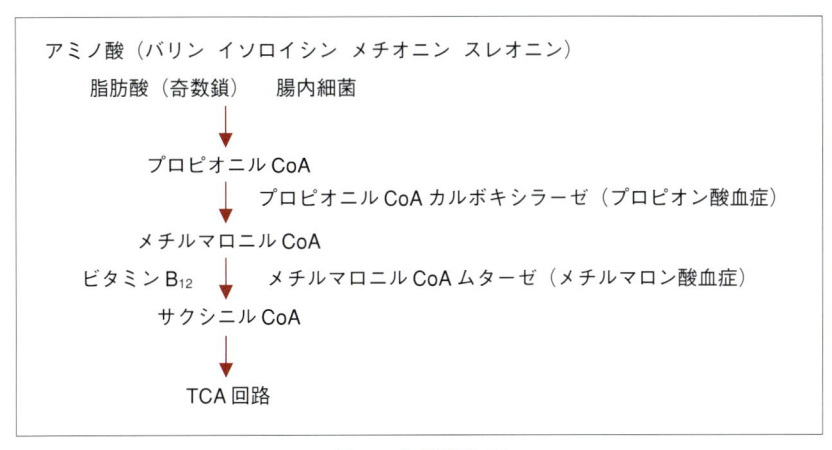

```
アミノ酸（バリン イソロイシン メチオニン スレオニン）
脂肪酸（奇数鎖）    腸内細菌
    ↓
プロピオニル CoA
    ↓  プロピオニル CoA カルボキシラーゼ（プロピオン酸血症）
メチルマロニル CoA
ビタミン B₁₂ ↓  メチルマロニル CoA ムターゼ（メチルマロン酸血症）
サクシニル CoA
    ↓
TCA 回路
```

図 5 有機酸血症

2 高乳酸・ピルビン酸血症

　種々の病因により，血中の乳酸・ピルビン酸が増加した状態である．ピルビン酸脱水素酵素複合体異常症，電子伝達系酵素欠損症などの頻度が高い．糖新生系酵素欠損症，メープルシロップ尿症，有機酸血症などでも2次的な高乳酸・ピルビン酸血症をきたす．生化学的要因不明の場合も約半数にみられる．症状は，乳酸性アシドーシスによる痙攣，意識障害，多呼吸，嘔吐，糖新生系の酵素欠損症では低血糖をきたす．検査では，乳酸・ピルビン酸の増加，乳酸／ピルビン酸比（正常は約10），アニオンギャップの増大（正常5～15，平均12）に注意する．急性期には乳酸性アシドーシスの治療を行い，維持療法は低糖質食など，それぞれの病態に即した治療を行う．

D 脂質代謝異常

1 家族性高脂血症

　カイロマイクロン，超低比重リポ蛋白（VLDL），中間比重リポ蛋白（IDL），低比重リポ蛋白（LDL）などの血漿リポ蛋白が増加する疾患で，Ⅰ～Ⅴ型の五病型に分類される．リポ蛋白のうち，カイロマイクロンは小腸で吸収されたトリグリセリドと腸管リンパ管内で結合し，その他のリポ蛋白は血液中でトリグリセリド，コレステロールと結合して，それらを細胞に運搬している．検査では，リポ蛋白・血清コレステロール・トリグリセリドの増加がみられる．症状は，**黄色腫**，動脈硬化症（心筋梗塞），網膜高脂血症などがみられる．治療には，低コレステロール食などの食事療法，コレスチラミン，ニコチン酸，中鎖脂肪酸などが用いられる．最も頻度が高いのは，**Ⅱ型・家族性高コレステロール血症**（常染色体優性遺伝）で，若年発症の心筋梗塞や角膜輪が特徴である．**Ⅰ型・家族性リポ蛋白リパーゼ欠損症**（常染色体劣性遺伝）では，カイロマイクロン・トリグリセリドが増加し，肝脾腫・腹痛・膵炎などが特徴で，適切な治療がなされれば予後は良好である．

E リソソーム病

　リソソームは細胞質に存在する小胞で，そこでは多くの高分子化合物がリソソーム酵素（酸性加水分解酵素）により分解される．リソソーム酵素欠損により，高分子化合物がリソソーム内に蓄積する疾患を，リソソーム病という．

1 ムコ多糖症（表3）

　ムコ多糖（デルマタン硫酸，ヘパラン硫酸，ケラタン硫酸，コンドロイチン-4-硫酸，コンドロイチン-6-硫酸）は，細胞外マトリックスの構成成分のひとつで，リソソーム酵素により分解される．ムコ多糖の分解障害のためこれらの物質が全身組織に蓄積し，構造機能障害をきたす疾患である．Ⅱ型（ハンター症候群）の遺伝形式は，伴性劣性遺伝である．症状は，特異な顔貌（**粗な顔貌**），骨異常，関節拘縮，肝脾腫，

表3 ムコ多糖症

型	名称	遺伝形式	発症／死亡年齢	症状
				（共通症状）発達遅滞，粗な顔貌，骨異常，関節拘縮，肝脾腫，角膜混濁
IH	ハーラー Hurler	常劣	〜6ヵ月／10歳頃	巨舌，歯肉腫脹，多毛，大頭
IS	シー Scheie	常劣	1〜7歳／予後良	IHよりごく軽症，発達正常
II	ハンター Hunter	伴劣	2〜4歳／15歳頃	IHより軽症，進行性難聴，軽症型もあり
III	サンフィリポ Sanfilippo	常劣	6歳頃／20歳頃	身体症状軽度，角膜混濁なし，重度発達遅滞
IV A	モルキオ Morquio	常劣	乳児期／30歳頃	骨変形は重度，短胴性低身長，知的障害なし，軽症型あり

常劣：常染色体劣性遺伝，伴劣：伴性劣性遺伝

表4 スフィンゴリピドーシス

疾患	遺伝形式	蓄積物質	発症／死亡年齢	症状
ゴーシェ病（Gaucher病）	常劣	グルコセレブロシド（グルコシルセラミド）	I型（小児〜成人）II型（0歳／2歳頃）III型（小児／20〜40歳）	肝脾腫，脾機能亢進症，ゴーシェ細胞（骨髄），骨痛骨折，神経症状（痙攣，失調，ミオクローヌス），酸性ホスファターゼ高値，アンギオテンシン変換酵素高値
ニーマン・ピック病（Niemann-Pick病）	常劣	スフィンゴミエリン	A型（0歳／2〜3歳）B型（幼児〜成人）	チェリーレッドスポット（眼底），肝脾腫，ニーマン・ピック細胞，筋緊張低下→痙縮，退行，肺浸潤（±），B型は神経症状なし
GM_1ガングリオシドーシス	常劣	GM_1ガングリオシド	乳児型（0〜6月／1〜2歳）	高度の発達遅滞，痙攣，粗な顔貌，関節拘縮，肝脾腫，チェリーレッドスポット（眼底）
GM_2ガングリオシドーシス（Tay-Sachs病）	常劣	GM_2ガングリオシド	乳児型（3〜5月／2〜6歳頃）	発達遅滞，痙攣，聴覚過敏，視力障害，頭囲拡大，チェリーレッドスポット（眼底）
ファブリ病（Fabry病）	伴劣	トリヘキソシルセラミド	学童期／40歳頃	四肢疼痛発作・異常知覚，被角血管腫，腎不全，放射状の角膜混濁，心筋梗塞
クラッベ病（Krabbe病）	常劣	ガラクトシルセラミド	乳児型（3〜6月／2歳頃）	病態は神経脱髄，発育障害，発達遅滞，退行，易刺激性，痙攣，痙性四肢麻痺
異染性白質ジストロフィー	常劣	サルファチド	幼児型（1〜2歳／2〜4歳）	病態は神経脱髄，発達遅滞，失調，視神経萎縮，髄液蛋白増加，神経伝達速度遅延

角膜混濁，発達遅滞などである．治療は，骨髄移植や酵素補充療法が行われている．

2 スフィンゴリピドーシス（表4）

　残存酵素活性の程度により同一疾患においても発症時期や重症度が異なり，乳児型，若年型，成人型などに分類されている．治療法のない疾患も多いが，骨髄移植や

酵素補充療法などが一部の疾患では有効である．

3 糖蛋白代謝異常症

糖蛋白水解酵素欠損により未分解産物（オリゴ糖）が蓄積する疾患で，シアリドーシス，ガラクトシアリドーシス，フコシドーシス，マンノシドーシス，ムコリピドーシスⅡ型（I cell 病）などの疾患がある．症状は，発達遅滞，粗な顔貌，肝脾腫，骨変形，被角血管腫，視力障害，難聴などがあり，ムコ多糖症とスフィンゴリピドーシスの症状を併せ持つ．

F ペルオキシソーム病

ペルオキシソームは細胞質内に存在する小胞で，ミトコンドリアでは酸化され難い極長鎖脂肪酸のβ酸化を行うなど，種々の酵素が存在している．

1 脳肝腎症候群 （ツェルベーガー症候群　Zellweger syndrome）

ペルオキシソームが欠損するため，多岐にわたる代謝障害をきたす．中枢神経症状（筋緊張低下，重度精神運動発達遅滞，痙攣），肝症状（肝腫大，線維化，黄疸，肝不全），腎皮質微小囊胞，特有の顔貌（前額部突出，鼻根扁平，眼間離開，大泉門開大）が主要症状である．その他，膝蓋骨の点状石灰化，網膜色素変性，白内障，心奇形，副腎機能不全などがみられる．病理学的には，神経細胞の移動障害のため，多小脳回・厚脳回，異所性灰白質などを認める．予後は不良で，乳児期に死亡する．

2 副腎白質ジストロフィー

伴性劣性遺伝病で，種々の病型があり，発症年齢もさまざまであるが，小児期に発症する病型では 7〜12 歳で発症する．ペルオキシソームにおけるβ酸化障害により，極長鎖脂肪酸が細胞内に増加するため，大脳白質の脱髄と副腎機能不全をきたす．症状は，行動異常，知能低下で発症し，歩行障害，視力・聴力障害，構音・嚥下障害，痙攣をきたし，最終的には除脳硬直となり，発症後 1〜4 年で死亡する．早期の骨髄移植が有効である．

G プリン，ピリミジン代謝異常

1 レッシュ・ナイハン症候群　Lesch–Nyhan syndrome

ヒポキサンチン-グアニン ホスホリボシールトランスフェラーゼの欠損によって高尿酸血症をきたす伴性劣性遺伝病である．症状は，生後 6 ヵ月までに発達障害で発症し，知的障害，アテトーゼ様不随意運動，痙性麻痺をきたす．1 歳半頃から出現する自傷行為（自分の口唇や指を噛み切る）が特徴である．高尿酸尿症による尿酸結石のため，水腎症を発症することがあるが，痛風の発症はまれである．治療は，キサンチン酸化酵素阻害薬であるアロプリノールにより尿酸の産生を抑制するが，神経症状の

H 銅代謝異常

1 ウィルソン病　Wilson disease

　銅輸送蛋白遺伝子異常のため，銅の胆汁中への排泄障害とセルロプラスミンの合成障害をきたし，肝をはじめとして全身（主に大脳基底核や腎）に銅が蓄積する常染色体劣性遺伝病である．症状は，肝障害（AST・ALT 上昇，劇症肝炎，肝硬変），神経障害（構音障害，振戦，ミオクローヌス，ジストニア，歩行障害，知能障害），溶血性貧血で，角膜に銅が沈着し**カイザー・フライシャー角膜輪**がみられる．検査では，血清セルロプラスミン低値（約 95%），血清銅低値，尿中銅排泄増加がみられる．早期に診断し，銅制限食，D-ペニシラミンの内服（空腹時，1 日 2〜3 回）を生涯持続すれば，予後はよい．

2 メンケス病　Menkes disease

　細胞内銅輸送蛋白（ATP-7A）の機能障害により，腸管における銅吸収が障害され，諸臓器の銅欠乏をきたす伴性劣性遺伝病である．多くは 3〜4 ヵ月頃に痙攣，ミオクローヌス，筋緊張低下，発達遅滞で発症する．ちぢれた頭髪，脳血管障害などがみられ，中枢神経障害は急速に進行し，2〜3 歳までに死亡する．血清銅および血清セルロプラスミンが低下する．

I ビタミン代謝異常

　通常量のビタミンでは効果はみられないが，大量のビタミン投与により症状の改善がみられ，投与を中止すると再び悪化する疾患を**ビタミン依存症**という．B_1 依存性メープルシロップ尿症，B_1 依存性ピルビン酸脱水素酵素複合体欠損症，B_6 依存性ホモシスチン尿症，B_6 依存性痙攣，先天性 B_{12} 吸収不全，B_{12} 依存性メチルマロン酸血症，ビタミン D 依存性くる病（I 型，II 型）などの疾患が知られている．

III. 小児の栄養・代謝とその障害

総　論

1　小児期栄養の意義

　　小児の正常な発育・発達を促すためには適切な栄養を与える必要がある．特に発育・発達の盛んな乳幼児期には各種栄養素が必要十分に与えられなければならない．
　　また，小児の栄養行為は単に健康な身体を作るのが目的ではない．適切な親子関係を構築し，食生活を通じて心の発達をも促すものである．したがって，画一的な方法をとるのではなく，子どもの個性に合わせて，いかにして与えるかを常に念頭に置く必要がある．

a. 食事摂取基準（表1）

　　食事摂取基準は，健康な個人または集団を対象として，国民の健康の維持・増進，エネルギー・栄養素欠乏症の予防，生活習慣病の予防，過剰摂取による健康障害の予防を目的とし，エネルギー及び各栄養素の摂取量の基準を示すものである．
　　これより摂取量が下回っていても，不足している確率が高まるということであり，必ずしも栄養不足に陥るというわけではない．

　1. エネルギー量（表1-a）

　体重1kgあたりに換算すると1日のエネルギーの食事摂取基準は，年齢の幼いほど多く要求される．これは基礎代謝に多くのエネルギーが消費されるためである．

　2. 蛋白質（表1-a）

　蛋白質は細胞の主要な構成成分となっている．最終的にアミノ酸まで分解された後，吸収利用される．蛋白質の食事摂取基準もエネルギーの食事摂取基準と同様に，体重1kgあたりでは乳児期は成人に比べて著しく多いが，年齢と共に次第に減少していく．

　3. 脂質（表1-a）

　脂質はエネルギー源として必要なだけでなく，身体構成成分として重要な役割を果

表1 日本人の食事摂取基準（0～29歳，2005年版）

（a）基準体位，エネルギー，タンパク質，脂質

年齢 (歳)	基準身長 (cm)		基準体重 (kg)		エネルギー[1] (kcal/日)		蛋白質 (g/日)		脂肪エネルギー比率[4] (%)
	男性	女性	男性	女性	男性	女性	男性	女性	
0～5（月）	62.6	61.0	6.6	6.1	600[2] 650[3]	550[2] 600[3]	10[2] 15[3]	10[2] 15[3]	50
6～11（月）	71.5	69.9	8.8	8.2	700	650	15[2] 20[3]	15[2] 20[3]	40
1～2	85.0	84.7	11.9	11.0	1,050	950	20	20	20以上30未満
3～5	103.5	102.5	16.7	16.0	1,400	1,250	25	25	20以上30未満
6～7	119.6	118.0	23.0	21.6	1,650	1,450	35	30	20以上30未満
8～9	130.7	130.0	28.0	27.2	1,950	1,800	40	40	20以上30未満
10～11	141.2	144.0	35.5	35.7	2,300	2,150	50	50	20以上30未満
12～14	160.0	154.8	50.0	45.6	2,650	2,300	60	55	20以上30未満
15～17	170.0	157.2	58.3	50.0	2,750	2,200	65	50	20以上30未満
18～29	171.0	157.7	63.5	50.0	2,650	2,050	60	50	20以上30未満

（b）ミネラル，微量元素

年齢 (歳)	マグネシウム (mg/日)		カルシウム[5] (mg/日)		リン[5] (mg/日)		鉄 (mg/日)		亜鉛 (mg/日)		ヨウ素 (μg/日)	
	男性	女性	男性	女性	男性	女性	男性	女性[7]	男性	女性	男性	女性
0～5（月）	21	21	200[2] 300[3]	200[2] 300[3]	130	130	0.4[2] 7.7[3]	0.4[2] 7.7[3]	2[2] 3[3]	2[2] 3[3]	130	130
6～11（月）	32	32	250[2] 400[3]	250[2] 400[3]	280	280	6.0	5.5	3	3	170	170
1～2	70	70	450	400	650	600	5.5	5.0	4	4	60	60
3～5	100	100	600	550	800	800	5.0	5.0	6	6	70	70
6～7	140	130	600	650	1,000	900	6.5	6.0	6	6	80	80
8～9	170	160	700[6]	800	1,100	1,000	9.0	8.5	7	6	100	100
10～11	210	210	950	950	1,150	1,050	10.0	13.0	8	7	120	120
12～14	300	270	1,000	850	1,350	1,100	11.5	13.5	9	7	140	140
15～17	350	300	1,100	850	1,250	1,000	10.5	11.0	10	7	140	140[6]
18～29	340	270	900	700	1,050	900	7.5[6]	10.5[6]	9	7	150	150

（c）水溶性ビタミン

年齢 (歳)	ビタミンB$_1$[1] (mg/日)		ビタミンB$_2$[1] (mg/日)		ナイアシン[1] (mgNE/日)[8]		ビタミンB$_6$[1] (mg/日)		葉酸 (μg/日)		ビタミンB$_{12}$ (μg/日)		ビタミンC (mg/日)	
	男性	女性	男性	女性	男性	女性	男性	女性	男性	女性	男性	女性	男性	女性
0～5（月）	0.1	0.1	0.3	0.3	2	2	0.2	0.2	40	40	0.2	0.2	40	40
6～11（月）	0.3	0.3	0.4	0.4	3	3	0.3	0.3	60	60	0.5	0.5	40	40
1～2	0.5	0.5	0.6	0.5	6	5	0.5	0.5	90	90	0.9	0.9	40	40
3～5	0.7	0.7	0.8	0.8	8	7	0.6	0.6	110	110	1.1	1.1	45	45
6～7	0.9	0.8	1.0	0.9	10	9	0.8	0.7	140	140	1.4	1.4	60	60
8～9	1.1	1.0	1.2	1.1	11	10	0.9	0.9	160	160	1.6	1.6	70	70
10～11	1.2	1.2	1.4	1.3	13	12	1.2	1.2	200	200	2.0	2.0	80	80
12～14	1.4	1.2	1.6	1.4	15	13	1.4	1.3	240	240	2.4	2.4	100	100
15～17	1.5	1.2	1.7	1.3	16	13	1.5	1.2	240	240	2.4	2.4	100	100
18～29	1.4	1.1	1.6	1.2	15	12	1.4	1.2	240	240	2.4	2.4	100	100

(d) 脂溶性ビタミン

年齢 (歳)	ビタミンA (μgRE/日)[9]		ビタミンE[5)10] (mg/日)		ビタミンD[5)11] (μg/日)		ビタミンK[5] (μg/日)	
	男性	女性	男性	女性	男性	女性	男性	女性
0〜5（月）	250	250	3	3	2.5(5)	2.5(5)	4	4
6〜11（月）	350	350	3	3	4(5)	4(5)	7	7
1〜2	250	250	5	4	3	3	25	25
3〜5	300	300	6	6	3	3	30	30
6〜7	400	350	7	6	3	3	40	35
8〜9	450	400	8	7	4	4	45	45
10〜11	550	500	10	7	4	4	55	55
12〜14	700	550	10	8	4	4	70	65
15〜17	700	600	10	9	5	5	80	60
18〜29	750	600	9	8	5	5	75	60

1) 身体活動レベルⅡの推定エネルギー必要量を用いて算出した．
2) 母乳栄養児．
3) 人工乳栄養児．
4) 0〜5, 6〜11月は目安量．その他の年齢は目標量．
5) 目安量．
6) 前後の年齢階級の値を考慮して，値の平滑化を行った．
7) 10歳以上は月経ありの値．
8) NE；ナイアシン当量．
9) RE；レチノール当量．
10) α-トコフェロールについて算出した．α-トコフェロール以外のビタミンEは含んでいない．
11) 適度な日照を受ける環境にある乳児の目安量．（）内は，日照を受ける機会が少ない乳児の目安量．
12) 特に指示のないものは，0〜5, 6〜11月は目安量．その他の年齢は推奨量．

たしている．脂質は，総脂質と飽和脂肪酸について目標量（範囲）が設定されている．食事の栄養素のエネルギー比に準拠して設定されている．

4. 炭水化物

炭水化物を含む食品は，利用しやすいエネルギーを提供することのほか，他の栄養素の重要な供給源である．17歳以下は，炭水化物の食事摂取基準も定められていない．エネルギー比で50％以上が推奨される．

5. 無機質（表1-b）

無機質は身体の構成成分として，また生理機能上も必要不可欠な栄養素であるが，一般に食品や飲料水中に多量に含まれているので欠乏の心配は少ない．しかし，カルシウムについてはわが国の小児の摂取量は必要量を下回る傾向があり要注意である．また，鉄も離乳期に欠乏しやすいので注意を要する．

6. ビタミン（表1-c, d）

ビタミンは必須栄養素のひとつであるが，中には抗酸化作用や細胞間情報伝達作用などの栄養素以外の作用があることが判明してきている．小児に重要であって食事中に不足しがちなものはビタミンA，C，Dである（p 126参照）．

2 乳児の栄養

乳児が人乳で栄養される場合を**母乳栄養**，牛乳，あるいは牛乳その他の加工品であ

る場合を**人工栄養**，両者の併用を**混合栄養**という．

a. 母乳栄養

1. 母乳栄養の意義

母乳栄養は乳児にとって最も自然な栄養法である．また早期の母乳の授乳は母子関係の確立にも有効である．

① 疾病罹患率，死亡率が低い．その原因は，母乳中には分泌型 IgA，ラクトフェリン，リゾチーム，補体，マクロファージなどの細胞成分といった種々の感染防御因子が含まれているからである．
② 母乳の成分組成は乳児の消化利用に最適である．
③ 母子間における情緒関係が安定する．
④ 抗原性が少ない．
⑤ 清潔である．
⑥ 授乳が簡単である．
⑦ 経済的である．

2. 母乳の分泌

分娩後まもなく分泌される乳を**初乳**といい，黄色を帯びた乳白色の粘稠性のある乳で免疫抗体や酵素を多く含んでいる．3〜6日目には分泌量が急増（**乳汁潮来**）し，7〜10日目には組成も一定してきて**成熟乳**とよばれる．初乳から成熟乳に移行するまでの乳汁を**移行乳**という．

3. 授　乳

a）授乳開始

普通出生後8〜12時間のことが多いが，少なくとも24時間以内に授乳を開始する．

b）授乳間隔

生後1ヵ月はだいたい2〜3時間毎，以降は3〜4時間毎が普通である．哺乳回数と間隔は児の要求に応じて決めて与えればよい（**自律哺乳**）．

c）授乳時間

1回の授乳時間は片方10分ずつ20分以内である．最初の5分間で哺乳量の約半分を摂取する．

4. 母乳不足

以下のような兆候が認められれば母乳不足を疑う．

① 授乳時間が長く30分以上乳首を離さない．
② 授乳間隔が短く3時間以内に頻回に泣く．
③ 不機嫌，睡眠障害．
④ 便秘が起こりやすい．
⑤ 体重増加がよくない．あるいは体重が減少する．

5. 授乳禁忌

以下の場合には授乳を禁止する．

① 母体の感染性疾患：急性感染症や開放性・活動性結核など，児へ感染する危険性がある．

② 母体の重篤な疾患：糖尿病，甲状腺機能亢進症，心不全などがあり，授乳が母体の体力を消耗させる．
③ 母の精神病

6. 授乳障害
母乳分泌が十分でも授乳が困難な場合がある．

a）母体側の原因
最も多い原因は乳頭の裂傷であり，感染して乳腺炎になれば一時授乳を中止して治療する．陥没乳頭，扁平乳頭，小乳頭などの乳頭の形態異常も原因となる．

b）児側の原因
低出生体重児や脳障害児にみられる哺乳力障害，口唇裂，口蓋裂といった口腔の奇形，口内炎，鼻閉による呼吸困難などが原因となる．

7. 母乳栄養の問題点

a）母乳黄疸
母乳が遷延性黄疸の原因となることがある．母乳中止の必要はないことが多い（各論 IV．新生児・低出生体重児，p 144 参照）

b）ビタミン K 欠乏
本章各論，p 127 参照．

c）経母乳感染
HIV は経母乳感染が証明されており，母乳哺育は禁忌とされている．

d）その他
ほとんどの薬剤は母乳中に移行するので，乳児への影響を考慮する必要がある．タバコやアルコールも悪影響がある．近年，ダイオキシンによる母乳汚染が明らかになっているが，母乳の重要性を考慮すると，今すぐ母乳を禁止する必要はないというのが環境庁ダイオキシンリスク評価検討会の中間報告（1996.12）による見解である．

8. 母乳の保存
母乳分泌不良の対策，NICU 入院中の児，あるいは直接授乳できない場合に母乳を搾乳して保存し，必要に応じて授乳することができる．冷蔵または冷凍保存するが，冷凍下では細胞成分の活性は失う．

b．人工栄養
諸種の理由で母乳哺育が行えず，母乳以外の乳汁で乳児を保育する場合を人工栄養という．わが国では調整粉乳に依存しており，牛乳はあまり用いられない．

1. 母乳と牛乳の比較（表2）
表2に示すように牛乳は母乳に対して蛋白質，灰分が多く乳糖が少ない．また，質的にもそれぞれの栄養素の組成が異なり，牛乳栄養は母乳栄養に劣る．

2. 調整粉乳（表2）
人工栄養ではわが国ではほとんど100％近くが調整粉乳を用いている．調整粉乳とは母乳化を目標として牛乳に種々の操作が加えられた物である．

表2 母乳・牛乳・育児用粉乳・離乳期幼児期用粉乳の成分比較　　（100 ml 中）

	母乳	牛乳	育児用粉乳	離乳期幼児期用粉乳 6ヵ月〜	離乳期幼児期用粉乳 9ヵ月〜
調乳濃度（％）	—	—	12.7 〜14	13.6	13 〜14
エネルギー（kcal）	65	59	67 〜70	66	63 〜67.8
蛋白質（g）	1.1	2.9	1.5 〜 1.71	2.20	2.16〜 2.52
脂肪（g）	3.5	3.2	3.50〜 3.61	2.95	2.45〜 2.94
糖質（g）	7.2	4.5	7.05〜 8.09	7.63	7.68〜 8.39
灰分（g）	0.2	0.7	0.27〜 0.31	0.48	0.46〜 0.57
カルシウム（mg）	27	100	44 〜55	85	70.0 〜95.2
マグネシウム（mg）	3	10	4.6 〜 5.9	6.8	7.0 〜 9.8
ナトリウム（mg）	15	50	15 〜21	27.2	28.0 〜32
カリウム（mg）	48	150	57 〜70	85	91 〜110.2
リン（mg）	14	90	26 〜27.9	47.6	27 〜53.0
鉄（mg）	0.1	0.1	0.78〜 0.9	1.13	1.0 〜 1.1
銅（μg）	30	7	41 〜50		
亜鉛（mg）	0.32	0.37	0.34〜 0.39		
ビタミンA（IU）	170	110	195〜 238	170	175〜 196
B$_1$（mg）	0.01	0.03	0.04〜 0.08	0.08	0.04〜 0.07
B$_2$（mg）	0.03	0.15	0.06〜 0.1	0.11	0.10〜 0.14
C（mg）	5	φ	5.8 〜 6.5	6.8	6.8 〜 7.0
D（IU）	φ	φ	41.9 〜 52.5	44.9	40.8 〜60
E（mg）	0.4	0.1	0.52〜 1.0	1.0	0.7 〜 0.82
パントテン酸（mg）			0.2 〜 0.39	0.27	0.27〜 0.35
ナイアシン（mg）	0.2	0.1	0.55〜 0.84	0.58	0.7 〜 1.1
葉酸（μg）			5.3 〜14.0	5.7	7.0 〜27.2

（山口規容子，水野清子共著：小児栄養学　改訂第2版，1999，診断と治療社）

a) 育児用調整粉乳

蛋白質・脂肪・糖質・灰分などの質と量を母乳のそれに近づけ，各種のビタミン剤や鉄，亜鉛，銅などを添加している．

その他，<u>低出生体重児用の低出生体重児用粉乳</u>，離乳後期から幼児期にかけての栄養補給を目的とした<u>離乳期幼児期用粉乳（フォローアップミルク）</u>がある．

3. 調　乳

a) 調　乳　法

①<u>無菌操作法</u>：家庭や乳児の少ない保育所などで用いられる．哺乳便など調乳に用いる器具を消毒しておき，できるだけ細菌汚染を避けるように取り扱いに注意して調乳を行う．

②<u>終末殺菌法</u>：集団保育や牛乳を用いる場合にとられる方法である．哺乳瓶に分注された調整乳を最後に加熱消毒する．

b) 授　乳　法

母乳栄養と同様に，乳児が欲しがるときに欲しがるだけ与える自律授乳（自律哺乳）方式をとる．

表3 離乳食の進め方のめやす

区分			離乳初期	離乳中期	離乳後期	離乳完了期
月齢（ヵ月）			5〜6	7〜8	9〜11	12〜15
回数	離乳食（回）		1→2	2	3	3
	母乳・育児用ミルク（回）		4→3	3	2	※
調理形態			ドロドロ状	舌でつぶせる固さ	歯ぐきでつぶせる固さ	歯ぐきで噛める固さ
1回あたり量	I	穀類 (g)	つぶしがゆ 30→40	全がゆ 50→80	全がゆ（90→100）→軟飯80	軟飯 90 →ご飯 80
	II	卵 (個)	卵黄 2/3以下	卵黄→全卵 1→1/2	全卵 1/2	全卵 1/2→2/3
		または豆腐 (g)	25	40→50	50	50→55
		または乳製品 (g)	55	85→100	100	100→120
		または魚 (g)	5→10	13→15	15	15→18
		または肉 (g)		10→15	18	18→20
	III	野菜・果物 (g)	15→20	25	30→40	40→50
	調理用油脂類・砂糖 (g)		各 0→1	各 2→2.5	各 3	各 4

※牛乳やミルクを1日300〜400 mℓ

1) 付表に示す食品の量などは目安である．なお，表中の矢印は当該期間中の初めから終わりへの変化（たとえば，離乳初期の離乳食1→2は5ヵ月では1回，6ヵ月では2回）を示す．
2) 離乳の進行状況に応じた適切なベビーフードを利用することもできる．
3) 離乳食開始時期を除き，離乳食には食品I，II（1回にいずれか1〜2品），IIIを組み合わせる．なお，量は1回1食品を使用した場合の価であるので，たとえばIIで2食品使用のときは各食品の使用量は示してある量の1/2程度を目安とする．
4) 野菜はなるべく緑黄色野菜を多くする．
5) 乳製品は全脂無糖ヨーグルトを例として示した．
6) 蛋白質性食品は，卵，豆腐，乳製品，魚，肉などを1日に1〜2回使用するが，離乳後期以降は，鉄を多く含む食品を加えたり，鉄強化のベビーフードを使用する．調理用乳製品の代わりに育児用ミルクを使用するなどの工夫が望ましい．
7) 離乳初期には固ゆでにした卵の卵黄を用いる．卵アレルギーとして医師の指示のあった場合には，卵以外の蛋白質性食品を代替する．詳しくは医師と相談する．
8) 豆腐の代わりに離乳中期から納豆，煮豆（つぶし）を用いることができる．
9) 海藻類は適宜用いる．
10) 油脂類は調理の副材料として，バター，マーガリン，植物油を適宜使用する．
11) 塩，砂糖は多すぎないように気をつける．
12) ハチミツは乳児ボツリヌス症予防のため満1歳までは使わない．
13) ソバ，サバ，イカ，タコ，エビ，カニ，貝類などは離乳初期・中期には控える．
14) 夏期には水分の補給に配慮する．また，果汁やスープなどを適宜与える．

（厚生省児童家庭局母子保健課：小児保健55：127，1996）

c. 混合栄養

母乳の他に育児用調整粉乳を用いて，母乳と粉乳両方で乳児の栄養を行うことをいう．母乳の分泌が不足する場合や，母親の就労あるいは生活上の便宜のために採られる．母乳の不足分だけ引き続き粉乳を与える方法と，母乳は母乳，粉乳は粉乳と別々に与える方法とがある．

d. 治療乳

　　牛乳アレルギー治療のための大豆乳，カゼイン加水分解乳*，乳糖不耐症治療のための無乳糖乳などがある．また，先天代謝異常症の治療乳があり，医師の処方箋を必要とする．

e. 離　　乳

　　離乳とは母乳または育児用ミルクなどの乳汁栄養から幼児食に移行する過程をいう．

1. 離乳の必要性

生後5〜6ヵ月たっても乳汁栄養だけを続けていると，体重増加不良，貧血傾向，皮膚の緊張の減退がみられるようになる．この原因は乳汁のみで栄養必要量を満たすためには水分過剰になること，各栄養素が不足することによる．また，適当な時期に離乳を開始しないと，乳汁以外の食物に対して興味を失い，咀嚼能力の獲得も困難となる．

したがって，乳児は成長過程のどこかで乳汁栄養から離乳栄養に切り替えなければならない．

2. 離乳の原則

a）離乳の開始

初めてどろどろした食物を与えたときをいう．生後5ヵ月開始が妥当と考えられている．早くても4ヵ月以降，遅くても6ヵ月中に開始することが望ましい．

b）離乳の完了

形のある食物を噛み潰すことができるようになり，主な栄養源が乳汁以外の食物になることである．通常生後12〜15ヵ月頃であり，遅くとも18ヵ月頃までには完了する．

c）離乳食の条件と進め方（表3）

離乳の進行過程に応じて食べやすく，かつ消化しやすく調理してあれば，食品の種類にはこだわらない．乳児の能力に応じて，決して無理強いをせず，型どおりの一律な進め方は避ける．

近年，多種類のベビーフードが市販されており，離乳食品として使用できる．

3　幼児の栄養

　　幼児期は乳児期に比べると発育速度はゆっくりになるもののなお発育旺盛で，十分な栄養が必要である．咀嚼能力や消化機能も整ってはくるが，成人に比べると不十分で，それなりの配慮が必要である．

a. 食品構成

　　わが国の食習慣では蛋白質，カルシウム，鉄，ビタミン類が不足しやすいので，これらに重点を置く．

＊：カゼインを数種類の酵素で分解し，低分子化し，抗原性を低下させたもの．

b. 献立と調理

　　2歳くらいまでは消化しやすい形に調理するが，5～6歳になれば成人とだいたい同じでよい．幼児の心理傾向に配慮して，食事の外観，味，食器についても配慮する．規則的な生活リズムを確立し，食事に集中できる環境を整える．

c. 間　食

　　幼児では3度の食事だけでは必要カロリーを十分取れない．したがって，1日1～2回補食する必要がある．食事への食欲を損なわない程度で，通常1日の所要熱量の10～15％を間食として与える．一般に午前10時と午後3時の2回に分けて与える．

d. 偏　食

　　偏食によって栄養障害が生じるほどのことは少ない．原因としては子ども自身の問題よりも，家庭環境や養育態度が関与する．強制せず，調理法や盛り付けの工夫などでその食品への嗜好が出るのを気長に待つ．

4　学童の栄養

　　学童期には消化吸収力，代謝活性は高まり，運動も活発になってエネルギー代謝は亢進し，食欲も旺盛になる．思春期においては旺盛な発育を考慮して，男女とも成人よりも多くのエネルギーを摂取するよう勧められている．

a. 学校給食

　　学校給食法によって以下の目標が掲げられている．
　　① 日常生活における食事について，正しい理解と望ましい習慣を養う．
　　② 学校生活を豊かにし，明るい社交性を養う．
　　③ 食生活の合理化，栄養の改善および健康の増進を図る．
　　④ 食料の生産，配分および消費について，正しい理解に導く．

b. 栄養・食生活上の問題点

　　1. 嗜　好
　　この時期の偏食癖は次第に固定化する．
　　2. 欠食・孤食
　　朝食の欠食，家庭における孤食化傾向が問題になっている．
　　3. ダイエット
　　思春期の女子に美容目的のダイエット経験者が多いが，その内容が問題である．
　　4. 貧　血
　　小学校高学年の女子に，成長のスパートや月経がみられる場合，鉄の供給が間に合わないと鉄欠乏性貧血が起こりやすい．
　　5. ペットボトル症候群
　　清涼飲料水のペットボトルを持ち歩いて絶えず口にする結果，急性の糖尿病の症状を呈することがある．

各　　論

A 肥　　満

　肥満とは脂肪組織が過剰に蓄積した状態と定義されている．しかし，現時点では小児の体脂肪量を簡便かつ的確に計測する方法がない．したがって，過体重の程度により肥満を評価するのが一般的であり，普通肥満度が用いられる．肥満度は以下の計算式で求められる．

$$肥満度 ＝(実測体重－標準体重)÷標準体重× 100$$

　肥満度20％以上30％未満を軽度肥満，30％以上50％未満を中等度肥満，50％以上を高度肥満というが，幼児期では15％を境界とする．

　肥満には基礎に病気がある症候性肥満と，それ以外の単純性肥満があるが，小児では大多数が単純性肥満である．

1 単純性肥満

概　念

　摂取エネルギー量と消費エネルギー量の差が体脂肪として蓄積された状態である．近年増加傾向にあり，特に男児にその傾向が強い．生活習慣病の予備群と位置づけられる．原因としては，遺伝因子，環境因子，心理因子などがある．

症　状

　均等肥満であり，身長年齢，骨年齢ともに暦年齢よりも進んでいることが多い．女児では初潮が早く発来することが多い．合併症として，高血圧，糖尿病，高脂血症，脂肪肝などがある．高度になるとピックウィック症候群（各論 X. 呼吸器疾患，p 250 参照）を併発することもある．

診　断

　肥満度測定による．BMI（総論 I. 成長と発達，p 8 参照），体脂肪率，皮下脂肪厚なども参考になる．最近，小児でも内臓脂肪型肥満が増えてきており，腹部CTが診断に有用である．

治療・対応

　食事療法を主体として運動療法を併用する．発育期であることを考慮し，成長，発達を妨げないことが肝要である．小児期の肥満の約3分の1から半数が成人肥満に移行するといわれ，生活習慣病予防のうえからも肥満予防が大切である．

2 症候性肥満

　基礎疾患や薬物に伴うものであり，原因治療により改善する．クッシング症候群（各論 V. 内分泌疾患，p 165 参照），プラダー・ヴィリー症候群（各論 I. 先天異常と染色体異常，p 97 参照），フレーリッヒ症候群，副腎皮質ホルモン内服などがある．

B 生活習慣病

生活習慣病とは，食習慣，運動習慣，休養，喫煙，飲酒などの生活習慣が，その発症・進行に関与する症候群である．小児の生活習慣病としては高血圧，肥満，高脂血症，糖尿病などが含まれる．

C 栄養失調症

栄養摂取の量的または質的不足に基づくやせを栄養失調症という．

1 蛋白エネルギー栄養失調症

概　念

蛋白とカロリーが同時に，しかもさまざまな割合で不足することによって起こる一定範囲の病的状態であり，この状態は乳幼児に最も高頻度に発現し，しばしば感染症を合併する．摂取栄養の質的・量的不良に起因するものと，さまざまな疾患によって食物摂取が困難であったり，吸収障害によって続発的に出現するものがある．被虐待児症候群によることもある．

症　状

主症状はやせである．下痢を起こしやすく，感染症になりやすい．低血圧，徐脈，低体温，浮腫などがみられる．

a. 消耗症（マラスムス）

一般に摂取エネルギーの不足に基づく．乳児期に多く，胃腸症状を示すことが多い．乳児期の栄養失調症として死亡率が高い．

b. クワシオコル

主として蛋白質欠乏によるものであり，1～3歳児に多い．皮膚，毛髪の変化，脂肪肝，浮腫などをみる．

診　断

症状，詳細な問診，検査所見による．

治療・対応

原因を除去し，食事内容の偏りを正し，十分な静養を取らせる．

D 糖尿病 （diabetes melltitus；DM）

糖尿病は膵臓のインスリン分泌低下，または組織におけるインスリンの作用障害のために糖質代謝が低下し，高血糖および糖尿をきたす代謝性疾患である．

1　1型糖尿病

概　念

　小児期に発症する糖尿病の大部分は1型である．発症には自己免疫が関与するとされ，自己抗体が存在する患者にウイルス感染などが引き金となって膵β細胞の破壊をもたらし，インスリン分泌が低下する．その結果ブドウ糖利用が障害され，代わりにエネルギー源として脂肪が分解されるためにケトン体が体内に蓄積する．

症　状

　口渇，多飲，多尿，全身倦怠感などがある．急速に進行してケトアシドーシスを起こしやすく，嘔吐，下痢，腹痛などがみられる．さらに進行すると，高度脱水，意識障害，糖尿病性昏睡に至る．この場合深くて長い**クスマウル呼吸**，呼気のアセトン臭を認める．経過中に，糖尿病性腎症，糖尿病性網膜症，神経障害，易感染性などを合併することもある．

診　断

　上記症状と高血糖が認められれば診断は容易である．

治療・対応

① 急性期：ケトアシドーシス（糖尿病性昏睡）に対しては（1）脱水の補正，（2）高血糖の是正，（3）ケトアシドーシスの補正，が基本となる．最初は生理食塩水で補液を始め，速攻型インスリンの少量持続投与を開始する．
② 慢性期：
　（1）インスリン療法：現在は家庭での自己注射が認められている．
　（2）食事療法：総エネルギー量としては次式がよく用いられるが，食事摂取基準を基にすればよい．

$$摂取熱量(kcal/日) = 1,000 + (年齢 - 1) \times 100$$

栄養素配分は，炭水化物，脂質，蛋白質を熱量比で5：3：2とするのが一般的である．
　（3）運動療法は，規則的・計画的な有酸素運動が有益である．
　経過中注意すべきことは，低血糖症である．

2　2型糖尿病

概　念

　成人発症の糖尿病の大部分を占めるが，最近では小児期でも増加傾向にある．インスリン抵抗性とインスリン分泌不全がさまざまな程度にみられるものであり，インスリン抵抗性に基づく高インスリン血症の持続により膵β細胞が疲弊しインスリン分泌障害を招き発症すると推定されている．家族集積性があり，肥満，過食，運動不足，ストレスなどの環境因子も関与している．HLAとの相関は乏しい．

症　状

　1型に比べて発症，進行は緩徐で，学校検尿や医療機関での尿検査によって偶然発見されることが多い．肥満を伴うことが多い．

診　断

経口ブドウ糖負荷試験による．

治療・対応

食事療法と運動療法が基本である．コントロール不良例では経口血糖降下薬などを用いることもある．

Ⓔ 低血糖症

　低血糖の診断基準は，生後 72 時間までは成熟児で血糖値が 30 mg/dl 以下，低出生体重児で 20 mg/dl 以下，生後 72 時間以降は共に 40 mg/dl 以下である．

　中枢神経系は，ブドウ糖を唯一のエネルギー源として利用するため，低血糖症は中枢神経系に重大な影響を与えることが多い．

1 インスリン過分泌低血糖症

概　念

　インスリン過分泌による低血糖症の総称で，多くは**ロイシン過敏性低血糖症**ともよばれている．新生児期の低血糖の最も多い原因は先天性の高インスリン血症であり，膵腺腫性過形成を膵臓内に限局して認めるタイプと膵臓 β 細胞のびまん性の異常を認めるタイプがある．生後 12 ヵ月以降では高インスリン血症はまれであるが，膵島細胞の腺腫によるもので，多くは 5 歳以上にみられる．

症　状

　新生児では，易刺激性，異常な泣き声，幼少児では活動性の低下，顔色不良，不機嫌などがみられる．さらに低血糖が進むと，無呼吸，痙攣，昏睡となる．

診　断

　大部分は生後 3 ヵ月以内に重篤な低血糖を発症する．低血糖症状はたいてい空腹時に出現するが，ロイシン過敏性を示す場合は授乳後に出現する．

治療・対応

　低血糖による症状を改善し，低血糖による脳後遺症の出現を防止する．そのため，高張ブドウ糖を点滴静注する．ジアゾキサイドや酢酸オクトレオチドを用いることもある．あるいは外科的治療が必要となる場合もある．

2 ケトン性低血糖症

概　念

　幼児期に認められる低血糖症の中で最も頻度が高い．飢餓に対する生体の代謝調節機構が正常範囲内の下限にあることが病因と考えられている．前日の夕食摂取量の不足，発熱，疲れ，高脂肪食の摂取などいくつかの因子が重なり，早朝に低血糖となる．加齢と共に発症頻度は低下し，10 歳までに消失する．

症　状

　低血糖の程度により，活気がない，冷汗，生欠伸，嘔吐，頭痛，腹痛，顔面蒼白などが出現し，進行すると意識混濁，痙攣，昏睡に至る．

［診　断］
低血糖，尿中ケトン陽性．

［治療・対応］
経口摂取可能なら，糖質を少量頻回に与える．嘔吐・脱水があれば高張ブドウ糖を静注する．再発予防のためには，3食を規則正しく摂り，特に夕食の摂取が不十分のときは，就寝前に糖質を補給しておく．

F ビタミンの過剰と不足

脂溶性ビタミン（A, D, E, K）では過剰症・欠乏症が問題となり，水溶性ビタミン（B_1, B_2, B_6, B_{12}, C，ナイアシン，葉酸，ビオチン）では欠乏症が問題となる．病歴，臨床症状，血中濃度等から診断する．

1 ビタミンA過剰症

［概　念］
ビタミンAの過剰摂取による．肝油の取りすぎ，誤った中心静脈栄養などが原因となる．

［症　状］
頭痛，嘔吐，大泉門膨隆などの脳圧亢進症状，骨の腫脹，肝腫大などが認められる．

［治療・対応］
ビタミンA摂取を中止する．

2 ビタミンD過剰症

［概　念］
くる病などの治療の際にビタミンD製剤を過剰摂取した場合と，ビタミンD感受性の亢進が原因となる場合がある．

［症　状］
不機嫌，食思不振，嘔吐，多飲多尿，高カルシウム血症，骨粗鬆症，腎障害などがみられる．

［治療・対応］
ビタミンDの投与を中止し，1ヵ月ほど低カルシウム食とする．

3 ビタミンA欠乏症

［概　念］
ビタミンAは上皮，器官，臓器の成長・分化に関与する．欠乏症は先進諸国ではまれである．栄養障害や，胆道系の閉鎖による慢性脂肪吸収障害の結果として生じる．

［症　状］
夜盲症と結膜，角膜の障害で始まり，重度になると失明する．成長障害，呼吸器の易感染性も起こる．

F. ビタミンの過剰と不足　127

> 治療・対応

ビタミンAを大量に投与する．

4　ビタミンD欠乏症

> 概　念

ビタミンDは腸管からのカルシウム吸収を促進し，骨の再構築を調節することにより，カルシウムの恒常性の維持に働く．食品から摂取されるか，または皮膚にあるプロビタミンDが紫外線で変換されて生ずる．欠乏は古典的には日光浴の不足，摂取量の不足で発症するが，腸管吸収の低下，腎機能障害でも発生する．

> 症　状

主症状は**くる病**（軟骨内骨化の障害）である．**頭蓋癆**（頭部を押すとピンポン玉のようにペコペコする），O脚，**肋骨念珠**（肋骨肋軟骨移行部の腫脹），不機嫌，筋トーヌスの低下などがみられる．

> 治療・対応

ビタミンD製剤の投与とカルシウムの補充を行う．

5　ビタミンK欠乏症　（各論 XI. 血液・造血器疾患，p 260 参照）

> 概　念

ビタミンKは肝臓で血液凝固因子（II，VII，IX，X）の合成に関与する．したがって，欠乏すると出血傾向が現れる．

> 症　状

1）新生児メレナ

生後2〜4日に発症することが多い．主に消化管に出血する．

2）乳児ビタミンK欠乏症

生後1〜2ヵ月の間に突然頭蓋内出血で発症する予後不良な重篤な疾患である．突然，哺乳力低下，痙攣，意識障害を起こす．母乳栄養児に多い．抗生物質の長期投与，肝・胆道系疾患などの際にもみられる．

> 治療・対応

ビタミンK製剤の投与．予防的に出生時，1週後，1ヵ月後の3回ビタミンKを投与する．

6　ビタミンB_1（サイアミン）欠乏症

> 概　念

運動量が多く，エネルギーの消費の激しい年長児・思春期に糖質の多い食品に依存すると起こりやすい．思春期の児で極端なインスタント食品，清涼飲料水の偏食時に認められる．

> 症　状

① **乳児脚気**：母体にビタミンB_1欠乏がある母乳栄養児で発症する．2〜4ヵ月の乳児に起こりやすい．不機嫌，吐乳，嗄声，眼瞼下垂，右心肥大などが起こる．

② **脚気**：倦怠感，しびれ，腱反射の消失，心不全などを呈する．

7 ビタミン B₂（リボフラビン）欠乏症

概念
極端な粗食，肝臓障害，抗生物質の長期投与による合成障害などで発症する．

症状
口角炎，口唇炎，舌炎，肛門周囲炎，眼結膜炎などが主要である．

治療・対応
ビタミン B₂ 投与．

8 ビタミン B₆（ピリドキシン）欠乏症

概念
食事性に起こることはまれであり，抗結核薬であるイソニアジド内服中に起こりやすい．また，依存症がある．

症状
乳児の痙攣，末梢神経炎，貧血，皮膚炎が主症状である．**ビタミン B₆ 依存性痙攣**は家族内発症の傾向があり，新生児期に発症し，不安・嘔吐・痙攣を主徴とする．

治療・対応
ビタミン B₆ の投与．依存症では大量投与を必要とする．

9 ビタミン C 欠乏症

概念
ビタミン C は膠原線維の形成と維持に関与している．欠乏症は食事中の欠乏または食品の過熱し過ぎによる．日本ではほとんどみられない．

症状
壊血病ともいわれ，歯肉の腫脹・出血，骨膜下出血，皮下出血を呈する．

治療・対応
ビタミン C の投与．

G 無機質の欠乏症

それぞれの元素について欠乏症が起こりうるが，日常臨床上問題となるのは亜鉛・銅・セレンの3種類である．

1 亜鉛欠乏症

概念
低出生体重児，難治下痢症，長期中心静脈栄養児でみられる．特殊な病態として，亜鉛の選択的吸収不全により発症する**腸性肢端皮膚炎**がある．

> **症　状**
> 成長障害，性成熟障害，皮膚炎，脱毛，下痢，味覚障害，食思不振，創傷治癒の遅延，免疫能低下がみられる．

> **治療・対応**
> 亜鉛投与．

2 銅欠乏症

> **概　念**
> 慢性下痢，長期経静脈または経管栄養に伴って起こりうる．特殊な病態として，銅の利用障害によって発生する**メンケス病**（各論 II．先天代謝異常，p 111 参照）がある．

> **症　状**
> 低体温，筋緊張低下，精神運動発達遅滞，皮膚・毛髪の色素減少，くる病様変化，貧血，白血球減少がみられる．メンケス病では重篤な中枢神経症状をきたす．

> **治療・対応**
> 硫酸銅投与．

3 セレン欠乏症

> **概　念**
> わが国では食事中にセレンが不足することはない．慢性の栄養障害や長期にわたる経静脈栄養，経管栄養剤の使用に伴って起こりうる．

> **症　状**
> 筋肉痛．

> **治療・対応**
> セレンの投与．

H 吸収不全症候群

腸管内における食物の消化，または消化物質の吸収が障害され，異常に大量の栄養物が糞便中に失われる状態をいう．

1 セリアック病（グルテン誘発性腸症）

> **概　念**
> 小麦やライ麦に含まれるグルテンを摂取することによって誘発される，原発性の吸収不全である．乳児期後半に発症する．わが国ではまれ．

> **症　状**
> 大量の脂肪便を伴う下痢便，やせ，発育停止，貧血，低蛋白血症などを伴う．

> **診　断**
> チャレンジテスト．小腸粘膜の生検．

> 治療・対応

小麦・ライ麦の除去食療法を行うが，3分の1は予後不良である．

2 膵嚢胞性線維症

> 概念

全身の外分泌腺異常に基づく常染色体劣性遺伝病である．白人に多くわが国ではまれ．

> 症状

膵外分泌不全の症状として脂肪便を伴う吸収不全，慢性気管支炎，汗の電解質異常など．新生児期に胎便性イレウスを認めることもある．

> 診断

家族歴と臨床症状，ならびに汗中の Na, Cl の高値．

> 治療・対応

低脂肪・高蛋白・高エネルギー食．膵酵素の補充も行う．

I その他の代謝異常

1 アセトン血性嘔吐症

> 概念

自家中毒症，**周期性嘔吐症**ともよばれる小児特有の疾患で，反復性の嘔吐を主徴とする．2～10歳の児に多く，思春期以降には認められない．上気道感染，疲労，精神的ストレスなどを誘引として発症することが多い．

> 症状

急に元気がなくなり，ぐったりして嘔吐が始まる．脱水が進行すると顔面蒼白，頻脈などが認められるようになり，重症例では痙攣，意識障害，呼気のアセトン臭が認められることもある．

> 診断

血中，尿中ケトン体高値．

> 治療・対応

原因疾患があればその治療を行う．糖質・水分の経口的，経静脈的補給を行う．年齢と共に改善する．

IV. 新生児, 低出生体重児

総　論

1　新生児の定義

新生児 new born とは一般的には出生より生後 28 日未満の児をさし，この期間を新生児期 neonatal period とよぶ．子宮内の生活より子宮外の生活への移行時期であり，色々な生理的適応が行われる．特に，生後 7 日未満を早期新生児期とよぶ．

a. 在胎週数による分類

早産児 preterm infant：在胎 37 週未満で出生した児
正期産児 normal term infant：在胎 37 週以上 42 週未満で出生した児
過期産児 postterm infant：在胎 42 週以上で出生した児

b. 出生体重による分類

低出生体重児 low birth weight infant：出生体重が 2,500 g 未満の児
極低出生体重児 very low birth weight infant：出生体重が 1,500 g 未満の児
超低出生体重児 extremely low birth weight infant：出生体重が 1,000 g 未満の児
巨大児 giant baby：出生体重が 4,000 g 以上の児
超巨大児：出生体重が 4,500 g 以上の児

c. 在胎週数と出生体重の組み合わせによる分類

出生体重が在胎週数に見合った体重か，あるいは重いか軽いかによって分類したもの．出生時体重基準曲線（**図 1**）において，10 パーセンタイル以上 90 パーセンタイル未満を正常とする．
不当軽量児 light-for-dates infant：
　出生体重が在胎週数と比較して 10 パーセンタイル未満の児

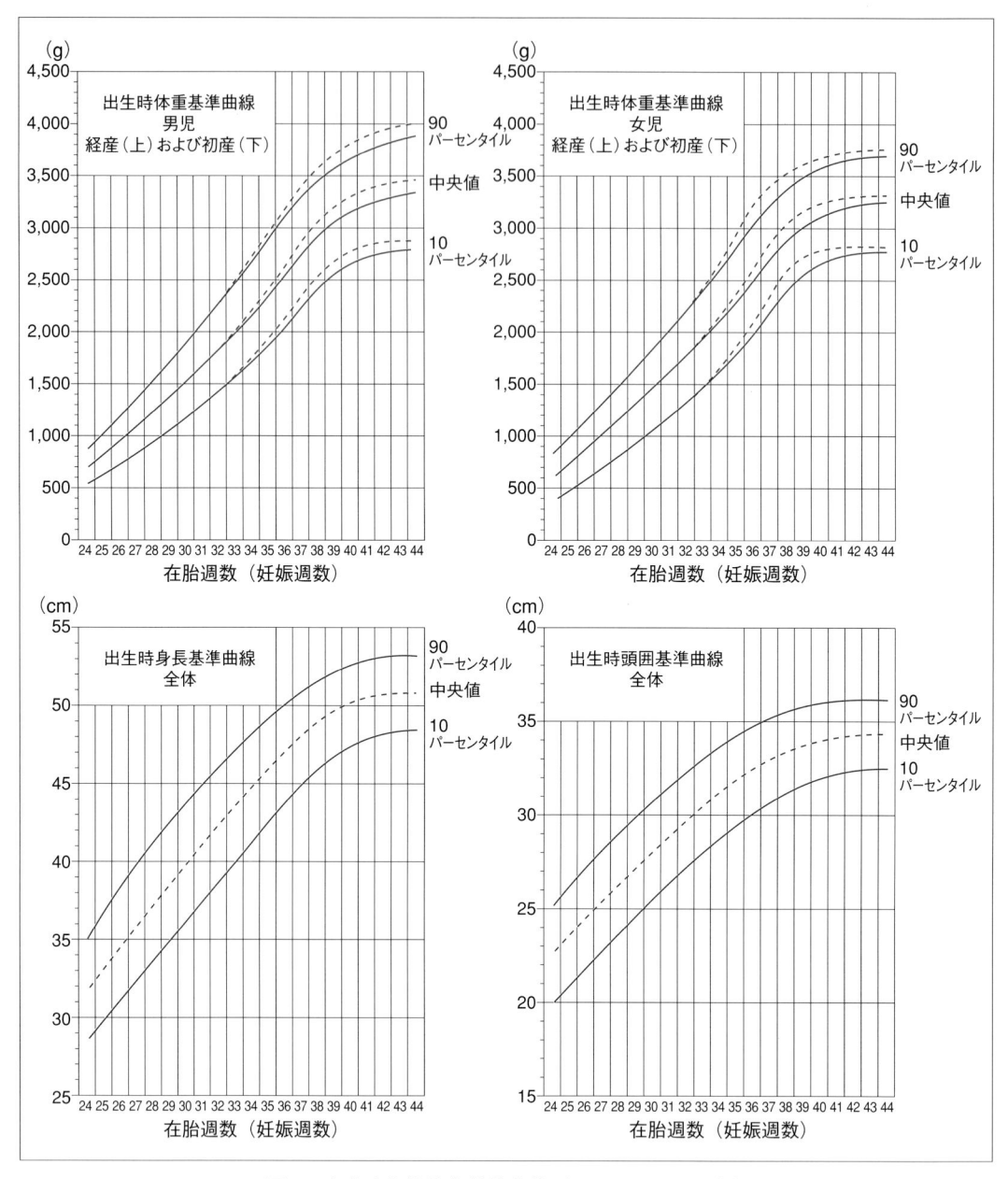

図1 出生時体格発育基準曲線（パーセンタイル版）
（1994年度厚生省研究班・1994年改定）
（中村肇：NEW小児科学 改訂第2版，清野佳紀他編，南江堂，p 168, 2003）

相当体重児 appropriate-for-dates infant：
　出生体重が在胎週数と比較して10パーセンタイル以上90パーセンタイル未満の児
不当重量児 heavy-for-dates infant：
　出生体重が在胎週数と比較して90パーセンタイル以上の児

2　新生児の生理

a. 体　　重

　　平成 12 年度の厚生省の調査によれば，男児，女児共におよそ 3,000 g で出生する．生後 2～4 日間，出生体重の 5～10% 程度体重は減少する．これを生理的体重減少という．その後，哺乳量も増加し生後 1 週間で出生体重にもどる．その後，順調なら生後 1 ヵ月までは 1 日 30～50 g の勢いで体重は増加する．おおよそ生後 3 ヵ月で出生体重の 2 倍，生後 1 年で約 3 倍の 9 kg に達する．

b. 身　　長

　　平成 12 年度の厚生省の調査によれば，平均で男児 49.0 cm，女児 48.4 cm で出生する．生後 1 年で出生時の約 1.5 倍の男児 74.9 cm，女児 73.1 cm になる．

c. 頭　　部

　　平成 12 年度の厚生省の調査によれば出生時の頭囲は，平均で男児 33.5 cm，女児 33.1 cm である．体幹に比して大きい．

d. 呼　　吸

　　胎児の肺は肺胞液という液体で満たされている．一部は産道を通過する際に圧迫により排出され，残りは第一呼吸時に間質より血流，リンパ流に吸収される．肺胞水の吸収が遅延すると新生児一過性多呼吸とよばれる呼吸障害をきたす．その後の呼吸調節は，血液中酸素濃度，二酸化炭素濃度，pH の化学受容体を介して呼吸中枢にて調節される．出生当初は不規則であるが，徐々に 1 分間に 40～50 回に安定する．1 分間に 60 回以上の呼吸が続くのは異常である．

e. 循　　環

　　胎児は，胎児循環とよばれる特殊な循環を形成している（図 2）．その特徴として以下の点があげられる．
① ガス交換は胎盤で行われる．
② 臍帯静脈を酸素飽和度の高い動脈血が流れ，臍帯動脈を胎児循環を終えた静脈血が流れる．
③ 肺呼吸の必要がないため，肺循環量は少なく肺血管抵抗は高い．
④ 卵円孔と動脈管は生理的に開存している．卵円孔にて右房より左房に酸素飽和度の高い血流が流れ，左室，大動脈を通り上半身，特に脳への循環が保たれる．右室よりの血流はほとんどが動脈管（右→左短絡）を通り主に下半身に流れる．
⑤ 静脈管という臍帯静脈と下大静脈をつなぐ短絡路が存在し右房への血流をスムーズにしている．

　　出生し臍帯の血流が途絶え，かつ肺での呼吸が開始されると，肺血管抵抗は急激に低下し肺血流量は増大する．静脈管，動脈管，卵円孔の 3 つの短絡路は閉鎖し成人と同様の循環となる．特に動脈管は大動脈圧が上昇し左→右短絡となり，肺呼吸による

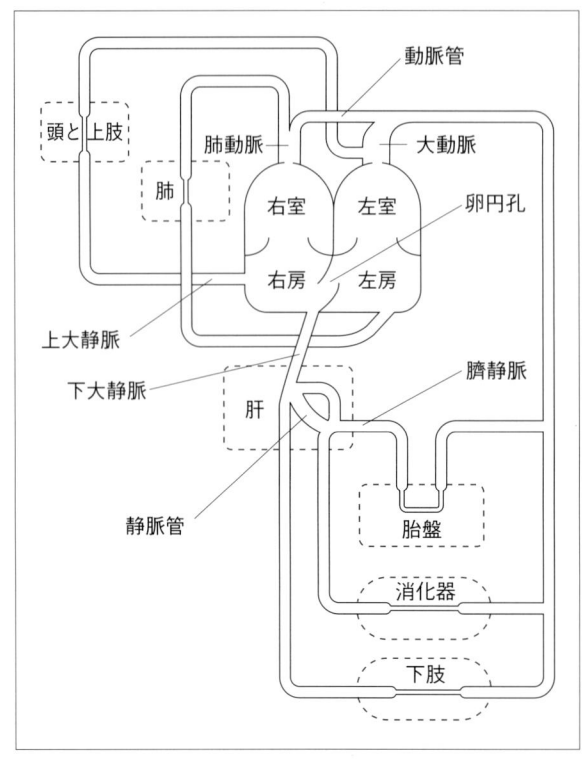

図2 胎児循環の構造
（Watson, 1968）
（宮本信也：NEW 小児科学　改訂第2版，清野佳紀他編，南江堂，p14，2003）

酸素分圧の高い動脈血が流れることにより，生後およそ1日で閉鎖する．

f. 腎機能

胎児は，子宮内でも尿を排出し，羊水はほとんどが胎児尿由来である．そのため，先天的な腎臓疾患では，羊水過小が重要な症状となる．出生後は，生後24時間以内に最初の排尿が認められる．胎盤に依存しているため，胎児の腎機能は比較的未発達のままで出生に至り，腎濃縮力は成人のおよそ半分であり，尿比重も低い．そのため，過剰の電解質・蛋白質等の負荷は避けなければならない．

3 異常徴候

a. 呼吸器症状

1分間に60回以上の呼吸を多呼吸といい，呼吸窮迫症状のひとつである．それ以外に，シーソー呼吸，陥没呼吸，鼻翼呼吸，呻吟等（総論 V. 小児のプライマリケアと救命救急医療，p71参照）が呼吸障害の徴候であり，これらをスコアー化した Silverman Retraction Score（図3）が呼吸状態の評価に用いられる．

20秒以上続く呼吸の停止，あるいは持続時間は短くとも徐脈・低酸素血症を伴う呼吸停止を無呼吸発作という．早産児，低出生体重児に多い．

b. 循環器症状

心拍数は，通常1分間に120～140回であり，100回以下が続く場合を徐脈，180

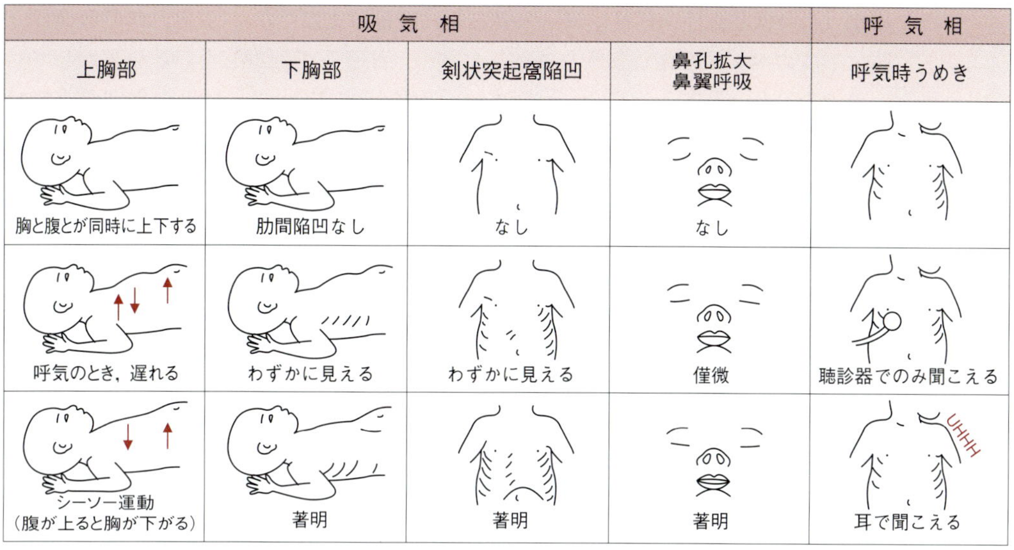

	吸 気 相				呼 気 相
	上胸部	下胸部	剣状突起窩陥凹	鼻孔拡大 鼻翼呼吸	呼気時うめき
GRADE 0	胸と腹とが同時に上下する	肋間陥凹なし	なし	なし	
GRADE 1	呼気のとき，遅れる	わずかに見える	わずかに見える	僅微	聴診器でのみ聞こえる
GRADE 2	シーソー運動 （腹が上ると胸が下がる）	著明	著明	著明	耳で聞こえる

図3 retraction score
（Silverman, 1956）
（中村肇：NEW 小児科学 改訂第2版，清野佳紀他編，南江堂，p 176, 2003）

回以上が続く場合を頻脈と考える．母体 SLE（全身性エリテマトーデス）の児，先天心奇形に合併する先天性完全房室ブロックでは，胎児期より徐脈がみられ心不全が進行するために妊娠継続を断念し，出生後速やかにペーシングを行う場合もある．頻脈は，心不全，敗血症等の感染症，呼吸障害など多くの病態で観察される．

チアノーゼは，皮膚，口唇，舌，口腔粘膜の色調の変化であり，還元ヘモグロビンの量に関係する．還元ヘモグロビンが 4〜6 g/dl を超えるとみられるため，多血症の場合には出現しやすく，逆に貧血では起こりにくいので注意が必要である．チアノーゼ型先天性心疾患でみられる心性チアノーゼ以外にも，呼吸器疾患でみられる肺性チアノーゼ，四肢末端のみにみられる末梢性チアノーゼがある．

c. 消化器症状

1. 嘔吐

嘔吐は比較的よく認められる症状であり，多くは問題のないものであるが，ときに重大な疾患の症状である場合があり注意深い観察が必要である．まず，嘔吐の回数，吐物の量，吐物の性状，全身状態等を確認する．腹部膨満，便通異常にも注意する．消化器疾患だけでなく，感染症や中枢神経疾患の可能性にも留意し鑑別診断を進めることが重要である．

d. 神経症状

1. 新生児痙攣

仮死，核黄疸（p 144 参照），頭蓋内出血，髄膜炎，先天代謝異常症，低血糖症，低カルシウム血症等，多くの疾患で痙攣がみられる．新生児期には，年長児のいわゆる

痙攣（全身性強直性間代性痙攣）と異なり，瞬目（まばたき），流涎，無呼吸発作，上肢・下肢のペダルを踏むような運動，などの，注意して観察しないと見逃がしてしまいそうな発作（subtle seizure）が多い．次に記す Jitteriness との鑑別が重要である．

2. Jitteriness

Jitteriness は，四肢の反復的な運動であり，刺激により容易に誘発され，四肢を受動的に屈曲させることにより中断させることができる，眼球異常を伴わない，といった特徴を持っている．通常は，病的意義はないが，頻度が多い，生後長く続く（通常は生後3日以内に消失する）場合には，新生児痙攣に準じた対応が必要である．

3. 易刺激性

易刺激性とは，児が微細な刺激に対しても過剰に反応することをいう．特に，モロー反射（総論 I. 成長と発達，p 14 参照）が著明となる．重篤な感染症や中枢神経疾患の初期に認められることがあり，注意が必要である．

e．大泉門膨隆

常に，大泉門*をチェックすることは非常に重要である．大泉門の膨隆は，髄膜炎，水頭症，脳浮腫，脳室内出血等，脳圧亢進を反映し，逆に陥没は，脱水の重要な徴候である．

4 合併症妊娠

a．糖尿病母体

母体の妊娠中の高血糖が胎児の膵臓を刺激し，高インスリン血症となるために胎児期，新生児期にいろいろな症状を認める．インスリンは胎児の成長因子であるため出産時には巨大児となる．出生し，母体よりのグルコースの供給が途絶えるが，インスリンの過剰分泌は生後しばらく続くために低血糖となる．その他，多血症，低カルシウム血症，低マグネシウム血症，黄疸などを認める．妊娠中の母体の血糖管理が最も重要な治療となる．出生後は，上記症状の出現に注意し，適切な対症療法を行う．

b．全身性エリテマトーデス（systemic lupus erythematosus；SLE）（各論 VII．リウマチ性疾患と類縁疾患，p 186 参照）

全身性エリテマトーデス（SLE）罹患母体より出生した児が，母親よりの移行抗体により皮膚症状，房室ブロック，溶血性貧血，血小板減少等の多彩な症状を示す病態を新生児ループスという．母親の自己抗体の中で，特に重要なものは，抗 SS-A 抗体，抗 SS-B 抗体であり，これらが陽性の場合には，児に重篤な房室ブロックを認め，胎児期に胎児不整脈，それに伴う胎児心不全，胎児水腫等を認めることがあるので，厳重な妊娠管理が必要である．環状紅斑，光過敏症等の皮膚症状，血液異常は通常は一過性であり自然治癒する．房室ブロックは重症例では，ペースメーカー治療の適応となる場合もある．また，母体が，腎障害，胎盤血管炎を合併し胎盤機能不全や

---

*：頭部の菱形のくぼみ．1歳から1歳6ヵ月までに閉じる．

妊娠中毒症となり，子宮内胎児発育不全を示す症例も多い．

c. 甲状腺疾患

　母体が甲状腺疾患の場合，移行する自己抗体の種類，母体投与中の薬剤の胎児への移行などにより，児は，甲状腺機能亢進，機能低下の両方の病態をとりうる．母体の自己抗体の中で抗甲状腺刺激ホルモン受容体抗体は，IgG 抗体であり胎盤を通過するが，甲状腺機能を亢進させる刺激抗体と，低下させる抑制抗体の2種類があり，それぞれ新生児に一過性の機能異常をきたしうる．抗甲状腺薬も胎盤を通過するため，児が一過性に機能低下を示す可能性がある．

各　　論

A 呼吸器疾患

1　新生児仮死

　出生時の呼吸開始がスムーズに行えず，それに伴う低酸素血症，循環障害，代謝障害等により，全身臓器，特に中枢神経系に後遺障害を残す重篤な疾患である．出生直後の呼吸が確立されず，呼吸障害が持続した場合，低酸素血症により，呼吸性アシドーシスさらには代謝性アシドーシスが進行する．循環動態も傷害され，さらに低酸素状態が進行するという悪循環に至る．低酸素脳症に至った場合には，痙攣，脳室内出血等を認め後遺脳障害を残す可能性が高い．胎盤早期剝離，胎盤機能不全，母体妊娠中毒症，臍帯脱出，遷延分娩など多くの要因がある．

症状・診断

　Apgar score が一般的に用いられている（表1）．心拍数，呼吸，筋緊張，反射，皮膚色の5項目を各2点，計10点満点で採点し，3点以下を重症仮死（白色仮死），4～6点を軽症仮死（青色仮死），7点以上を正常と判断する．胎児仮死に続発することが多いため，胎児心拍モニターによる厳重な監視が必要であり，発症が予測される場合には，新生児科医が出産に立会い，速やかな蘇生ができるような体制作りが重要である．血液ガス検査では，低酸素・高二酸化炭素血症，呼吸性アシドーシスと代謝性ア

表1　新生児仮死の評価（Apgar score）

点数	0	1	2
心拍数	ない	緩徐（100以下）	正常（100以上）
呼　吸	ない	弱々しい泣き声	強く泣く
筋緊張	だらんとしている	いくらか四肢を曲げる	四肢を活発に動かす
反射性	反応しない	顔をしかめる	泣く
皮膚色	前身蒼白または暗紫色	体幹淡紅色，四肢チアノーゼ	全身淡紅色

（上谷良行：NEW 小児科学　改訂第2版，清野佳紀他編，南江堂，p 182，2003）

シドーシスの混在，乳酸の増加，組織の低酸素状態を反映した逸脱酵素（GOT，CPK，LDH）の上昇，低血糖，高カリウム，低カルシウム血症などが認められる．

> [治 療]

まず速やかに蘇生手技を行う．鼻腔・口腔・喉頭の吸引を充分に行った後，気道を確保し酸素を投与する．状況によっては気管内挿管を行い呼吸を確保する．循環不全に対しては，心マッサージを行いながら，ただちに血管を確保し，強心薬・ブドウ糖液等を投与する．血管確保が間に合わない場合は強心薬の気管内投与も考慮する．蘇生後は，安静・保温につとめ，血液ガス・電解質・血糖をチェックし，必要な補正を行いながら呼吸・循環を良好な状態に保つ．痙攣・脳浮腫に対しては，抗痙攣薬・脳圧降下薬を投与する．脳障害を予防・軽減目的の低体温療法が近年注目されている．

2 胎便吸引症候群

胎児仮死により胎児が低酸素血症に陥ると，反射にて羊水中に胎便を排泄し，さらにあえぎ呼吸によりその胎便で汚染された羊水を気道内に吸引する．胎便に汚染された羊水は胎児の消化管分泌液，脱落細胞，胎脂等を含み，強い酸性を示すため，気道内に吸引されると化学性肺炎を起こす．これが，胎便吸引症候群である．本症の発生には，反射の確立という要素が必要となるため，通常は成熟児に起こる．

> [症 状]

胎児仮死徴候を認めた成熟児が，出生後呼吸障害を認める．胸部X線写真では，吸引による無気肺と代償性の過膨張が混在した斑状陰影を示す．

> [治 療]

発症予防が第一．胎児仮死徴候のある成熟児で，特に出生時の羊水に混濁を認める場合には，胎便吸引を防ぐ目的で，第1呼吸の前にしっかりと口腔・鼻腔・咽頭・喉頭部の吸引を行う．呼吸障害が出現した場合には，酸素投与，人工呼吸器管理等を行う．この際には気胸の合併に注意する．体外循環による管理が必要な重症例もある．

3 新生児一過性多呼吸

出生後，速やかに吸収されるべき肺胞液が肺胞内に貯留したままの状態で，呼吸が開始されたため一過性に新生児に呼吸障害がみられる場合がある．これを新生児一過性多呼吸という．肺胞液の吸収に重要な役割を持つ産道通過時の胸郭の物理的圧迫を受けずに出生する帝王切開の場合に多くみられる．

> [症 状]

病名の通り多呼吸が主症状である．チアノーゼのみられないことも多く，通常は2〜3日以内に軽快する．重症例では，陥没呼吸，呻吟等も認められる．

> [診 断]

胸部X線写真にて，肺門陰影の増強，肺野の気腫状陰影が認められる．

> [治 療]

通常は，低濃度酸素投与のみで軽快する．人工呼吸器管理が必要な場合もある．

4 呼吸窮迫症候群

　肺胞の虚脱を防ぎ，ふくらませておくために必要な界面活性物質（肺サーファクタント）が不足し呼吸不全をきたす病態である．肺サーファクタントは，在胎20週頃より肺胞II型上皮細胞にて合成され，34～35週頃までに肺表面全体を覆う．そのため，在胎32週未満の早産児において最も頻度の高い呼吸障害である．

【症　状】

　生後しばらくして多呼吸，陥没呼吸，呻吟等の呼吸障害が認められチアノーゼが出現する．その後，次第に悪化し，生後24～48時間頃に最も悪い状態になるが，徐々に呼吸状態が改善し4～5日で症状は消失していく．

【検　査】

　胸部X線写真では，Bomselの分類が広く用いられている（表2）．肺胞虚脱の程度をI～IV度に分類しているが，IV度では，すりガラス状陰影と気管支透亮像が特徴である（図4）．鑑別診断としては，B群溶血性連鎖球菌（GBS）による肺炎が重要である．

　羊水中の表面活性物質の有無を推定するエタノールシェーキングテストや，児の胃内容物にて推定するマイクロバブルテストにて，出生前や出生後早期に発症予測を行い迅速に対応する必要がある．

表2　呼吸窮迫症候群のX線分類（Bomsel）

I度：軽度のすり硝子様陰影のみで気管支透亮像はない
II度：すり硝子様陰影と中央陰影を越えない気管支透亮像
III度：強いすり硝子様陰影で中央陰影も不鮮明．気管支透亮像は中央陰影を越える
IV度：全肺野に均等な濃厚陰影で中央陰影も全く不明．気管支透亮像あり

（上谷良行：NEW小児科学　改訂第2版，清野佳紀他編，南江堂，p 184, 2003）

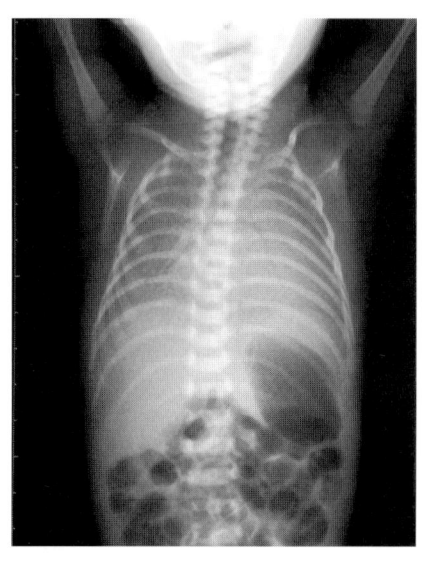

図4　呼吸窮迫症候群（RDS）（X線像）
すりガラス状陰影と気管支透亮像を認める．

治療

人工的に合成した肺サーファクタントが開発され，治療に用いることが可能となり，治療成績は向上した．人工サーファクタント投与と共に，人工呼吸器による管理を行う．充分なモニターを行いながら，肺胞虚脱を防ぐため呼気終圧を陽圧に保つ持続陽圧呼吸あるいはこれに強制換気を組み合わせた呼吸管理を行う．

予防

早産を予防することが第一である．羊水による出生前診断にて肺の未熟性が証明され，ステロイドホルモンが投与可能な症例では，母体にステロイドを投与することにより胎児の肺の成熟が促される．

5 新生児慢性肺疾患

従来，呼吸窮迫症候群（RDS）に引き続き起こる気管支肺異形成（BPD）や，ウイルソン・ミキティー症候群とよばれていた長期間続く呼吸障害を総称して新生児慢性肺疾患とよぶようになった．厚生省研究班は，「先天奇形を除く肺の異常により酸素投与を必要とするような呼吸窮迫症状が新生児期に始まり日齢28を超えて続くもの」と定義した（表3）．成因は一様ではなく，肺の未熟性，呼吸管理による酸素の毒性・圧損傷，胎内感染を含む種々の感染等が複雑に関与している．表に示すように胸部X線写真上それぞれ特徴的な所見を認める．

表3 慢性肺疾患の定義

I. 新生児の呼吸窮迫症候群（RDS）が先行する新生児慢性肺障害で，生後28日を越えて胸部X線上び漫性の泡沫状陰影もしくは不規則索状気腫陰影を呈するもの
II. RDSが先行する新生児慢性肺障害で，生後28日を越えて胸部X線上び漫性の不透亮像を呈するも泡沫状陰影もしくは不規則索状気腫状陰影には至らないもの
III. RDSが先行しない新生児慢性肺障害で，臍帯血のIgM高値，胎盤炎，臍帯炎など出生前感染の疑いが濃厚であり，かつ，生後28日を越えて胸部X線上び漫性泡沫状陰影もしくは不規則索状気腫状陰影を呈するもの
IV. RDSが先行しない新生児慢性肺障害で，出生前感染に関しては不明であるが，生後28日を越えて胸部X線上び漫性泡沫状陰影もしくは不規則索状気腫状陰影を呈するもの
V. RDSが先行しない新生児慢性肺障害で，生後28日を越えて胸部X線上び漫性の不透亮像を呈するも泡沫状陰影もしくは不規則索状気腫状陰影には至らないもの
VI. 上記I〜Vのいずれにも分類されないもの

上記を表にすると下のようになる

	RDS	IgM高値 胎盤炎 臍帯炎	28日以上 泡沫状／気腫状 陰影
I	＋	－	＋
II	＋	－	－
III	－	＋	＋
IV	－	不明	＋
V	－	－	－
VI			

（厚生省研究班，1991.9.25）

症状

多呼吸，陥没呼吸等の呼吸窮迫症状と共に，哺乳不良，体重増加不良等も認める．酸素投与のみならず，長期間の人工呼吸器管理が必要な症例もある．

治療

水分負荷を避けるために水分制限を行う．また，肺間質の水分除去・気道抵抗の低下・肺コンプライアンス改善の目的で利尿薬や気管支拡張作用を有するアミノフィリンを投与する．重症例では，ステロイド投与が試みられている．

B 循環器疾患

1 新生児遷延性肺高血圧症 (persistent pulmonary hypertension of the newborn ; PPHN)

新生児遷延性肺高血圧症は，胎児期の循環から出生後の循環へと大きく変化する際に，仮死や呼吸障害により，肺血管抵抗が減少せず，胎児循環が遺残し肺高血圧が持続する状態である．開存している動脈管と卵円孔にて右-左短絡が生じるため高度の低酸素血症を引き起こす．

原因

多くは仮死，胎便吸引症候群，先天性横隔膜ヘルニアなどに続発する．

症状

高度のチアノーゼ，呼吸障害，心拡大，肝腫大等を認める．チアノーゼ型心奇形との鑑別が重要となることがある．

診断

心臓超音波検査による動脈管および卵円孔での右-左短絡の証明．

治療

人工呼吸器による呼吸管理，アシドーシスの補正等の管理と共に昇圧薬，血管拡張薬（プロスタグランジン，ニトログリセリン，トラゾリンなど）を用いる．一酸化窒素（NO）吸入療法が用いられることもある．重症例では，体外循環にて管理する．

2 未熟児動脈管開存症

胎児循環において重要な役割を持つ動脈管が，出生後速やかに閉鎖せずに開存した状態が続くことを動脈管開存症という．動脈管の未熟性がみられる未熟児，低出生体重児に多い．呼吸窮迫症候群の回復期に合併することも多い．

症状・診断

低酸素血症，心不全による尿量減少，浮腫，肝腫大，心拡大などがみられる．聴診にて連続性雑音を聴取する．心エコー検査にて直接動脈管内の短絡血流を描出できる．

治療

水分制限，プロスタグランジン合成阻害薬（インドメタシンなど）投与．無効の場合には外科的動脈管結紮術を行う．

C 消化器疾患

1 消化管閉鎖

先天的な消化管奇形であり，閉鎖部位により，食道閉鎖，十二指腸閉鎖，小腸閉鎖，鎖肛等に分類される．

症　状

新生児消化管閉鎖の症状としては，嘔吐，腹部膨満，便通異常があげられる．十二指腸以下の閉鎖では，胆汁性嘔吐となり，吐物はアルカリ性となる．腹部膨満は，進行すると呼吸状態に影響し，呼吸困難も認められる．

診　断

産科管理における超音波検査の進歩に伴い，出生前診断のつく症例が増加している．最も一般的な所見は，胎児の嚥下障害による羊水過多である．

症状から，新生児消化管閉鎖が疑われる場合には，腹部単純X線写真が重要である．閉塞がある場合には，その口側で拡張した胃あるいは腸管のガス像とともに，その肛門側のガス像の欠如を認める．食道閉鎖症では，ネラトンカテーテルを挿入し，それが胃に到達せず，閉鎖部で先端が反転するコイルアップ像が重要．鎖肛では，倒立撮影により，直腸盲端ガス像が肛門より離れて認められるのが特徴である．症状が進み，消化管穿孔を合併した場合には，腹腔内遊離ガス像を認める．

下部消化管閉鎖では，注腸造影検査が重要となる．閉鎖部より肛門側の腸管は非常に細い（Micro Colon）．

治　療

疑われた場合には，哺乳を中止し，胃管を注入し，胃内容を吸引する．輸液にて，水分管理を行い治療計画をたて，手術を施行する．

2 新生児壊死性腸炎

新生児壊死性腸炎は，周産期に仮死等の既往のある新生児（主に低出生体重児）が，授乳開始後に，腹部膨満，胆汁性嘔吐，血便等の症状を呈する予後不良の疾患である．

原　因

腸管の未熟性を基盤に仮死などを原因とする虚血・低酸素血症などが加わり，さらに，ミルク，細菌感染などのストレスが加わり回腸末端から結腸にかけて壊死性変化をきたすと考えられている．

症　状

授乳開始後，哺乳不良，腹部膨満，経管栄養の場合には胃内の残乳の増加等の症状で始まり，胆汁性嘔吐，胆汁性の胃内吸引液，腹壁の色調の変化，下血などの症状を認める．さらに，消化器症状だけでなく，体温不安定，無呼吸発作，嗜眠傾向，循環不全，代謝性アシドーシス，播種性血管内凝固症候群（DIC）などの全身症状を認めるようになる．

診　断

初期には便潜血陽性，腸雑音消失，腹部膨満等を認める．この段階でリスクのある

児では本症の発症を常に疑い厳重に対応することが重要である．腹部単純X線写真では，腸管の拡張，腸壁内ガス像，門脈内ガス像，腹腔内遊離ガス像などの所見がみられる．

> 治　療

経口栄養，経管栄養を中止し，経静脈栄養，抗生物質投与を行う．胃内チューブをいれ，胃内容の吸引を頻回に行う．循環不全が認められるときには，新鮮凍結血漿の投与，ショック状態が続くときには，交換輸血を行うこともある．症状がすすめば，腸管穿孔をきたし手術が必要となる．リスクのある児では，人工乳ではなく母乳を投与するなどの発症予防も重要である．

D 黄　疸

1 新生児の黄疸

a. 生理的黄疸

胎生期に胎児が産生するビリルビンは胎盤を通じて母体に移行し母親の肝臓で処理されている．出生を境として，新生児は自分でこの処理を行わなければならなくなるが，以下のような理由により，その処理が充分に行えずほとんどの新生児が一過性に黄疸を呈する．これが生理的黄疸である．

① ビリルビンの過剰産生
　（A）赤血球寿命が短い（胎生期のヘモグロビンは胎児性ヘモグロビン HbF といわれ在胎 34 週頃を境に，急速に成人型ヘモグロビン HbA に置換される．）
　（B）体重あたりの循環赤血球量が多い．
② ビリルビン抱合能の未発達
　肝臓でのビリルビン抱合能が未熟（bilirubin UDP-glucuronyltransferase の活性が低い）なため，肝細胞へ取り込んで処理することが充分に行えない．
③ 抱合ビリルビンの胆汁中への排泄能の低下

生理的黄疸は生後 24 時間以降に出現し，その増加速度もゆるやかで，ビリルビンはほとんどが非抱合型である．治療の必要もないが，病的黄疸との鑑別を充分に行う必要がある．

b. 病的黄疸

病的黄疸を生理的黄疸と鑑別する要点は，
① 早発黄疸：生後 24 時間以内の黄疸．血液型不適合の可能性が強い．
② 急激な血清ビリルビン濃度の上昇
③ 高いビリルビン濃度：15 から 17 mg/dl 以上
④ 遷延性黄疸：2 週間以上続く黄疸
⑤ 抱合型ビリルビン濃度の高い黄疸：2 から 3 mg/dl 以上
である．

2　血液型不適合

大部分は次の2つの不適合である．
① Rh不適合：多くはRhD因子の不適合，ときに他の亜型の不適合．母親がRhマイナス，児がRhプラスの場合．第2子以降が多い．
② ABO不適合：母親がO型で児がA，BあるいはAB型の場合

生後24時間以内，重症例では出生直後より黄疸を認める．この場合には，確認のための検査を行うと共に，交換輸血を含めた治療を早急に考慮する．

3　胆道閉鎖症

胎生期における胆道，特に肝外胆管の閉塞による閉塞性黄疸とそれに伴う肝線維化を呈する疾患である．遷延性黄疸を認め，次第に増強する．便の色が黄色から次第に灰白色へと変化し，尿色はビリルビン尿のため黄褐色となるのが特徴である．肝・脾腫を伴うものが多く，血液検査では，直接型ビリルビンの高値を認める．早期に診断し，遅くとも生後90日までには，外科的治療を行うことが，その後の治療効果に影響するため，遷延性黄疸を認める場合には，常に念頭におき鑑別診断を進めることが重要．

4　新生児肝炎

胆道閉鎖症との鑑別が重要な病態である．閉塞性黄疸，肝内胆汁鬱滞による直接型高ビリルビン血症を示し，既知の胆道系疾患が除外される原因不明の症候群である．血清リポプロテインXが鑑別に有用な場合もあるが，胆道閉鎖症との鑑別がつかず，試験開腹や肝生検で初めて診断される場合も多い．

5　核黄疸

大脳基底核を中心にビリルビンが沈着し脳細胞に障害をきたす病態である．アテトーゼ型脳性麻痺の主要原因である．

6　母乳黄疸

母乳栄養児では，健康でも黄疸が遷延することがあり，これを母乳黄疸という．母乳をやめると急速にビリルビンの値は低下するが，通常は無症状であり母乳をやめる必要はない．

E　分娩外傷

出生時の分娩過程における身体への外傷を分娩外傷という．児頭骨盤不適合，骨盤位分娩や，それに対する鉗子分娩，吸引分娩などに合併することが多い．

1　産　瘤

児頭先進部が産道で圧迫されることにより，皮下組織に血液や滲出液が貯留するた

めに起こる浮腫性の腫瘤である．頭位経腟分娩に多く頭部の変形とともにみられることが多い．骨盤位分娩の場合には臀部にみられる．自然消失するため，自然観察のみでよい．

2 頭血腫

児頭が産道で圧迫されるため，頭蓋骨とその骨膜の間の血管が破綻し骨膜下に血液が貯留する．境界が明瞭な波動性のある腫瘤となり，産瘤が縫合を超えて広がることがあるのに対して，縫合を超えて広がることはない．大きな場合には貧血や，血腫が吸収されるときの黄疸に留意する必要がある．特別な治療は必要ないが，自然消失には時間を要する．穿刺排液は感染の危険性があり禁忌とされている．

3 帽状腱膜下血腫

帽状腱膜と頭蓋骨骨膜の間にできた血腫である．吸引分娩に合併することが多く，ときに非常に広範囲に広がることがあり，貧血や出血性ショックをきたすことがある．

4 鎖骨骨折

肩甲部の娩出傷害等により発生する．骨折側の手を動かさない，モロー反射の非対称などの症状を示すがまったく無症状で胸部X線写真で偶然発見されることもある．

5 頭蓋骨骨折

鉗子分娩などに合併することがある．帽状腱膜下血腫を伴っていることがあり注意を必要とする．

6 顔面神経麻痺

顔面神経が鉗子により直接損傷される，あるいは分娩中に母親の仙骨に圧迫されることにより発症する．傷害を受けた部位と同側の表情筋の麻痺により，閉眼できず，口角はひきつれ大きく開口できない．予後は良好で，特別な治療を必要とせず，生後2～3週間で治癒することが多い．

7 上腕神経麻痺

分娩中に上肢が強く牽引されることによって，腕神経叢（C5～Th1）が機械的傷害を受けることにより生じる．骨盤位分娩，巨大児，遷延分娩等に合併する．傷害部位により，上位型 Duchenne–Erb 麻痺，下位型 Klumpke 麻痺，全麻痺に分類される．上位型 Duchenne–Erb 麻痺は，C5，C6の損傷で肘を伸展し前腕を回内した肢位をとる．患肢を肩よりうえに挙上することができず，患側のモロー反射は消失する．下位型 Klumpke 麻痺は C7～Th1 の損傷で手関節や手指の運動麻痺が認められ，把握反射は消失する．通常は，生後3～4ヵ月で軽快する．拘縮を予防し，適度のリハビリテーションを行う．

F 神経疾患

1 脳室周囲白質軟化症 (periventricular leukomalacia ; PVL)

脳室周囲白質軟化症は，側脳室周囲（後角上部，外側部の白質が多い）の白質がいろいろな原因による低酸素および血流・血圧低下により壊死を起こした状態である．この部位は血管の走行等の解剖学的特徴により，低酸素等の影響を受けやすい特徴があり，早産児，低出生体重児の痙性脳性麻痺の主要原因となっている．

診断

早産児，低出生体重児の管理，特に呼吸管理の必要な児においては，常に本症の発症を念頭に置き，頭部超音波検査による定期的な管理を行う．頭部超音波検査では，まず，脳室周囲高エコー領域（PVE ; periventricular：側脳室周囲の白質のエコー輝度が高い状態．脈絡叢のエコー輝度と比較して判定する）に注意する．疑われる場合には，頭部 CT 検査，頭部 MRI 検査を行う．特に，MRI 検査では，脳室壁の不整，白質容量の減少，囊胞性病変等がみられ有用である（図 5）．

治療

本症の病態は白質という神経細胞の壊死であるため，発症後の根本的治療はない．発症予防が重要である．早産児・低出生体重児の管理においては，低酸素血症のみならず血圧の管理にも注意し，充分なモニタリングを行う．いったん，発症すれば，短期的には，無呼吸発作等の症状に注意し，長期的には，厳重に発達をフォローし，必要に応じてリハビリテーションを行う．

2 脳室内出血

呼吸管理中の早産児や母乳栄養によるビタミン K 欠乏による出血傾向の児に認められることが多い．状態が急変し，易刺激性，痙攣，無呼吸，昏睡などを示す．頭部超音波検査，頭部 CT 検査にて診断する．水頭症（図 6）を合併することがあり，重症例では脳外科的手術（VP シャント術）を行う．

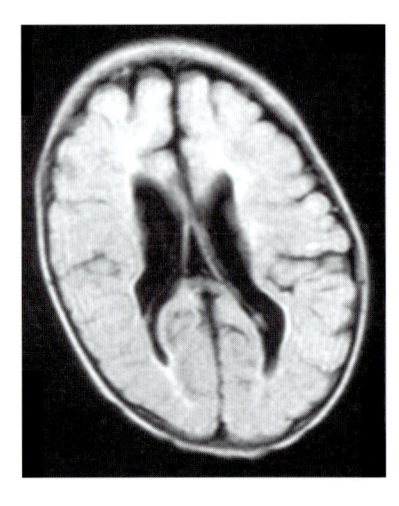

図 5 脳室周囲白室軟化症（PVL）
脳室壁の不整，白室容量の減少を認める．

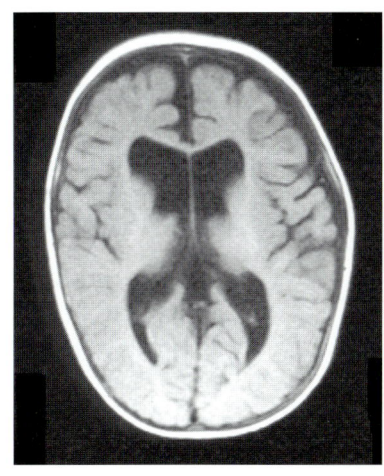

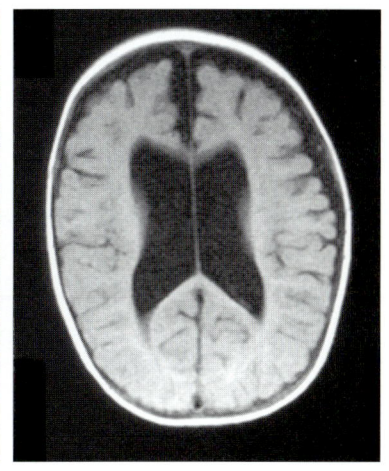

図 6　水頭症
脳室の拡大を認める.

G 感染症

　　新生児期の感染症の特徴として母親からの垂直感染があげられる．垂直感染とは，① TORCH と総称される先天性感染症に代表される経胎盤感染，② 分娩経過中の経産道感染，③ 破水に伴う上行感染に分けられる．生後の感染症の特徴としては，臨床症状が非特異的（何となく元気がない，哺乳が悪い等．Not doing well といわれる）でありながら，非常に重篤な敗血症や髄膜炎が多くみられるという点である．

1　TORCH

　　トキソプラズマ Toxoplasma，風疹 Rubella，サイトメガロウイルス Cytomegalo，単純ヘルペスウイルス Herpes simplex および梅毒，水痘ウイルスなど Others の頭文字をとったものである．母親が妊娠中に感染し，胎芽あるいは胎児に重篤な全身感染，先天奇形を起こす．一般的に妊娠早期の感染では，中枢神経系，心臓などの先天奇形を，後期の感染では，持続的，慢性的な感染を引き起こす．

a. 先天性トキソプラズマ感染症

　　ネコの便・便に汚染された食物等により経口感染する．子宮内胎児発育不全，肝腫大，脾腫大，水頭症，小頭症，網脈絡膜炎，脳内石灰化，発達遅延等の症状を認める．

b. 先天性風疹症候群

　　妊娠 4 ヵ月までに母親が初感染を起こすと，白内障，心奇形，難聴の 3 主徴に加えて，網脈絡膜炎，小頭症，二分脊椎等の症状が出現する．小児期の予防接種の徹底，未感染成人に対する予防接種が重要である．

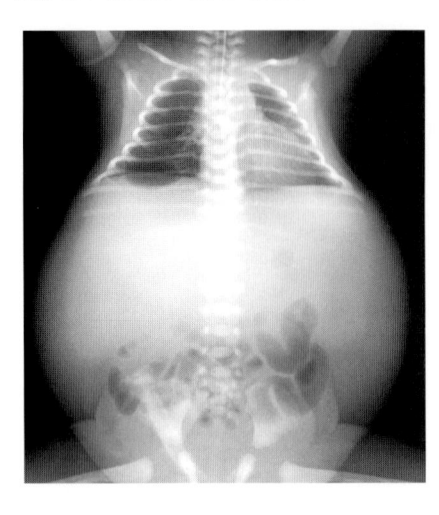

図7 先天性サイトメガロウイルス感染症
著明な腹水の貯留，肝脾腫を認める．

c. 先天性サイトメガロウイルス感染症

　　日本人妊婦の抗体保有率の低下により，発生頻度が増加している．子宮内胎児発育不全，肝腫大，肝機能障害，脾腫大，遷延性黄疸，脳室周囲石灰化，腹水の貯留（図7）などがみられる．尿中からウイルスが分離される．重症例では，抗ウイルス薬投与が考慮される．

d. 先天性単純ヘルペスウイルス感染症

　　経胎盤感染と母親の性器ヘルペスによる産道感染・上行感染がある．経胎盤感染では，小頭症，小眼球症，網脈絡膜炎などを，産道・上行感染では脳炎，多臓器不全，播種性血管内凝固症候群（DIC），水疱性発疹などを認める．重症例では，抗ウイルス薬投与が考慮される．

2　新生児敗血症・髄膜炎

　　新生児敗血症は，発症の時期より早発型と遅発型に分けられる．早発型は，多くは24時間以内に呼吸窮迫症状で発症する．代表的な起炎菌はグラム陽性菌であるB群溶連菌 Group B Streptococcus（GBS）であり，経産道的に感染する．胸部X線写真は，呼吸窮迫症候群と鑑別困難であり，急激に症状が進行する．遅発型は，生後1週以降に発症し髄膜炎を併発する．起炎菌は，B群溶連菌に加え，大腸菌，クレブシェラなどのグラム陰性菌が多い．病初期は何となく元気がないなどの非特異的症状で始まることが多い．血液検査では，白血球の増加（ときに減少），好中球の核左方移動，CRPなどの急性期反応物質の上昇がみられる．髄膜炎では，これに加え髄液中の白血球の増加，糖の減少を認める．血液・髄液培養で起炎菌の同定を行う必要がある．早期よりの強力な抗生物質投与を行う．

H 血液疾患

1 多血症（過粘度症候群）

静脈血のヘマトクリット値が65%以上で，臨床症状を有する状態を多血症という．新生児の赤血球は変形能が悪いため，粘度が高くなり過粘度症候群ともいわれる．

原因

子宮内の低酸素血症による胎児の反応性の赤血球産生増多，糖尿病母体による高血糖のための相対的酸素需要増大，臍帯結紮遅延による胎盤より胎児への血液の移行などが原因となる．

症状

血液の粘度が増加するために結果的に組織循環が障害され，心不全，呼吸不全，チアノーゼ，痙攣，低血糖，腎不全など多臓器不全の症状を示す．

治療

新鮮凍結血漿やアルブミンを用いて部分交換輸血を行う．

2 ビタミンK欠乏性出血傾向

ビタミンK不足のためにビタミンK依存性凝固因子が欠乏し出血傾向を認める疾患である．

原因

ビタミンKは胎盤移行性が悪い．さらに，ビタミンKを産生する腸内細菌叢が未発達であるため新生児はビタミンKが不足しやすい．また，母乳への移行も悪いため，生後1〜3ヵ月頃までの母乳栄養児にも認められる．

症状

臍出血，血便，吐血，重症例では脳室内出血などを認める．

検査

プロトロンビン時間，部分トロンボプラスチン時間が延長，ヘパプラスチン試験が低値である．

治療

ビタミンKの投与を行う．

I その他

1 胎児水腫

胎児が何らかの原因により，全身性の浮腫，胸水，腹水等の症状を示す病態である．免疫性と非免疫性に大別される．免疫性はRh血液型不適合妊娠による重症溶血性貧血（胎児赤芽球症）が原因である．非免疫性は，重症心奇形による胎児心不全，染色体異常症，TORCHに代表される胎内感染症など多くの原因による．原因が不明のものも多い．

症状

胎児は，全身浮腫，皮下浮腫，腹水，胸水，心拡大など全身性の重篤な症状を示す．循環不全，呼吸不全も重篤である．

診断

胎児超音波検査にて，皮下浮腫，腹水，心嚢液貯留等の所見を認める．

治療

仮死や胸水貯留による呼吸障害を認めることが多く，出生後ただちに呼吸管理が必要である．気管内挿管，必要に応じて胸腔穿刺が行われる．循環不全に対しては新鮮凍結血漿，昇圧薬・利尿薬の投与，貧血に対して濃厚赤血球の輸血等が行われる．

Rh 不適合妊娠の場合には，初回分娩時の抗 D ヒト免疫グロブリンによる感作予防，既感作妊娠時の胎児管理が重要である．

2 未熟網膜症

網膜血管の未熟性による眼底の血管病変であり，いわゆる未熟児の視力障害の原因となる重要な眼科疾患である．1950 年頃に多発し，高濃度酸素投与との因果関係が注目された．その後，機器の発達によって，厳密な血中酸素分圧のモニタリング・適切な酸素投与が可能となり，発症数は減少したが，いまなお，超低出生体重児には認められている．網膜血管の未熟性，酸素毒性，無呼吸など多くの因子が要因となっているものと考えられる．

症状

厚生省分類および国際分類（表4），参照．

表4 未熟網膜症活動期の厚生省分類と国際分類の比較

厚生省分類	国際分類
I型（type I）	
1期 網膜内血管新生	
2期 境界線形成	1期 境界線形成
3期 硝子体内浸出・増殖期	
初期	2期 隆起
中期	3期 網膜外血管線維束を伴った隆起
	軽度
後期	中等度
	重度
4期 部分的網膜剥離	4期 亜全網膜剥離
	A：中心窩外
	B：中心窩含む
5期 網膜全剥離	5期 網膜全剥離
II型（type II）　　　　　　"plus" disease	
赤道部より後極側の領域で，全周にわたり未発達の血管先端領域に，異常吻合および走行異常，出血などがみられる．網膜血管は，血管帯の全域にわたり著明な蛇行，怒張を示す．急速に網膜剥離へと進行する．	

（常石秀市：NEW 小児科学 改訂第2版，清野佳紀他編，南江堂，p 214，2003）

診断・治療

　酸素投与を受けた早産児，低出生体重児は全例眼底検査を施行し本症の有無を確認する必要がある．眼底検査により，表にあるような，網膜内血管新生，網膜剝離などが認められた場合には本症と診断される．厚生省分類のⅠ型2期までは，自然寛解するものが多い．3期初期以降は自然寛解する場合と増悪し網膜剝離に至るものとがあり注意深い観察が必要である．3期後期以降は治療の対象となり光凝固術あるいは冷凍凝固術を行う．Ⅱ型は急速に進行し網膜剝離に至ることが多く治療が必須であるが，それにもかかわらず失明に至ることも多い．

V. 内分泌疾患

総　　論

1　内分泌学とは

　内分泌学とは古典的には「ホルモン」を分泌する内分泌腺の疾患を扱う医学分野である．当初，ホルモンとは内分泌腺から血液中に分泌され，遠くに運ばれ，作用を発揮する因子であると定義された．しかし，その後の進歩により内分泌腺以外の臓器・細胞，例えば神経，消化管，免疫系，心臓，血管内皮，脂肪細胞などからも，ホルモン・情報伝達物質が放出されることがわかってきた．また，ホルモンの中には必ずしも遠くで作用せず，そのホルモンを分泌した細胞自身に作用するものや，すぐ傍の細胞・臓器に作用するものがあることもわかってきた．したがって，最近の内分泌学では，情報伝達物質の分泌，および特異的なレセプター（受容体）を介した生体内情報伝達に関することすべてを扱うようになった（図1）．生体内では内分泌系を介して各種の複雑な機能間の情報伝達が行われ，生体全体としての恒常性が維持されている．

　実際の臨床の場では，従来通りの「古典的」内分泌腺，すなわち，視床下部・下垂

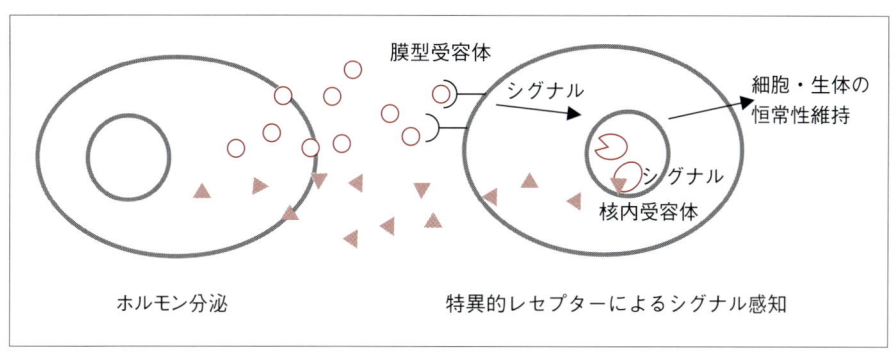

図1　生体内情報伝達

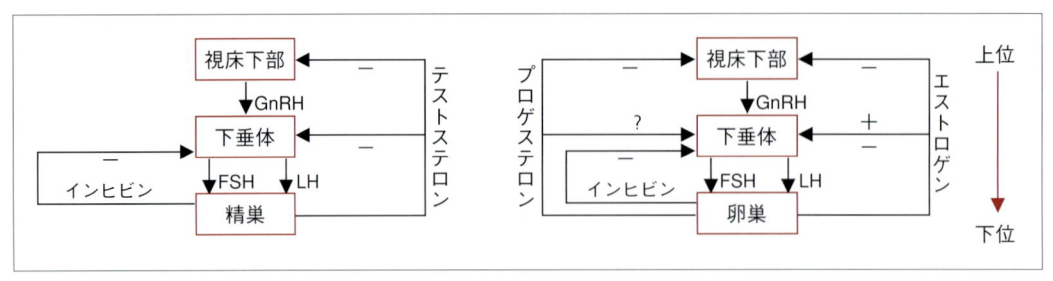

図2 フィードバック機構（視床下部-下垂体-性腺系）
(Brook CGD & Hindmarsh PC (eds) : Clinical Pediatric Endocrinology (4th ed), Blackwell Science, 2001)

体，甲状腺，副甲状腺，副腎皮質・髄質，性腺，膵臓の疾患に接することが多い．しかし，小児科においても，肥満などの生活習慣病が治療の対象となりつつある．また，分子遺伝学の進歩により他の分野と同様に，疾患の機序が分子のレベルで次々と明らかになってきている．今までひとつの疾患単位と考えられていた病気でも，いくつかの異なる原因によって発症する場合があることもわかってきており，今後これらの知見が予防的治療，オーダーメイド治療に発展すると考えられている．

2 内分泌系のしくみ

最も単純な内分泌系のしくみは図1のように，ホルモンを分泌する細胞・器官と特異的受容体を介してその情報を受け取る細胞・器官（標的器官）によって成り立つ．実際には標的器官がさらに別のホルモンを分泌することがあり，最終的に分泌されたホルモンが最初に分泌されたホルモンの分泌をさらに制御する**フィードバック機構**を持っていることが多い．典型的な例として視床下部-下垂体-性腺（精巣，卵巣）系をあげる（図2）．

3 ホルモンの作用

主なホルモンの作用を図3に示す．

4 内分泌検査

内分泌疾患は基本的にホルモンの分泌過剰による**機能亢進症**，あるいは分泌不全による**機能低下症**に分類される．まれに受容体病，すなわち，レセプター異常のためホルモンが存在していても反応できない病態も認める（ホルモン受容体異常症の項，p 168参照）．

内分泌疾患により起こる症状は非特異的なもの，たとえば肥満（表1），低身長（表2）などが多い．したがって診断・治療のためには検査が必須である．内分泌器官あるいはその標的器官の腫大・萎縮，腫瘍の有無の検索には，MRI，CT，超音波，あるいはシンチグラフィーなどの**画像診断**が有用である．その一方で，**血液中の各種ホルモンを測定**し，内分泌腺の機能が亢進しているのか，あるいは低下しているのか決定しなければならない．最近の血中ホルモン濃度測定法の精度は高く，特にフィードバック機構を持つホルモンについては，一回の採血で上位，下位のホルモンなどを同

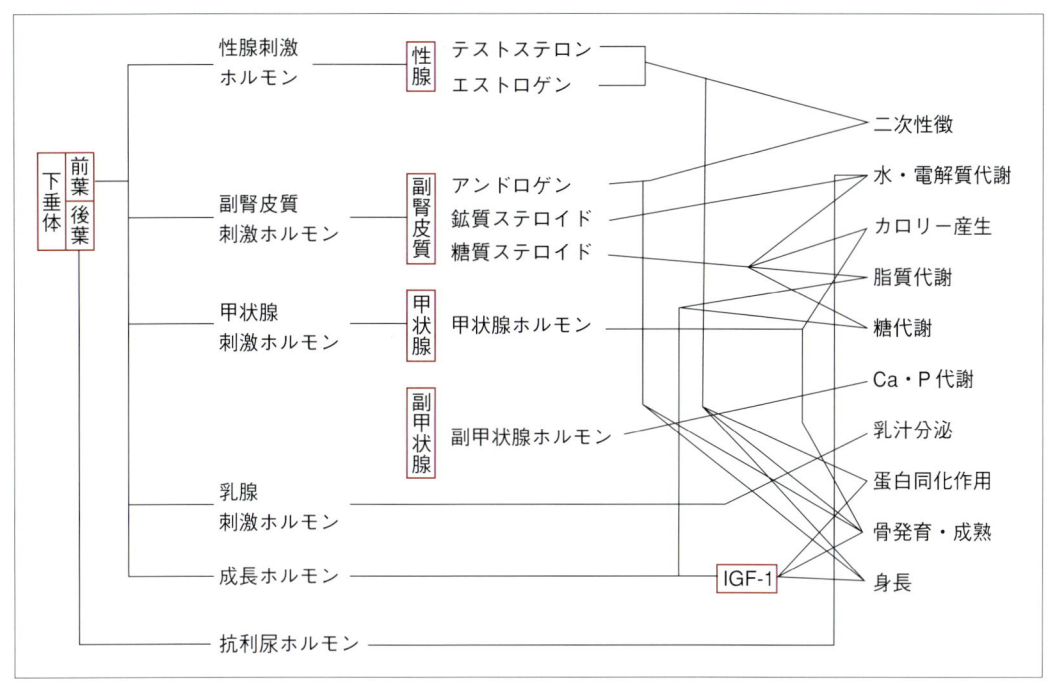

図3 下垂体・末梢ホルモンとその作用
(清野佳紀,神﨑晋,田中弘之,守分正:NEW小児科学 改訂第2版,清野佳紀他編,南江堂,p 218,2003)

表1 肥満症の鑑別診断

```
単純性肥満(基礎疾患なし)
症候性肥満(基礎疾患あり)
  内分泌疾患
    甲状腺機能低下症
    成長ホルモン欠損
    糖質ステロイド分泌亢進
  視床下部障害
    脳腫瘍・損傷
    偽性副甲状腺機能低下症
  肥満をきたす症候群
    染色体異常
      クラインフェルター Klinefelter 症候群
      ダウン Down 症候群
    遺伝性疾患
      プラダー・ヴィリー Prader-Willi 症候群
      ローレンス・ムーン・ビードル Laurence-Moon-Biedl 症候群
```

(Brook CGD & Hindmarsh PC (eds):Clinical Pediatric Endocrinology (4th ed), Blackwell Science, 2001 一部改変)

時に測定することにより,比較的容易に亢進症あるいは低下症と診断できるようになった(**図2,4**).しかし,上位,下位のホルモンが存在しない場合,あるいは測定できない場合,ホルモンの分泌を刺激する**負荷試験**を用い,ホルモン分泌の予備能を

表2 低身長の鑑別診断

```
非器質性
  体質性
  家族性
  栄養障害
  愛情遮断
成長ホルモン関連
  成長ホルモン分泌不全症
  成長ホルモン不応症（ラロン Laron 症候群）
甲状腺機能低下症
性腺ホルモン関連
  思春期遅発症
  低ゴナドトロピン性性腺機能低下症（カルマン Kallmann 症候群）
糖質ステロイド過多
  クッシング症候群
  医原性
遺伝性疾患
  染色体異常
    ターナー Turner 症候群
    ダウン Down 症候群
  低身長をきたす症候群
    偽性副甲状腺機能低下症
    プラダー・ヴィリー Prader-Willi 症候群
    ローレンス・ムーン・ビードル Laurence-Moon-Biedl 症候群
  骨系統疾患
    その他（ラッセル・シルバー Russel-Silver 症候群，ゼッケル Seckel 症候群など）
```

(Brook CGD & Hindmarsh PC (eds)：Clinical Pediatric Endocrinology (4th ed), Blackwell Science, 2001 一部改変)

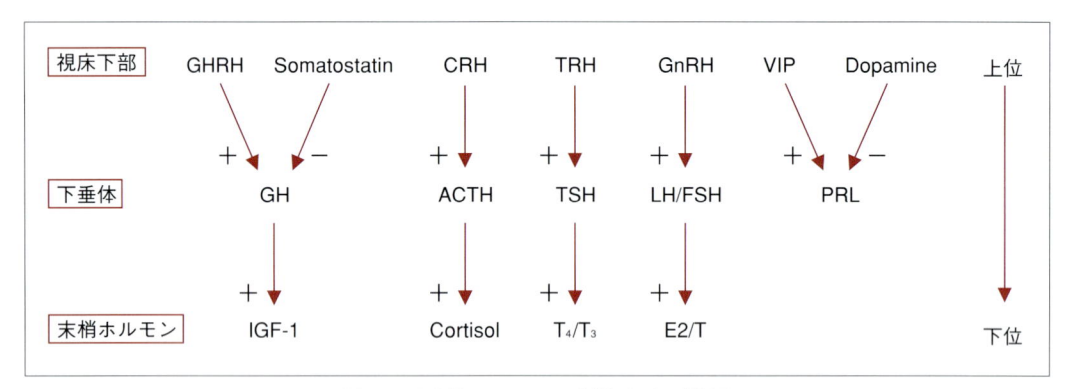

視床下部	GHRH	Somatostatin	CRH	TRH	GnRH	VIP	Dopamine	上位
	+	−	+	+	+	+	−	
下垂体	GH		ACTH	TSH	LH/FSH		PRL	
	+		+	+	+			
末梢ホルモン	IGF-1		Cortisol	T_4/T_3	E2/T			下位

図4　下垂体ホルモンの制御および作用

みることによってはじめて低下症と診断できることがある．また，亢進症に対しては**抑制試験**を行い，フィードバック，ホルモン分泌の自律性の有無をみることが多い．

──各　　論

　小児期におけるホルモン分泌の異常は，小児の本質である成長や発達に大きな障害をおよぼす．**頻度としては甲状腺疾患が最多**で，次いで視床下部・下垂体，性腺，糖尿病，副腎疾患の順である．

　各論では小児科の臨床において接する頻度の高い内分泌疾患，その他比較的重要と思われる疾患について概説する．

A 視床下部・下垂体疾患

　視床下部は内分泌系の大部分を統合する司令塔のような役割を果たしている（図2, 4）．視床下部から分泌される **GHRH**（成長ホルモン放出ホルモン），**CRH**（副腎刺激ホルモン放出ホルモン），**TRH**（甲状腺刺激ホルモン放出ホルモン），**GnRH**（性腺刺激ホルモン放出ホルモン）は下垂体門脈を経由して下垂体前葉に働き，それぞれ，**GH**（成長ホルモン），**ACTH**（副腎刺激ホルモン），**TSH**（甲状腺刺激ホルモン），**LH**（黄体形成ホルモン），**FSH**（卵胞刺激ホルモン）の分泌を促す．一方，下垂体後葉は視床下部と神経系で結ばれている．後葉ホルモンには **ADH**（抗利尿ホルモン）などがあり，視床下部で産生されたホルモンは下垂体後葉まで輸送され，分泌される．

1 汎下垂体機能低下症

概　念

　下垂体前葉ホルモンの大部分，ときには後葉ホルモンの ADH の分泌不全を認めるものを汎下垂体機能低下症という．

原　因

　先天異常に伴うもの，後天性に脳腫瘍，ランゲルハンス細胞組織球症，外傷，感染後に起こるものなどがある．

症　状

　先天性・特発性のものでは新生児期の低血糖が重要な症状である．さらに，GH 分泌不全，甲状腺機能低下症により低身長，ACTH 分泌不全により感染などのストレスによるショック，低ナトリウム血症をきたす．後天性のものでは，尿崩症，低身長，思春期遅発などが主な症状である．

診　断

　各種下垂体ホルモン測定・負荷試験，画像診断．

治　療

　不足ホルモンの補充．

2 成長ホルモン分泌不全性低身長症

概　念

視床下部・下垂体障害などのため，下垂体前葉からのGH分泌不全をきたし，著明な低身長となる疾患．他の下垂体前葉ホルモン（TSH, LH, FSH, ACTH）あるいはADH分泌不全を合併することもある．

原　因

① 特発性
② 中隔視神経形成異常
③ 中心線奇形症候群（特に脳梁欠損）
④ ランゲルハンス細胞組織球症（ヒスチオサイトーシス）
⑤ 頭蓋咽頭腫
⑥ その他の脳腫瘍治療のための放射線照射・手術後

多くは特発性で，原因不明だが，骨盤位分娩，仮死を伴うことが多く，周産期異常による微細な脳・視床下部・下垂体損傷が原因として考えられている．遺伝性を有するGH分泌不全症も報告されており，このうち成長ホルモン単独欠損症IA型では成長ホルモン遺伝子の欠失が明らかになっている．

なお，GH受容体異常のため，ラロン Laron 症候群では GH は高値である（p 169 参照）．

器質性のものでは，頭蓋咽頭腫，異所性松果体腫などの脳腫瘍によるものが多い．

症　状

GH欠乏により成長障害（低身長）は必須の症状だが，その他性発育不全，低血糖発作もきたす．出生時体重，身長は正常なものが大部分で，特発性では成長障害が明らかになるのは幼児期以降が多い．それに対し，器質性では成長障害の発症時期は原因によりまちまちである．低血糖発作（症候性低血糖）は約5%に認められるが，GH単独欠損よりも汎下垂体機能低下症を合併するときに発症しやすい．

診　断

著明低身長，およびGH分泌刺激試験でGH分泌低下を証明することにより診断される．

治　療

遺伝子組換えヒト成長ホルモン皮下注射．

3 下垂体性尿崩症

概　念

下垂体後葉から分泌される抗利尿ホルモン（ADH）は腎集合管に働き，水の再吸収を促す．ADHの作用の欠乏によって尿の濃縮障害をきたしたものを尿崩症という．このうち，ADH分泌不全によるものを下垂体性（中枢性）尿崩症といい，腎のADHに対する不応性により起こる腎性尿崩症（p 168参照）と区別される．

原　因

原因の明らかではない特発性，抗利尿ホルモン遺伝子の各種変異による家族性，お

よび視床下部下垂体器質的病変（脳腫瘍，手術，ランゲルハンス細胞組織球症，髄膜炎などの感染症，外傷，脳奇形，ウルフラム Wolfram 症候群）による続発性とに分けられる．

脳腫瘍，特に頭蓋咽頭腫に続発するものの頻度が高い．

[症　状]

主要3徴は口渇，多飲，多尿である．口渇・排尿のための睡眠障害，易疲労性，興奮性を認めることがある．夜尿で気づかれることもある．飲水ができないと容易に高張性脱水に陥り，発熱，さらには意識障害をきたす．また，摂取エネルギー不足，あるいは成長ホルモン分泌不全の合併により，体重増加不良，成長率の低下を認める．

続発性の場合はさらに，斜視，複視，頭痛，嘔吐など脳腫瘍による症状，下垂体前葉機能低下による症状を伴う．

[診　断]

血漿浸透圧に比べ異常に低い血漿 ADH，尿比重，および尿浸透圧，多尿（$3\ l/m^2$ 以上），水制限試験により尿浸透圧の上昇がなく，ADH 投与により尿浸透圧が著明に上昇することより診断する．

脳腫瘍などによる続発性のものが多いため，眼症状の検索，画像診断（MRI もしくは CT），さらには他の下垂体ホルモンの測定が必要である．また，未治療で長期間経過すれば水腎症をきたすこともあるため，腎の画像診断も行う．

[鑑別診断]

腎性尿崩症（ADH 無効），心因性多飲（水制限試験で尿比重，尿浸透圧が上昇する），糖尿病（多飲・多尿は共通する，高血糖により鑑別）など．

[治　療]

ADH 誘導体のデスモプレシン（DDAVP）点鼻．DDAVP 過剰投与による水中毒に注意．

4　その他

中枢性思春期早発症（p 166 参照），クッシング病（p 165 参照），TSH，LH，FSH の単独欠損症がある．TSH 欠損症は甲状腺機能低下症状を示すが，TSH 低値のため，TSH による新生児期のマススクリーニングでは発見が遅れることが多く，知能予後は悪い．LH，FSH 欠損症では性成熟の遅れが認められる．

B 甲状腺疾患

甲状腺ホルモンは脂肪・炭水化物の酸化を促し，エネルギー産生を増大させる．乳幼児・小児期では神経の髄鞘化，骨の成長に対して特に重要な役割を担っている．血中の甲状腺ホルモンの大部分はサイログロブリン結合グロブリン（TBG）と結合している．生理的活性を示すのは，TBG と結合していない**遊離甲状腺ホルモン（fT_3，fT_4）**である．また TRH，TSH は甲状腺ホルモンによりネガティブフィードバックを受ける．

1 甲状腺機能低下症

a. 先天性甲状腺機能低下症（クレチン症）（表3）

概念

甲状腺ホルモンの分泌低下あるいは作用障害による．甲状腺ホルモンの欠乏は骨の成熟遅延を伴う成長障害を引き起こし，精神運動発達の遅滞ももたらす．新生児期の症状は不活発，哺乳不良，黄疸の遷延，臍ヘルニア，便秘，低体温，体重増加不良，低い泣き声，皮膚乾燥などと非特異的であり，診断は困難である．したがって新生児期にマススクリーニングが実施されている．TSH値，臨床症状，甲状腺超音波検査などより，早期治療を考慮する．

原因

① 甲状腺の形成異常
② 甲状腺ホルモン合成障害
③ TSH 不応症：TSH 受容体の遺伝子異常，あるいは下流のシグナリング異常による．
④ 胎盤への移行物質によるもの：母体に投与された放射性ヨード，大量のヨード，抗甲状腺薬，阻害型 TSH レセプター抗体の胎盤移行による．
⑤ 下垂体性
⑥ 視床下部性
⑦ 末梢性：甲状腺ホルモン不応症（p 169 参照）．

検査

甲状腺ホルモン（fT_3，fT_4）の低値が認められる．一次性の甲状腺機能低下症では，TSH の著明高値を呈する．二次性・三次性においては TSH の値はさまざまである．そのほか正球性正色素性貧血，CPK 高値，コレステロール高値が認められる．X 線で，骨化障害による骨端核の骨化遅延，特に新生児期の大腿骨遠位骨端核の骨化遅延が特徴的である（図5）．

表3 先天性甲状腺機能低下症の病因

1. 甲状腺性（原発性）
   a．甲状腺形成異常：欠損・形成不全，異所性
   b．甲状腺ホルモン合成障害：ヨード濃縮障害，ヨード有機化障害，ヨードチロシン脱ヨード化障害，サイログロブリンおよびヨードサイロニンの障害
   c．TSH 不応症：偽性副甲状腺機能低下症，TSH 受容体遺伝子異常
   d．胎盤の移行物質によるもの：放射性ヨード，抗甲状腺薬，ヨード，阻害型 TSH レセプター抗体
   e．地方性
   f．大量のヨード暴露
2. 下垂体性（二次性）
   a．TSH 単独欠損
   b．先天性下垂体ホルモン複合欠損症
3. 視床下部性（三次性）
   TRH 単独欠損症
4. 末梢性
   甲状腺ホルモン不応症

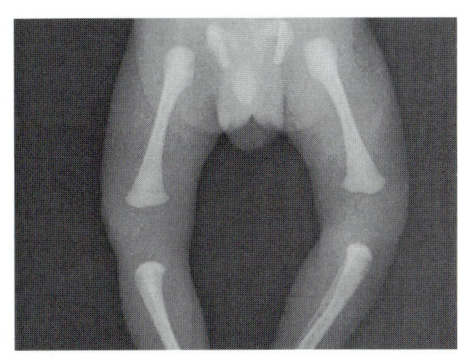

図5 甲状腺機能低下症（X線像）

〔治　療〕
　甲状腺ホルモン補充．血中TSHの異常高値，T_4低値が認められれば，甲状腺機能低下症状がなくとも甲状腺ホルモンの補充を行う．

b. 後天性甲状腺機能低下症

〔概　念〕
　自己免疫性の機序により甲状腺が破壊されて生じる一次性甲状腺機能低下症が大部分．**慢性甲状腺炎（橋本病）**や萎縮性甲状腺炎が多い．

〔症　状〕
　小児では，身長増加が急に鈍ることで気付かれることが多い．年長児では，知能障害は認めず，無気力・寒がり・便秘・粘液水腫・皮膚乾燥・徐脈・体重増加などの症状，典型的には小さく硬めの甲状腺腫を認める．萎縮性甲状腺炎では，甲状腺は触知しない．血液検査では，甲状腺ホルモンの低値，TSHの高値が認められる．

〔治　療〕
　甲状腺ホルモンの補充．

2 甲状腺機能亢進症

〔概　念〕
　甲状腺ホルモンの過剰状態により生じる．

〔原　因〕
　バセドウ Basedow 病が小児で機能亢進の原因の大部分を占める．甲状腺自己抗体の持続的な刺激状態による．そのほかプランマー Plummer 病，亜急性甲状腺炎の病初期，TSH過剰症，異所性TSH産生腫瘍などがあるが比較的まれである．以下にバセドウ病について述べる．

〔症　状〕
　思春期，男児より女児に発症が多い．びまん性甲状腺腫，眼球突出，食欲亢進を伴った体重減少，多汗，頻脈，落ち着きがないといった症状を呈する．

〔診　断〕
　血清甲状腺ホルモンの高値を認める．TSHは測定感度以下に低下していることが多い．**甲状腺自己抗体 TRAb** は陽性が多い．

治療

抗甲状腺剤を使用した薬剤療法，放射性ヨードによる放射線療法，甲状腺摘除による外科的手術がある．交感神経刺激症状，頻脈にはβ遮断薬を併用することがある．

3 乳児一過性高TSH血症／持続性高TSH血症

乳児期に甲状腺ホルモンは正常であるにもかかわらずTSHは高値を示し，無治療あるいは短期間の甲状腺ホルモン補充で正常を維持する状態である．甲状腺自体に異常はなく，身体症状もない．本症は最終的に臨床経過を追うことによって診断される．

C 副甲状腺疾患

副甲状腺は**副甲状腺ホルモン（PTH）**を分泌する．PTHは骨吸収を亢進させることにより，血中カルシウム濃度を上昇させる．また，腎臓のリンの尿細管再吸収を抑制し，血中リン濃度を低下させる．

1 副甲状腺機能亢進症

a. 原発性副甲状腺機能亢進症

概念

他に要因なくPTHの分泌過剰とそれに伴う高カルシウム血症をはじめとする電解質代謝異常を惹起する病態．PTH過剰分泌による高カルシウム血症と低リン血症が基本的な病態である．

症状

汎発性線維性骨炎（骨型）と腎結石（腎結石型）に大別される．典型的なX線所見は下顎骨・長管骨の骨嚢腫，頭蓋骨や手指の骨膜下骨吸収像などである．尿路結石の合併がある場合，腎結石型と分類される．鑑別を要する疾患として，悪性腫瘍に伴う高カルシウム血症がある．

b. 二次性副甲状腺機能亢進症

腎不全によるものがほとんどである．PTHの過分泌による骨吸収促進と，不均等な副甲状腺過形成を特徴とする．腎不全によるリン蓄積が血清カルシウムの低下・ビタミンDの低下を惹起し，PTHの分泌を刺激する．

2 副甲状腺機能低下症

副甲状腺機能低下症は，PTHの分泌不全によるものと，PTHに対する標的器官の反応低下によって生じるものとに大別される．PTH作用不足による低カルシウム血症とそれに伴うテタニーが出現する．前者には頸部手術や低マグネシウム血症によるもののほか，ディジョージDiGeorge症候群など副甲状腺の先天性発育異常を伴ったもの，自己免疫機序によるものが存在する．後者は，偽性副甲状腺機能低下症とよばれ，Gs蛋白の異常による．

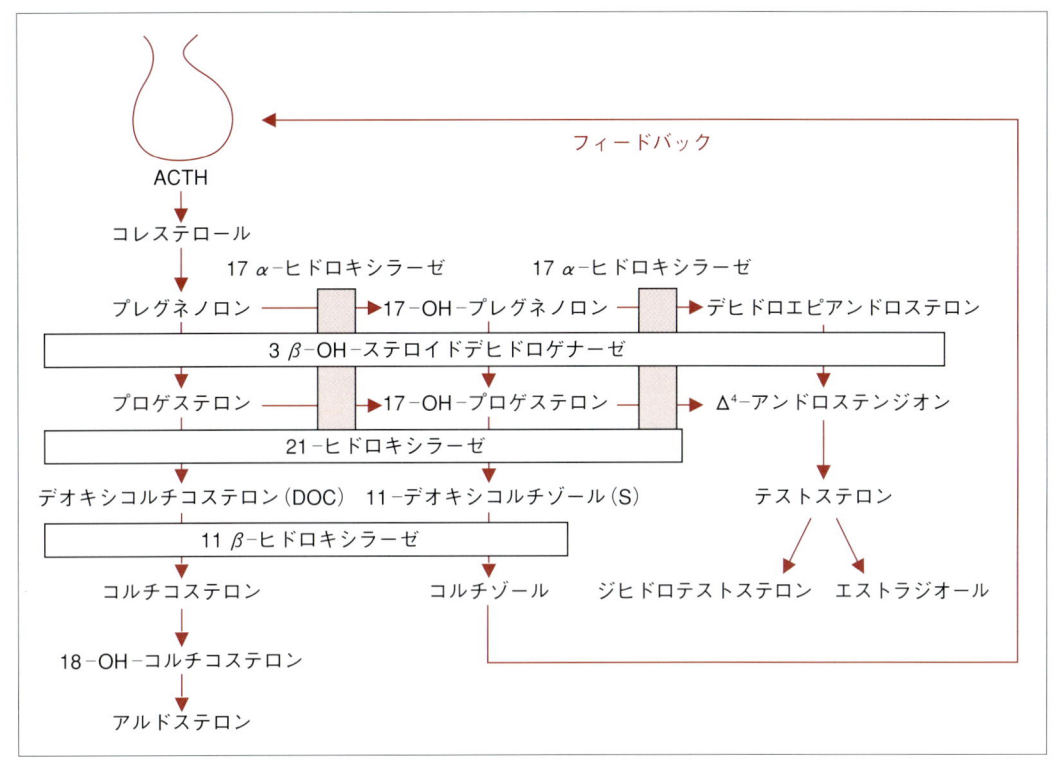

図6 副腎皮質ステロイド合成経路
(清野佳紀, 神﨑晋, 田中弘之, 守分正：NEW 小児科学 改訂第2版, 清野佳紀他編, 南江堂, p 240, 2003 より一部改変)

D 副腎疾患

副腎は髄質と皮質からなり, 髄質から**エピネフリン**, 皮質からは**鉱質コルチコイド（アルドステロン）**, **糖質コルチコイド（コルチゾール）**, および**副腎性男性ホルモン**が産生される. 副腎皮質由来のホルモンは下垂体由来のACTHにより制御されている. 一方, 分泌されたコルチゾールはACTH分泌を抑制する（ネガティブフィードバック）(図6).

1 急性副腎不全

概念

副腎皮質ステロイドの欠乏症状が顕在化した状態. 慢性的な副腎皮質ステロイド不足が続いているとき, あるいは急激に副腎機能が低下したとき, 感染・外傷などのストレスに副腎皮質のホルモン分泌予備能が追い付かなくなり発症する. 早期に治療を開始しなければ死に至る.

原因

21-ヒドロキシラーゼ欠損症などの先天性副腎過形成（p 165参照）のステロイド補充療法が適切にできていない場合, 種々の疾患の治療のためのステロイド大量投与時,

あるいは投与後減量が速すぎる場合に発症しやすい．また，アジソン病（下記）の70％は急性副腎不全で発症する．

新生児では感染症，出血性疾患，極度の難産の後，1～2週の潜在期を経て発症する．

> 症　状

糖質ステロイド欠乏症状：低血糖および低血糖症状（痙攣，意識障害など），消化器症状（食思不振，嘔吐下痢）．

鉱質ステロイド欠乏症状：脱水，低血圧，ショック，意識障害．

> 検査・診断

低血糖，低ナトリウム血症，高カリウム血症，代謝性アシドーシス，脱水によるヘマトクリット上昇，高タンパク血症，低ナトリウム血症があるにもかかわらず続く尿中ナトリウム排泄，高カリウム血症による心電図上のテント状T波を認める．内分泌検査では，ACTH高値，コルチゾール低値，血漿レニン活性上昇，アルドステロン低値を認める．

実際には既往歴，家族歴，症状および一般検査で急性副腎不全が疑われた場合はただちに治療に移る．

> 治　療

① コルチゾール補充
② ナトリウム，グルコース補充（5％ブドウ糖を含む生理食塩水の輸液）

2 慢性副腎不全（アジソン病）

> 概　念

さまざまな要因により，副腎皮質の90％以上が失われたときに顕在化する慢性の副腎不全状態．小児科ではまれ．

> 原　因

成人では，自己免疫的機序が原因として最多，結核などの感染症も次いで重要．それに対し，小児期では先天性副腎低形成と先天代謝異常に伴うものが重要．

> 症　状

食思不振，体重減少，脱力感，悪心嘔吐，腹痛，色素沈着．非特異的な症状が多いため，見逃されやすい．ストレス時の急性副腎不全症状，特に低血糖症状は重要．

> 検査・診断

低ナトリウム血症，低血糖，血漿レニン活性上昇，ACTH高値などを示す．診断は既往歴，家族歴，症状，および上記検査よりほぼ可能だが，患者の状態が安定した後にACTH負荷試験を行い，コルチゾールの反応の低下を示すことにより診断を確定する．

> 治　療

糖質コルチコイド，鉱質コルチコイド補充．乳幼児には塩化ナトリウムの補充も必要である．

3 先天性副腎過形成

概念

副腎皮質ホルモン合成にかかわる酵素のいずれかの欠損による疾患群（図6）．コルチゾール欠乏により反応性に ACTH が過剰分泌され，副腎皮質を刺激するため副腎の過形成が起こる．

原因

① **21-ヒドロキシラーゼ（水酸化酵素）欠損症**（先天性副腎過形成のうち最多：約85%）
② 11β-ヒドロキシラーゼ（水酸化酵素）欠損症
③ 3β-OH-ステロイドデヒドロゲナーゼ（ヒドロキシステロイド脱水素酵素）欠損症
④ 17α-ヒドロキシラーゼ／17-20 デスモラーゼ欠損症

症状

欠損酵素により症状は異なる．最も多い 21-ヒドロキシラーゼ欠損症では，副腎性男性ホルモン（アンドロゲン）過剰により外性器の男性化，アルドステロン合成障害による塩類喪失，コルチゾール合成障害に起因する ACTH 分泌亢進により副腎過形成，皮膚の色素沈着が認められる．

11β-ヒドロキシラーゼ欠損症では 11-デオキシコルチゾール，デオキシコルチコステロン deoxycorticosterone（DOC）過剰により塩分の貯留，高血圧が起こる．また，副腎性男性ホルモン過剰のため男性化も認める．

3β-OH-ステロイドデヒドロゲナーゼ欠損症ではコルチゾール，アルドステロン，アンドロゲン，エストロゲン産生が低下し，塩類喪失と性の分化異常（女児は軽度男性化，男児は仮性半陰陽）を主症状とする．

17α-ヒドロキシラーゼ／17-20 デスモラーゼ欠損症では糖質コルチコイドおよび副腎性男性ホルモン欠乏，鉱質コルチコイド過剰により，高血圧と性の分化異常（男児の女性化，女児の二次性徴発来不全）を認める．

診断

1988 年から衛生行政事業としてろ紙血中の **17-OH-プロゲステロン（17-OHP）** 測定による**新生児マススクリーニング**が行われている．外性器異常，電解質異常，あるいはマススクリーニングで 17-OHP 高値を認めれば，各種ステロイド代謝産物を測定し，診断する．ACTH 負荷試験を行うこともある．

治療

糖質コルチコイド補充．塩類喪失をきたすものでは塩化ナトリウムおよび鉱質コルチコイドの補充も必要である．

4 クッシング症候群

概念

慢性の糖質コルチコイド過剰状態をクッシング症候群という．下垂体腺腫からの ACTH 過剰分泌によるクッシング症候群を特にクッシング病とよぶ．

原因

① ACTH過剰（クッシング病，異所性ACTH産生腫瘍など）
② コルチゾール過剰（副腎腫瘍など）
③ 医原性（ステロイド長期投与）：最多

症状

満月様顔貌，中心性肥満，皮膚線条，多毛，高血圧，二次性の骨粗鬆症，糖尿病を認める．

診断

コルチゾール，アンドロゲン，ACTH，尿中遊離コルチゾールなどを測定し診断する．病因の診断のためにはデキサメサゾン抑制試験が必要である．

治療

外科的手術が中心．副腎不全を避けるため，術後コルチゾール補充を行う（急性副腎不全の項，p163参照）．

E 性腺疾患

小児において性腺が特に重要な役割を果たすのは**性分化（一次性徴）**と，**思春期の発来（二次性徴）**である．

ヒトが本来有する性分化のプログラムは女性への分化であり，これにY染色体上の精巣決定因子，精巣由来の男性ホルモンなどが作用することにより男性へと分化する．したがって，胎生期にこれらの因子の作用に異常があれば，性の形態的分化は正常に進まず，半陰陽，すなわち，男女両性の要素が混在するか，あるいは中間型になる．

一方，思春期は副腎性アンドロゲンの増加に引き続き，LH，FSH分泌が亢進し，男児では精巣由来の**テストステロン**，女児では卵巣由来の**エストラジオール**の増加により二次性徴が進む（図2, 6）．ここでは思春期発来の異常についてのみ解説する．

1 思春期早発症（性早熟症）

概念

二次性徴が何らかの原因で異常に早く出現したもの．

原因・分類

下垂体からのLH，FSH分泌亢進が原因と考えられるものを**真性思春期早発症**あるいは**高ゴナドトロピン性思春期早発症**とよぶ．多くは明らかな器質的病変のない特発性で，女児に多い．亜型として異所性ゴナドトロピン産生腫瘍からのhCG（LH作用が主）分泌による思春期早発症がある．男児に多い．それに対し，性腺，副腎あるいは外因性の性ホルモン過剰により発症したものはネガティブフィードバックによりLH，FSHが抑制され，通常の思春期とは異なるホルモン動態を示すため**仮性思春期早発症**あるいは**低ゴナドトロピン性思春期早発症**とよばれる．

表 4　中枢性性早熟症（思春期早発症）診断の手引き

主症候（性早熟徴候）
1．男児の場合
　1）9歳未満で睾丸，陰茎，陰嚢などの明らかな発育が起こる．
　2）10歳未満で陰毛発生をみる．
　3）11歳未満で腋毛，ひげの発生や声変わりをみる．
2．女児の場合
　1）7歳6ヵ月未満で乳房発育が起こる．
　2）8歳未満で陰毛発生，または小陰唇色素沈着などの外陰部早熟，あるいは腋毛発生が起こる．
　3）10歳6ヵ月未満で初経をみる．

（厚生労働省科学研究費補助金難治性疾患克服研究事業間脳下垂体機能障害に関する調査研究班，2004）

症状・診断

1）真性思春期早発症（表4）

異所性ゴナドトロピン産生腫瘍でも同様の症状を認める．身長は急速に増加するが，無治療では骨端線の早期癒合により，最終身長が低くなることが多い．

2）仮性思春期早発症

真性思春期早発症と同様に二次性徴を認めるが，男児では睾丸は発育せず，むしろ萎縮する．睾丸腫瘍では片側性睾丸腫瘤，卵巣腫瘍，副腎腫瘍では腹部腫瘤を認めることがある．男女とも身長増加を認める．マックーン・オルブライト McCune-Albright 症候群でも仮性思春期早発症を呈する（p 168 参照）．

画像診断，性ホルモン，LH，FSH 基礎値，LH-RH 負荷試験による LH，FSH の反応性を検討し，診断する．

治　療

原因の除去が可能であれば原因を除去する．原因の除去ができないものは対症療法として，二次性徴の抑制を図る．

特発性真性思春期早発症では LH-RH 誘導体を用いて LH，FSH の抑制を図る．異所性ゴナドトロピン産生腫瘍，仮性思春期早発症の睾丸腫瘍，卵巣腫瘍，副腎腫瘍では腫瘍の除去，先天性副腎過形成では糖質コルチコイド補充により治療する．

2　思春期遅発症

概　念

二次性徴が発現すべき年齢になってもその発現が認められないもの．

原因・分類

二次性徴は性腺機能の低下により遅延する．性腺機能低下症は永続的な性腺機能低下（**性腺機能不全症**）と一過性の性腺機能低下（**体質性思春期遅発症**）に分けられる．性腺機能低下症は視床下部・下垂体系の異常（汎下垂体機能低下症，脳腫瘍，カルマン Kallmann 症候群など），あるいは性腺自体の異常［ターナー症候群（45XO），クラインフェルター症候群（47XXY）など］により起こる．体質性思春期遅発症は臨床的に最も多いが，特に原因はない．

表 5　思春期遅発症の判定基準

```
1. 男児の場合
 1) 14 歳を過ぎても陰茎，陰囊，睾丸の発育がまったく起こっていない．
 2) 15 歳を過ぎても陰毛の発生をみない．
 3) 16 歳を過ぎても腋毛，ひげの発生，声変わりをみない．
 4) 陰茎，陰囊，睾丸の発育開始から完成までに 5 年以上を要する．
2. 女児の場合
 1) 13 歳を過ぎても乳房・乳輪の発育をまったくみない．
 2) 14 歳を過ぎても陰毛の発生をみない．
 3) 15 歳を過ぎても初経をみない．
 4) 乳房・乳輪の発育開始から 5 年以上経っても初潮をみない．
```

(清野佳紀，神﨑晋，田中弘之，守分正：NEW 小児科学　改訂第 2 版，清野佳紀他編，南江堂，p 251，2003)

症状・診断（表 5）

臨床所見，画像診断，性ホルモン，LH，FSH 基礎値，LH-RH 負荷試験による LH，FSH の反応性，染色体検査などより診断する．体質性思春期遅発症は両親，同胞に身長発育歴，性成熟歴の遅延を有するものが多い．

治療

原因の除去が可能であれば原因を除去する．原因の除去ができないものは性ホルモンの補充を検討する．体質性思春期遅発症は特に治療を必要としない．

F ホルモン受容体異常症

分子生物学の分野の発展に伴って，ホルモンの作用標的である受容体の異常で生じる病態が解明されるようになってきた．受容体異常症は，分泌されるホルモンと内分泌臓器には異常がないにもかかわらず，その作用を細胞内に伝達する機構が反応せず（不応），ホルモンの作用が発現されない状態である．また，受容体自体が恒常的に機能亢進し，作用過剰状態を呈する場合も存在する．受容体には，膜表面に存在する膜型受容体と，細胞内の核に存在する核内受容体とに大別され，それぞれの疾患につき主なものを以下に示す．

1　膜型受容体異常症

a. G 蛋白異常症

マックーン・オルブライト症候群 McCune-Albright syndrome が知られている．全身の臓器の細胞表面に発現しシグナル伝達に関与する，Gsα 蛋白に変異があるために発症する疾患で，皮膚カフェオレ斑，思春期早発，線維性骨異形成症を三徴とするが，Gsα シグナルの関与する内分泌臓器すべてで異常を生じる可能性がある．偽性副甲状腺機能低下症も G 蛋白異常症によるものが存在する．

b. 腎性尿崩症

腎集合管血管の細胞膜に存在する受容体の異常により，水再吸収機構に異常が生じ，

尿濃縮力が低下した状態である．臨床的には，尿量増加のため胎児期には羊水過多，生直後より多尿，高ナトリウム血症，高浸透圧血症を呈する．抗利尿ホルモンのV2レセプターの異常（腎性尿崩症I型）と集合管管腔側に存在する水チャンネル：アクアポリン-2（AQP-2）の異常（腎性尿崩症II型）が知られている．

c. 成長ホルモン不応症

GH以外の下垂体ホルモン欠損がない状態で，GH受容体の異常により発症する家族性のものが，ラロンLaron症候群として知られている．

d. カルシウム感知受容体異常症

副甲状腺細胞の表面に発現しているカルシウム感知受容体は細胞外カルシウム濃度の変化を感知し，PTHの分泌調節を行っている．この受容体に遺伝子変異が生じるとPTHの分泌調節に異常が生じる．**不活性型変異**では軽症型では家族性低カルシウム尿性高カルシウム血症が生じる．**機能活性型変異**では，常染色体優性副甲状腺機能低下症となる．

2 核内受容体異常症

a. 甲状腺ホルモン不応症

甲状腺ホルモン受容体の遺伝子変異による甲状腺機能低下症である．血中甲状腺ホルモンは高値に対し，TSHの抑制がなく，臨床的には甲状腺機能亢進症がないことが特徴．

b. アンドロゲン不応症

46, XY個体において睾丸を有するがアンドロゲンの作用不全で男性化障害をきたす性分化異常症である．種々の程度の男性への分化障害が存在し，完全女性型から完全男性型までさまざまな表現型を示す．

c. ビタミンD依存症II型

ビタミンD受容体の異常に基づき，幼児期早期からビタミンDの作用不足による低カルシウム血症・低リン血症，高アルカリホスファターゼ血症，くる病，二次性副甲状腺機能亢進症を呈する．症例の2/3で，種々の程度の脱毛・禿頭を伴う．血中1.25-水酸化ビタミンD濃度は上昇している．

VI. 免疫不全症

総論——免疫不全症の概念

1 免疫系の種類

　自己の生体を構成する正常な組織や細胞と異なる非自己，たとえば細菌などを排除し，生体を防御する機構を免疫系という．免疫系には，抗体を産生するB細胞（Bリンパ球）が関与する液性免疫系，T細胞（Tリンパ球）やNK細胞（Tリンパ球に属するが感作がなくても標的細胞を破壊できる）が関与する細胞性免疫系，好中球（白血球の一種で顆粒球に属する）やマクロファージ（白血球の一種で異物を貪食する作用がある）が関与する食細胞系に大別される．この中でも，中心的な役割を果たしているのはリンパ球である．これらの免疫系にかかわる細胞群を免疫担当細胞といい，それぞれは独自の機能を発揮すると共に相互にも作用をし合い，免疫系の機能を保っている．図1に免疫因子と免疫反応について示す．

　免疫不全症とは，これらの免疫機能のいずれかが破綻をきたし，生体防御機能が十分に発揮されない状態で，多くは細菌やウイルスによって反復感染をきたす状態をさしている．

a. 抗　体

　抗体は蛋白質としては免疫グロブリン分画（γグロブリン分画の中で免疫の作用を持つ分画）に属し，B細胞が分化した形質細胞から産生される．免疫グロブリンにはIgG，IgA，IgM，IgE，IgDの5種類がある．抗体はウイルスと反応してその感染性を失わせたり（中和），細菌と反応して食細胞へ取り込ませたり（オプソニン化），補体を活性化したりする．

1. IgG

　血清の主要な免疫グロブリンである．IgGはサブクラス（IgGのサブクラス）として，IgG_1，IgG_2，IgG_3，IgG_4がある．IgGは胎盤を通過する抗体で，5歳頃には成人の値に達する．

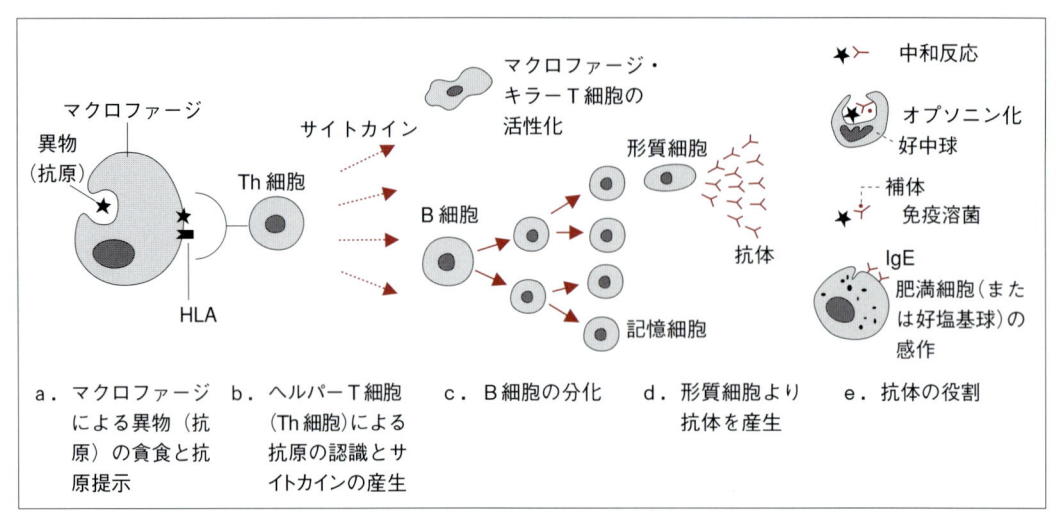

図1　免疫因子と免疫反応

(奈良間美保他著：《系統看護学講座　専門分野 23》小児看護学[2]　小児臨床看護各論　第 10 版, 医学書院, p107, 2003)

2. IgA

IgA は粘膜表面の分泌液の中に含まれており，粘膜表面からの微生物や抗原の侵入を阻止している．12 歳頃に成人値に達する．

3. IgM

最も早くから産生される抗体で，感染があれば，胎児期でも産生され，1 歳すぎには成人の値となる．

4. IgE

喘息やアレルギー性鼻炎などの即時型のアレルギーに関与する．抗原（アレルゲンという）刺激を受けると産生され，生後から産生される．

b. リンパ球

リンパ球は B 細胞と T 細胞に分けられる．B 細胞は抗原と反応して形質細胞に分化し，免疫グロブリンを産生する．T 細胞は細胞性免疫を担当し，ウイルス感染細胞や腫瘍細胞を破壊したり（キラー T 細胞），B 細胞の機能を補助したり（ヘルパー T 細胞），B および T 細胞の機能を抑制したり（サプレッサー T 細胞）する．ツベルクリン反応や DNCB（遅延型皮膚反応を検査する化学物質）への反応も T 細胞の遅延型反応のひとつである．

c. 食細胞

好中球，単球，マクロファージがこれに属する．食細胞は走化（遊走すること），貪食（異物を摂食すること），殺菌の機能を持っている．主に，細菌に対して防御機能を発揮している．

d. 補　体

　　補体系は C1q, C1r, など大変複雑である．補体系が活性化されると，細菌などに結合してオプソニンとして働き，食細胞による貪食を誘導する．

2　免疫不全の分類

　　染色体の異常，遺伝子の欠損や変異など，先天的な欠陥から免疫機能の異常をきたしたものを原発性免疫不全症という．ウイルス感染症，薬剤，白血病などに続発するものを続発性免疫不全症という．

　　原発性免疫不全症には，複合型免疫不全症，抗体系不全症，他に大きな欠陥を付随した免疫不全症，食細胞系異常，補体欠損症の5つに大別されている．

3　免疫不全症の頻度

　　10万人に約2人の頻度で，B細胞不全症によるものが約半分である．細胞性免疫不全症によるものが30％である．食細胞機能不全症は約15％，補体欠損症は1.5％以下である．

4　免疫不全症の臨床症状

　　免疫不全症の臨床症状の特徴は，易感染性である．つまり，反復感染し，感染すれば重症化することである．主な症状を表1に示した．

　　起炎菌の種類から免疫不全の原因を推定すると，B細胞の機能不全によって抗体が欠乏状態にあると，肺炎球菌，インフルエンザ菌，連鎖球菌，黄色ブドウ球菌などの侵襲力の強い菌の感染を受けやすい．

　　T細胞系の不全があると，真菌（カンジダなど）およびウイルス（サイトメガロウイルス，単純ヘルペス，水痘・帯状疱疹ウイルスなど）感染症，カリニ肺炎などを受けやすい．同時に緑膿菌，大腸菌，セラチアなどの侵襲力の弱い細菌の感染も受けやすい（日和見感染）．

5　検　査

　　B細胞系の免疫不全症では，IgM，IgG，IgAの定量，B細胞数（CD19，CD20）の測定などが必要である．IgGのサブクラスの測定も有用である．

　　T細胞系の免疫不全症では，リンパ球数，T細胞数（CD2，CD3），ヘルパーT（CD4），サプレッサーT細胞（CD8）数の測定とT細胞の機能検査としてDNCB，ツベルクリン反応検査などが有用である．

　　食細胞系の異常では，NBTテスト〔好中球の還元能（反応の機能）を検査する方法〕，貪食能検査などが有用である．

　　補体系の異常ではCH50（補体の全体），C3（補体の第3因子），C4（補体の第4因子）の検査が有用である．

表1 原発性免疫不全症でよくみられる症状

1. 高頻度にみられる症状
   a. 反復性の呼吸器感染症
   b. 重症の細菌感染症（肺炎，敗血症，髄膜炎など）
   c. 反復性下痢症
   d. 発育不全
2. しばしばみられる症状
   a. 化膿性の耳漏，鼻漏
   b. 貧血
   c. 慢性肺炎，気管支拡張症
   d. 膿皮症
   e. リンパ節および扁桃の発育不全
   f. 口腔カンジダ症
   g. 弱毒菌による感染（緑膿菌，カンジダ）
   h. カリニ肺炎
   i. 重症ウイルス感染症（ヘルペス，サイトメガロ）
   j. 湿疹

6 治療

a. 免疫グロブリン補充療法

免疫グロブリンの欠損症や免疫グロブリンがあっても抗体活性が欠失する場合には，免疫グロブリン製剤を定期的に，補充する必要がある．

免疫グロブリン製剤は健康なヒトのIgGから作られているので，その半減期からして3〜4週に1回投与すればよい．IgG値は300 mg/dlに維持する．

副作用としては，投与時に血圧の低下やショック，呼吸困難などをきたすことがある．

b. 骨髄移植，幹細胞移植

補体欠損症を除いて，免疫不全症，特にT細胞の機能不全症では，骨髄移植が第一選択となる．T細胞の機能が完全に失われている場合には，移植前処置は不要であるが，T細胞の機能が保たれている場合には，前処置が必要である．移植された骨髄細胞中のリンパ球によって宿主の組織が攻撃されること，すなわち，移植片に対する宿主反応（GVH）を防ぐために，HLAが一致したドナーからの移植が望ましい．

最近は，骨髄，末梢血，臍帯血の幹細胞を移植することが多い．

各　論

A 原発性免疫不全症

1　複合型免疫不全症（severe combined immunodeficiency；SCID）

a. X連鎖性重症複合免疫不全（X連鎖性SCID）

概念

T細胞の欠損とB細胞の機能不全（免疫グロブリン産生不全）を伴う最も重症な免疫不全症で細菌，真菌，ウイルスに対して易感染性を示す．X連鎖劣性．

病態生理

IL-2, 4, 7, 9, 15の各受容体の一部として共有されているγc鎖common γ-chain遺伝子の部分に先天性の欠損がある．遺伝子座はXq13.1である．T細胞と共にNK細胞も著名に減少している．B細胞は数が正常であるが，表面のIgMが陽性で，未熟のままである．

症状

一般に生後1～2週間以内に頑固な下痢，呼吸器感染，発疹，口腔カンジタ症などを起こす．下痢と吸収不全のため体重増加の停止がみられる．慢性の呼吸器感染はしばしば百日咳様咳嗽を伴い，麻疹様の発疹をみることが多い．表在リンパ節や扁桃は認められない．

診断

男子で，T細胞数の減少，遅延型皮膚反応（DNCBなど）欠如とB細胞機能不全による免疫グロブリン量の減少の両方の免疫機能の不全をみれば本症を疑う．診断の確定はγc鎖の遺伝子解析による．

治療

早期の骨髄移植か患児の骨髄CD34陽性細胞にγc遺伝子を導入する．

b. アデノシンデアミナーゼ（ADA）欠損症

概念

ADA遺伝子の欠損により，T細胞とB細胞が共に減少する複合型免疫不全症のひとつである．常染色体劣性．

病理生体

ADAはアデノシンをイノシンに変換する酵素で，この酵素の欠損によって，毒性代謝物質が細胞内に蓄積し，これがリンパ球に細胞毒として働くのが原因と考えられている．遺伝子座（遺伝子がある染色体の部位）は20番染色体の長腕部分の13.2～13.11である．

症状

生後間もなくから複合型免疫不全症の症状を示すものから，比較的軽症で2～3歳で易感染性で発見される例もある．

【診　断】
赤血球のADA活性の測定，胎児診断も赤血球の酵素活性で行える．

【治　療】
骨髄移植が第1選択である．ウシ由来ADAにポリエチレングリコールを結合した製剤（PEG-ADA）の定期的な筋注も効果がある．正常ADA遺伝子を導入した患者末梢リンパ球による遺伝子治療がなされている．

c. X連鎖高IgM血症

【概　念】
血清のIgMは産生されるが，他の免疫グロブリンが欠損または著減する疾患である．B細胞はあるが，表面IgGやIgA保有B細胞は欠損する．X連鎖劣性．

【病態生理】
抗原と反応したときに，表面にIgMを保有したB細胞が増殖・分化し，IgM，IgGなどの抗体産生細胞に至るには，B細胞表面分子のCD40とT細胞の表面分子のCD40リガンド（gp39）が結合する必要がある．本症は，gp39の異常のためIgM以後のクラススイッチが起きず，IgGやIgAが産生されない．gp39の遺伝子座はXq26.3に同定されている．

【症　状】
X連鎖無γグロブリン血症に類似した易感染性を示すが，やや軽い傾向にある．

【診　断】
IgGとIgAは減少するが，小児ではIgMは必ずしも高くない．確定診断はgp39の遺伝子診断による．

【治　療】
X連鎖無γグロブリン血症に準ずるが，骨髄移植もよい．

2　抗体不全型免疫不全症

a. X連鎖無γグロブリン血症（XLA）

【概　念】
本症は純粋なB型細胞系のみの欠陥で，B細胞および形質細胞は欠損するが，骨髄中のPre-B細胞（B細胞の前駆細胞）は存在する．X連鎖劣性．

【病態生理】
B細胞の細胞質内のチロシンキナーゼBtk（Bruton's tyrosine kinase）遺伝子の異常である．遺伝子座はXq22である．B細胞の前駆体であるPre-B細胞レベルで分化が停止した状態で，免疫グロブリンはすべてのクラスで欠如または著減する．

【症　状】
男児にのみ発症する．母親からの移行抗体が消失する生後5～6ヵ月から，主にグラム陽性球菌による，反復性の中耳炎，肺炎，皮膚感染などがみられる．感染の反復にもかかわらず扁桃の発達が悪く，リンパ腺の腫大もみられない．ウイルス感染は一般に正常に経過するがエンテロウイルス群，特にエコーウイルスは脳炎など致死的な感染症となることがある．慢性の呼吸器疾患によって，気管支拡張症を伴うことが多

い．全クラスの免疫グロブリンは著減し，IgG は 200 mg/dl 以下，IgM, IgA, IgD, IgE の欠如がみられる．末梢血 B 細胞と骨髄の形質細胞の欠如，正常な末梢血 T 細胞数が認められる．

[診　断]

Btk 遺伝子検索が必要である．乳児一過性低γグロブリン血症との鑑別では B 細胞の存否から鑑別する．

[治　療]

免疫グロブリン補充療法を行う．細菌感染には広範囲な抗生物質の早期投与を行う．

b. 分類不能型低γグロブリン血症（CVID）

[概　念]

低γグロブリン血症を主体とする疾患を寄せ集めたものである．男女いずれにも起こり，年齢も問わない．

[病態生理]

本症は B 細胞から形質細胞への分化・成熟が何らかの原因で障害されるため，免疫グロブリンが低値となる疾患の寄せ集めである．

[症　状]

X 連鎖無γグロブリン血症に類似した反復感染で気づかれるが，発症年齢は症例により異なる．反復性呼吸器感染や気管支拡張症，慢性の下痢や吸収不全症候群などでみつかる場合がある．

[診　断]

B 細胞の存在する低γグロブリン血症は本症である確率が高い．

[治　療]

免疫グロブリン補充療法を行う．

3 他に大きな欠陥を付随した免疫不全症

a. ウイスコット・アルドリッチ症候群（Wiskott-Aldrich syndrome；WAS）

[概　念]

血小板減少，アトピー性皮膚炎，易感染性を3主徴とする．X 連鎖劣性遺伝で，男児のみに発症する．

[病態生理]

遺伝子座は X 染色体の長腕上の 11.22〜11.23 に存在する WASP 遺伝子（ウイスコット・アルドリッチ症候群で変異の認められる遺伝子）の変異により，造血幹細胞における細胞骨格の形成障害である．その結果，T 細胞系と B 細胞系および血小板に異常をきたす．T 細胞の減少と機能低下に IgM の減少，IgE と IgA の増加，小型で機能低下した血小板がみられる．

[症　状]

生後間もなくから始まる，血小板減少性の出血斑と血便，アトピー性皮膚炎，反復性の肺炎（肺炎球菌，インフルエンザ菌など多糖体莢膜を持つ細菌），真菌感染，カ

リニ肺炎などがみられる．

［診　断］

臨床症状から比較的簡単．確定は WASP の遺伝子診断をする．

［治　療］

骨髄移植．

b. 毛細血管拡張性運動失調

［概　念］

小脳失調症，眼球結膜の毛細血管拡張，反復する呼吸器感染症を示す．

［病態生理］

染色体 11q22.3 に存在する ATM 遺伝子の変異で，細胞周期チェックポイントの経路の異常が起こる．

［症　状］

4～6 歳頃から現れる運動失調，眼球結膜などから始まる毛細血管の拡張，反復する気管支炎，肺炎，気管支拡張症などが特徴である．高率にリンパ系の悪性腫瘍を合併する．

［診　断］

T・B 細胞系の部分的障害が起こり，T 細胞の減少と PHA 反応の減少，IgA や IgE の減少を示す．α-フェトプロテインの増加．染色体の断裂とギャップ．ATM 遺伝子の決定．

［治　療］

特異的な治療法はない．

c. 胸腺低形成（ディジョージ症候群　DiGeorge syndrome）

［概　念］

胸腺と副甲状腺は胎生 6～8 週の第 3-4 鰓嚢の上皮から形成される．この過程が傷害されると（contiguous 遺伝子の変異），胸腺は無形成から低形成に至るさまざまな形成異常が起こると共に，心血管系の奇形を合併する．

［病態生理］

胸腺の形成不全の程度に応じて，末梢血の T 細胞は欠如するか，減少する．副甲状腺の形成障害によって，低カルシウム血症，高リン血症を生ずる．本症は染色体 22q11 領域の欠失である．

［症　状］

生後 1 週間以内に始まる低カルシウムによるテタニー症状，チアノーゼを示す心血管系の奇形，T 細胞の減少が認められる．

［診　断］

心血管系の異常に，低カルシウム血症，末梢血中の T 細胞の減少から診断される．胸腺の低形成は胸部 CT で証明できる．

［治　療］

胎児胸腺細胞の移植と骨髄移植である．

4 食細胞系の異常

a. 慢性肉芽腫症

概念

好中球,単球,マクロファージなどの食細胞での活性酸素の産生障害が原因で,貪食した細菌を殺菌できないために,易感染性が起こる疾患である.分類不能な各種免疫不全症に次いで多い.

病態生理

好中球が微生物を殺菌するには,食細胞の細胞質内でいくつかの分子が活性化／会合し,NADPH 酸化酵素という機能集合体を形成する必要がある.つまり,NADPH 酸化酵素とチトクローム b の 558 に細胞内因子が複合体を形成することが必要である.この複合体に先天的な異常が発生すると(チトクローム b の 91KDa 鎖欠損など),活性酸素の産生が傷害されて貪食された細菌が殺菌されなくなる.遺伝形式は,X 連鎖劣性と常染色体劣性の両方があり,男女比は 6：1 である.

症状

生後 1 年以内に,細菌性のリンパ節炎,肺炎,皮膚炎,肛門周囲炎などを発症する.肝膿瘍,骨髄炎もある.

診断

好中球の NBT に対する還元能のテストが陰性である.

治療

インターフェロン γ の投与.

5 補体因子欠損症

補体のいずれかの因子が先天的に欠損すると発症する.欠失する因子によって症状は異なるが,全身性エリテマトーデス(SLE)様の症状を示すことが多い.

6 その他の免疫不全症

a. 高 IgE 症候群

概念

高 IgE 血症に繰り返すブドウ球菌感染症,末梢血中の好酸球増多,アトピー性皮膚炎などを示す免疫不全症である.

病態生理

高 IgE 血症の原因には,インターフェロン γ の産生の減少が推測され,ブドウ球菌の感染は好中球の異常が予測されている.ブドウ球菌に対する特異的 IgE が高い.

症状

幼児期からの,反復する皮膚や肺のブドウ球菌感染症とアトピー性皮膚炎が特徴である.

診断

高 IgE 血症,好酸球増多,ブドウ球菌に対する易感染性を証明すればよい.

治療

ブドウ球菌に対して抗生物質を使用する．

B 続発性免疫不全症

1 免疫不全ウイルス感染症（HIV 感染症）　☞ 各論 IX. 感染症，p 222 を参照．

2 ウイルス感染による免疫不全症

麻疹などのウイルス感染後にはリンパ球などの免疫担当細胞が減少したり，機能が障害されたりすることがあり，ツベルクリンが陰性化したり，結核が悪化したりすることがある．

3 薬　物

抗腫瘍薬，免疫抑制薬（シクロスポリン A），ステロイドホルモン，などの薬剤が投与されていると，免疫の低下が起こりやすい．

VII. リウマチ性疾患と類縁疾患

総　　論

1 自己免疫とリウマチ性疾患，膠原病

　　自己免疫とは，本来は外来の異物を排除すべき免疫担当細胞が何らかの原因で自己（宿主）を異物とみなして攻撃する現象をいい，その病態には細胞傷害性 T リンパ球，自己抗体（自己の抗原を認識する抗体）などの関与が考えられているが，詳細は不明である．

　　この自己免疫が関与していると考えられる疾患群を**自己免疫疾患**とよび，筋痛・関節痛を伴う疾患群の総称である**リウマチ性疾患**と重複する部分が**膠原病**（および類縁

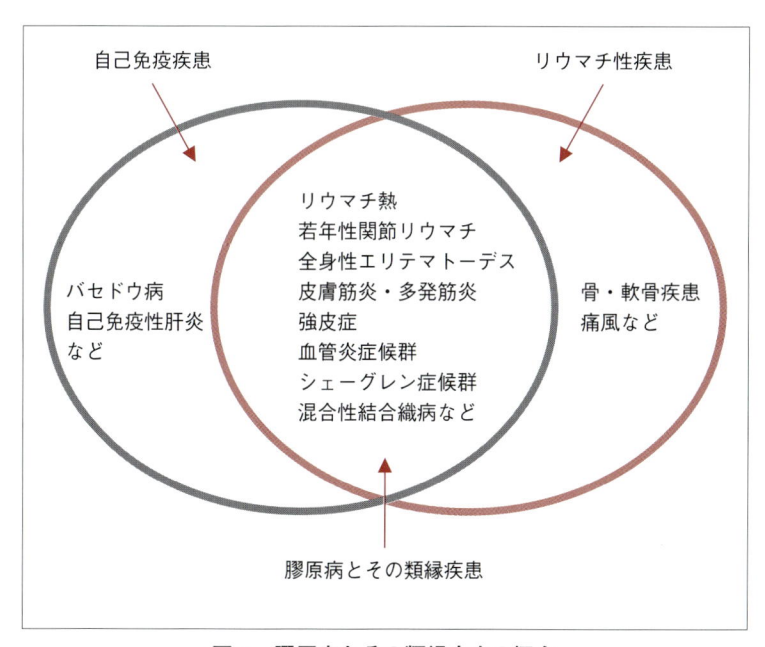

```
       自己免疫疾患                    リウマチ性疾患
            ↓                              ↓
   ┌─────────────────────────────────────────────┐
   │                                             │
   │         ╱‾‾‾‾‾‾‾‾╲  ╱‾‾‾‾‾‾‾‾╲              │
   │        ╱          ╳            ╲             │
   │       │          ╱ ╲            │            │
   │       │         │   │           │            │
   │       │ バセドウ病 │ リウマチ熱     │ 骨・軟骨疾患 │
   │       │ 自己免疫性肝炎│ 若年性関節リウマチ│ 痛風など   │
   │       │ など      │ 全身性エリテマトーデス│      │
   │       │         │ 皮膚筋炎・多発筋炎│        │
   │       │         │ 強皮症         │        │
   │       │         │ 血管炎症候群     │        │
   │       │         │ シェーグレン症候群 │       │
   │       │         │ 混合性結合織病など │       │
   │        ╲          ╳            ╱            │
   │         ╲_____╱  ╲_____╱              │
   │                      ↑                      │
   │              膠原病とその類縁疾患                │
   └─────────────────────────────────────────────┘
```

図1　膠原病とその類縁疾患の概念

疾患）であると捉えられている（図1）．この膠原病は病変の中心が結合組織であり，したがって自己免疫現象としての免疫学的異常や，関節痛・筋痛などのリウマチ症状を示すだけでなく，全身の結合組織がおかされ多臓器の病変をきたしうることが特徴である．本章では膠原病とその類縁疾患を中心に解説する．

2 症状，検査，診断

a. 症　状（表1）

膠原病の各疾患はそれぞれ主な病変を起こす臓器が異なるために疾患ごとに特徴的な症状を示すが，いずれも全身性多臓器疾患であるため，ある程度共通した症状がみられる．

1. 全身症状

発熱はすべての膠原病の活動期にみられ微熱から高熱までさまざまであるが，若年性関節リウマチ（全身型）では日内差が3〜4℃もある**弛張熱**がみられる．このほかに非特異的な共通症状として易疲労性や体重減少などが多くみられる．

2. 筋・関節症状

多くの膠原病にみられる．筋痛・筋力低下がみられる．関節痛や関節腫脹は若年性関節リウマチを除いて一般に軽度であり変形・拘縮をきたすことはまれである．

3. 皮膚症状

全身性エリテマトーデスの**蝶形紅斑**（p 186 参照），リウマチ熱の輪状紅斑，皮膚筋炎の**ヘリオトロープ疹**（p 187 参照），若年性関節リウマチの**リウマトイド疹**（p 185 参照）などは各疾患に特徴的であるが，その他の疾患でも非特異的な皮疹を呈することがある．

4. 循環器症状

心臓ではリウマチ熱での弁膜症，全身性エリテマトーデス・若年性関節リウマチ（全身型）などでの心炎がみられる．血管系では大動脈炎症候群での脈拍微弱・腎性高血圧や全身性エリテマトーデスでの**レイノー現象**（p 186 参照）が特徴的である．

5. 神経症状

中枢神経症状として精神症状，痙攣，麻痺などが全身性エリテマトーデスの多くの

表1　膠原病（類縁疾患）における主要症状

全身症状	発熱，易疲労性，体重減少など
筋・関節	関節痛，関節腫脹（JRA，SLE），筋痛，筋力低下（DM），こわばり（JRA）
皮膚	蝶形紅斑（SLE），ヘリオトロープ疹（DM），リウマトイド疹（JRA）
	結節（PN），潰瘍（DM），皮膚硬化（PSS）
循環器	弁膜症（RF），心炎（JRA，SLE），高血圧（PN），レイノー現象（SLE，PSS）
神経	舞踏病（RF），精神症状（SLE），痙攣（SLE），末梢神経障害症状（PN）
腎・泌尿器	腎炎（SLE），腎不全（SLE，PSS），膀胱炎（SLE）
消化器	嚥下障害（DM），口腔潰瘍（SLE），肝障害（SLE，JRA），腹痛，下痢など
血液	貧血（SLE），血小板減少（SLE），白血球減少（SLE）
眼	ぶどう膜炎（JRA），網膜炎（SLE），羞明・乾燥症状（SjS）など
呼吸器	間質性肺炎（DM），胸膜炎（SLE）など

疾患の略号は本章各論を参照．

症例でみられ，**CNSループス**とよばれる．舞踏病がリウマチ熱にみられる．血管炎による末梢神経障害も起こりうる．

6. 腎・泌尿器症状

高度の腎障害が全身性エリテマトーデスでの**ループス腎炎**，強皮症での**強皮症腎**としてみられることがあり注意が必要である．

7. そ の 他

眼症状，消化器症状，呼吸器症状や血液系にも種々の症状・障害がみられる．

b. 診断と検査

膠原病の主なものは診断基準または手引きがあり，特徴的な症状と検査所見との組み合わせで診断する．血液検査で頻用される主な自己抗体には以下のものがある（**表2**）．

1. リウマトイド因子（rheumatoid factor；RF）

変性した免疫グロブリンGと反応する自己抗体で，成人の慢性関節リウマチ，若年性関節リウマチに比較的多くみられることから診断に有用である．一方，他の膠原病や肝疾患でもみられることがある．

2. 抗核抗体（anti-nuclear antibody；ANA）

ヒトの細胞核内成分に反応する抗体の総称で，蛍光染色パターンから均質型 diffuse や辺縁型 peripheral，斑紋型 speckled，核小体型 nucleolar，動原体型 centromere に分類される．さらに核内成分特異的抗核抗体は診断に応用される．

3. 抗好中球細胞質抗体（anti-neutrophil cytoplasmic antibody；ANCA）

好中球の細胞質内成分に対する抗体で，C-ANCA（PR3-ANCA）とP-ANCA（MPO-ANCA）に分けられる．ウェゲナー Wegener 症候群や壊死性半月体形成腎炎などで高率に検出され，それらの疾患は抗好中球細胞質抗体関連疾患とよばれる．

4. 抗リン脂質抗体

抗カルジオリピン抗体とループス抗凝固因子がある．抗リン脂質抗体が証明され，血栓症，習慣性流産，血小板減少症などを呈する一群を抗リン脂質抗体症候群とよぶ．

5. そ の 他

自己抗体のほか，病勢を反映するものとしてCRP，赤沈などの炎症マーカーや，全身性エリテマトーデスでの補体価などが有用である．また，傷害される臓器によってX線，CT，MRI，超音波などによる画像検査も有用である．

表2 膠原病（類縁疾患）にみられる自己抗体

疾患名	特徴的な自己抗体
全身性エリテマトーデス	抗ds-DNA抗体，抗Sm抗体
若年性関節リウマチ	リウマトイド因子
皮膚筋炎・多発筋炎	抗Jo-1抗体
ANCA関連疾患	P-ANCA，C-ANCA
強皮症	抗Scl-70抗体，抗セントロメア抗体
シェーグレン症候群	抗SS-A抗体，抗SS-B抗体
混合性結合織病	抗RNP抗体

c. 治療と対応

1. 薬物治療

a）副腎皮質ステロイド

炎症を抑えると共に免疫抑制作用を期待して多くの膠原病で使用される．

b）免疫調節薬・免疫抑制薬

若年性関節リウマチでは金剤，メトトレキサートなどの免疫調節薬が使用されるほか，難治の膠原病ではシクロスポリン，アザチオプリン，シクロホスファミドなどの強力な免疫抑制薬が試みられることがある．

c）非ステロイド系抗炎症薬

抗炎症作用，抗血栓作用，鎮痛作用を期待して使用される．

2. 理学療法

関節機能の保持，筋力低下などに対してリハビリやパラフィン浴などの理学療法が重要である．

3. その他

疾患が長期にわたる場合，精神的・身体的サポートのために種々の福祉サービス，カウンセラーの協力が必要となる．

各 論

1 リウマチ熱（rheumatic fever；RF）

概念

リウマチ熱は **A 群 β 溶連菌**（以下，溶連菌）の感染を契機として起こる全身性疾患で，溶連菌に続発する組織のアレルギー反応である．主に心内膜炎による後遺症としての弁膜症が問題となる．溶連菌による上気道炎を起こした小児にみられることが多いが，近年は抗生物質の使用頻度の増加に伴い激減している．

症状・検査・診断

溶連菌感染（主に上気道炎）の先行感染後 1～3 週の潜伏期をもって下記大症状 2 つ，または大症状 1 つ，小症状 2 つがあればリウマチ熱と診断する（ジョーンズ Jones 基準）．先行する溶連菌感染は ASLO などの抗溶連菌抗体陽性，咽頭培養による溶連菌検出，猩紅熱罹患の証拠が必須である．

1）大症状

心炎，多関節炎（主に四肢の大関節），輪状紅斑，小舞踏病，皮下結節．

2）小症状

発熱，関節痛，急性期蛋白上昇（赤沈，CRP），心電図 PR 間隔延長．

治療

溶連菌に対して経口ペニシリンの投与を行う．急性期だけでなく再発予防のために引き続き少なくとも 5 年間投与する．また，抗炎症薬としてアスピリンを使用するが，心炎には副腎皮質ステロイド剤が絶対適応となる．

2 若年性関節リウマチ (juvenile rheumatoid arthritis；JRA)

概念

　16歳未満に発症した関節リウマチを総称して若年性関節リウマチという．慢性の関節炎のほかに多彩な全身症状を呈し，臨床症状の違いにより全身型，少関節型，多関節型に分類される．全身型は年少児に多く，多関節型は年長児に多く，少関節型は年齢による偏りはあまりない．

　病因は不明である．関節炎は関節滑膜の慢性炎症であり，長期にわたると関節が破壊され，変形，拘縮をきたす．

症状

1) 全身型

　若年性関節リウマチ患者の約20～40％を占める．高熱（弛張熱）と多発性関節炎（図2，口絵①参照）を特徴とする．リウマトイド疹（ピンク色の直径数ミリの紅斑），肝脾腫，腫リンパ節大，胸膜炎，心炎などを伴うことがある．重症例では凝固異常，多臓器不全を起こすことがありマクロファージ活性化症候群とよばれる．

2) 多関節型

　若年性関節リウマチ患者の約30～40％を占め，女児に多い．5ヵ所以上の関節炎がみられる．関節のこわばり（特に朝起きたときにこわばりが強く，この症状をmorning sttifness という）が特徴的で，関節の腫脹や運動障害をきたす．リウマトイド因子陽性例では関節変形や拘縮へと進行しやすく，成人の慢性関節リウマチに似る（図2）．

3) 少関節型

　若年性関節リウマチ患者の約40～50％を占める．関節炎が4ヵ所以下に限られる．関節症状は多関節型と同様であり，全身状態は軽度である．抗核抗体陽性例に虹彩炎を伴うことが多いので，年に数回眼科的検査が必要である．

検査

①白血球増多，赤沈亢進，CRP上昇など（炎症の程度を反映）．慢性の炎症に伴って貧血を呈することが多い．

②病型により頻度が異なるが，リウマトイド因子や抗核抗体が陽性となる例がみられる．

③関節X線写真で骨破壊，関節強直や亜脱臼を認める（図3）．関節滑膜の肥厚や軟骨の破壊の評価にはMRIが有用である．

診断

　厚生省研究班の診断手引きを参考に上記症状，検査をもとに診断する．

治療

①アスピリンをはじめとする非ステロイド系抗炎症薬を第一選択とする．全身型の重症例や心炎合併例などには副腎皮質ステロイド剤が適応となる．近年，難治例に対してメトトレキサートをはじめとする免疫調節薬が試みられるようになってきた．

②関節機能の保持に対して理学療法，リハビリテーションが行われる．

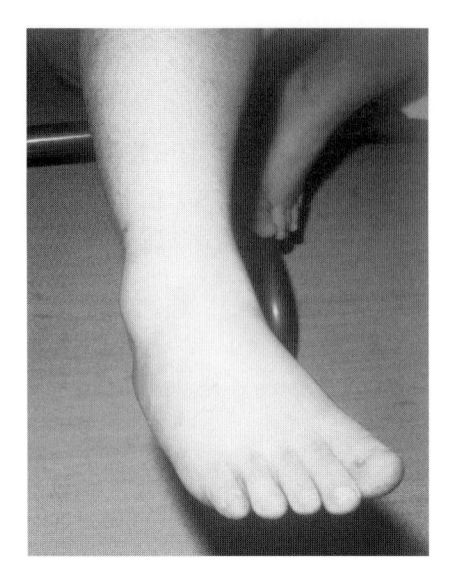

図2 多発性関節炎
外果周辺（足関節）に腫脹を認める.

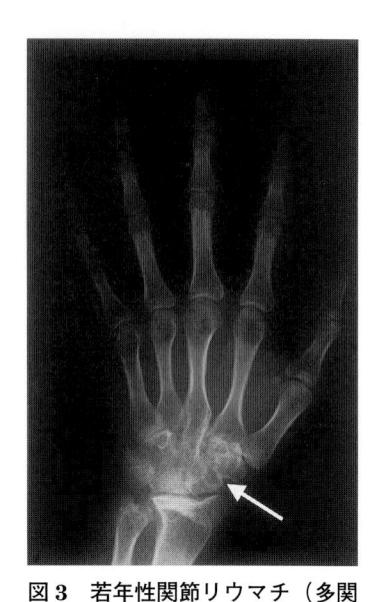

図3 若年性関節リウマチ（多関節型・リウマトイド因子陽性）（X線像）
本来個々に分離しているべき手根骨が癒合して一塊となっている（矢印）.

3 全身性エリテマトーデス（systemic lupus erythematosus ; SLE）

概　念

　　全身の臓器を傷害する代表的な膠原病であり，好発年齢は思春期前後で男女比は1：3～4とされている．全身性の血管炎を起こし，このため各臓器に障害をきたす．寛解と増悪を繰り返す慢性の経過をとることが特徴．

症状・検査・診断

　　多彩な症状を呈する．発熱，体重減少，易疲労性などの全身症状のほかに蝶形紅斑[*1]（図4，口絵②参照），レイノー現象[*2]などが特徴的である．抗DNA抗体，抗Sm抗体は疾患特異性が高い．

　　以下の4項目以上を満たす場合は全身性エリテマトーデスと診断される（厚生省小児膠原病研究班，1985）．

1. 顔面蝶形紅斑
2. 円盤状紅斑
3. 光線過敏症
4. 口腔潰瘍
5. 関節炎
6. 胸膜炎または心膜炎

＊1：鼻根部から両頬部に広がる紅斑.
＊2：手足の先が蒼白→暗紫色→発赤に変化する現象.

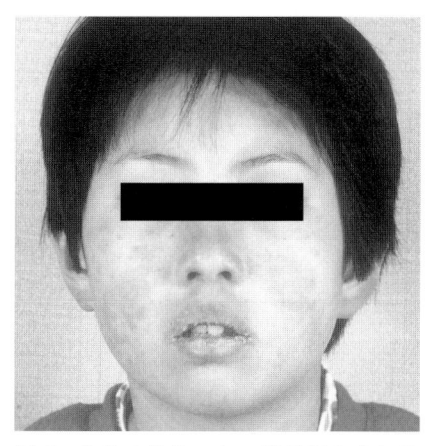

図4 全身エリテマトーデスにみられる
顔の蝶形紅斑
（清野佳紀他編：NEW 小児科学 改訂第2
版，南江堂，2003；富山医科薬科大学
宮脇利男教授 提供）

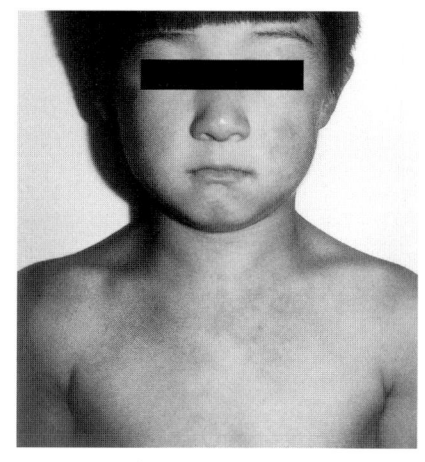

図5 皮膚筋炎にみられる皮疹
（清野佳紀他編：NEW 小児科学 改訂第2
版，南江堂，2003；富山医科薬科大学
宮脇利男教授 提供）

7. 痙攣または精神病
8. 蛋白尿または細胞円柱
9. 溶血性貧血，白血球減少，リンパ球減少または血小板減少
10. LE細胞，抗DNA抗体，抗Sm抗体または梅毒反応生物学的偽陽性
11. 蛍光抗体法による抗核抗体
12. 血清補体価の低下

[治 療]

　副腎皮質ステロイドを中心とする免疫抑制療法が主体であるが，シクロスポリン，シクロホスファミドなどの強力な免疫抑制薬を併用することもある．副腎皮質ステロイドは改善後も年余にわたる投与が必要である．
　紫外線により増悪することがあるので避けるよう指導する．

4 皮膚筋炎（dermatomyositis；DM）／多発性筋炎（polymyositis；PM）

[概 念]

　皮膚筋炎は皮膚と筋肉における小血管の閉塞性血管炎により壊死性病変をきたす膠原病で，筋力低下を特徴とする対称性の筋炎と顔面・体幹・四肢の皮膚炎をきたす．一方，筋肉のみに病変を認めるものは多発筋炎とされる．好発年齢は7～9歳で男女比は2：3とされる．

[症状・検査・診断]

　下記に示す特徴的な各症状，検査所見により診断する．

1）筋症状

　四肢近位筋や体幹筋に徐々に始まる筋力低下，筋肉痛．

2）皮膚症状（図5，口絵③参照）

　上眼瞼の浮腫を伴う紅斑性発疹（ヘリオトロープ疹），あるいは蝶形紅斑，四肢関節部伸側部の落屑を伴った紫紅性紅斑（ゴットロン Gottron 徴候）．

3）検査所見

血清 AST（GOT），CPK，アルドラーゼ，LDH の上昇．筋電図での筋原性パターンや筋生検で異常を認める．

【治療】

副腎皮質ステロイドによる治療を行う．難治例にはメトトレキサートやシクロホスファミドなどの免疫抑制薬が併用される．理学療法も重要である．

5 血管炎症候群

血管炎を疾患の本態とし，全身に症状をきたす疾患群をさす．侵される血管のサイズによって症状・病像に特徴がみられる．

a. 血管性紫斑病　vascular purpura

【概念】

アレルギー性紫斑病，ヘノッホ・シェーンライン紫斑病 Henoch-Schönlein purpura ともよばれる．小血管炎を主病変とする．2〜8歳に好発し男児にやや多い．

【症状・検査・診断】

皮膚症状として，下腿から臀部にかけて半米粒大から小豆大の紫斑がみられる（口絵④参照）．また，関節痛や腹部症状として腹痛・嘔吐・下血がみられることがある．さらに，半数近くに腎合併症（紫斑病性腎炎）を伴い，血尿，蛋白尿を認めることがある．

血清 IgA 高値，凝固第13因子低下を認めることがあるが特異的ではない．

診断は皮膚・関節・腹部の3大徴候を認めれば容易であるが，皮膚症状が遅れる場合は診断に苦慮する．

【治療】

対症療法が中心となるが，腹痛の強い例には副腎皮質ステロイドを使用する．

b. 川崎病　Kawasaki disease（口絵⑤，⑥参照）

【概念】

急性熱性皮膚粘膜リンパ節症候群（mucocutaneous lymph node syndrome；MCLS）ともよばれる．冠動脈を中心とした中・小動脈炎を伴う急性熱性疾患であるが，冠動脈瘤の合併などに伴う虚血性心疾患の後遺症が問題となる．4歳以下の乳幼児に好発する．病因は不明．

【症状・検査・診断】

診断基準が厚生労働省川崎病研究班によって定められており，6つの主要症状のうち5つ以上を伴うもの，もしくは4つしか認められなくても経過中に冠動脈瘤（拡大を含む）が確認され，他の疾患が除外されれば本症と診断できる．

＜主要症状＞
1. 5日以上続く発熱
2. 四肢末端の変化：（急性期）手足の硬性浮腫，掌蹠ないし指趾先端の紅斑
　　　　　　　　　（回復期）指先からの膜様落屑

3. 不定形発疹
4. 両側眼球結膜の充血
5. 口唇，口腔所見：口唇の紅潮，いちご舌，口腔咽頭粘膜のびまん性発赤
6. 急性期における非化膿性頸部リンパ節腫脹

上記症状のほかにBCG接種部位の発赤や胆嚢腫大がみられることがある．また白血球増多，赤沈亢進，血小板増多，CRP上昇のほかにしばしば肝障害がみられる．

[治　療]
アスピリンおよび冠動脈瘤形成のリスクの高い症例にはγグロブリン大量投与（200〜400 mg/kg/日を3〜5日間投与）が行われる．

c. 結節性動脈周囲炎（periarteritis nodosa；PN）

[概　念]
中・小動脈の炎症性，壊死性血管炎をきたす全身性疾患である．小児にはまれ．

[症状・検査・診断]
発熱，全身倦怠感などの非特異的な症状のほかに皮疹，皮膚潰瘍などの皮膚症状や関節，筋症状，神経症状など多彩な症状を呈する．高血圧をきたすことが多い．赤沈，CRP上昇などの急性期蛋白の上昇をみるが，診断は生検による．

[治　療]
副腎皮質ステロイド投与．

d. 大動脈炎症候群　aortitis syndrome

[概　念]
大動脈およびその分岐した中動脈に血管炎を生じる．瘢痕による血管狭窄，閉塞をきたすと脈拍を触れなくなり**脈なし病**とよぶ．若年女性に多い．

[症状・検査・診断]
早期には発熱，発疹，関節痛，筋肉痛，腹痛などの非特異的な症状が主であるが，血管病変の進行とともに上肢の脈拍は微弱あるいは消失する．赤沈，CRP上昇などの急性期蛋白の上昇をみるが，診断には血管造影が必要である．

[治　療]
副腎皮質ステロイドを中心とした免疫抑制薬を投与．

6　強皮症（scleroderma）または進行性全身性硬化症（progressive systemic sclerosis；PSS）

[概　念]
皮膚，消化管，肺などの結合組織に慢性の線維化が生じる疾患．小児には皮膚所見を主体とする限局性強皮症が多いが疾患自体はまれである．

[症状・検査・診断]
皮膚病変は浮腫ではじまり，皮膚硬化を経て萎縮へと進展する．レイノー現象や食道機能の低下による嚥下障害，肺線維症，腎障害がみられる．抗Scl-70抗体，抗セントロメア抗体は疾患特異的とされているが，症状や病理所見から総合的に診断さ

れる．

> 治　療

一般に有効な治療法はない．対症療法を行う．

7 シェーグレン症候群 (Sjögren's syndrome；SjS)

> 概　念

涙腺，唾液腺の分泌障害をきたす慢性炎症性疾患である．

> 症状・検査・診断

目，口腔の乾燥症状がみられる．腺外症状として関節炎，レイノー現象などがみられ，関節リウマチ，全身性エリテマトーデスが合併することが多い．

涙腺・唾液腺の分泌低下，唾液腺生検により診断される．抗Ro/SS-A抗体，抗La/SS-B抗体がしばしば陽性となる．

> 治　療

乾燥症状に対して人工唾液，人工涙液を使用する．発熱，関節炎などの腺外症状に対しては非ステロイド系抗炎症薬，副腎皮質ステロイドを使用する．

8 混合性結合織病 (mixed connective tissue disease；MCTD)

> 概　念

全身性エリテマトーデス，強皮症，皮膚筋炎／多発筋炎の症状を併せ持ち抗RNP抗体が陽性を呈するまれな疾患である．5歳以上の女児に多いとされる．

> 症状・検査・診断

上記のそれぞれの疾患が呈しうる症状が出現する．指の腫脹はソーセージ様腫脹（図6，口絵⑦参照）といわれ混合性結合織病に比較的特異的とされている．抗RNP抗体は高値陽性である．

> 治　療

腎皮質ステロイドが中心になり，適宜対症療法が加えられる．

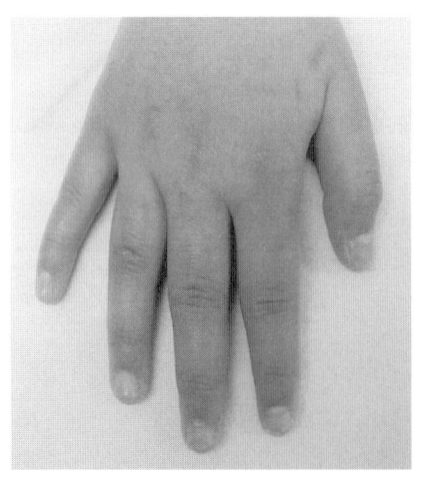

図6　ソーセージ様腫脹

VIII. アレルギー性疾患

総　論

1　アレルギーの概念

　　アレルギー allergy という用語は，ギリシャ語の allos（other，変じた）と ergo（action，作用・能力）とに由来し，1906年にピルケ von Pirquet が用いたのが最初である．「アレルギーは，免疫反応に基づく生体に対する全身的または局所的な障害である」と定義され，アレルゲン（抗原）に対して，生体が過敏に反応する過敏症 hypersensitivity ととらえられている．
　　アレルギー反応は，免疫反応による組織障害の機序からクームス Coombs とゲル Gell により4つの基本型に分類されている（表1）．本分類は，その反応に関与する抗体や細胞の違いから，血清抗体による液性免疫が関与するI，II，III 型アレルギーと感作リンパ球による細胞性免疫に基づく IV 型アレルギーに大別される．実際のアレルギー疾患においては，これら4つの反応型のうちひとつが単独で発現する場合もあるが，複数の反応型が同時または経時的に交錯して発現することも少なくない．
　　アレルギー疾患は，遺伝的素因（多因子遺伝）と生後に受ける環境刺激との相互作用により発症に至るものである．したがって，アレルギー疾患は小児期において発症の早期に治療的介入（早期介入：early intervention）を行うことが予後を考えるうえで重要である．

2　主な症状・診断・検査

　　アレルギー疾患は，小児慢性疾患の中で最も頻度の高い疾患である．何らかのアレルギー疾患を有する小児は，人口の 1/3 を超えるものと集計されており現在も増加傾向にある．
　　小児におけるアレルギー疾患の診断は，① 病像すなわち疾患名の診断，② アレルゲン診断，③ アレルギー反応型の診断，が必要である．疾患名の診断は，気管支喘息，アトピー性皮膚炎，アレルギー性鼻炎，アレルギー性結膜炎，蕁麻疹，消化管ア

表1 アレルギー反応の分類（Gell & Coombs）

	同義語	抗体	抗原	メディエーター サイトカイン	受身伝達	皮膚反応	代表疾患
I型反応	即時型 アナフィラキシー型	IgE IgG$_4$	外来性抗原 ハウスダスト，ダニ，花粉，真菌，TDI, TMA（ハプテン），薬剤（ハプテン）	ヒスタミン ECF-A ロイコトリエン PAFなど	血清	即時型 15～20分で最大の発赤と膨疹	アナフィラキシーショック アレルギー性鼻炎，結膜炎 気管支喘息 蕁麻疹 アトピー性皮膚炎（？）
II型反応	細胞傷害型 細胞融解型	IgG IgM	外来性抗原（ハプテン） ペニシリンなどの薬剤 自己抗原 細胞膜・基底膜抗原	補体系	血清		不適合輸血による溶血性貧血 自己免疫性溶血性貧血 特発性血小板減少性紫斑病 薬剤性溶血性貧血・顆粒球減少症・血小板減少症 Goodpasture症候群
III型反応	免疫複合体型 Arthus型	IgG IgM	外来性抗原 細菌，薬剤，異種蛋白 自己抗原 変性IgG, DNA	補体系 リソソーム酵素	血清	遅発型 3～8時間で最大の紅斑と浮腫	血清病 SLE, RA 糸球体腎炎 過敏性肺炎（III＋IV？） ABPA（I＋III＋IV？）
IV型反応	遅延型 細胞性免疫 ツベルクリン型	感作T細胞	外来性抗原 細菌，真菌 自己抗原	リンホカイン IL-2 IFN-γ サイトカイン	T細胞	遅延型 24～72時間で最大の紅斑と硬結	接触性皮膚炎 アレルギー性脳炎 アトピー性皮膚炎（？） 過敏性肺炎（III＋IV？） 移植拒絶反応 結核性空洞，類上皮細胞性肉芽腫

（宮本昭正：臨床アレルギー学 改訂第2版，南江堂，p 94, 1998）

レルギーなど種々である．アレルゲン診断では，ハウスダスト，家ダニ，スギなどの花粉，真菌，ネコやイヌなどペットの毛ないしは皮屑といった**吸入性アレルゲン**，卵，牛乳，大豆，小麦，ソバ，サバ，キウイなどの**食物性アレルゲン**，このほか薬物（アスピリン，ペニシリン，局所麻酔薬等多くの場合ハプテンとして働く）がある．アレルギー反応型の診断は基本的にクームスとゲルの分類に従うが，複数の反応型が病像成立に関与する場合も多い．I型アレルギー反応による場合を**アトピー型**，それ以外の反応型の場合を**非アトピー型**と分類する場合も少なくない．

このように，アレルギー疾患とアレルゲンは多種多様であるが，アレルギー疾患児の典型的な臨床経過は**アレルギーマーチ**の概念で捉えることができる．すなわち，高度のアレルギー素因を有する胎児が食物アレルゲンにより経胎盤感作を受け，出生後消化機能の未発達な乳幼児期に食物アレルギーによるアトピー性皮膚炎や消化管アレルギーを発現する．その約半数の小児は気管支喘息を発症し，多くは思春期までに寛解out growするものの一部は成人型喘息へ移行する．この間に蕁麻疹，アレルギー性鼻炎，アレルギー性結膜炎等の合併をみる場合も少なくない．主要アレルゲンは食物性から幼児期以降に家ダニ，花粉をはじめとする吸入性アレルゲンへ移行する．こ

のように年齢と共に次々と発症臓器とアレルゲンが変容しながら，小児期特有の病像を形成するのがアレルギーマーチである．

a. 病歴と理学所見

病歴と理学所見は，患児の病像を把握し，アレルギー疾患の診断，アレルゲンと反応型の推定を行ううえで最も重要である．アレルギー症状の出現時期とその後の推移，生活環境や食物，薬物などアレルゲンとの関連性，3親等以内の家族歴から推測されるアレルギー素因（遺伝的素因）の有無などを聴取し，アレルギーマーチで表現される年齢的な病像の変化を考慮しながら診断を進める．理学所見では，特に年長児では複数のアレルギー疾患が併存する場合が少なくないことや鑑別診断となる疾患を考察しながら，全身を診察し総合的な判断をすることが大切である．

b. 誘発試験

抗原誘発試験は吸入誘発試験と経口誘発試験があり，アレルゲンの確定診断法として重要である．実施にあたっては不測のアナフィラキシー反応（p 199 参照）にもただちに対応できる準備を整える．アナフィラキシー反応が予測される場合には，誘発試験は禁忌である．

1. 吸入誘発試験

吸入誘発試験は，気管支喘息において原因となる吸入アレルゲンを決定しアレルゲンに対する気道過敏性の程度を把握するために行う．検査は，ネブライザーで最低濃度アレルゲン液を2分間吸入した後に1秒率（$FEV_{1.0}$）を測定する．吸入アレルゲンの濃度を10倍毎段階的に上げ$FEV_{1.0}$の減少が20％以上になれば中止し，その濃度が気道過敏性を表す閾値となる．

2. 食物負荷試験と食物除去試験

食物負荷試験と食物除去試験は，食物アレルゲンを確定し誘発される症状の種類と程度，症状発現の時間的経過を把握する目的で行う．食物除去試験は問診等によりアレルゲンとして推定された1〜2品目の食物とその加工食品を，1〜2週間完全に除去し，症状の改善を観察する．母乳栄養児の場合には，母乳はそのまま授乳させ母親に同様の除去を実施する．続いて1品目ずつ食物負荷試験を行う．方法は，少量から開始して30分〜1時間毎に倍増し，4回の投与の総量が鶏卵では1個相当，牛乳では50〜100 ml相当の量を目標とし，その後必要に応じて1日摂取量として鶏卵2〜3個，牛乳400〜600 mlまで漸増する．アレルギー症状の出現時点または目標量で終了する．症状は投与後まもなく発現することもあるが，皮膚症状では4〜5日経過後に出現することがある．

c. 皮膚試験

1. スクラッチテスト，プリックテスト，皮内反応

特定のアレルゲンに対するI型アレルギー反応すなわちIgEが関与する即時型反応の有無を検索する方法である．スクラッチテストは，前腕内側部皮膚に26 G注射針の先で数mm擦り傷をつけ，その上にアレルゲン液を1滴ずつ滴下する方法で，プ

リックテストは先にアレルゲン液を滴下しておき，その部位に 26 G 注射針で皮膚を浅く刺し軽くはねあげるように傷をつける方法である．皮内反応は，26 G ツベルクリン注射器で各アレルゲン液を 0.02 m*l* 皮内注射し約 3 mm の膨疹をつくる．判定は，いずれも 15 分後に膨疹と発赤を対照と比較して判定する．結果は特異 IgE 抗体とよく相関する．

2. 貼布試験（パッチテスト）

アレルギー性接触性皮膚炎をはじめ遅延型アレルギーの有無を検索する方法で，薬剤アレルギーやアトピー性皮膚炎における病因アレルゲンの検索にも有用である．

3. プラウスニッツ・キュストナーテスト（P-K テスト）Prausnitz-Küstner test

レアギン（IgE の古典的名称）を検出する方法として歴史的意義が大きく，RAST 法の数十倍の感度を持つが，感染性の問題などから in vitro の IgE 抗体定量法がとって代わった．

d. *in vitro* 検査

抹消血中の好酸球数，血清総 IgE，特異 IgE 抗体，特異 IgG 抗体，ヒスタミン遊離試験，抗原特異リンパ球幼若化試験などがある．

1. 特異 IgE 抗体測定

アレルゲンに対する特異的な IgE 抗体を定量的に検出する方法である．RAST 法 radioallergosorbent test が特異 IgE 抗体の試験管内検出法として最初に登場した．その後改良され感度が上昇し自動測定が可能となった CAP-RAST 法などが広く用いられている．

2. ヒスタミン遊離試験

特異 IgE 抗体の検出法として RAST 法よりも感度が高いとされており，当試験で陽性を示す抗原は，病因アレルゲンである可能性が非常に高い．特定のアレルゲン刺激による，主として好塩基球からのヒスタミン遊離を測定する方法である．

3. 抗原特異的リンパ球幼若化試験

IV 型アレルギーである遅延型アレルギー反応を惹起するアレルゲンの診断に用いる．抹消血からリンパ球を採取して薬物またはアレルゲンで刺激し，リンパ球の ^{3}H-サイミジン摂取率を対照と比較し評価する．薬物アレルギーや食物アレルギーの診断に有用である．

3 治 療

すべてのアレルギー疾患における治療の基本は，まず正確なアレルゲン診断に基づいた的確なアレルゲン回避である．完全なアレルゲン回避ができない場合は薬物療法が必要であり，各疾患特有の症状に対する対症療法を併せて行う．発症と増悪の誘引となる精神的要因や運動負荷など日常生活における要因にも管理と治療を実施する．

a. アレルゲン回避・除去

吸入アレルゲンは，気管支喘息，アレルギー性鼻炎，アレルギー性結膜炎，年長児のアトピー性皮膚炎の原因抗原となる．小児期における最も重要な吸入アレルゲンは

家ダニであり，室内塵 house dust 中の主要アレルゲンでもある．部屋の掃除と寝具の管理（仕事率 210 W/h 紙パック式掃除機で 1 m² あたり 20 秒以上かけて 1〜2 週間に 1 回吸塵することで 100 匹/m² 以下にダニを減少させこれを維持できる）など**環境整備**を実施することにより症状の相当な改善が得られる．吸入アレルゲンは完全な回避が困難であるが，環境整備を充分に行わなければ薬物療法を駆使しても良好な治療効果を得ることが難しい．スギ花粉のように季節性の吸入アレルゲンは，飛散時期に合わせて外出時のマスク着用や帰宅時の洗顔などを励行する．ペットがアレルゲンとなっている場合は，屋外で飼うなどして遠ざける．

　食物アレルゲンは，アトピー性皮膚炎，蕁麻疹，消化管アレルギー，アナフィラキシーなどの原因となる．食物除去・負荷試験によりアレルゲン診断が確定したのち除去食療法を行う．完全除去を行うか該当食物を少量含む加熱加工食品の摂取を保つか，母乳栄養の場合母親も除去が必要かなど個々の症例に応じて決定し，3〜6 ヵ月毎に治療方針を再検討する．過度な除去により栄養障害にならないよう代替食品等の工夫と指導が必要であるが，1〜2 品目以内の除去であれば特殊代用食物を用いた指導は不要である．多品目にわたる場合は，主要アレルゲンを中心に除去を行い抗アレルギー薬の使用を考慮する．

　アレルゲンが薬物の場合は，完全な回避を行うと共に安全に使用できる薬物を把握し指導する．

b. 薬物療法

1. 抗アレルギー薬

　アレルギー反応のいずれかの過程を抑制し，アレルギー疾患を予防または治療する比較的長期に用いる薬剤である．クロモグリク酸ナトリウム（DSCG），トラニラスト，ケトチフェンなど多数あるが，近年プランルカスト，モンテルカストといったロイコトリエン拮抗薬が新たに開発され喘息治療に用いられている．

c. 減感作療法

　原因となっているアレルゲンのエキスを，少量から徐々に増量して 1 週間に 1〜2 回定期的に皮下または皮内に注射することによって，アレルゲンに対する過敏性を低下させる方法が特異的減感作療法である．吸入アレルゲンのように回避が困難で，通常の薬物療法によっても良好な結果が得られない場合に考慮されている．

d. 自律鍛錬療法，運動療法，精神療法

　運動療法では，水泳などにより呼吸器系を強化しながら得意なスポーツを身につけることで心身両面の向上を図る．自律鍛錬には乾布摩擦，冷水摩擦などがある．年長児では精神的要因が症状の増悪に大きく関与している場合も少なくないため心身医学的なアプローチが体系化されつつある．

各　論

1　気管支喘息　bronchial asthma

概念・定義

気管支喘息の病態は気道の**慢性アレルギー性炎症**と捉えられ，小児気管支喘息の定義は**表2**に示すとおりである．

症　状

小児気管支喘息の有症率は3〜8%と成人（3%程度）より高率で，増加傾向にある．男女比は2：1で男子に多い．2〜3歳までに60%，6歳までに90%が発症し，12〜15歳頃に60〜80%がout growする．小児気管支喘息の90〜95%はアトピー型，すなわちIgEが高く，特定アレルゲン特にダニに対する特異IgE抗体を有する型であり，これは中高年喘息と大きく異なる点である．

主要症状は咳嗽，喘鳴，呼吸困難である．急性発作においては，軽い場合は咳嗽，喀痰，喘鳴を認めるが，中等症になると多呼吸や陥没呼吸，鼻翼呼吸などを伴う呼気性呼吸困難，呼気延長所見を，さらに進行すると起坐呼吸やときにチアノーゼが認められ，胸部理学所見では聴診で呼気主体の乾性ラ音や打診で肺気腫による鼓音などがみられる．

運動誘発喘息（exercise induced asthma；EIA）は，運動による過換気のために気道の熱と水分が喪失され，肥満細胞から化学伝達物質が放出されることなどにより喘息発作が誘発される状態である．学校での体育やクラブ活動の際にしばしば問題となる．

診断・検査

このような急性発作が，感冒等のウイルス感染症，運動，気温や気象の変動，アレルゲンの吸入などを誘引として反復性に出現することをもとに，気管支喘息の定義にあてはめて診断し，発作の程度（**表3**）と重症度（**表4**）を決定し治療と管理の指標にする．

アレルゲン検索のために，① 問診，② 抹消血好酸球数と総IgEの測定，③ 特異IgE抗体の検索，④ 皮膚試験，⑤ 誘発試験などを必要に応じて実施する．呼吸器系

表2　小児気管支喘息の定義

> 小児気管支喘息は，発作性に笛性喘鳴を伴う呼吸困難を繰り返す疾病であり，発生した呼吸困難は自然ないし治療により軽快，治癒する．その病理像は，気道の粘膜，筋層にわたる可逆性の**狭窄性病変**と，**持続性の炎症**からなるものと考えられている．臨床的には，類似症状を示す肺，心臓，血管系の疾患を除外する必要がある．
>
> （注）呼吸困難とは，通常，自覚症状で定義される．しかし乳児，幼児では自覚症状を表現することができない．したがって，ここで取り上げる呼吸困難とは，不快感あるいは苦痛を伴った努力性呼吸のことを指すが，自覚症状を訴えない気管支喘息患児については，不快あるいは苦痛を推測させる他覚症状を認めるものを含めるものとする．

（日本小児アレルギー学会：小児気管支喘息治療・管理ガイドライン2002）

表3 発作程度の判定基準*

		小発作	中発作	大発作	呼吸不全
呼吸の状態	喘鳴	軽度	明らか	著明	減少または消失
	陥没呼吸	なし〜軽度	明らか	著明	著明
	呼気延長	なし	あり	明らか[†]	著明
	起坐呼吸	なし	横になれる	あり	あり
	チアノーゼ	なし	なし	あり	顕著
	呼吸数	軽度増加	増加	増加	不定
		覚醒時における小児の正常呼吸数の目安　＜2ヵ月　＜60/分　2〜12ヵ月＜50/分　1〜5歳　＜40/分　6〜8歳　＜30/分			
呼吸困難感	安静時	なし	あり	著明	著明
	歩行時	軽度	著明	歩行困難	歩行困難
生活の状態	会話	普通	やや困難	とぎれとぎれ	不能
	食事	やや低下	困難	不能	不能
	睡眠	眠れる	時々目を覚ます	障害される	障害される
意識障害	興奮状態	正	やや興奮	興奮	錯乱
	意識低下	なし	なし	ややあり	あり
PEF	(吸入前)	＞60%	30〜60%	＜30%	測定不能
	(吸入後)	＞80%	50〜80%	＜50%	測定不能
SpO_2 (大気中)		≧96%	92〜95%	≦91%	＜91%
$PaCO_2$		＜41mmHg	＜41mmHg	41〜60mmHg	＞60mmHg

*：判定のためにいくつかのパラメーターがあるが，全部を満足する必要はない．
[†]：多呼吸の時には判定しにくいが，大発作時には呼気相は吸気相の2倍以上延長している．
注）：発作程度が強くなると乳児では肩呼吸ではなくシーソー呼吸を呈するようになる．呼気，吸気時に胸部と腹部の膨らみと陥没がシーソーのように逆の動きになるが，意識的に腹式呼吸を行っている場合はこれに該当しない．

(日本小児アレルギー学会：小児気管支喘息治療・管理ガイドライン2002)

の状態を把握するために，① 胸部X線による肺気腫等の検索，② 呼吸機能検査による1秒量や1秒率，ピークフロー値測定による気道狭窄の程度の把握などを行う．

治療・対応

急性発作時には，楽な姿勢で安静と水分補給を心がけ，発作の程度と年齢を考慮しながら$β_2$刺激薬やアミノフィリンなどの気管支拡張薬を用い，大発作では酸素吸入，アシドーシスの補正，ステロイド薬静注，イソプロテレノール持続吸入，さらに呼吸不全に対しては人工換気などを行う．

小児気管支喘息の長期的管理について日本の治療・管理ガイドラインにおける薬物療法プランの一例（年長児6〜15歳）を図1に示す．このようなガイドラインを指標に患者個々の病態に応じた薬剤を選択し組み合わせることが重要である．また前述のようにアレルゲンの回避は喘息治療の基本であり，その他に鍛錬・運動療法，精神療法なども駆使して可能な限り発作を防止し，早期に寛解そして治癒へと導くことが重要である．

表4 現在の発作ステップを考慮した発作型の判断

発作型	症状程度ならびに頻度	治療ステップ
間欠型	・年に数回，季節性に咳嗽，軽度喘鳴が出現する ・時に呼吸困難を伴うこともあるが，β_2刺激薬の頓用で短期間で症状は改善し持続しない	ステップ1
軽症持続型	・咳嗽，軽度喘鳴が1回/月以上，1回/週未満 ・時に呼吸困難を伴うが持続は短く，日常生活が障害されることは少ない	ステップ2
中等症持続型	・咳嗽，軽度喘鳴が1回/週以上，毎日は持続しない ・時に中・大発作となり日常生活が障害されることがある	ステップ3
重症持続型1	・咳嗽，軽度喘鳴が毎日持続する ・週に1～2回，中・大発作となり日常生活や睡眠が障害される	ステップ4-1
重症持続型2	・重症持続型1に相当する治療を行っていても症状が持続する ・しばしば夜間の中・大発作で時間外受診し，入退院を繰り返し，日常生活が制限される	ステップ4-2

(日本小児アレルギー学会：小児気管支喘息治療・管理ガイドライン2002)

ステップ1 間欠型	ステップ2 軽症持続型	ステップ3 中等症持続型	ステップ4-1	ステップ4-2
発作に応じた薬物療法 抗アレルギー薬（考慮）[*1]	吸入ステロイド薬[*3] （BDP換算～200μg/日） または， 以下のいずれか，あるいは複数の併用 ・経口抗アレルギー薬[*1] ・DSCG[*2] ・テオフィリン徐放製剤	吸入ステロイド薬[*3] （BDP換算200～400μg/日） 以下のいずれか併用（考慮） ・経口抗アレルギー薬[*1] ・DSCG[*2] ・テオフィリン徐放製剤	吸入ステロイド薬[*3] （BDP換算400～800μg/日） 以下のいずれか併用 ・ロイコトリエン受容体拮抗薬 ・DSCG[*2] ・テオフィリン徐放製剤 ・長時間作用性β_2刺激薬 （吸入・貼付）	専門医のもと 長期入院療法 経口ステロイド薬（隔日療法）
			ステップ4 重症持続型	

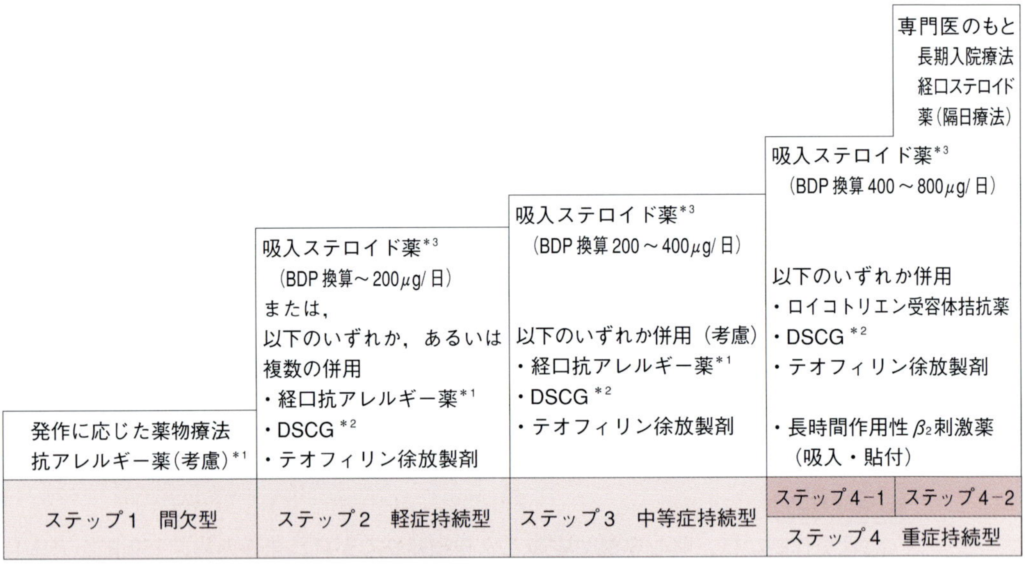

図1 小児気管支喘息の長期管理に関する薬物療法プラン（年長児6歳～15歳）

*1：経口抗アレルギー薬：化学伝達物質遊離抑制薬，ヒスタミンH_1拮抗薬，ロイコトリエン受容体拮抗薬，Th2サイトカイン阻害薬を含む
*2：DSCG吸入液と少量のβ_2刺激薬吸入液の混合療法を行う場合には，β_2刺激薬吸入薬は咳嗽，喘鳴などの症状が改善したら中止する
*3：吸入ステロイド薬の力価はCFC-BDP換算とする

(日本小児アレルギー学会：小児気管支喘息治療・管理ガイドライン2002)

2 アレルギー性鼻炎　allergic rhinitis

定義・概念
　発作性に繰り返されるくしゃみ，水性鼻汁，鼻閉を3主徴とする鼻粘膜のIgEを介するI型アレルギー反応である．鼻アレルギーともよばれる．

症状・診断
　主要症状は，くしゃみ，水性鼻汁，鼻閉で，くしゃみの前に鼻の瘙痒感がある．鼻汁は，遷延したり副鼻腔炎を合併する場合には膿性粘性となる．鼻閉は，くしゃみ，鼻汁に比べて長時間続き口呼吸を必要とし，睡眠障害，集中力低下，いびき，頭痛などの二次的症状を起こし日常生活が強く支障される．アレルゲンは，通年性ではダニ，ハウスダストで，季節性では大部分がスギで花粉症である．診断は，問診と鼻鏡による視診，鼻汁中の好酸球検査，特異IgE抗体，皮膚試験，鼻粘膜誘発試験などによる．アレルギー性鼻炎は，しばしばアトピー性皮膚炎に続発し，発症時期が低年齢化している．約30％に気管支喘息を合併し，喘息の70〜80％にアレルギー性鼻炎を合併する．

治療・対応
　アレルゲンの回避，抗アレルギー薬（経口および点鼻），ステロイド薬の点鼻などを行い，スギ花粉症をはじめ季節性のものでは発症時期に合わせて予防的な治療計画を立てる．

3 薬物アレルギー　drug allergy

定義・概念
　薬物アレルギーとは，薬物またはその代謝産物が抗原となり，それに対応する抗体あるいは感作リンパ球との間で発現した免疫（アレルギー）反応をいう．薬物アレルギーはときにアナフィラキシーショックなど重篤な全身症状をきたし死亡することもあり，速やかな処置を必要とする．

症状・診断
　薬物アレルギーの症状は多彩で，他のアレルギー疾患にみられるすべての症状が存在する．

① **アナフィラキシー** anaphylaxis：IgE抗体を介したI型アレルギー反応である．多くは投与後10分以内に症状が発現する．ヒスタミン，ロイコトリエンなどの化学伝達物質により血管透過性亢進，平滑筋攣縮，粘液分泌亢進が起こり，蕁麻疹，呼吸不全，循環不全など複数の臓器に急激な症状が現れしばしば致死的状態に至る．非アレルギー性機序で同様に化学伝達物質の遊離が起こった場合はアナフィラキシー様反応とよばれる．

② 皮膚症状（薬疹 drug eruption）：皮膚粘膜病変は最も頻度が高く80％以上にみられる．蕁麻疹型，紅斑丘疹型の場合が多いが剝脱性皮膚炎型あるいは紅皮症型，多型滲出性紅斑型などあらゆる形態の皮膚病変がみられる．重症の経過をとるものとしてスティーブンス・ジョンソン Stevens−Johnson 症候群やニコルスキー Nikolsky 現象を認める中毒性表皮壊死融解症 toxic epidermal necrolysis（TEN），

特異なものに固定薬疹自己免疫誘発型［薬剤性全身性エリテマトーデス（薬剤性SLE）など］がある．

③ その他：発熱 drug fever，血清病様症状，比較的単一の臓器あるいは組織に限られた症状としては過敏性肺炎，胆汁うっ滞型あるいは肝細胞障害型肝障害，腎障害，汎血球減少，顆粒球減少，溶血性貧血，血小板減少などがある．

診断は，まず問診により疑わしい薬剤を推定し，皮膚試験やリンパ球刺激試験（LST）が有用である．薬物負荷試験の実施はよほど慎重でなければならないしアナフィラキシーが予測される場合は禁忌である．

[治療・対応]

原因ないしは疑わしい薬剤はすべて中止する．アナフィラキシー（様）ショックに対しては，エピネフリン投与，酸素投与および気道確保，血管確保，ステロイド静注などを行う．喘息様症状には喘息に準じた治療を，薬疹には抗ヒスタミン薬の内服，外用，ステロイド内服，外用，静注などを行う．

4 食物アレルギー food allergy

[定義・概念]

食物を摂取することによって引き起こされる生体にとって不利益な反応 adverse reaction to foods のうち，免疫学的機序によるものを食物アレルギーとよび，食物過敏症 food hypersensitivity と同義である．食物による反応でも，食物成分の薬理作用によって引き起こされる食物不耐症や仮性アレルゲン*による食物アレルギー類似の症状など非免疫機序によるものは区別される．

食物アレルギーとはアレルゲン側からみた病名で，そのアレルゲンは鶏卵，牛乳，大豆，小麦，日本ソバ，サバ，エビ，キウイ，バナナ，トマトなど種々であり惹起される病像も下記の通り多彩である．

[症状・検査・診断]

食物アレルギーの診断は，アレルゲンの検索とそれにより引き起こされる病像の診断が必要である．

① 全身（多臓器）：アナフィラキシー（日本ソバ，牛乳，ゼラチン，エビ，カニ，サバなど種々のアレルゲンで起こる），食物依存性運動誘発アナフィラキシー（アレルゲン摂取後の運動により誘発されるアナフィラキシー）
② 消化器：消化管アレルギー，嘔吐，下痢，腹痛，血便
③ 呼吸器：気管支喘息，咳嗽，喘鳴，鼻漏
④ 皮膚粘膜：蕁麻疹，喉頭浮腫，血管神経性浮腫，アトピー性皮膚炎，紅斑，瘙痒，口腔アレルギー症候群
⑤ 神経系：頭痛，アレルギー性緊張弛緩症候群

詳細な問診と厳格な食物除去・負荷試験により診断を決定する．特異 IgE 抗体，スクラッチテスト，パッチテスト，抗原特異的リンパ球幼若化反応などがアレルギー反

＊：化学伝達物質（ヒスタミン，ロイコトリエン，プロスタグランジン，キニンほか）ないし類似の構造を持つ成分を含む食品を摂取することによってアレルギー症状が誘発されることがある．症状誘発の原因となった食品を仮性アレルギーとよぶ．ホウレンソウ，サトイモ，タケノコなど多彩である．

応の関与を証明するうえで有用である．

治療・対応

　食物アレルギーの治療は，以下の2つが基本である．
① 正確なアレルゲン診断に基づいた食物除去療法の徹底．
② 対症療法と抗アレルギー薬の使用．

　アナフィラキシーなど強いアレルギー症状がみられる場合には，厳格な指導が必要である．たとえば，鶏卵がアレルゲンの場合には，生卵はもとより加熱処理の卵や加工品も含めてアレルゲンとして作用しているかを診断して，どのレベルまで除去を行うか指導する．母乳栄養児では，母親も同様の食物除去が必要か除去・負荷試験で確認し指導する．牛乳アレルギーの人工栄養児では加水分解ミルクなどが有効である．正確なアレルゲン診断が必須であり，無用な食物除去をしてはならない．3～6ヵ月毎に再検討する．食物除去療法と対症療法で充分な効果が認められない場合にはアレルゲン診断を見直すこと，抗アレルギー薬の投与を考慮する．多数の食物除去を必要とする場合には，栄養指導を行う．

5 アレルギー性皮膚疾患

a. アトピー性皮膚炎　atopic dermatitis（口絵⑧，⑨参照）

定義・概念

　アトピー性皮膚炎は，アトピー素因のあるものに生ずる慢性に経過する皮膚の湿疹性疾患である．しばしば気管支喘息やアレルギー性鼻炎を併発する．皮膚症状は乳児期，特に生後2～3ヵ月から6ヵ月に発症するが，1～2歳で発症する場合も少なくない．小児の2～10%に認められる．

症状・診断

　アトピー性皮膚炎の皮膚病変は加齢と共に変化する．湿疹病変は，乳児期においては，しばしば両頬部を中心とした紅斑や湿潤傾向を伴った黄褐色の痂皮をつける紅色小丘疹ではじまり（図2），やがて顔面の他の部分，頭部，頸部，体幹，四肢へと拡大する．皮疹は，強い瘙痒感を伴い，湿潤し，びらん，痂皮の付着，耳切れがみられることが多い．体幹や四肢では貨幣状湿疹の所見を示す場合もある．幼児期後半になると湿潤傾向は弱まり，皮膚は乾燥してくる．皮疹は丘疹，苔癬化，瘙痒が主体となり，肘窩，膝窩，頸部などの典型的な部位に慢性化し，しばしば苔癬化局面を形成するようになる（図3）．背部や側腹部には鳥肌様の毛孔性丘疹が現れ，乾燥皮膚 dry skin あるいはアトピー皮膚 atopic skin とよばれる状態になる．

　合併症として細菌感染（ブドウ球菌，MRSA 等による伝染性膿痂疹など）や単純ヘルペスウイルス感染による**カポジ Kaposi 水痘様発疹**などがある．

　診断は1991年に厚生省により作成された小児用アトピー性皮膚炎の診断基準による（表5）．アレルゲンは，明らかでない場合も少なくないが，乳幼児では鶏卵，牛乳，小麦，大豆などの食物アレルゲンが，年長児では家ダニの関与が認められる．約80%に血清総 IgE 値の上昇がみられる．

治療・対応

　石鹸で洗いお湯でよく流し皮膚を清潔に保つなどのスキンケアとダニ対策をはじめ

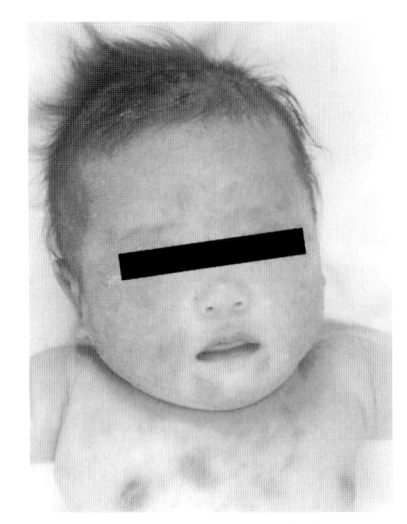

図2 アトピー性皮膚炎
（乳児期：2ヵ月）

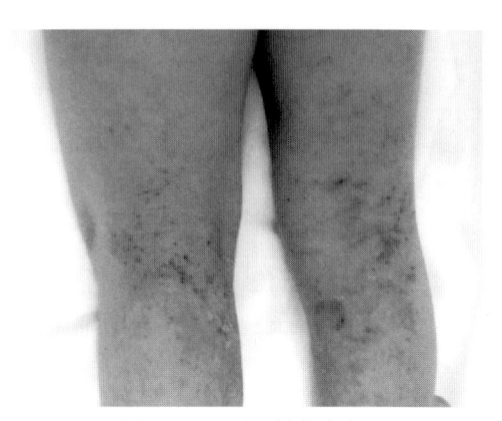

図3 アトピー性皮膚炎
（幼児期）

表5 小児のアトピー性皮膚炎診断基準

I．アトピー性皮膚炎の定義
　アトピー性皮膚炎とは，アトピー素因のあるものに生ずる，主として慢性に経過する皮膚の湿疹病変である．このため，本症の診断にあたっては，いまだ慢性経過の完成をみていない乳児の場合を考慮し，年齢に対する考慮が必要である．

II．アトピー性皮膚炎の主要病変
  1．乳児について
    a）顔面皮膚または頭部皮膚を中心とした紅斑または丘疹がある．耳切れがみられることが多い．
    b）患部皮膚に掻破痕がある．
  2．幼児，学童について
    a）頸部皮膚または腋窩，肘窩もしくは膝窩の皮膚を中心とした紅斑，丘疹または苔癬化病変がある．耳切れがみられることが多い．
    b）乾燥性皮膚や粃糠様落屑を伴う毛孔一致性角化性丘疹がある．
    c）患部皮膚に掻破痕がある．

III．アトピー性皮膚炎の診断基準
  1．乳児について
    II-1に示す病変のうちa），b）の双方を満たし，「鑑別」に示す皮膚疾患を単独に罹患した場合を除外したものをアトピー性皮膚炎とする．
  2．幼児，学童について
    II-2に示す病変のうちa）あるいはb），およびc）の双方，ならびに下記のイ），ロ）の条件を満たし，「鑑別」に示す皮膚疾患を単独に罹患した場合を除外したものをアトピー性皮膚炎とする．
        イ）皮膚に痒みがある．
        ロ）慢性（発症後6ヵ月以上）の経過をとっている．
「鑑　別」
  1）おむつかぶれ　2）あせも　3）伝染性膿痂疹　4）接触性皮膚炎　5）皮膚カンジダ症
  6）乳児脂漏性湿疹　7）尋常性魚鱗癬　8）疥癬　9）虫刺され　10）毛孔性苔癬

（厚生省心身障害研究，1991）

とする環境整備の大切さを十分理解できるよう，日常生活の指導が重要である．食物アレルギーの関与が明らかな場合は確認されたアレルゲンについて食物除去療法を行う．ステロイド剤の外用は効果的であるが，過量にならないよう配慮し，保湿剤などによるスキンケアやアレルゲン対策により症状を緩和することも大切である．細菌感染などの増悪因子に対策（イソジン消毒，抗生物質投与）も必要に応じて実施し，症例により抗アレルギー薬の使用も考慮する．

b. 蕁麻疹　urticaria

[定義・概念]

蕁麻疹は，瘙痒と共に突然皮膚に出現する限局性の発赤を伴った膨疹で，単時間で消退する．

[症状・診断]

局所の皮膚発赤が先行し，同時に瘙痒を訴え，数分以内に粟粒大の膨疹が数と大きさを急速に増しながら出現する．融合傾向著しくときに地図状，不整形の板状隆起となることもある．拡大と同時に一部では消退を示し，ときに数分，多くは数時間以内に消退して行く．全身の皮膚どこにでも発生し，口唇，口腔，喉頭，消化管などの粘膜に出現しショック様症状を呈する場合もある．

アレルギー性機序によるものはIgE抗体によるⅠ型アレルギー反応が大半であるが，補体が関与するⅡ型アレルギーによるものもある．非アレルギー性機序としては圧迫等の機械的刺激や寒冷・温熱・光刺激など物理的刺激によるものがある．診断は，問診と上記症状を確認することで容易である．1ヵ月以上にわたり膨疹が出没するか否かで急性と慢性を分ける．アレルギー性機序が想定される場合，皮膚試験，特異IgE抗体などによるアレルゲン検索を行う．

[治療・対応]

原因や誘引が明らかな場合は，その除去・回避が最良である．対症療法として抗ヒスタミン薬，抗アレルギー薬を用い，重症例ではステロイドの内服または静注が必要となる．

c. 血管神経性浮腫　angioneurotic edema

1. クインケ浮腫　Quincke's edema

血管神経性浮腫はクインケ浮腫ともいい蕁麻疹の一型と考えられている．急速に出現する限局性の深部皮下組織の浮腫で，瘙痒・発赤はほとんどなく，浮腫は弾性硬で大きさは鶏卵大など種々，数時間から数日持続し，消退する．眼瞼，口唇，頬などの顔面，頭部に好発するが粘膜に出現することもある．

2. 遺伝性血管神経性浮腫　hereditary angioneurotic edema（HANE）

補体のC_1インヒビター C_1 inhibitor（補体第一成分阻害因子）の先天性欠損または機能不全によるもので常染色体優性遺伝形式をとるまれな疾患である．瘙痒や疼痛を伴わない限局性浮腫で，眼瞼・口唇などの顔面，四肢，咽頭，喉頭に出現し声門浮腫では窒息することもある．消化管に生ずると腹痛，嘔吐，下痢をきたす．打撲，圧迫，ストレスなどの誘因により発作的に出現し，通常1〜3日程度持続し消退する．

血清補体価（CH_{50}）の低下がみられ C_1 インヒビターが正常の 30 ％以下であれば診断は確実である．

6 血清病　serum sickness

定義・概念
　血清病は，異種（抗）血清投与後に起こる III 型アレルギー反応による免疫複合体病と定義される．古典的な血清病は，破傷風，ジフテリア，ボツリヌス中毒，ガス壊疽，狂犬病，蛇毒などに対するウマ抗血清療法後に発症した．ペニシリンやセファロスポリンなどの抗生物質，サルファ剤，抗炎症薬などでも同様の症状が出現することがあり広義の血清病と考えられ，現在ではこの頻度の方が高い．

症状・検査・診断
　血清注射後 7～12 日の間に発病する．発熱と全身倦怠感，全身性蕁麻疹，浮腫，リンパ節腫大，多関節炎，筋肉痛，消化器症状などが出現する．心炎，腎炎，ギランバレー症候群や末梢神経炎など，まれに重篤な症状を呈することもある．再投与の場合にはアナフィラキシー様反応または 1～3 日以内に症状が現れ重症化する場合がある．診断には問診が重要である．血清補体価（C_3，C_4）は低下する．

治療・対応
　抗血清や原因となっている薬剤をただちに中止する．典型例では症状は軽症で数日から 2 週間程度で自然軽快する．解熱鎮痛薬，抗ヒスタミン薬，重症例ではステロイドが有効である．

IX. 感染症

総論

　ジェンナーのワクチン開発，抗生物質の開発，環境衛生の改善などにより，感染症は恐れるに足りないと考えられた時期もあった．しかし，薬剤耐性菌，新興感染症の出現など，感染症は依然として人類の前に立ちはだかる難敵である．乳児は生後数ヵ月間は受動抗体によって守られているが，ヘルペスウイルス，百日咳などの感染は阻止できず，新生児期は補体活性や細胞性免疫が低いために重症感染症が多い．また，ヘルパンギーナ，手足口病，無菌性髄膜炎は夏に多発傾向を示し，インフルエンザ，細気管支炎，クループ，乳児嘔吐下痢症などは冬に多発傾向がみられるなど季節によって発生する感染症の特徴がある．

　決して忘れてはならないことは，感染症は周囲の者に感染し，感染抵抗が減弱している者では重症化するということである．医療に携わるものは自らが感染源にならないように，日頃から注意する必要がある．

各　　論

A 発疹性ウイルス感染症

1　麻　疹　measles

概　念

麻疹ウイルスによる発熱，咳嗽，結膜炎などを伴う発疹性疾患で，春先に好発する．潜伏期は10～12日（11日）で，飛沫（空気）感染する．感染力は発疹2～3日前のカタル期から発疹出現後2～3日に最も強い．

症　状

カタル期，発疹期，回復期の3期に分けられる．

1) カタル期

高熱，咳嗽，鼻汁ではじまり，3～5日内に結膜充血，眼脂を伴う特有の顔貌を呈する．このころ，一時的に解熱傾向を示し，両側頬粘膜に紅暈を伴う0.5～1 mmの白斑（**コプリック Koplik 斑**）（口絵⑩参照）が出現する．

2) 発疹期

熱は再上昇し，咳嗽，鼻汁，眼脂はさらに著明となり，特徴的な犬吠様咳嗽となる．同時に，耳後部，顔面，体幹，四肢の順に1～2日で全身に広がる鮮紅色で数mm内の発疹が出現する（図1）．発疹は速やかに融合するが，健康皮膚面を残すのが特徴である（口絵⑪参照）．数日内に解熱し，回復期に入る．

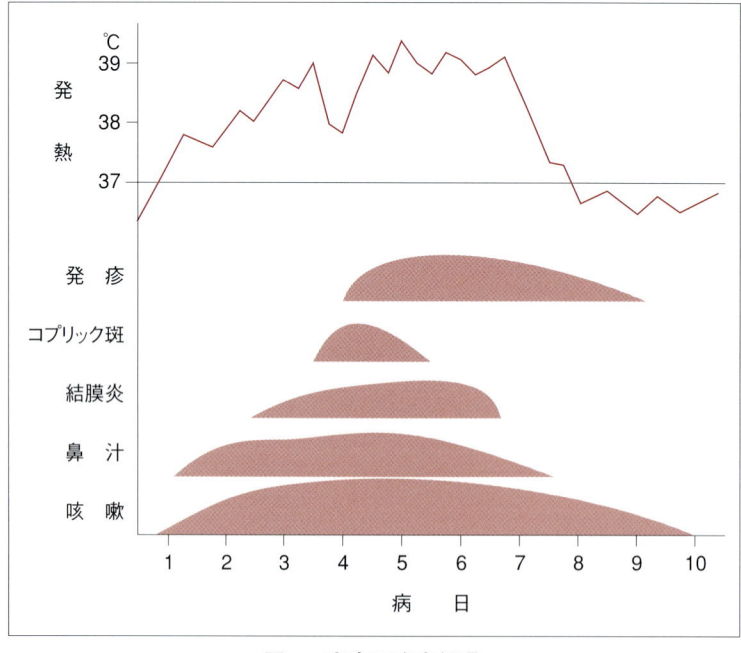

図1　麻疹の臨床経過

3）回復期

発疹は褐色の色素沈着を残して1週間程度で治癒する．

[修飾麻疹]

受動抗体が残存している乳児，麻疹生ワクチン接種歴がある場合にはコプリック斑を欠如したり，発熱，発疹が軽微なことがあり，診断困難である．

[合併症]

熱性痙攣，脳炎，肺炎，血小板減少性紫斑病，ビタミンA欠乏による角膜障害などがある．急性白血病や細胞性免疫低下例は重症化し死亡率も高い．

[予後]

多くは自然治癒し死亡率は低いが，わが国でも毎年20～30人の死亡例が報告されている．

[治療・予防]

出席停止など隔離する．食思不振が高度な場合には総合ビタミン剤投与，ビタミンA点眼などを行う．予防には弱毒麻疹生ワクチン接種が有効である．

2 風 疹 rubella

[概念]

風疹ウイルスによる発疹性疾患である．潜伏期は2～3週間で，飛沫（空気）感染する．

[症状]

発熱は半数の例に認めるが，微熱程度であることが多い．発疹出現2～3日前から有痛性のリンパ節腫脹が耳介後部～頚部に出現する．発疹は2～3 mm以下の淡紅色小丘状疹で，顔面から全身に出現する（口絵⑫参照）が，融合せず2～3日で色素沈着を残さないで消退する（図2）．

[合併症]

脳炎，関節炎，血小板減少性紫斑病などがある．妊婦が罹患すると胎児に先天性風疹症候群（p 234参照）を合併することがある．

[予後]

予後良好である．

[治療・対応]

出席停止など隔離する．予防には風疹生ワクチンが有効である．

3 手足口病 hand, foot and mouth disease

[概念]

手足口病ウイルス（エンテロウイルス71），A群コクサッキーウイルス16型（CA16），CA10などによる四肢と口腔粘膜の水疱性疾患で夏季に流行する．2～7日の潜伏期で飛沫（空気）感染する．

[臨床症状]

発熱，小水疱を伴う数mm以内の楕円形小丘疹が手掌・手背，足蹠・足背，肘・膝関節伸側部に好発する（口絵⑬参照）．水疱は数日で飴色となって吸収される．多発

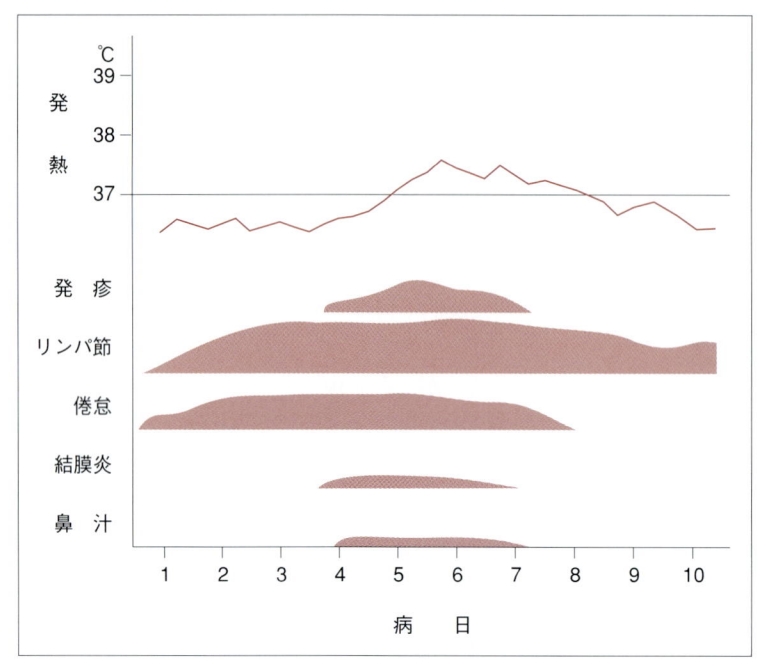

図2　風疹の臨床経過

性有痛性の小アフタが口峡部，舌，頬粘膜に出現するが歯肉炎は伴わない（図3）.

[合併症]
無菌性髄膜炎，中耳炎などであるが，まれに脳幹脳炎で急死することがある.

[予後]
良好である.

[治療・対応]
対症的に行う．発疹が観察される間は出席停止など隔離する.

4　伝染性紅斑　erythema infectiosum

[概念]
ヒトパルボウイルス B19 による発疹性疾患で，発疹期にはウイルス血症が消失しており感染性はない．7～11日（発疹出現までは17～18日）の潜伏期で飛沫（空気）感染する.

[症状]
微熱，咽頭痛，頭痛，筋肉痛などが出現（前駆期）し，その7～10日後に両頬に少し黒みを帯び，少し隆起した発疹が出現する．発疹は融合して赤いリンゴを思わせる左右対称性のびまん性あるいは境界面が不規則な紅斑となる（口絵⑭参照）．顔面に1～2日遅れて上肢，次いで下肢にレース様にみえる不規則な網目模様の発疹が出現し，2～3週間反復することがある.

[合併症]
溶血性貧血患者では汎血球減少症をきたす**無形成発作 aplastic crisis** をきたす.

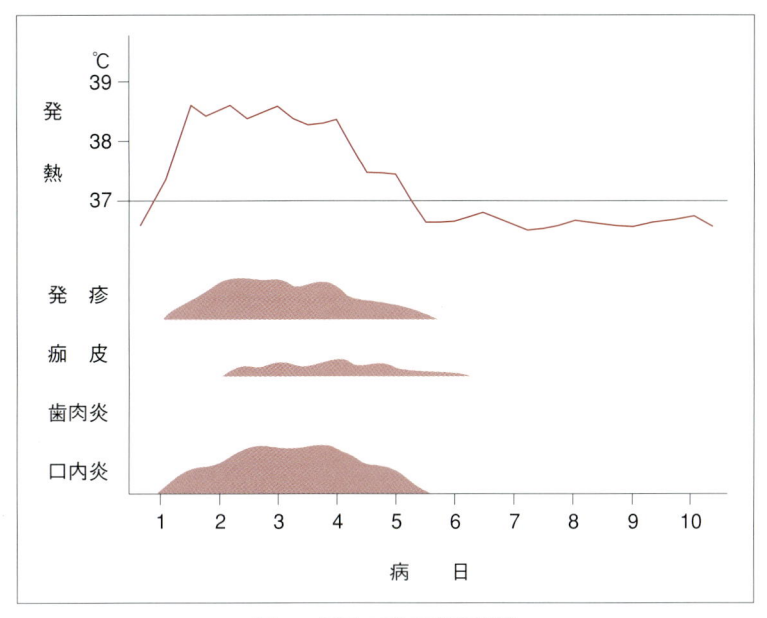

図3 手足口病の臨床経過

年長児では関節炎を高頻度に合併し，妊婦では**胎児水腫**，胎児死亡をきたすことがある．

予 後
予後良好である．

治療・対応
対症療法でよい．発疹期にはウイルス排泄はなく，出席停止等の隔離は不用である．

5 水 痘　varicella, chickenpox

概 念
水痘・帯状疱疹ウイルスによる熱性水疱性発疹性疾患である．水痘は初感染病型で潜伏期間は2～3週間である．帯状疱疹は知覚神経節に潜伏感染しているウイルスの再活性化病型である．直接接触あるいは飛沫（空気）感染する．

症 状
1）水 痘

発熱，小水疱を伴う数mmの発疹が出現する（口絵⑮参照）．発疹は体幹に多く頭髪部にも出現すること，同時期に新旧・大小不同の発疹が混在するのが特徴である．水疱は経過と共に，膿疱化，痂皮化，落屑の順に進行し，7～10日で治癒する（図4）．

成人，細胞性免疫低下例，周産期母体水痘による新生児水痘は重症化する．

2）帯状疱疹

老齢者，悪性腫瘍，免疫不全の患者に好発するが，健常小児，乳児にも発病する．三叉神経（顔面）あるいは脊髄後根からの知覚神経支配領域（背，胸，腹，四肢）に

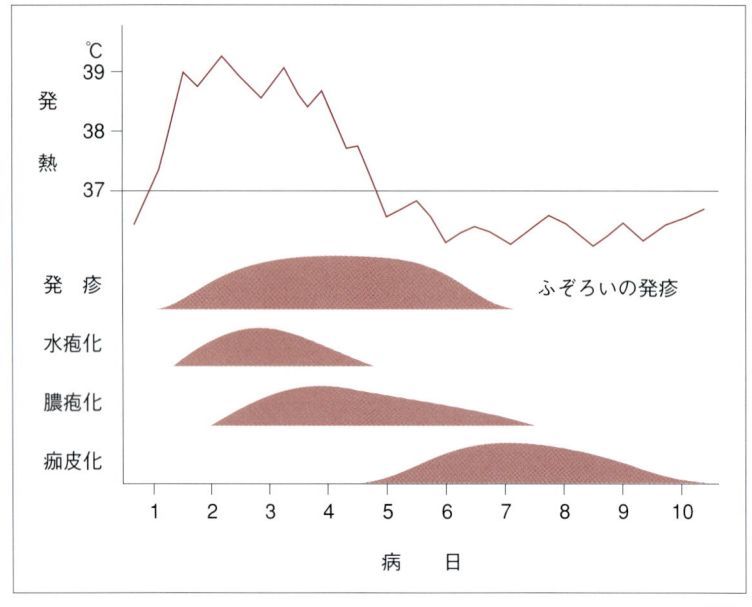

図4 水痘の臨床経過

小水疱を伴う小丘疹が集簇して出現する（口絵⑯参照）．胸腹部の病変は腹側正中線を越えない．

[合併症]
水痘では肺炎，肝炎，脳炎，急性小脳失調症（小脳炎），腎炎，角結膜炎，ライ症候群，出血性水痘などがある．帯状疱疹では無菌性髄膜炎，疱疹後神経痛（主に成人）などがある．

[予後]
予後良好であるが，細胞性免疫不全症では予後不良例が少なくない．

[治療・予防]
対症療法で十分であるが抗ウイルス薬の適応がある．アスピリンはライ症候群を誘発するので禁忌である．予防には水痘生ワクチンが有効である．

6 単純ヘルペスウイルス感染症

[概念]
単純ヘルペスウイルス1型，あるいは2型による皮膚・粘膜の水疱性発疹性疾患である．潜伏期は2〜14日である．初感染病変には1型によるヘルペス性歯肉口内炎 herpetic gingivostomatitis，カポジ水痘様発疹症，ヘルペス性角結膜炎，髄膜脳炎などがある．性器ヘルペスは2型，1型いずれでも発病するが，再発性性器ヘルペスは2型による．感染成立後は神経節に潜伏感染し，再活性化によって1型では口唇ヘルペス，ヘルペス脳炎を発病する．

[症状]
感染経路は不明の点が多いが，飛沫感染と接触感染とが考えられる．

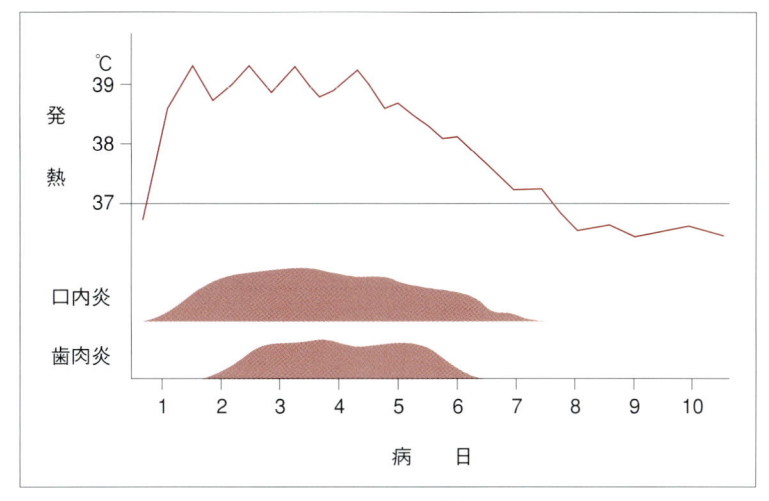

図5 ヘルペス性歯肉口内炎の臨床経過

1) ヘルペス性歯肉口内炎
乳幼児に多く，口腔粘膜全域の多発性アフタ，歯肉の発赤・腫脹・疼痛・易出血性を伴う歯肉炎，39℃以上の高熱が7〜10日間持続する（**図5**，口絵⑰参照）．

2) カポジ水痘様発疹症（疱疹性湿疹）
高熱で発病し，広範な水疱性皮膚病変を呈する．アトピー性皮膚炎，湿疹のある場所に好発する．水疱は数 mm で周囲に紅暈を伴い，中心には臍窩を認め，回復期に痂皮を形成する．水痘と異なり同一病期の発疹が局所的に集簇する．

3) ヘルペス脳炎
新生児期は1型，2型の両方で発症するが，乳児期以降では1型のみである．3/4の例は再活性化によるもので，発熱，頭痛，嘔吐，性格変化などで発病し，2〜3日で意識障害，痙攣が出現する．病変は側頭葉前部に限局されることが多い．

4) 口唇ヘルペス
上気道炎などに伴って口唇・口唇周囲に数個以内の小水疱病変を形成する．

予後
基礎疾患のない例では良好である．ヘルペス脳炎では死亡例，後遺症を残す例が少なくない．

治療・対応
アシクロビル，ビダラビンが有効である．

7 突発性発疹　exanthema subitum, roseola infantum

概念
ヒトヘルペスウイルス6（**HHV6**）感染による急性熱性発疹性疾患である．2回目はHHV7によることが多い．感染経路は両親などの唾液を介する水平感染と考えられている．

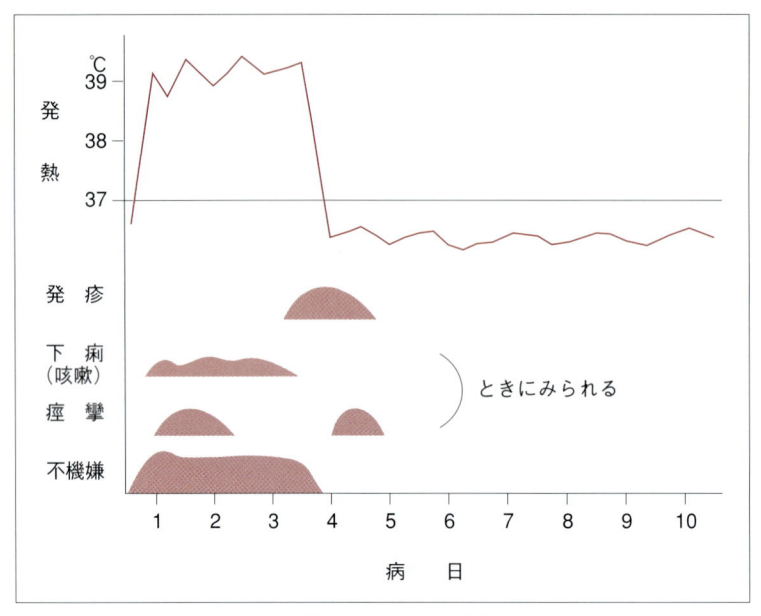

図6 突発性発疹の臨床経過

症状

本症の90%は1歳以下である．39～40℃の高熱が2～4日間持続した後，解熱と相前後して体幹を中心に風疹様，麻疹様の発疹が出現し，2～3日で色素沈着を残さずに消褪する（**図6**）（口絵⑱参照）．

合併症

脳炎・脳症，肝機能障害などがみられる．

予後

良好である．

治療

対症療法を行う．

8 天然痘 smallpox

WHOは1979年10月26日に撲滅宣言した．一部の大国が本ウイルスを保存しているに過ぎないが，種痘が行われていない現在，**バイオテロ**に使用される危険性がある．

潜伏期は10～13日で，水痘と異なり発疹は四肢と顔面に多く分布する．40～70%の死亡率である．

附1. 発疹性疾患の特徴　表1に各種発疹性疾患の特徴を示す．

表1 各種発疹性疾患の特徴

	発疹前期の症状	発疹		
		性状	分布	経過
麻疹	発熱, 咳嗽, 眼脂	癒合	全身	色素沈着
風疹	頸部リンパ節痛	非癒合	全身	
手足口病	発熱	楕円形丘疹・水疱	手足, 膝, 臀部	一部痂皮
伝染性紅斑	上気道炎	アップルチーク	顔面	
		レース・網目状	四肢	反復
突発性発疹	発熱	癒合, 非癒合	全身	
水痘	発熱	丘疹, 水疱	体幹, 頭髪部	痂皮
		新旧混在		
帯状疱疹	疼痛	小丘疹・小水疱	デルマトーム	痂皮
カポジ水痘疹	発熱	丘疹・水疱・臍窩	限局性	痂皮
口唇ヘルペス	感冒, 疲労	小丘疹, 小水疱	口唇周囲	
猩紅熱	発熱, 咽頭痛	日焼け様, 小丘疹	口周囲蒼白	膜様落屑
川崎病	発熱, 眼球充血	不定形, 非水疱	全身	膜様落屑

B 腸管ウイルス感染症

エンテロウイルスは**ポリオウイルス, エコーウイルス（ECHO）, A群（CA）とB群（CB）コクサッキーウイルスとエンテロウイルス（エンテロ）68～71**が知られている. ポリオを除き軽症で予後良好な疾患であるが, 新生児では重症全身性感染症で致死的となることがある.

1 ポリオ（急性灰白髄炎）acute anterior poliomyelitis

概 念

ポリオウイルス1, 2, あるいは3型感染による脊髄前角炎を主とした中枢神経感染症である. 潜伏期は1～3週で, 経口感染する. 夏から初秋にかけてみられ, 1歳児が罹患しやすい. 現在, わが国を含むアジア地域では野性株による発症はない.

症 状

臨床病型は以下のごとく分類される.
① **不顕性感染**（90～95％）：無症状.
② **不全型**（4～8％）：発熱, 咽頭痛, 全身倦怠感, 嘔吐, 下痢などで, 神経症状は伴わない.
③ **非麻痺型**（0.5～1％）：無菌性髄膜炎.
④ **麻痺型**（0.5％）：発熱, 髄膜炎症状が1～5日間続いた後, 解熱と共に弛緩性麻痺が出現する. 片手, 片足の単麻痺が多い. 重症例では下肢から対称性, 上行性に麻痺が進行し, 呼吸障害をきたす**ランドリーLandry麻痺**（延髄脊髄型）と意識障害をきたす脳炎型とがある.

予 後

麻痺は次第に軽減するが, 半数は筋萎縮をきたし永続する.

治療・対応

全身管理が重要であり，呼吸麻痺例では人工呼吸器を使用する．回復期には理学療法を行う．ポリオ弱毒生ワクチンによる予防は有効であるが，副作用などの問題があり，諸外国では不活化ワクチンが使用されている．

2 ヘルパンギーナ　herpangina

概念

コクサッキーウイルスあるいはエコーウイルス感染による夏かぜの代表的疾患で，潜伏期は2～4日，感染経路は飛沫（空気）感染である．

症状

発熱と共に口蓋咽頭部に紅色小丘疹がみられ，2～3日で水疱，潰瘍化する．咽頭痛，嚥下痛がひどく食思不振となるが，1～4日で解熱し7日以内に完治する．

予後

良好である．

治療・対応

対症療法を施行する．

3 手足口病　☞ A．発疹性ウイルス感染症，p 207 参照．

4 急性出血性結膜炎　acute hemorrhagic conjunctivitis

エンテロウイルス70による出血性結膜炎でアポロ病ともよばれる．

潜伏期間は1日で，汚染された手指，タオルなどを介して感染する．両眼結膜の充血，疼痛と球結膜の出血を伴う．ポリオ様麻痺を合併することがある．

治療は対症療法による．

C 神経系のウイルス感染症

1 無菌性髄膜炎　aseptic meningitis

概念

エンテロウイルス，ムンプスウイルスなどによる非化膿性急性中枢神経感染症である．エンテロウイルスによるものは夏季に多く好発年齢は学童以下が多い．

症状

発熱，頭痛，嘔吐などで発病する．項部強直，ケルニッヒ徴候を認めるが，意識障害は伴わない．リコール所見を表2に示す．

予後

予後良好である．

治療・対応

対症療法を行う．診断のための腰椎穿刺で脳圧が下がり，頭痛，嘔吐は消失することが多い．

表2 化膿性髄膜炎と無菌性髄膜炎のリコール所見

髄膜炎	細胞増多	増多白血球	蛋白	糖
ウイルス性	＋	単核球	正常〜軽度増加	正常
結核性	＋＋	単核球	増加	減少
化膿性	＋＋＋	多核球	増加	減少

2 ウイルス性脳炎　viral encephalitis

【概念】
麻疹，風疹，水痘，単純ヘルペスウイルス，ムンプス，エンテロウイルス，HHV6，日本脳炎ウイルスなどによる中枢神経系の炎症性疾患である．

【症状】
発熱，頭痛，嘔吐，痙攣，意識障害などで，臨床症状からは原因ウイルスの推定はできない．痙攣は重積することが多く，意識障害も遷延する．リコール所見は正常ないし軽度の細胞増多を認めるが，糖蛋白の異常はみられない．

【合併症】
中枢神経障害の程度によって知能障害，てんかん，寝たきりの植物状態などの重篤な合併症を残すことが少なくない．

【予後】
多くの例では後遺症を残す．

【治療・対応】
ヘルペス脳炎では抗ウイルス薬が有効である．その他の脳炎では脳圧降下薬，脳代謝抑制薬，抗痙攣薬などの対症療法による．インフルエンザ脳症では抗インフルエンザ薬の効果が期待される．

3 日本脳炎　encepalitis japonica

日本脳炎ウイルスによる急性脳炎で，高熱，意識障害，痙攣で発症し，死亡率は20〜50％と高い．死亡を免れた例の半数に後遺症（運動障害，知的障害）を残す．潜伏期間は6〜16日で，コガタアカイエカによって媒介される．北海道，東北地方の一部を除く地域が夏季になるとブタの抗体陽性率が50％以上になり，汚染地区に指定されている．患者の発生は7〜9月が最も多い．発症年齢は予防接種をしていない年少児，免疫の低下した高齢者に多い．

予防には日本脳炎不活化ワクチンが有効であるが，急性散在性脳脊髄炎（ADEM）などの副反応が問題視されており，2005年5月厚生労働省より各自治体に積極的に接種の指導を行わない旨の通達が出された．また，蚊に刺されないように注意する．

4 狂犬病　rabies

狂犬病ウイルスによる神経過敏，筋痙攣性疾患である．犬などによる咬傷後，神経過敏となり，咽頭筋痙攣，呼吸筋痙攣による嚥下障害，呼吸困難が主症状である．このとき，非常に苦しくて暴れ回るが，1〜2日後には麻痺状態となり死亡する．

わが国では主に犬，まれに猫から感染するが，欧米では**オオカミ**，**キツネ**，**タヌキ**，**アライグマ**，**リス**，**コウモリ**も含めて野生動物のほとんどがウイルスを保有している．

5 ギラン・バレー症候群　Guillain-Barré syndrome

エンテロウイルス，EBウイルスなどによる報告もあるが，**カンピロバクター・ジェジュニ**に対する交叉免疫反応が注目されている．

多発性根神経炎で運動知覚障害をきたす．両側対称性の弛緩性麻痺が特徴で，上行性に進行することが少なくない．リコール細胞増多を伴わない蛋白増加（**蛋白細胞解離**）が特徴である．

6 遅発性ウイルス感染症　slow virus infection

a. クロイツフェルト・ヤコブ病　Creutzfeldt-Jakob disease

プリオンによる進行性，致死的中枢神経変性疾患で，数ヵ月から数年の潜伏期を経て発症する．**牛**（**狂牛病**）など感染動物の組織（脳，脊髄など）の経口摂取，感染ドナーからの**硬膜**や**角膜移植**によって感染する．

不安，易疲労性，眩暈，判断力障害などに始まり，進行性痴呆，ミオクローヌス，四肢脱力，腱反射亢進，痙性麻痺，錐体外路症状，小脳症状などが出現し，数ヵ月～数年の経過で死亡する．

有効な治療法はない．

b. 亜急性硬化性全脳炎（subacute sclerosing panencephalitis；SSPE）

M蛋白が変異した**麻疹ウイルス**（**SSPEウイルス**）の持続感染による知能低下，不器用など（1期）からミオクローヌス（2期）へと進行し，無言状態（3期）から除脳状態（4期）へとなり数ヵ月～数年の経過で死亡する致死的中枢神経変性疾患である．潜伏期は数年で，8～10歳に多い．自然麻疹罹患例で10万人に1人，生ワクチン接種例で100万人に1人が発症する．

イノシンプラノベクス内服とインターフェロンの髄腔内投与がある程度有効である．

c. 進行性多発性白質脳症（progressive multifocal leukoencephalopathy；PML）

パポバウイルスによる進行性の脳症で，白血病などの基礎疾患を持つ患者に合併することがある．麻痺，運動失調，痴呆などを呈し，数ヵ月以内に死亡する．

D 呼吸器ウイルス感染症

1 インフルエンザ　influenza

概　念

インフルエンザウイルスA，B型感染による急性熱性気道疾患で，冬季に流行す

る．潜伏期間は1〜3日と短く，飛沫（空気）感染する．

【症　状】
発熱，咳嗽，鼻汁，悪寒，頭痛，全身倦怠，筋痛，関節痛等を伴う．嘔吐，下痢を認めることもある．

【合併症】
乳幼児では インフルエンザ脳症，ライ症候群，横紋筋融解症，老齢者では肺炎の合併が多い．

【予　後】
一般にはよいが，乳幼児，高齢者では死亡率が高い．

【治療・対応】
抗ウイルス薬が有効である．アスピリンによるライ症候群，ジクロフェナク，メフェナム酸によるインフルエンザ脳症死亡率の増加があるので，解熱薬は使用するべきではないが，必要な場合はアセトアミノフェンがよい．
インフルエンザ不活化ワクチンは感染防御効果は30％程度で十分とはいい難いが，重症化の抑制効果があるようである．経鼻ワクチンが開発中である．

2 クループ　croup　☞ 各論 X章．呼吸器疾患，p239 参照．

3 細気管支炎　bronchiolitis　☞ 各論 X章．呼吸器疾患，p240 参照．

E その他のウイルス感染症

1 ムンプス（流行性耳下腺炎）mumps

【概　念】
ムンプスウイルスによる有痛性の唾液腺炎である．潜伏期は2〜3週間で，直接接触や飛沫感染する．好発年齢は5〜10歳で，晩冬〜春に多い．

【症　状】
発熱とほぼ同時に両側耳下腺が腫れるが，1〜2日遅れて対側が腫脹する例や顎下腺腫脹例もある．腫脹は疼痛を伴い，3〜10日持続する．

【合併症】
無菌性髄膜炎，膵炎，精巣炎（成人），卵巣炎（成人），難聴，甲状腺炎等がある．

【予　後】
良好である．睾丸炎，卵巣炎，難聴は片側性であり，不妊あるいは聾の原因となることは少ない．

【治療・対応】
対症療法を行う．予防にはおたふくかぜ生ワクチンが有効であるが，無菌性髄膜炎を合併することがある．

2 アデノウイルス感染症

概念

アデノウイルスによる結膜炎，呼吸器疾患，下痢，膀胱炎などである．潜伏期は2〜14日で，感染経路は飛沫（空気）感染，接触感染である．年間を通じて発生する．

症状

1）扁桃炎

咽頭〜扁桃の発赤が高度な化膿性扁桃炎を呈する．

2）乳幼児の重症肺炎

アデノウイルス7型による乳幼児の肺炎は脳炎・脳症，全身の臓器障害，播種性血管内凝固症候群（DIC），血球貪食症候群などの血液障害を伴い，きわめて重篤な経過をとることが多い．

3）咽頭結膜熱

38〜39℃の発熱が3〜5日間持続し，高度の片側結膜充血と咽頭炎を呈する．プール熱とよばれ，夏季に多い．

4）流行性角結膜炎

感染力が強く，汚染された器具，手指を介して感染する．羞明，流涙，異物感，粘液性の眼脂，結膜充血，眼瞼腫脹などを呈す．

5）下痢症

腸型アデノウイルスによるウイルス性胃腸炎で，嘔吐下痢をきたす．

6）出血性膀胱炎

肉眼的血尿，頻尿，排尿痛などの膀胱刺激症状がみられる．

予後

良好であるが，乳幼児の重症肺炎は死亡率が高い．

治療・対応

対症療法を行う．重症肺炎に対しては副腎皮質ステロイドホルモン，酸素吸入，DICに対する治療などを行う．

3 伝染性単核球症　infectious mononucleosis

概念

EBウイルス初感染による扁桃炎，肝脾腫，リンパ節腫脹を主症状とする疾患である．飛沫，あるいは直接唾液を介して感染し，濃厚な接触を繰り返す夫婦間（キッス熱），家族内感染によることが多い．潜伏期は4〜6週間と長い．

症状

発熱，咽頭・扁桃炎，頸部リンパ節腫脹，肝脾腫を伴い，38℃以上の高熱が1〜2週間持続することが多い．中等度の肝障害を伴う．

合併症

肺炎，髄膜脳炎，ギラン・バレー症候群，特発性血小板減少性紫斑病，溶血性貧血，血球貪食症候群（VAHS），重症肝炎などがある．

臓器移植例や免疫不全症候群ではEBウイルス関連リンパ腫（移植後リンパ増殖

症）を合併することがある．

予後
良好であるが，まれに致死的伝染性単核球症となる．

治療・対応
対症療法を行う．アンピシリンは禁忌とされる．

4 サイトメガロウイルス感染症

概念
サイトメガロウイルスによる胎内感染では巨細胞封入体症，周産期感染では新生児肝炎，乳児期以降の感染では，上気道炎，肺炎，伝染性単核球症などを呈する．感染経路は経胎盤，産道，母乳による母子感染（垂直感染）と輸血，唾液，精液，臓器移植などによる感染とがある．潜伏期間は 4〜6 週間である．

症状
1）先天性サイトメガロウイルス感染症（サイトメガロウイルス巨細胞封入体症）
　☞ S．胎内感染，p 235 参照．

2）産道および母乳感染
　無症状であることが多いが，一部の例に新生児肝炎，先天性胆道閉鎖症，伝染性単核球症などが発病する．

3）乳児期以降のサイトメガロウイルス感染症
　多くの例が不顕性感染で経過する．一部の例では伝染性単核球症を呈する．乳児の伝染性単核球症はサイトメガロウイルスによる例が多く，肺炎合併例が少なくない．

4）臓器移植例，後天性免疫不全症候群（AIDS）
　サイトメガロウイルス再活性化による日和見感染が生じる．発熱，皮疹，肝脾腫，肝機能障害，間質性肺炎，網脈絡膜炎などを発症し，致死的経過をとることが多い．

予後
免疫能が正常な例では良好である．先天性巨細胞封入体症，免疫不全症では致死的な例が多い．

治療・対応
健常児では対症療法を行う．臓器移植患者，AIDS 患者ではウイルスのモニタリングを施行し，CMV 高力価免疫グロブリンと抗ウイルス療法を行う．

5 乳児嘔吐下痢症・ウイルス性下痢症

概念
ロタウイルス，腸管アデノウイルス，ノロウイルスなどによる嘔吐下痢症である．乳児の嘔吐下痢症の原因としてはロタウイルスが最も高頻度で冬季に流行し，2 歳以下の乳幼児に多い．アデノウイルス，ノロウイルスは学童，成人に好発し，年間を通じて発生するが，ノロウイルスは環境水，生食品，生貝などによる食中毒を呈することが多い．潜伏期はいずれも 1〜3 日である．

症状
表 3 にそれぞれのウイルスの特徴的な症状を示す．発熱，嘔吐は 2〜3 日で消失す

表3 ウイルス性胃腸炎の臨床的特徴

病因ウイルス	好発年齢	感染経路	潜伏期間	罹病期間	症状	疫学
ロタウイルス	乳幼児	糞便・飛沫 ヒト-ヒト	2～3日	3～8日	嘔吐, 下痢 発熱, 咳	冬 散発～流行発生
ノロウイルス (SRSV)	学童 成人	生水・生貝 ヒト-ヒト	1～3日	1～4日	嘔吐, 下痢 腹痛, 頭痛	冬季～年間 食中毒 家族内発生
アデノウイルス	小児	気道？ ヒト-ヒト	1～10日	7～9日	嘔吐, 下痢 発熱	年間 散発的発生

ることが多いが，下痢は数日間持続する．ロタウイルスでは白色下痢便（仮性コレラ，白痢）を呈し，1日十数回以上の下痢便を大量に排泄して脱水に陥りやすい．

【合併症】
ロタウイルスでは痙攣，脳症を，アデノウイルスでは咽頭扁桃炎，重症肺炎などを合併することがある．

【治療・対応】
水分補給による脱水の予防と治療が主体である．経口摂取が可能であればソリタT顆粒®，味噌汁などを少量頻回に与える．

6 ウイルス性肝炎

【概念】
肝炎ウイルスにはA，B，C，D（デルタ粒子），E型の5種類が知られている．G型肝炎ウイルス，TTウイルスは肝炎ウイルスとしてはいまだ承認されていない．A型とE型肝炎ウイルスは汚染された食物，生水から経口感染し，急性肝炎を発病させる．B，C，D型肝炎ウイルスは輸血などで感染し，急性肝炎と慢性肝炎を発病させる．潜伏期間はウイルスによってさまざまである（表4）．

【症状】
急性肝炎では発熱，頭痛，咽頭痛などに引き続き，全身倦怠，食思不振，腹痛，嘔気・嘔吐，下痢などがみられる．
慢性肝炎は6ヵ月以上にわたって肝機能障害が持続するもので，急性肝炎から移行するものと偶然発見される例とがある．

【合併症】
肝硬変，肝がんがC型とB型慢性肝炎でみられ，原発性肝がんの60～70％がC型，20％がB型に関連している．A型肝炎では肺炎，脊髄炎様症状，溶血性貧血，血尿，蛋白尿など多彩である．急性肝炎後に再生不良性貧血を合併することがある．

【予後】
成人のE型肝炎と輸血後B型肝炎は重症（劇症肝炎）例が多く，妊婦のE型肝炎は20％もの高死亡率である．肝硬変に移行すると予後不良である．

表4 ウイルス性肝炎の分類

ウイルス	感染経路	潜伏期	流行	急性肝炎	慢性肝炎	その他
A型肝炎	水系：経口	4～6週	＋	＋＋	－	
B型肝炎	血液：輸血 経口（垂直感染）	1～6ヵ月	－	＋＋	＋＋	肝硬変，肝がん
C型肝炎	血液：輸血 経口（垂直感染）	4～8週	＋	－	＋＋＋	肝がん
D型肝炎	B型ウイルスにリンク	？	－	？	＋＋	B型肝炎と関連
E型肝炎	水系・生肉：経口	5～6週	＋	＋＋	－	シカ，イノシシ，ブタ 妊婦の死亡率高

治療・対応

1）急性肝炎

5％ブドウ糖，グリチルリチン製剤，ポリビタミンを連日点滴する．劇症肝炎で確実に有効なのは肝移植である．

2）慢性肝炎

グリチルリチン製剤大量療法，インターフェロン，小柴胡湯などの漢方薬を投与するが，インターフェロンと小柴胡湯の併用は禁忌である．

予　　防

1）A型肝炎，E型肝炎

汚染された生水に注意する．手洗い，食器の消毒に注意する．シカ，イノシシなどの生肉を食さない．

2）B型肝炎

高力価γグロブリン（**HBIG**），あるいは**B型肝炎ワクチン**で予防可能である．ワクチンは感染リスクの高い職場に勤務するものは接種しておくべきである．両者の併用で母子感染が予防できる．

7 レトロウイルス感染症

a. 成人T細胞性白血病（adult T-cell leukemia；ATL）

ヒトTリンパ球向性ウイルス1型（HTLV-1）の垂直感染（母子感染）により20歳代から70歳代で白血病／リンパ腫を発症し，きわめて予後不良である．九州，沖縄地方で全患者の半数以上を占める．キャリアからの推定年間発症は約1,000人に1人，生涯発症は男25人に1人，女50人に1人である．感染経路は輸血感染，性感染（夫から妻），母子感染（母乳感染が主）が知られているが，ATLを発病するのは母子感染例である．

母乳保育を中止することで母子感染は95％が予防できる．母乳の加熱あるいは冷凍処理でウイルスの感染性は失われる．キャリアの告知についてはインフォームドコンセントが重要な疾患のひとつである．

表5 ウイルス感染症の潜伏期間

疾　患	潜伏期間	疾　患	潜伏期間
麻疹	11日（10〜12日）	ムンプス	16〜18日（2〜3週）
風疹	16〜18日（2〜3週）	ポリオ	3〜6日（麻痺7〜21日）
伝染性紅斑	7〜11日（発疹17〜18日）	ヘルパンギーナ	2〜4日
HHV-6	5〜15日	手足口病	2〜7日
水痘	14〜16日（2〜3週）	流行性筋痛症	2〜4日
単純ヘルペス	2〜14日	アデノウイルス	2〜14日
サイトメガロウイルス	4〜6週	日本脳炎	6〜8日
EBウイルス	4〜6週	クロイツフェルト・ヤコブ病	数ヵ月〜数年
インフルエンザ	1〜3日	亜急性硬化性全脳炎	数年

b. 後天性免疫不全症候群（acquired immunodeficiency syndrome ; AIDS）

ヒト免疫不全ウイルス human immunodeficiency virus（**HIV**）感染で**CD4リンパ球**が減少し，ヘルパー／インデューサー機能が障害される続発性免疫不全症で，**日和見感染**と**カポジ肉腫**が主症状となる．

感染経路は**性交渉**，輸血，**麻薬**の回し打ち，**母子感染**である．感染後，抗体陽転するまでの期間 **window period** は2〜4週間である．小児では母子感染が重要で，胎内感染，産道感染，母乳感染などがあり，いずれもウイルス増幅が早く，症状の進行も早い．

初期はリンパ節腫脹が著明となるが，進行すると縮小する．**日和見感染**は**サイトメガロウイルス**，単純ヘルペスウイルス，真菌，**カリニ肺炎**が多い．小児ではリンパ性間質性肺炎LIPと反復性細菌感染症が特徴的である．

治療の基本は①AIDS発病の予防，②患者の社会生活の保持，③2次感染の予防，④発病した場合の治療，および⑤感染者すべての精神的サポート，生活指導，カウンセリングである．HAART（抗レトロウイルス薬）療法の導入で予後は改善しつつあるが，致死的である．

附2.　各種ウイルス感染症の潜伏期を**表5**に示す．

F マイコプラズマ感染症　☞ 各論 X章．呼吸器疾患，p 243 参照．

G クラミジア感染症

1　オウム病　psittacosis

***Chlamydia*（*C.*）*psittaci* 感染鳥類**から感染する肺炎で，潜伏期は7〜14日である．広範な間質性肺炎で，発熱，乾性咳嗽，頭痛，全身倦怠などを呈し重症である．テトラサイクリンが第一選択であるが，骨，歯牙に沈着するので小児はマクロライド薬を投与する．適切な治療をすれば予後良好である．

2 トラコーマ・クラミジア感染症

a. 鼠径リンパ肉芽腫症（第四性病）

C. trachomatis による**性感染症（STD）**で，外陰部の慢性有痛性潰瘍性病変をきたす．感染 1～2 週後に有痛性リンパ節炎を伴う外陰部の潰瘍性病変，出血性直腸肛門炎を起こす．

性感染症では尿道炎，子宮付属器炎なども起こす．

b. トラコーマ

C. trachomatis による**濾胞性結膜炎**である．感染母体の経腟出生では新生児に 50% 感染する．新生児トラコーマ性結膜炎は眼瞼充血，浮腫，眼脂が特徴で，トラコーマと異なり，瘢痕や**パンヌス**（角膜の血管増殖）形成はまれである．

c. 乳児クラミジア肺炎

C. trachomatis による乳幼児のクラミジア肺炎は無熱性で生後 2～19 週に発病することが多い．**スタッカート様咳嗽**，多呼吸，**高度湿性ラ音**が特徴である．**胸部 X 線**写真で浸潤陰影を伴う肺過膨脹がみられる．

治療・対策

乳幼児，新生児ではマクロライド薬，年長児，成人ではテトラサイクリン系抗菌薬で治療する．セックスパートナーの検査・治療が必須である．

3 肺炎クラミジア感染症

C. pneumoniae **感染**による急性呼吸器疾患で，流行的に発生し，再感染がまれでない．潜伏期は平均 21 日で，ヒトからヒトに飛沫（空気）感染する．

咽頭炎，副鼻腔炎，気管支炎，肺炎など咳嗽が強い気道症状を呈する．経過は遷延し，2 相性の経過をとることがある．

マクロライド薬あるいはテトラサイクリンが第一選択である．予後は良好であるが，動脈硬化症との関連が示唆される．

H リケッチア感染症

わが国でリケッチアが原因の疾患にはツツガムシ病，日本紅斑熱，Q 熱などがある．

1 ツツガムシ病

概念

Rickettsia（*R.*）*tsutsugamushi* 感染ツツガムシに吸血されて感染する急性熱性発疹性疾患で，4～8 月に好発する．潜伏期は 1～2 週間である．

> **症　状**

頭痛，食思不振，関節痛などに続いて稽留熱ないし弛張熱，発疹，リンパ節腫脹，肝脾腫が出現する．虫刺痕は数〜10mmの血痂を認めることが多い．

> **合併症・予後**

適切な治療が施されないと，播種性血管内凝固症候群（DIC），意識障害，痙攣などの中枢神経症状，血圧低下などの循環不全，間質性肺炎などの呼吸器症状がみられるようになり，致死的経過をとる．

> **治　療**

テトラサイクリン系抗菌薬が第一選択である．

2 日本紅斑熱

R. japonica 感染ダニに吸血されて感染する急性熱性発疹性疾患で，晩秋に好発する．症状はツツガムシ虫病に類似し治療もツツガムシ病に準じる．

3 Q 熱

> **概　念**

ペット，家畜の排泄物に含まれる ***Coxciella*（*C.*）*burnetii*** を吸入して感染する．熱性疾患で，急性型と慢性型に分けられる．潜伏期は10〜40日である．

> **症　状**

1）急性Q熱

インフルエンザ様の発熱が主であるが，肺炎，肝機能障害，肝脾腫などを伴うことが多い．多くは1〜2週間で自然治癒する．

2）慢性Q熱

6ヵ月以上にわたって活動性感染が持続し，心内膜炎，慢性疲労症候群様症状を認め，治療に難渋する．

> **予　後**

急性型は自然治癒傾向を示し，予後良好である．

> **治療・対応**

テトラサイクリン系抗菌薬が第一選択である．ペニシリン系，セフェム系抗菌薬は無効である．

Ⅰ グラム陽性球菌感染症

1 溶連菌感染症

> **概　念**

A群β溶血性連鎖球菌 *Streptococcus pyogenes* による急性感染症である．飛沫（空気）感染し，潜伏期は2〜5日である．

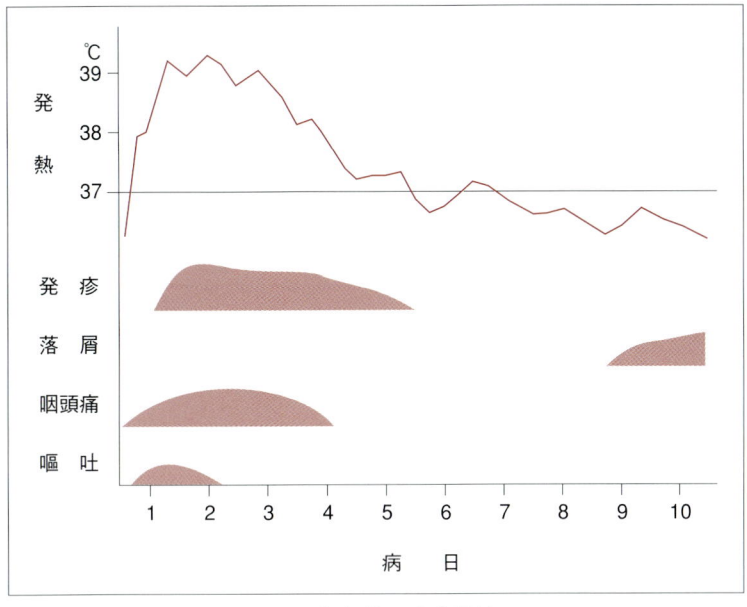

図7 猩紅熱の臨床経過

症　状

1）扁桃炎

学童，幼児期に多く，高熱，咽頭痛で発病する．扁桃は発赤腫大し，滲出物・膿を伴う．軟口蓋の出血性粘膜疹，顎下リンパ節腫脹を伴うことが多い．

2）猩紅熱

学童，幼児期に多く，化膿性扁桃炎，苺舌，発疹がみられる．**発疹は発熱後12時間以内**に出現し，日焼け様の紅斑と粟粒大の丘疹が頚部，腋窩，大腿内側などから全身に出現する．口周囲は発疹がでず蒼白にみえる（**口周囲蒼白**）．解熱後，手掌，足底では爪と皮膚の境から**膜様落屑**がみられる（図7）．

3）丹毒

溶連菌による皮膚軟部組織感染症で顔面，四肢などに数～十数 cm の境界鮮明な紅斑，疼痛，発熱を伴う．

合併症

2～4週後に**急性糸球体腎炎，リウマチ熱**などを合併することがある．

予　後

適切な治療をすれば予後はよい．

治療・対応

ペニシリン，アンピシリンなどを10～14日間投与する．

2　B群連鎖球菌感染症

B群連鎖球菌（GBS）に属する *Streptococcus agalactiae* による新生児感染症で，**敗血症（早発型）**と，**化膿性髄膜炎（遅発型）**とがある．本菌は女性性器に常在し，胎内感染，産道感染の起炎菌として重要である．

早発型は生直後〜10日以内に食思不振，嗜眠傾向，無呼吸発作などで発病する敗血症で，肺炎，髄膜炎を合併する．

遅発型は施設内における水平感染が多く，生後1ヵ月頃までに比較的緩徐に発病する．多くは敗血症を伴っているが，髄膜炎が主体のことが多い．

ペニシリン単独，あるいはアミノ配糖体系抗生物質併用で治療する．在胎30週で腟粘液にB群連鎖球菌が検出された場合には抗生物質による予防投与を行う．

3 黄色ブドウ球菌感染症

コアグラーゼ陽性黄色ブドウ球菌は**伝染性膿痂疹**，**セツ**，**蜂窩織炎**，**ブドウ球菌性熱傷様皮膚症候群**，**膿胸**を伴う細菌性肺炎などの起炎菌で，**メチシリン耐性黄色ブドウ球菌（MRSA）**感染症が問題となっている．

a. ブドウ球菌性熱傷様皮膚症候群（staphylococcal scalded skin syndrome : SSSS）

幼弱小児，乳幼児に好発する**ブドウ球菌外毒素 exfoliative toxin** による全身性皮膚剝奪性疾患である．発熱，口周囲，眼周囲の発赤，頸部，腋窩，鼠径部の膜様落屑で始まることが多い．一見正常にみえる皮膚も機械的刺激で容易に剝離し（**ニコルスキー徴候**）滲出液の漏出がみられる．

b. MRSA感染症

新生児とカテーテル留置あるいは気管切開を施行されているなどの基礎疾患を有する患者に好発する．**toxic shock syndrome toxin（TSST）−1**産生株は新生児の発熱，発疹，血小板減少を伴う**新生児TSS様発疹症（NTED）**をきたす．

本菌が皮膚，鼻腔などから検出されること自体には問題はなく，病院の常在菌ともいえる細菌であるが，発病するとバンコマイシン，ミノサイクリンなどによる治療が必要である．

4 肺炎球菌感染症

肺炎球菌は肺炎，化膿性髄膜炎，敗血症，中耳炎の起炎菌として重要である．最近分離される肺炎球菌の多くが**ペニシリン耐性菌（PRSP）**で，市中感染症である点が重要かつ深刻な問題である．脾摘後の患者では**電撃感染症**を合併することがある．

J グラム陰性桿菌感染症

1 百日咳 pertussis

概　念

百日咳菌 *Bordetella pertussis* による急性気道感染症で，反復性咳嗽発作が特徴である．飛沫感染し潜伏期は1〜2週である．

症　状

カタル期，痙咳期，回復期に分けられ，合併症がなければ発熱はない．

1) カタル期

鼻汁，咳嗽などの感冒様症状が1～2週間持続する．咳嗽は次第に増強し，痙咳期に移行する．

2) 痙咳期

スタッカート様に連続する咳嗽発作が出現しヒューッという吸気音（**笛声音**）を伴う．咳嗽発作と笛声音を反復する**レプリーゼ**が特徴である．痙咳期は4～6週間持続する．新生児，幼弱乳児では嘔吐，チアノーゼ，無呼吸発作をきたす．

3) 回復期

レプリーゼ，嘔吐を伴う咳嗽は次第に軽減し，2～3週間の経過で治癒する．

合併症

無呼吸発作による**無酸素性脳症**，**肺炎**などがある．

予後

合併症がなければ良好であるが，無酸素性脳症は予後不良である．

治療・対応

マクロライド薬が第一選択である．鎮咳去痰薬に加え，重症例，経口摂取不能例ではピペラシリンを静脈内投与し，酸素吸入を行う．
予防には**三種混合ワクチン**が有効である．

2 インフルエンザ桿菌感染症

インフルエンザ桿菌は**化膿性髄膜炎**，**中耳炎**，**肺炎**などの起炎菌として重要で，耐性菌の増加が問題となっている．

3 大腸菌感染症

大腸菌は**新生児敗血症**，**化膿性髄膜炎**の起炎菌として重要である．
最近注目されている**下痢性大腸菌感染症**は**表6**に示す下痢性大腸菌による腸炎で，**O157**に代表される腸管出血性大腸菌は赤痢菌類似の**ベロ毒素**（シガ毒素）を産生し，溶血性尿毒症症候群を引き起こす．

表6 下痢性大腸菌の種類と症状

大腸菌 E. coli	血清型	作用・症状
病原大腸菌 Enteropathogenic E. coli	O18, O26, O44, O55, O111, O114, O125, O127, O148 など	腸管細胞破壊 下痢
腸管侵入性大腸菌 Enteroinvasive E. coli	O28, O29, O124, O136, O144, O152, O164 など	腸管細胞破壊，粘膜剥離 赤痢様粘血下痢
腸管毒素原性大腸菌 Enterotoxigenic E. coli	O6, O8, O11, O27, O63, O78, O80, O148, O159 など	毒素産生 コレラ様下痢
腸管出血性大腸菌 Enterohemorrhagic E. coli	O157：H7, O26：H11, O111：H-, O118：H12, O128：H2	ベロ毒素産生 出血性大腸炎，HUS
腸管凝集付着性大腸菌 Enteroaggregative E. coli	O78, O86, O92	毒素産生 水様下痢

HUS：溶血性尿毒症症候群

4 腸チフス

チフス菌による全身感染症である．汚染水・食物などの経口摂取で感染し，潜伏期は 8〜14 日である．現在，わが国で発病する患者の大半は開発途上国からの帰国者である（輸入感染症）．

症状は発熱，比較的徐脈，倦怠感，肝脾腫，バラ疹などで，下痢は少ない．

5 サルモネラ感染症

腸チフス，パラチフス以外のサルモネラ菌による食中毒，腸炎で敗血症，骨髄炎，脳症などを合併することがある．

感染源は鶏肉，鶏卵，肉などで，潜伏期は 6〜48 時間である．最近，加工スルメによる *S. oranienburg* 集団発生が問題となった．起炎菌としては *S. typhimurium*, *S. enteritidis* などが多い．

6 細菌性赤痢　bacillary dysentery

赤痢菌汚染水や食品の経口摂取による腸炎で，潜伏期は 2〜4 日である．赤痢菌には *Shigella*（*S.*）*dysenteryae*（A 群），*S. flexneri*（B 群），*S. boydii*（C 群），*S. sonnei*（D 群）があり，A 群菌の病原性が強い．最近では腸チフス同様に輸入感染症である．

症状は発熱，悪寒，下痢，しぶり腹（排便しても少量で，すぐに便意を催す）で，初期は小腸が主病変の水様下痢であるが，大腸に病変が及ぶと粘血下痢便になる．

7 カンピロバクター感染症

カンピロバクターによる腸管感染症で *Campylobacter jejuni* による腸炎が主体である．汚染された鶏肉，加工食品，水などの摂取で感染し，潜伏期間は 2〜5 日である．症状は発熱，腹痛，下痢で粘血便を伴うことが多い．回復 1〜2 週後にギラン・バレー症候群を合併することがある．

ヘリコバクターは胃潰瘍，胃がんとの関連が示唆されている．

8 猫ひっかき病

グラム陰性小桿菌である *Bartonella henselae* による急性化膿性リンパ節炎で，猫ノミによる吸血，猫引っ掻き傷を介して感染する．潜伏期間は 3〜4 週間で，腋窩，頸部などの有痛性の慢性リンパ節炎をきたす．

Ⓚ グラム陽性桿菌感染症

1 ジフテリア　diphteria

【概念】

ジフテリア菌 *Corinebacterium diphteriae* による上気道の炎症・狭窄性疾患で

毒素による中毒症も起こす．わが国ではほとんど発生がない．潜伏期は2～7日である．

> 症　状

1）咽頭ジフテリア

発熱，不機嫌，咽頭痛，扁桃の発赤腫脹に始まり，24時間以内に偽膜形成（**偽膜性扁桃炎**）が生じる．偽膜は粘膜基底組織に固く結合するために，はがそうとすると出血する．

2）鼻腔ジフテリア

乳児に多く，微熱，悪臭を伴う血性鼻汁を伴う．全身状態は侵されない．

3）喉頭ジフテリア

発熱，嗄声，犬吠様咳嗽のクループ症状（**真性クループ**）を呈する．吸気性呼吸困難が高度となるが，中毒症状は少ない．

> 合併症

心筋炎，末梢神経炎による口蓋麻痺，眼瞼下垂，横隔膜麻痺，四肢麻痺の他，ネフローゼ症候群などがある．

> 治療・対応

診断がつき次第抗毒素血清を投与する．ペニシリンG，マクロライド系抗生物質を10～14日投与する．

予防には**三種**（あるいは**二種**）**混合ワクチン**が有効である．

2　破傷風　tetanus

> 概　念

嫌気性グラム陽性桿菌である**破傷風菌 *Clostridium tetani* 体外毒素**による急性，反復性，有痛性の骨格筋攣縮性疾患である．潜伏期は4日～3週（2週以内が多い）で早期発症ほど重症である．

> 症　状

前駆期，痙攣発作前期，痙攣発作期，回復期に分けられる．

1）前駆期

易疲労感，筋痛，頭痛，哺乳力低下などが2～3日間持続する．

2）痙攣発作前期

咬筋の強直による開口障害（**牙関緊急**），顔面筋痙攣による痙笑，嚥下障害，歩行障害などが2～3日続く．

3）痙攣発作期

全身骨格筋の強直性痙攣が生じ，発作的に全身が後方に反り返る発作（**後弓反張**）が2週間前後反復する．発熱，光・音・触・痛覚などで後弓反張が誘発されるが，意識障害はない．重症例はこの時期に死亡する．

4）回復期

痙攣が徐々に治まり，解熱し，2～3週で回復する．

> 合併症

痙攣発作期に脊椎骨折をすることがある．

> 予 後

適切な治療が行われれば予後はよいが，新生児では予後不良である．

> 治療・対応

病室は暗くし，安静，鼻腔栄養を行う．創傷部は外科的に処置し，破傷風ヒト免疫グロブリンの筋注，ペニシリン G の静脈内投与を行う．呼吸管理は重要であるが，原則として気管切開は施行すべきではない．

予防には**三種**（あるいは**二種**）**混合ワクチン**が有効である．

Ⓛ ビブリオ感染症

1 コ レ ラ cholera

コレラ菌 *Vibrio cholerae* による下痢症で米のとぎ汁様の白色水様便が特徴である．**輸入感染症**であるが，汚染エビ，カニ，カキなどの経口摂取でも感染する．潜伏期は 2～3 日で，1 日 10 回以上の大量の水様下痢をきたす．治療はテトラサイクリンと輸液である．

2 腸炎ビブリオ感染症

わが国の食中毒菌として最も多い．海水中に存在し，**魚介類**の摂取で感染する．潜伏期は 12～24 時間で，発熱，腹痛，下痢が主症状である．

Ⓜ マイコバクテリウム感染症

1 結 核 tuberculosis ☞ 各論 X 章．呼吸器疾患，p 244 参照．

Ⓝ その他の細菌感染症

1 髄膜炎菌感染症 meningococcal infection

> 概 念

グラム陰性球菌である**髄膜炎菌**による**化膿性髄膜炎**であるが，播種性血管内凝固症候群（DIC），皮下出血，副腎出血などをきたすきわめて重篤な電撃感染症もある．潜伏期は 2～4 日で，飛沫感染する．

> 症 状

1）化膿性髄膜炎

発熱，頭痛，嘔吐に引き続き急速に意識障害，痙攣が出現する．髄膜刺激症状（**項部硬直**[*1]，**ケルニッヒ Kernig 徴候**[*2] など）がみられる．

---

*1：頸前屈させようとすると抵抗と項部痛を伴う．
*2：下肢を伸展したまま挙上すると腰背部痛を伴う．

2）電撃型

敗血症，DIC，ショックが主症状の**ウォーターハウス・フリードリクセン Waterhouse-Friderichsen 症候群**は突然発症し，きわめて予後不良な病型で，多くは48時間以内に死亡する．

[予　後]

電撃型は予後不良である．

[治療・対応]

抗菌薬（アンピシリン＋セフォタキシムあるいはセフタジジム），脳圧降下薬，副腎皮質ステロイド薬などを用いる．

附3. 敗血症

細菌が血流内に侵入し（菌血症），発熱，肝脾腫，意識障害などの全身症状を呈するものを敗血症という．大量の炎症性サイトカイン産生（サイトカインストーム）が病態を形成し，熱型は弛張熱で**播種性血管内凝固症候群（DIC）**を伴うことが少なくない．肺炎，骨髄炎，化膿性髄膜炎などを合併することもある．起炎菌はインフルエンザ桿菌，肺炎球菌，黄色ブドウ球菌，サルモネラ菌などが多い．

附4. 髄膜炎

ウイルスあるいは細菌が中枢神経系に侵入して，髄膜を主な炎症巣とするもので，発熱，頭痛，嘔吐，**項部硬直**，**ケルニッヒ徴候**などの髄膜刺激症状を伴う．ウイルス性（無菌性）髄膜炎は軽症で，意識障害，痙攣を伴うことはないが，化膿性（細菌性）髄膜炎，結核性髄膜炎では痙攣，意識障害をきたす．ウイルス性髄膜炎の原因は**ムンプス**と夏に流行的に発生する**エンテロウイルス**によることが多い．化膿性髄膜炎の原因は年齢によって異なり，新生児では**B群溶連菌**，**大腸菌**，乳児期以降では**インフルエンザ桿菌**，**肺炎球菌**，**髄膜炎菌**などが多い．

無菌性髄膜炎，結核性髄膜炎，化膿性髄膜炎のリコール所見の特徴を**表2**に示す．

O スピロヘータ感染症

1 先天性梅毒　congenital syphilis

梅毒は**梅毒菌 *Treponema pallidum* 感染**による発疹性，性感染症である．母子感染（先天性梅毒）は症状発現時期によって，胎児死亡や浸軟児（胎児水腫）の原因ともなる胎児梅毒，乳児梅毒，再発梅毒，遅発梅毒などに分類される．

a. 乳児梅毒

生後1ヵ月前後に発病することが多い．体重増加不良，発疹，鼻炎，骨軟骨炎を呈する．

b. 再発梅毒

無治療で放置された乳児梅毒は自然軽快するが，2～4歳頃に外陰部の**扁平コンジローマ**，**斑状丘疹**，**ゴム腫**などを形成する．

c. 遅発梅毒

学童期に多く，**ハッチンソン3主徴**（角膜炎，難聴，中切歯がW型となるハッチンソン歯牙）のいずれかを呈する．骨膜炎，ゴム腫，関節炎などもみられる．口囲亀裂，鞍鼻，ハッチンソン歯牙などは永続する．

> 治療・対応
>
> 感染母体から出生した新生児に対しては無症状であってもペニシリンによる治療を行う．

2 ワイル病　Weil disease

レプトスピラの経口，経皮感染による熱性，発疹性疾患で，潜伏期は2～14日である．発熱，頭痛，嘔吐，発疹で発病し，肝脾腫，黄疸を伴うようになる．**野ネズミ**を介し，秋やみ，七日やみ，作州熱などの風土病との関連がある．

3 ライム病　Lyme disease

野生動物に寄生する**マダニ吸血**で感染する**ボレリア**による熱性，発疹性疾患である．潜伏期間は数日～数週間と幅がある．慢性遊走性紅斑，発熱，全身倦怠感をきたす．放置されると萎縮性皮膚炎，末梢神経炎，髄膜脳炎，関節炎などをきたす．

Ⓟ 真菌感染症

1 カンジダ症

宿主の感染抵抗低下によって表在性，あるいは深在性（侵入性）感染症を起こす．

a. 表在性カンジダ症

1. 鵞口瘡

正常乳児でもみられるが，年長児以降の鵞口瘡ではHIV感染が示唆される．口腔内の小白斑を呈し，ミルク残渣に似る．

2. 皮膚カンジダ症

湿疹病巣，おむつ部にできやすく，紅斑を呈する．

b. 深在性カンジダ症

食道炎，肺炎のほか，脳膿瘍や内眼球炎，骨髄炎などの播種性カンジダ症がある．

2 クリプトコッカス症

クリプトコッカスによる無菌性髄膜炎，肺炎で鳩の糞を介することが多い．

3 アスペルギルス症

アスペルギルスによる呼吸器感染症で，肺に真菌球 fungus ball を形成する肺アスペルギルス症（発熱，咳嗽，胸痛，喀血など）と喘息発作をきたすアレルギー性気管支肺アスペルギルス症とがある．

Q 原虫感染症

1 ニューモシスチス・カリニ肺炎

急性白血病，臓器移植，後天性免疫不全症などで合併する間質性肺炎である．

2 トキソプラズマ感染症

イヌ，ネコ，ブタなどから感染する *Toxoplasma gondii* 感染症で，主として胎内感染が問題となる（後述）．

3 赤痢アメーバ症

Entamoeba histolitica による腸炎と肝膿瘍の 2 型に分類される輸入感染症である．腸炎では腹痛，イチゴゼリー様の粘血下痢便が特徴である．

R 寄生虫感染症

わが国では環境衛生の整備，医学知識の普及により寄生虫感染症は激減した．しかし，輸入寄生虫症（主に海外出張者の持ち込み）の増加，食生活の多様化，駆虫薬の制限などによって最近では再度増加傾向にある．

1 シラミ

シラミは託児所，保育園などで増加している．シラミが寄生すると毛髪に 1 mm 位の白っぽい楕円形の卵が複数みられるようになる．ススキに産み付けられたカマキリの卵に似ている．治療はフェノトリンパウダーを 3 日に 1 回，3～4 回反復して頭髪に散布する．

2 回 虫

回虫の成虫は白色で太さ 4～5 mm，長さ 20～40 cm，雌の方が大きい．生野菜などに付着した受精卵の経口摂取で感染する．無症状の例が少なくないが，貧血，倦怠，異味症，腹痛などを呈することが多い．

3 蟯虫

蟯虫の成虫は数 mm～1 cm の絹糸状で夜間に肛門周囲で数千個の卵を産卵し，その際痒みを感じる．女児では外陰部に迷入し，自慰行為や夜尿症の原因となることがある．家族内感染が多く，成熟卵の経口摂取で感染する．

4 アニサキス

サバなどの魚の生食でアニサキス幼虫が胃粘膜に迷入すると急性腹症に相当する腹痛をきたす．治療は内視鏡で虫体除去を行う．

5 条虫症

サケ，マスを中間宿主とする広節裂頭条虫，ブタの有鉤条虫，ウシの無鉤条虫などのサナダムシで，これらの生食で感染する．腸内で成長すると腹痛，食思不振，嘔気，貧血などをきたし，肛門から成虫の断片を排泄する．

6 日本住血吸虫

宮入貝を中間宿主とし，水中に浮遊する有尾幼虫が皮膚から浸入し，門脈に寄生する．侵入部位は皮膚炎を起こす．貧血，腹痛，粘血便などを起こすが，慢性化すると肝硬変，腸管狭窄をきたす．

⑨ 胎内感染

TORCH 症候群として知られる奇形症候群を合併する胎内感染症にはトキソプラズマ（T），風疹（R），サイトメガロウイルス（C），単純ヘルペスウイルス（H）などがあり，その他（O）に水痘・帯状ヘルペスウイルス，ヒトパルボウイルス B19 などがある（**表 7**）．

1 先天性トキソプラズマ感染症

妊娠早期にトキソプラズマが胎児感染して生じる奇形を伴う全身性感染症である．早発型と遅発型とがある．

早発型は新生児期から哺乳力低下，重症黄疸，肝脾腫，貧血，出血傾向，水頭症，小頭症，脳内石灰化，網脈絡膜炎などがみられる．

遅発型は生後数週から数ヵ月して症状が出現し，軽症であるが髄膜脳炎，水頭症，小頭症，痙攣，知能発達遅延，網脈絡膜炎等がみられる．

2 先天性風疹症候群

妊娠 4～12 週に妊婦が風疹に罹患して生じる胎児の奇形を伴う全身性感染症で，**白内障**，**心奇形**，**難聴**が主症状である．新生児期には低出生体重，血小板減少，肝脾腫，肝炎，溶血性貧血などが一過性にみられ，幼児期以降に，てんかん，学習障害などを合併する．

表7　TORCH症候群

病原体	症状
トキソプラズマ	肝脾腫，黄疸，網脈絡膜炎，水頭症，脳石灰化
風疹	白内障，心奇形，難聴
サイトメガロウイルス	肝脾腫，出血傾向，網膜症，小頭症，脳石灰化
単純ヘルペスウイルス	肝脾腫，黄疸，出血傾向など
水痘・帯状疱疹ウイルス	四肢形成不全，皮膚瘢痕，小眼球症
パルボウイルスB19	胎児水腫，低出生体重児，羊水過少

3　先天性サイトメガロウイルス感染症

妊婦のサイトメガロウイルス初感染の10％に発生する．低出生体重児，小頭症，脳石灰化，網膜症，肝脾腫，出血斑，血小板減少（DIC），臓器障害などを呈する．重症例（**先天性巨細胞封入体症**）では多臓器不全を伴い死亡率が高い．軽症例では無症状であるが成長後に難聴を残すことが少なくない．

4　先天性単純ヘルペスウイルス感染症

胎内感染症はまれであり，新生児感染症が問題となる．

a. 新生児感染症

生後1週頃から発熱あるいは低体温，肝脾腫，黄疸などを呈する．① 肝炎，肺炎，播種性血管内凝固症候群（DIC）などが進行性に出現し播種性病変を呈する全身型（半数を占め予後不良），② 脳炎のみの脳炎型（1/3を占め予後は2番目に不良），③ 眼，皮膚，口など局所病変のみの表在型（1/6を占め予後良好）に分類される．

5　先天性水痘症候群

妊娠初期の母体水痘の2％前後で生じる胎児の奇形と全身性感染症である．胎児に帯状疱疹による四肢形成不全・皮膚瘢痕化，白内障，小眼球症，網脈絡膜炎，中枢神経障害などがみられる．

6　ヒトパルボウイルスB19感染症

妊婦がパルボウイルスに感染して致死的胎児水腫をきたすのは10％弱である．その他，羊水過少，低出生体重，流死産，眼球形成異常などがみられる．

T 川崎病（急性熱性皮膚粘膜症候群 mucocutaneous lymph node syndrome；MCLS）

各論 VII．リウマチ性疾患と類縁疾患，p 188 参照．

X. 呼吸器疾患

総論——小児の呼吸器疾患の概念

　小児の呼吸器疾患は未熟児から思春期まで年齢に応じた呼吸器の形態的成長，機能的発達と大きく関連し発病する．低出生体重児では肺サーファクタント*の分泌が不十分なために呼吸窮迫症候群を起こしやすい．新生児期には先天性の奇形症候群による呼吸障害が多い．乳児期や幼児期は免疫能が弱いため感染を受けやすく，気道が狭いために上気道，下気道の狭窄症状を生じやすい．3歳以上になるとアレルギーによる喘息や鼻炎が増える．治療については，慢性呼吸不全に対し在宅酸素療法や在宅人工呼吸などが一般化してきている．また，肺移植も試みられている．

＊：肺胞上皮細胞で産生される表面張力を弱める特別な物資．肺胞を膨らませやすくし，広がった肺胞が再び縮んでくるのを防ぐ働きがある．

各　論

A 上気道感染

1 急性鼻咽頭炎

概　念

小児で一番多い疾患である．上気道の非特異的炎症で，年中みられるが特に冬に多い．**かぜ症候群** common cold，急性上気道炎と同義である．ほとんどがウイルスを原因とする．そのうち過半数はライノウイルス，コロナウイルが原因で，**インフルエンザウイルス**，アデノウイルス，RS ウイルスなども重要である．また，肺炎マイコプラズマ *Mycoplasma Pneumoniae* や A 群 β 溶連菌も原因となる．

症　状

鼻汁，鼻閉，くしゃみが主症状で，発熱，咳嗽を伴うこともある．通常 2〜5 日で軽快する．

診　断

鼻咽頭の発赤，腫脹より診断する．インフルエンザウイルス，アデノウイルス，溶連菌では**迅速試験**が有用である．合併症の脱水，急性中耳炎，肺炎に注意する．

治療・対応

安静，保温，栄養水分補給が基本である．インフルエンザの場合は早期に抗ウイルス薬（リン酸オセルタミビルなど）を投与する．細菌感染の合併がある場合は抗生物質を投与する．また，症状に応じて抗ヒスタミン薬，鎮咳薬，解熱薬を投与する．

2 急性扁桃炎

概　念

口蓋扁桃の炎症が著明な急性上気道炎である．病因の多くはアデノウイルス，EB ウイルスである．20％前後が細菌性といわれ，**A 群 β 溶連菌**，インフルエンザ菌，肺炎球菌などが原因である．EB ウイルス感染では，伝染性単核球症として発症する．

症　状

咽頭痛，発熱，全身倦怠，いびきなどを示す．

診　断

扁桃の発赤，腫脹，膿栓や白苔などで診断する．迅速試験や咽頭培養により原因検索を行う．CRP 高値，末梢血好中球増多は細菌性あるいはアデノウイルス感染を示唆する．溶連菌感染の場合は 2 週間以上たった後，**急性糸球体腎炎**や**リウマチ熱**を発症することがある．

治　療

安静，保温，栄養水分補給を行う．うがいも有効である．細菌感染の可能性があるので，アモキシシリン，マクロライド，セフェム系抗生物質などの抗生物質を投与する．A 群 β 溶連菌の検出された場合は，急性糸球体腎炎の予防のために 10 日から 14

3　急性喉頭炎（クループ症候群）

概念

喉頭炎は **RS ウイルス**や**インフルエンザ菌**の感染，またはアレルギーなどにより喉頭の炎症による狭窄を起こす疾患である．急激な気道閉塞による死亡の可能性があるので注意が必要である．ジフテリア菌による喉頭炎を真性クループとよび，その他を**仮性クループ**とよぶが，真性クループは DPT ワクチン接種の普及により現在はほとんどない．

症状

嗄声，喘鳴，犬吠様咳嗽，吸気性呼吸困難がある．数時間から 1 日で急激に呼吸状態が悪化することがある．

診断

臨床症状から早期診断する．喉頭鏡や喉頭ファイバースコープで喉頭の狭窄部位や狭窄の程度を診断する．特にインフルエンザ菌による**喉頭蓋炎**では重症化しやすい．

治療

重症化しないうちに早期に入院治療が必要である．加湿し酸素を投与する．補液，エピネフリンの吸入を行う．またデキサメタゾンなどのステロイド剤静注は有効である．インフルエンザ菌などの細菌感染には抗生物質を使用する．気管内挿管や気管切開を必要とする場合もある．

4　先天性喘鳴

概念

出生後数週以内に**喘鳴** stridor をきたす症候群である．鼻咽頭，喉頭，気管の奇形や腫瘍，麻痺などが原因である．**喉頭軟化症** laryngomalacia によるものが最も多い．

症状

喘鳴が主症状で，呼吸に伴いゼロゼロという雑音が聞こえる．吸気性呼吸困難を伴う場合が多い．呼吸困難の強いものでは，チアノーゼや低酸素血症を伴う．重症例では栄養障害，成長障害を起こす．

診断

頸部単純 X 線や喉頭ファイバースコープおよび臨床症状より気道狭窄の原因とその程度を診断する．

治療

原因により治療は異なり，腫瘍や血管奇形では外科治療が必要である．喉頭軟化症では仰臥位で症状が増強するので，側臥位や伏臥位を保つ．喉頭軟化症は 1〜2 年で成長とともに軽快することが多い．

B 気管・気管支疾患

1 急性気管支炎

概念

湿性咳嗽を主症状とする気管，気管支の炎症である．ウイルス感染の頻度が高い．インフルエンザ菌，肺炎球菌，モラキセラ菌 *Moraxella catarrhalis*，肺炎マイコプラズマ *Mycoplasma pneumoniae* などによる二次感染もある．

症状

発熱，湿性咳嗽，喘鳴，喀痰排出のため咳き込みがある．夜間に症状が強く睡眠障害を伴うことがある．

診断

胸部聴診で湿性ラ音 rales を認め，胸部単純 X 線上浸潤影を認めない場合，急性気管支炎と診断する．

治療

安静，栄養，水分補給が必要である．細菌感染が疑われれば，セフェム系やマクロライド系などの抗生物質を投与する．症状により去痰薬，気管支拡張薬を投与する．

2 急性細気管支炎

概念

細気管支上皮の浮腫，分泌物貯留により呼気性喘鳴を伴う呼吸困難を起こす疾患である．2 歳以下の乳幼児に多く，冬の季節に多い．RS ウイルスによるものが約半数を占める．

症状

鼻汁，咳嗽などから始まり喘鳴，哺乳力低下，多呼吸を示す．呼吸困難が強くなると，鼻翼呼吸，陥没呼吸（総論 V．小児のプライマリケアと救命救急医療，p 71 参照），チアノーゼを認める．聴診では，呼気性喘鳴，呼気の延長，ラ音を認める．発症後 1～3 日で最も強い呼吸困難を示し，その後早期に回復する．

診断

胸部 X 線写真で，肺野の透亮性亢進，横隔膜の平坦化を認める．初発の喘息との鑑別が問題となる．アレルギーの家族歴があり，血清 IgE 値が高値であれば乳児喘息の可能性が高い．

治療

入院治療が原則である．酸素テントに収容する．ネブライザーで加湿し，血液ガス分析で PaO_2，$PaCO_2$ をモニターする．酸素飽和度の測定も行う．多呼吸，発熱，哺乳障害で脱水になるので輸液を行う．気管支拡張薬の吸入やステロイド投与は効果があることがある．

C. 肺　炎

1 細菌性肺炎

概　念

　肺胞肺実質の炎症の総称を肺炎としている．細菌性肺炎を繰り返す症例は，無γ-グロブリン血症，分類不能型免疫不全症や高 IgE 症候群などの免疫不全症，気管支拡張症，気管食道瘻，異物吸引など基礎疾患を鑑別する必要がある．免疫に異常のない市中肺炎ではウイルスの感染後二次性に発症するものが多い．細菌性肺炎の起因菌は年齢により異なる（表1）．

症　状

　悪寒戦慄，高熱がみられる．咳嗽，喀痰は強く，幼児期以降では患側の胸痛を訴えることもある．多呼吸，陥没呼吸，鼻翼呼吸など呼吸困難症状が出現し，チアノーゼを認めることもある．肺患側の呼吸音の低下や湿性ラ音を認める．打診で濁音を認める．末梢血で好中球数の増多を認め，核の左方移動がある．CRP は強陽性となる．喀痰培養，血液培養で原因菌を証明できることが多い．胸部 X 線は年長児では肺葉または区域に一致して浸潤像を認める．均等な浸潤影の中に，気管支の浮き上がった像を認める（*air bronchogram*）．乳幼児では，微細粒状の陰影の撒布をみることが多い．胸部 CT は肺炎の病変の広がりの診断や腫瘍，膿瘍，気管や大血管の異常，囊胞性疾患との鑑別に適している．

診　断

　臨床症状や所見に加えて，胸部 X 線所見や胸部 CT などの画像検査で浸潤像を認めるものを肺炎とする．細菌性肺炎の確定診断は，起因菌の検出による．肺膿瘍や膿胸の合併はブドウ球菌性肺炎に多い（図1，図2）．

治　療

1）全身管理

　全身管理が重要である．呼吸，心拍，体温，酸素飽和度などをモニターする．補液を充分行い，低酸素血症を認める場合には，酸素を投与する．呼吸不全があり，充分な酸素投与しても PaO_2 が上昇しない場合や PCO_2 が上昇しすぎる場合は速やかに気管内挿管による人工呼吸管理を行う．

2）抗生物質治療

　感受性のある抗生物質を静注で使用する．通常，ペニシリン系もしくはセフェム系抗生物質を選択する．肺炎球菌で PRSP 株の場合やインフルエンザ菌で BLNSAR 株の場合は特に慎重に抗生物質を選択する．2～3日後に血液検査，胸部 X 線検査と細

表1　年齢別肺炎の主な病原体

新生児	B 群溶連菌，ブドウ球菌，大腸菌
乳　児	ブドウ球菌，肺炎球菌，インフルエンザ菌，モラキセラ・カタラーリス，RS ウイルス
幼　児	肺炎球菌，インフルエンザ菌，マイコプラズマ，クラミジア
学　童	肺炎球菌，マイコプラズマ，クラミジア

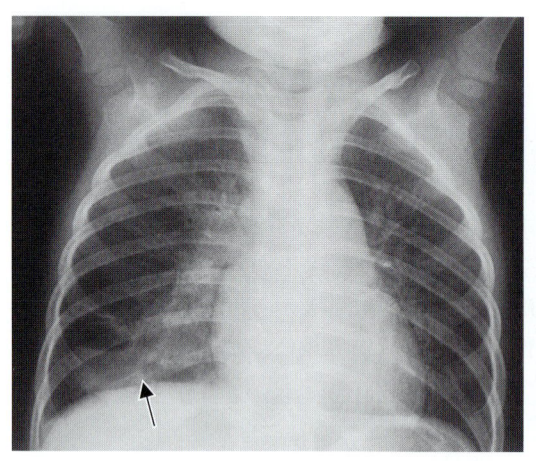

図1 肺膿瘍（ブドウ球菌による）（1歳男児）
胸部単純X線像．右下肺に膿瘍影あり．

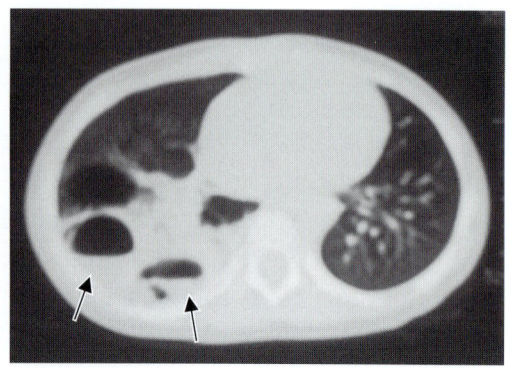

図2 肺膿瘍（ブドウ球菌による）（1歳男児）
胸部CT像．右肺に多数の膿瘍影あり．

菌検査成績を参考に抗生物質の変更，追加，継続を決定する．ブドウ球菌の場合や新生児肺炎の場合は初期には急激に病状が変化するので数時間から半日単位で治療法の検討が必要である．

2 ウイルス性肺炎

概念

ウイルスによる下気道の炎症で胸部X線や胸部CT上で浸潤像を認める疾患である．小児期の肺炎の60〜80％を占める．2〜4歳の幼児に多い．主な原因は**RSウイルス**，パラインフルエンザウイルス，インフルエンザウイルス，**アデノウイルス**である．**麻疹**，**サイトメガロウイルス**による重症間質性肺炎もある．

症状

乾性の咳嗽，軽度の呼吸困難（多呼吸，鼻翼呼吸など）をみる．胸部の聴診で喘鳴を聴取することがあるが軽い．**アデノウイルス7型**による肺炎では重症化し，汎血球減少，高サイトカイン血症，高LDH血症を合併し，死亡することもある．

診断

胸部X線写真では両肺野の肺門部からの線状陰影の増加，または，斑状の陰影を示すことが多い．臨床症状や，胸部X線写真の所見に比べて，理学的所見に乏しいこと，CRPが強い陽性でないことや白血球数増多が著明でないこと，喀痰培養，血液培養で起因細菌が同定できないことを参考に診断する．RSウイルス，インフルエンザウイルス，アデノウイルスでは咽頭ぬぐい液からの迅速試験で診断できる．

治療

全身管理は細菌性肺炎と変わらない．アデノウイルスの感染の場合はステロイドによる治療も検討される．

3 マイコプラズマ肺炎

概念

肺炎マイコプラズマ *Mycoplasma pneumoniae* は大きさは細菌よりも小さく，ウイルスとも異なる病原体である．マイコプラズマ肺炎は幼児から学童で頻度が高い．秋から冬にかけて多い．飛沫感染し，学校，家族間での流行がある．潜伏期は2～3週間である．

症状

咳嗽，発熱および全身倦怠感で発症する．まれに無症状のこともある．聴診，打診で異常を認めることは少ない．溶血性貧血，血小板減少性紫斑病，髄膜脳炎，末梢性神経炎，多形性紅斑，心筋炎，心外膜炎，関節炎などの合併症を起こすことがある．

診断

幼児から学童で，発熱，遷延する咳嗽症状を示し，胸部X線写真上明らかな肺炎を認めるにもかかわらず，全身状態が良好な場合マイコプラズマ肺炎を疑う．CRP陽性，寒冷凝集反応が陽性となることが多い．胸部X線像は間質性肺炎像を示すが，多彩である．中葉の病変が比較的多い．肺葉性，肺区域性の像，斑状の像をとることもある．胸水の貯留を認めることも多い．マイコプラズマ抗体価の上昇を認めた場合には診断できる．PCR法によるDNA診断も行われているが一般的ではない．

治療

マクロライド系やテトラサイクリン系の抗生物質が有効である．通常マクロライド系抗生物質を7～10日使用する．

4 嚥下性肺炎

概念

口腔咽頭内容物や逆流した胃内容物を誤嚥吸引することによって起こる．神経筋疾患による嚥下障害，胃食道逆流，食道狭窄，意識レベルの低下などは吸引性肺炎の危険因子である．乳児の場合は特別な異常がなくても誤嚥の可能性がある．

基礎疾患，年齢，胸部単純X線所見などにより診断する．原因菌は嫌気性菌を含めた口腔内の常在菌が多く，2～3種の細菌による混合感染を起こすこともある．

症状

細菌性肺炎と症状はほぼ同じである．誤嚥のあと，半日から数日して発熱，咳嗽，呼吸困難，およびチアノーゼなどを認める．聴診上ラ音を聴取し，肺炎の部位に一致して呼吸音の減弱をみる．乳児や寝たきりの患者では，肺区域のS2，S6が罹患することが多い．胸部X線写真，胸部CTで特徴的な肺区域に一致した浸潤影，斑状の陰影をみる．無気肺を示すこともある．

診断

誤嚥の危険の高い場合で，発熱，咳嗽を認めたときには，嚥下性肺炎を考慮する．胃食道逆流が疑われる場合は食道pHモニタリングも診断に有用である．

治療

肺炎が発生したら抗生物質は必須である．肺炎球菌，ブドウ球菌，インフルエンザ

桿菌，緑膿菌などが原因菌のことが多く混合感染も多いことから，広域スペクトラムの抗生物質を用いる．再発予防が重要である．嚥下障害がある場合は食事の内容や一回量を再検討する．食事後の上体挙上や哺乳時の体位も検討する．チューブ栄養も必要な場合がある．胃食道逆流など基礎疾患がある場合，逆流防止の薬物療法や重症例には外科的な処置が必要である．

D 結核症

1 肺結核

概念

結核菌感染による慢性感染症である．日本の小児の結核症は減少し，1999年の統計では小児人口10万人あたり2前後となっている．初感染結核が多いが，ときに粟粒結核，結核性髄膜炎に進展する例もある．成人に比較して感染後発症する率が高く，急速に進行することがあるので，迅速な対応が必要である．

症状

発病後の受診は少ない（約6％）．ツベルクリン強陽性や自然陽転（約10％），排菌者との接触検診（約70％）を機に診断される例が多い．感染経路は，排菌者からの結核菌を含む飛沫核による空気感染である．同居家族からの感染が多い．

咳，痰，発熱で初発し遷延する．進行すれば全身倦怠，血痰，痩せなどが出現する．

1) 初感染肺結核

初感染時，肺内に初感染原発病巣を形成し，肺門リンパ節にも病変が生じる．胸部X線，CTで病変が確認される．この状態は初期変化群 primary complex とよばれる．この時期は無症状のことが多い．

2) 乾酪性肺炎

初感染巣から進行すると，乾酪性病変*を形成し，空洞形成や浸潤影を認め，高熱，咳嗽，喀痰など著明になり重症化する．

3) 結核性胸膜炎

結核性胸膜炎は急激に発症することが多い．発熱，胸痛，咳嗽，呼吸困難などの症状が認められる．胸水は血性であることが多く，フィブリンの析出が多い．

4) 粟粒結核 milliary tuberculosis

免疫能の弱い乳幼児に多く，初感染後1年以内に起こることが多い．血行散布によって全肺野に粟粒状の病巣を形成する．胸部X線，胸部CTで粟粒状の陰影を認める．高熱，多呼吸，呼吸困難，チアノーゼ，易疲労感，食思不振，倦怠感などの重篤な症状を認める．

＊：肉芽腫性病変で，中心はチーズ様にみえ，乾酪巣とよばれる壊死組織である．その周囲にはラングハンス Langhans 巨細胞が存在する．

表2 ツベルクリン反応の判定（結核予防法による）

反応		判定	符号
発赤の長径	9 mm 以下	陰性	（−）
発赤の長径	10 mm 以上	陽性	（＋）
発赤の長径	10 mm 以上＋硬結	中等度陽性	（＋＋）
発赤の長径	10 mm 以上で，硬結に加え二重発赤，水疱，壊死を伴う	強陽性	（＋＋＋）

診 断

① 結核感染者との接触の有無の確認
② 結核菌の証明
　早朝に採取した胃液や喀痰の塗沫，培養，PCR 検査を行う．
③ ツベルクリン反応
　感染後 1～2 ヵ月でツベルクリン反応は陽転する．結核診断では重要な検査である．BCG 接種の有無を考慮して感染か否かを総合的に判断する．判定は**表 2** に示す．
④ 画像検査
　まず胸部 X 線検査を行うが，単純 X 線で認められない病巣陰影でも胸部 CT ではとらえることができる．胸部 CT が正確な評価のためにはより適している．
⑤ 血液検査
　末梢血所見，CRP，赤沈などにより病巣の活動性を知る指標となる．

治 療

化学療法が原則である．小児結核に対して使用される抗結核薬は，**イソニアジド（INH）**，**リファンピシン（RFP）**の適宜併用が主である．重症例ではストレプトマイシン（SM）やピラジナミド（PZA）の併用も行われている．

予 防

① 結核菌排菌者との接触を避ける．
② 乳児期早期に **BCG** を接種する．しかし，BCG の副作用としてリンパ節腫脹，BCG 全身感染，骨炎などの報告があるので注意する．
③ ツベルクリン反応自然陽転者には 6 ヵ月間イソニアジドを予防投与する．

E 気管支・肺の先天異常

1 肺分画症　pulmonary sequestration

概 念

先天性**囊胞性肺疾患**のひとつである．正常肺組織から隔絶された肺組織を持つ疾患を肺分画症という．分画症の肺組織は正常の肺と気管支のつながりがなく，肺動脈ではなく大動脈系からの異常動脈より血液が供給されている．

症状・診断

ほとんどの患児は無症状である．他の理由で撮影された胸部 X 線写真で発見され

ることが多い．また，感染に伴って発見されることもある．

［診　断］

胸部 CT，胸部 X 線写真では腫瘤状の陰影を認める．血管造影で異常動脈すなわち体循環からの動脈血流を造影できれば診断できる．MRI が診断に有用である．

［治　療］

外科的に除去する．

② 先天性腺腫様肺奇形（congenital cystic adenomatoid malformation；CCAM）

［概　念］

囊胞性肺疾患のひとつである．腺腫様組織の中に，末梢の気道組織の増生が認められる．被覆上皮や囊胞の大きさで5型に分類されている．胎児に超音波診断が可能である．片側性である．

［症　状］

出生後は気腫上に拡大し，健常肺組織を圧排し進行性に呼吸困難を呈する．

［診　断］

胸部 X 線，胸部 CT で片側性の腫瘤あるいは囊腫状陰影を認める．反対側の肺低形成を伴うことがある．縦隔は圧排され，反対側に偏位する．診断は組織検査にて確定する．

［治　療］

十分な呼吸管理のもとに，肺葉切除を行う．

F 気道異物

① 喉頭，気管支異物

［概　念］

食物や玩具などの異物が喉頭，気管，気管支に誤嚥された状態をいう．気道狭窄や気道閉塞を起こし，生命の危険を伴うこともあり，小児救急として緊急な対応が必要な疾患である．

［症　状］

異物の種類としては**ピーナッツ**などの豆類が最も多く，玩具や生活用品もある．3歳未満の幼児に多い．その理由は嚥下機能が未発達であることや誤嚥したとき異物を排除しようとして起こる咳嗽反射が比較的弱いことがあげられる．喉頭，気管の異物の場合，誤嚥した直後咳嗽，喘鳴，窒息状態，チアノーゼを生じ，改善されない場合低酸素脳症や死に至ることがある．気管支異物では咳嗽，喘鳴の後症状は軽快し，数日後に発熱，咳嗽，呼吸困難を呈し，肺炎を起こす．

［診　断］

誤嚥のエピソードと呼吸音の左右差，年齢などから異物を疑う．胸部単純 X 線上，気管支異物では右肺が過膨張になり，縦隔が左に偏位することが多い（図3）．喉頭鏡や気管支ファイバーで確認する．

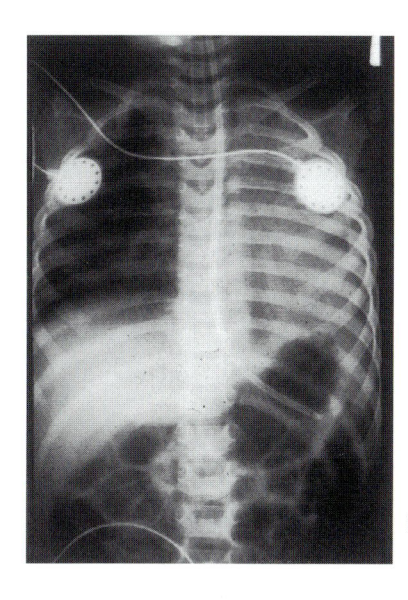

図3 気管支異物（ピーナッツ）（2歳男児）
縦隔の左偏位と右肺の過膨張あり．右気管支に異物あり．（モニター電極と胃チューブ像あり）

治療

小児科医，麻酔科医，呼吸器科医，耳鼻科医の協力の下に，異物除去術を行う．通常は硬性気管支鏡を使用する．気管支，肺の炎症が強い場合はステロイドや抗生物質の投与を必要とする．

予防

3歳未満の幼児にはピーナッツなど豆類を与えないようにする．

G 胸膜疾患

1 化膿性胸膜炎（膿胸）

概念

化膿性炎症により胸膜腔内膿が貯留した状態をいう．細菌性肺炎に伴うことが多い．ブドウ球菌，インフルエンザ菌，A群溶連菌，グラム陰性菌，嫌気性菌が起因菌となる．

症状

全身倦怠感，発熱，胸痛，多呼吸，咳嗽，呼吸困難などがある．患側の呼吸音の減弱，打診で濁音を呈する．

診断

臨床症状，理学所見に加え，末梢血好中球数の増加，CRP強陽性を認める．立位胸部X線では，肋骨横隔膜角の消失，横隔膜の不鮮明化，胸壁に沿った胸水貯留線，患側の含気低下などがみられる（図4）．胸部CTでは胸水の分布，胸膜の肥厚，肺病変も診断できる（図5）．胸腔穿刺を行い，表3の検査が必要である．胸膜炎では胸水は混濁しており，多くの好中球，リンパ球を含み，蛋白質の濃度も高い．

鑑別診断として膠原病（全身性エリテマトーデス），リウマチ熱，悪性腫瘍，結核

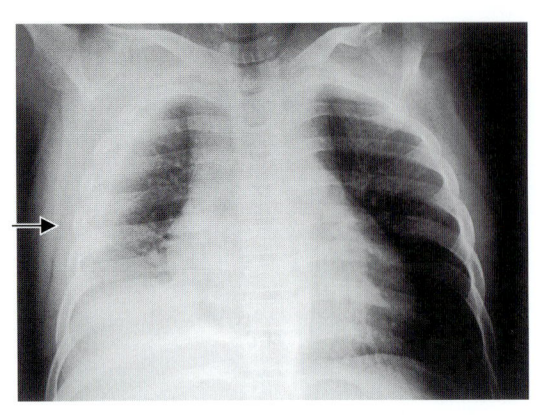

図4 右胸膜炎（15歳女児）
胸部単純X線像．

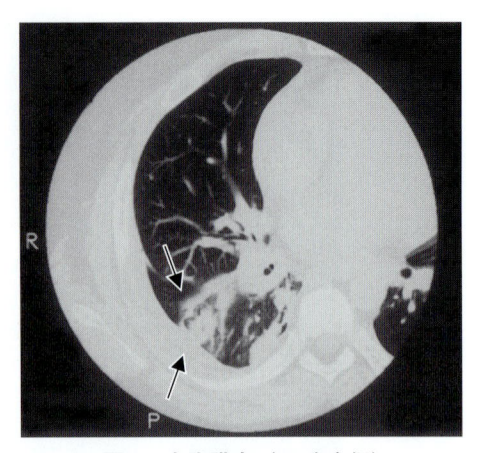

図5 右胸膜炎（15歳女児）
胸部CT像．膿胸と肺炎像を認める．

表3 胸水の検査

外観（色，性状，フィブリン析出の有無） 比重，蛋白，細菌検査（グラム染色，培養検査），細胞分画，細胞診 PCR検査，ウイルス分離

に伴う胸膜炎を考える必要がある．血性の胸水の場合は結核や悪性腫瘍が疑わしい．穿刺液により原因菌の検索を行う．

[治　療]

2週間以上抗生物質を静注する．穿刺排液を行う．**胸腔カテーテル**による持続吸引が必要な場合が多い．

2　気　胸　pneumothorax

[概　念]

空気が胸腔内に漏出し，肺が収縮した状態をいう．外傷によるものと特発性のものがある．出生時の外傷，先天性肺囊胞，呼吸管理時の肺胞破裂，喘息，ブドウ球菌性肺炎，膿胸，百日咳などに合併して起こる．学童期以降では，特発性**自然気胸**がみられる．

[症　状]

突然に呼吸困難，チアノーゼ，胸痛，咳嗽などを認める．聴診で患側の呼吸音減弱を認める．胸部X線写真，胸部CTで胸壁に沿って臓側胸膜の線を認め，肺実質の縮小を認める．

[診　断]

胸部X線写真，胸部CTによる．

[治　療]

軽症な場合は経過を観察する．呼吸障害がある場合は，胸腔穿刺後カテーテルにより持続吸引する．気胸を繰り返す場合や基礎疾患がある場合は，外科的治療を必要と

H 縦隔疾患

1 胸腺肥大　thymus hypertrophy

胸腺肥大は乳幼児時期に胸部X線写真で前縦隔に腫瘤陰影として認められる．この時期では正常である．典型的にはヨットの帆のような **sail sign** が認められる．前縦隔腫瘍と鑑別が問題となることがある．

2 縦隔腫瘍　mediastinal tumor

概念

縦隔内に発生する腫瘍で，奇形腫，神経原性腫瘍，リンパ由来腫瘍，胸腺由来腫瘤，甲状腺腫，嚢腫などを含む．

症状

偶然発見されるものもある．一般には縦隔の臓器の圧迫症状を示すことで発見される．上大静脈を圧迫すると静脈還流が妨げられ，頸部から上の浮腫や腫脹をみとめ，上大静脈症候群を生ずる．嗄声，嚥下困難，喘鳴，無気肺などを認めることがある．

診断

単純X線，超音波，CT，MRIなどの画像診断が有用である（図6, 図7）．Gaシンチグラフィーも悪性腫瘍の診断に重要な検査である．縦隔を上縦隔，前縦隔，中縦隔，後縦隔に分けると，それぞれに好発する腫瘍がある．最も多いものは後縦隔に発生する神経原性腫瘍（神経芽細胞腫など）である．中縦隔ではリンパ系腫瘍が多く，前縦隔には胸腺由来の腫瘍が多い．

治療

腫瘍の性状と部位，広がりにより，切除術あるいは組織検査の適応を決定する．悪性の場合はそれぞれに応じて，化学療法，放射線療法などを行う．

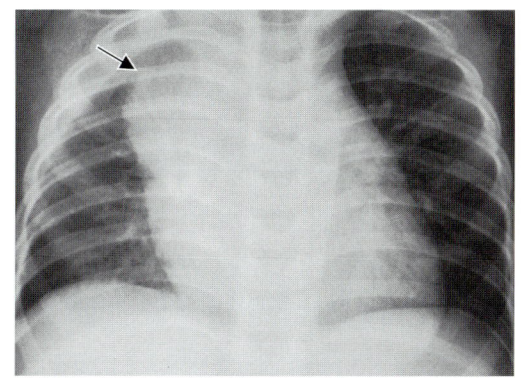

図6　右縦隔腫瘍（2歳女児）
胸部単純X線像．神経芽細胞腫．

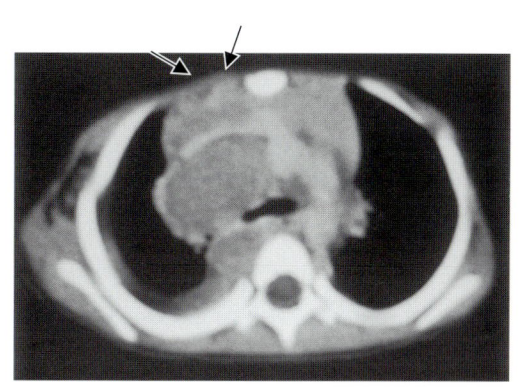

図7　右縦隔腫瘍（2歳女児）
胸部CT像．神経芽細胞腫．

I 呼吸中枢の異常

1 睡眠時無呼吸症候群 (sleep apnea syndrome；SAS)

概念
　睡眠中に **10 秒以上の呼吸停止** が繰り返しを起こる状態をいう．**中枢性，閉塞性，混合性** の 3 型に分けられる．中枢性は呼吸中枢の PCO_2 低下に対する反応性の低下によるもの，閉塞性は扁桃肥大やアデノイド肥大により睡眠中に上気道狭窄により起こるもの，混合性は両者のあるものである．睡眠時無呼吸は肥満，呼吸中枢の機能低下，扁桃肥大，アデノイド肥大などの因子が組み合わさってさまざまな病態を形成する．無呼吸，呼吸困難，チアノーゼが長期にわたると赤血球増多症や右心不全をきたす．**ピックウィック Pickwickian 症候群** は高度の肥満により閉塞性睡眠時無時呼吸を起こし，周期性呼吸，傾眠傾向などを主徴とする．

症状
　睡眠時の呼吸停止，いびき，チアノーゼなどを示す．

診断
　睡眠時ポリグラフで閉塞性，中枢性の鑑別，無呼吸の頻度，低換気の程度を確認する．

治療
　アデノイドや扁桃肥大のある場合は摘除術を行う．肥満に対して，食事や生活の指導を行う．

XI. 血液・造血器疾患

総　　論──血液・造血器疾患の概念

　血液細胞には赤血球，白血球，血小板などがあるが，これらの細胞は共通の祖先である造血幹細胞が分化してできる．造血幹細胞は各血球に分化する能力と，分化せずに自分自身を複製する能力を合わせ持った細胞といえる．

　胎生期の造血は，まず妊娠2週頃から卵黄囊での赤血球産生から始まる．妊娠8週ころから造血の場は肝臓に移行し，白血球や血小板の産生も始まる．妊娠5ヵ月以降，肝臓での造血能は低下していき，骨髄での造血に移行していく．出生後は骨髄が主な造血の場となる．

　出生後は成長と共に，末梢血液は質的にも量的にも変動する．生後，肺動脈血の酸素飽和度が上昇するにつれ，組織への酸素供給量が増える．その結果赤血球産生が低下し，生後2～3ヵ月で赤血球数は最低値（生理的貧血）となり，その後再び増加する．未熟児ではヘモグロビン値の低下の程度が強く，未熟児貧血とよばれる．

　白血球数は出生時の平均値が約 $18,000/\mu l$ と高く，その後徐々に減少して7～8歳で成人と同様になる．また生後1週までは好中球優位で2週から6歳頃までリンパ球が優位となり，その後は成人と同様再び好中球優位になる．

　血液疾患の治療法は急速に進歩してきたが，中でも最も画期的といえる治療法が骨髄移植であった．全身放射線照射や大量化学療法の後に健常な造血幹細胞を含んだ骨髄を移植することで，白血病などの悪性腫瘍，再生不良性貧血などの骨髄機能不全あるいは重症免疫不全症などを治療する方法である．現在では幹細胞の供給源としては骨髄に限らず，末梢血幹細胞，臍帯血なども使われるようになったため，この治療法は造血幹細胞移植とよばれるようになった．小児の血液疾患も造血幹細胞移植の導入により格段に治療成績は向上したが，治療後の長期生存者が増えたことから，放射線照射や化学療法に伴う成長・発達障害，不妊や二次がんなどが問題となっており，これらの長期合併症の回避が小児血液疾患の治療における新たな課題である．

各　論

A 赤血球系疾患

1　貧血の診断と分類

貧血とは，血液中のヘモグロビン濃度の低下であり，このことにより血液の酸素運搬能の低下をもたらすものである．貧血の際に認められる症状は，その原因・重症度・進行する早さなどに影響されるが，一般に多くみられるものとしては顔色不良，頭痛，めまい，易疲労性，動悸，頻拍，食思不振，浮腫等があげられる．

a．貧血の診断

貧血の診断は血中ヘモグロビン濃度の測定によってなされるが，その病因を推定したり病態を理解するためには赤血球指数に加えて白血球数，血小板数，網状赤血球数，末梢血液像などが必要である．貧血の原因としては主に赤血球の産生障害によるものと破壊（溶血）や失血によるものがある（**表1**）．赤血球指数による貧血の分類と代表的な疾患を**表2**に示す．

2　溶血性貧血

a．遺伝性球状赤血球症

【概　念】

わが国の先天性溶血性貧血の中で最も多い疾患である．黄疸，貧血，脾腫を三主徴とし，多くの場合，常染色体優性遺伝形式をとる．

【症　状】

特徴的な症状は，貧血・黄疸・脾腫である．生後早期より高齢期に至るまであらゆる時期に発症し得るが，多くは小児期にみられる．症状はウイルス感染などにより増強する傾向がある．新生児球状赤血球症は，多くの場合早期黄疸の形で生後48時間以内に現れ，脳障害（**核黄疸**）を起こす危険もある．その他の合併症として胆石がある．

【診　断】

鑑別診断として，新生児期ではABO血液型不適合との異同が問題となる．

【治　療】

摘脾．胆石を持っている場合は胆摘も同時に行う．摘脾後，網状赤血球は減少し，貧血と黄疸は改善する．6歳までは摘脾による合併症として肺炎球菌などによる敗血症を起こす危険性が高いので原則として摘脾は行わず，輸血による保存的治療を行う．摘脾を行う場合は肺炎球菌ワクチンを投与する．

b．新生児溶血性貧血

母児間の血液型不適合の際，妊娠母体が胎児赤血球に感作されて胎児赤血球に対す

表1　貧血の原因

A. 赤血球の産生障害
1. 骨髄機能不全
    a. 再生不良性貧血
        先天性
        後天性
    b. 赤芽球癆
        先天性
            ダイヤモンド・ブラックファン症候群
        後天性
            一過性赤芽球減少症
    c. 骨髄の占拠によるもの
        悪性腫瘍
            白血病
            その他
        大理石病
        骨髄線維症
    d. 膵機能不全を伴う骨髄低形成
        シュワッハマン症候群
2. エリスロポエチン産生障害
    a. 慢性腎不全
    b. 甲状腺機能低下症，下垂体機能低下症
    c. 慢性の炎症
    d. 蛋白摂取不足
3. 赤芽球の成熟障害と無効造血
    a. 鉄欠乏
    b. サラセミア
    c. 鉄芽球性貧血
    d. 鉛中毒
4. 細胞核の成熟障害
    a. ビタミン B_{12} 欠乏
    b. 葉酸欠乏
    c. チアミン反応性巨赤芽球性貧血
    d. 遺伝性葉酸代謝異常
B. 赤血球の破壊や損失によるもの
1. ヘモグロビン異常症
        鎌状赤血球貧血
        サラセミア
2. 赤血球膜の異常
        遺伝性球状赤血球症，その他
3. 赤血球の代謝異常
        G6PD欠損症，ピルビン酸キナーゼ欠損症
4. 自己免疫性溶血性貧血
5. 同種免疫性溶血性貧血
6. 赤血球の機械的破壊による貧血（HUS, DIC, TTP）
7. 発作性夜間血色素尿症
8. 出血

表2　赤血球指数による貧血の分類

A. 小球性低色素性貧血
    （MCV ＜ 80　MCHC ＜ 30）
    1. 鉄欠乏性貧血
    2. 慢性鉛中毒
    3. サラセミア
    4. 鉄芽球性貧血
    5. 慢性炎症
B. 大球性正色素性貧血
    （MCV ＞ 101　MCHC 31〜35）
    1. ビタミン B_{12} 欠乏症
    2. 葉酸欠乏症
    3. 遺伝性
    4. チアミン反応性貧血
    5. 再生不良性貧血
    6. ダイヤモンド・ブラックファン症候群
    7. 甲状腺機能低下症
    8. 肝疾患
    9. 骨髄浸潤
    10. dyserythropoietic anemia
C. 正球性正色素性貧血
    （MCV 81〜100　MCHC 31〜35）
    1. 溶血性貧血
    2. 急性失血
    3. 脾機能亢進
    4. 慢性腎疾患

（河敬世他：NEW小児科学　改訂第2版，清野佳紀他編，南江堂，p 448, 2003 より一部改変）

る抗体を産生することがある．その抗体は母胎から児へ経胎盤的に通過し，胎児赤血球を破壊する．胎児の貧血が重症の場合，胎児水腫となる．特に RhD 不適合の場合は重症化することが多いが，母体への抗 D 抗体投与により感作を予防することができる．

c. 自己免疫性溶血性貧血

概念

自分が元来持っている血液型抗原や組織成分抗原に対する抗体（自己免疫抗体）が産生され，この抗体が赤血球に結合し溶血を起こす疾患である．何らかの基礎疾患があることが多い．

症状

顔色不良，黄疸，褐色尿（ウロビリノーゲン尿），腹痛，発熱，肝脾腫等．

診断

直接クームス試験によって診断する．

治療

まず原因となっている疾患の治療が大切であるが，それのみではコントロール不十分なときに副腎皮質ステロイドが第一選択として使われる．その他γグロブリン大量療法，摘脾，免疫抑制療法，血漿交換等がある．重篤な貧血のときは輸血を行う．

3 鉄欠乏性貧血　iron deficiency anemia

概念

体内の鉄の減少によりヘモグロビンの産生が障害されて起こる貧血であり，鉄剤の投与により改善する．

鉄欠乏の原因は，鉄需要の増加，鉄供給の低下および鉄の喪失の 3 つに分けられる．（表 3）

表 3　小児鉄欠乏性貧血の原因

1. 鉄需要の増加
    a. 低出生体重児
    b. 急速な成長（乳幼児期，思春期）
2. 鉄供給の低下
    a. 出生時貯蔵鉄の不足（母児間輸血，胎児間輸血，胎盤早期剥離など）
    b. 食事性鉄摂取不足
    c. 鉄吸収障害（蛋白漏出性胃腸症，食事アレルギー，胃小腸切除後，異食症など）
3. 鉄の喪失
    a. 周産期失血
    b. 消化管出血（胃十二指腸潰瘍，メッケル憩室，重複腸管，大腸ポリポーシス，横隔膜ヘルニア，食道静脈瘤，鉤虫症，漏出性胃腸症，局所性腸炎，潰瘍性大腸炎，食事アレルギー，腸管壁血管腫，動静脈奇形，サリチル酸内服など）
    c. 消化管以外の慢性出血（鼻出血，月経異常）
    d. 肺出血（特発性ヘモジデローシス）
    e. その他（ヘモグロビン尿症，慢性高度の血尿）

（河敬世他：NEW 小児科学 改訂第 2 版，清野佳紀他編，南江堂，p 451，2003）

症状

重症の場合全身倦怠感，興奮，食思不振，顔色不良，活動性の低下，周囲への無関心等がみられる．また，口角炎，舌乳頭の萎縮，異食症，匙状爪，胃・小腸の粘膜上皮の変化などが貧血の重症度と関係なくみられることがある．

診断

貧血の存在と体内鉄量の減少によって診断される．貯蔵鉄の減少は血清フェリチン値の低下によって評価される．

治療

鉄剤の経口投与が治療の基本である．Hb 値は4〜5日後頃より上昇し始めるが，正常値に達するまでには2ヵ月ぐらいかかる．十分な貯蔵鉄を得るようになるまでにはさらに3ヵ月間ぐらいの鉄剤投与が必要である．重症の貧血のとき（Hb 4〜5 g/dl 以下）には心不全になるおそれがあるので濃厚赤血球の輸血が必要である．

また，食餌療法も有用である．牛肉や魚肉などの動物性食品に多く含まれるヘム鉄は一般に食事中の他の物質の影響を受けず，腸管からの吸収がよい．

附．牛乳貧血について

3歳以下で市販の牛乳を1日 600 ml 以上，3ヵ月以上摂取している児に多く，低蛋白血症，浮腫，蛋白漏出性胃腸症，TIBC の低下，低銅血症，腸管出血，牛乳成分に対する免疫アレルギー反応陽性などの所見を呈することが多い．鉄剤投与によって貧血は改善するが，腸管出血は持続し，牛乳を中止するか減量しないと貧血が再燃する．

4 巨赤芽球性貧血

概念

ビタミン B_{12} または葉酸の欠乏によって起こる貧血である．

症状

ビタミン B_{12} 欠乏や葉酸欠乏の症状は貧血，消化器症状，神経症状の3つである．ただし神経症状は葉酸欠乏ではみられない．消化器症状は消化管粘膜上皮細胞の変性によるものであり，口腔，咽頭，舌の炎症，舌乳頭の萎縮（赤い表面平滑な舌），便秘，下痢などである．ビタミン B_{12} 欠乏でみられる神経症状は亜急性連合性脊髄変性症とよばれ，貧血が出現する前に発症することがある．

治療

ビタミン B_{12} 欠乏症ではビタミン B_{12} の筋肉内あるいは皮下注射を行う．葉酸欠乏症では葉酸の経口投与を行う．

5 再生不良性貧血

再生不良性貧血とは，骨髄の増殖不全によって造血機能不全をきたし末梢血の汎血球減少に基づく貧血，感染および出血等の症状を呈する疾患であり，後天性と先天性のものに分けられる（表4）．

表4 再生不良性貧血の分類

```
後天性
  特発性再生不良性貧血
  二次性再生不良性貧血
    放射線照射によるもの
    薬剤・化学物質によるもの
      クロラムフェニコール，抗炎症剤，抗てんかん剤，金製剤，ベンゼン
    ウイルス感染
      Epstein-Barr ウイルス，サイトメガロウイルス，C型肝炎ウイルス，パルボウ
      イルス，HIV
    胸腺腫
    妊娠
    発作性夜間血色素尿症
    前白血病
先天性
  ファンコニー貧血
  先天性角化異常症
  シュワッハマン・ダイヤモンド症候群
  前白血病，骨髄異形成症候群（MDS），7モノソミー
  ダウン症候群，デュボヴィッツ Dubowitz 症候群，ゼッケル症候群
```

a. 特発性再生不良性貧血

概念

特定の原因がみあたらない後天性の骨髄造血不全である．

症状

一般にゆっくりと発病し，血小板減少による出血傾向（皮膚の出血斑，鼻出血，粘膜出血など）に気づかれて診断されることが多い．若年者の中には発症後急激に進行し，数ヵ月以内に制御不能の出血と感染症に苦しむものもいる．赤血球減少により貧血がみられ，好中球が 500/μl 以下になると細菌・真菌感染症（発熱，口内炎，下痢，肺炎，敗血症等）を起こしやすくなる．血小板が 5,000/μl 以下になると頭蓋内出血を起こす危険が高くなる．肝脾腫，リンパ節腫大はない．表5に再生不良性貧血の診断基準を示す．

治療

重症度を考慮して治療法を決定する必要がある（表6）．できるだけ早く決定しなければならないのは，骨髄移植を行うかどうかである．もし骨髄移植を行うのならば，外部からの白血球抗原感作を避けるためできるだけ輸血（赤血球・血小板製剤）を控える必要がある．移植前に頻回に輸血された患者は移植された骨髄を拒絶しやすくなるからである．しかし出血症状がみられる場合や血小板が 5,000/μl 以下になったときには頭蓋内出血などの致死的な出血を避けるために血小板輸血が必要である．また，慢性的な貧血であっても Hb が 6 g/dl 以下になったときには赤血球輸血を必要とする．

1) 同種骨髄移植

重症例で HLA 適合同胞がいる場合，第一選択の治療法となる．わが国では HLA 適合同胞からの移植により約 85％の長期生存率が得られている．HLA 適合同胞がい

表5 小児再生不良性貧血の診断基準

1. 再生不良性貧血患者では一般臨床所見として貧血，出血傾向，ときに発熱を呈する．
2. 末梢血において汎血球減少を認める．汎血球減少とは赤血球数 350 万/μl 以下，白血球数 4,000/μl 以下でかつ好中球数 1,500/μl 以下，血小板数 8 万/μl 以下の状態をさしている．
3. 汎血球減少の原因となる他の疾患を認めない．他の原因とは白血病，骨髄異形成症候群，巨赤芽球性貧血，骨髄線維症，悪性腫瘍の骨髄転移，多発性骨髄腫，バンチ症候群，悪性リンパ腫，悪性細網症，virus－associated hemophagocytic syndrome（VAHS），感染症などをいう．
4. 汎血球減少に下記のような検査成績が加われば診断の確実性が増加する．
    1) 末梢血における相対的リンパ球の増加（60％以上）
    2) 末梢血の網状赤血球絶対数が4万/μl以下（絶対数＝赤血球数×％）
    3) 骨髄穿刺所見で細胞数が原則として減少するが，減少がみられない場合でも巨核球の減少とリンパ球比率30％以上の増加を認める．なお，造血細胞の異形成は顕著でない．
    4) 骨髄生検所見で造血細胞の減少
    5) 血清鉄上昇と不飽和鉄結合能の低下
    6) 放射性鉄の血漿中からの消失時間（PID）の延長と赤血球鉄交代率（RIT）の低下
5. 診断に際してまず1，2によって再生不良性貧血を疑い，3によって他の疾患を除外し，4によってさらに診断が確実なものとなる．しかしながら4の所見がすべて揃っていなければ診断ができないことはなく，治療に対する反応などを含めた経過の観察によって確定診断に到達する．

(月本一郎他：臨床血液，32：1439～1446，1991)

表6 再生不良性貧血の重症度分類

	重症	中等症	軽症
好中球数（/μl）	＜ 500	＜ 1,000	≧ 1,000
血小板数（/μl）	＜ 20,000	＜ 50,000	≧ 50,000
網状赤血球数（/μl）	＜ 20,000	＜ 60,000	≧ 60,000

(厚生省特発性造血障害研究班：再生不良性貧血の診断治療の手引き．昭和62年度研究業績報告書，p 55～77, 1988)

ない例にはHLA一部不適合血縁者やHLA一致非血縁者（骨髄バンク）からの移植を考慮する．

2) 免疫抑制療法

再生不良性貧血の発症機序のひとつとして免疫学的機序が考えられており，免疫抑制薬として以下のような薬剤が使用される．

①抗リンパ球グロブリン（ALG）
　抗胸腺細胞グロブリン（ATG）
②シクロスポリンA
③メチルプレドニゾロン大量療法

3) サイトカイン療法

G-CSF（顆粒球コロニー刺激因子）の投与により好中球の増加が得られるが，投与中止により再び減少する．しかしALG（ATG）やシクロスポリンと併用して3系統の血球が増加する例もみられる．

4) 蛋白同化ホルモン

蛋白同化ホルモンにはエリスロポエチン産生や赤芽球系前駆細胞に対する刺激作用がみられ，oxymetholoneやダナゾールが用いられる．重症型には無効である．

b. ファンコニー貧血およびその他の先天性再生不良性貧血

ファンコニー Fanconi 貧血は先天性再生不良性貧血の中で最も多くみられる病型である．常染色体劣性遺伝形式をとり，汎血球減少，皮膚の色素沈着，骨格系の異常，低身長，性腺機能不全を呈する．染色体分析で特徴的な染色体異常を認める．約20％の症例は後に白血病などの悪性腫瘍を合併する．骨髄移植が唯一の治療法である．
シュワッハマン・ダイヤモンド Shwachman-Diamond 症候群は常染色体劣性遺伝形式で汎血球減少に加えて膵外分泌機能の低下を呈する疾患である．

c. 赤芽球癆　pure red cell aplasia

［概　念］

赤芽球癆は3系統の血球成分のうち赤血球造血のみが障害されるものである．これには後天性と先天性のものがある．後天性赤芽球癆は胸腺腫その他の悪性腫瘍，膠原病，ウイルス感染，妊娠，薬剤によって起こることが多い．ここでは先天性赤芽球癆について述べる．

先天性赤芽球癆（ダイヤモンド・ブラックファン Diamond-Blackfan 貧血）は乳児期に発症する先天性の貧血であり，多くは散発例であるが，10～20％に家族歴がみられる．約30％の例で種々の奇形を認める．

［症　状］

生後2週～2年で発病する．貧血の他に，頭部顔面の異常，上肢の異常，低身長などの奇形を認める．その他知能障害，腎奇形，先天性心疾患などを認めることがある．

［治　療］

副腎皮質ホルモンが70％の症例に有効であるが，全症例の50％は定期的な赤血球輸血を必要とする．ステロイド抵抗性の例には骨髄移植を考慮する．

1. 一過性赤芽球減少症（transient erythroblastpenia of childhood；TEC）

主に1歳以上3歳未満で発症する一過性の後天性貧血であり，ウイルス感染の先行を認めることが多い．症状は貧血のみで白血球数や血小板数は正常である．骨髄では赤芽球の減少が著明である．無治療で自然軽快する．

d. ウイルス感染による再生不良性貧血

再生不良性貧血を起こすウイルスには，パルボウイルス，EBウイルス，C型肝炎ウイルスおよびサイトメガロウイルスがある．

e. 薬剤による造血障害

汎血球減少を起こす薬剤としては，抗腫瘍薬，クロラムフェニコール，抗痙攣薬，非ステロイド性抗炎症薬，ST合剤，D-ペニシラミン，金製剤などがある．

B 出血性疾患

出血傾向をきたす病態は血小板の異常，凝固系の異常および血管の異常のいずれかに分類される．

1 血小板の異常

a．特発性血小板減少性紫斑病

概念

免疫学的機序により血小板が破壊され，減少することにより紫斑などの出血症状を呈する疾患であり，急性型と慢性型に分けられる．急性型は小児に多く，小児例の約80％を占める．

症状

急性型ではウイルス感染症などの先行感染と認めることが多い．皮膚，粘膜の出血斑，鼻出血などで発症する．関節内出血は通常認めない．急性型では発症後1～2ヵ月で自然に回復する．慢性型は先行感染が明らかでないことが多く，長期（6ヵ月以上）にわたり出血症状が持続する．

治療

血小板数が2～3万/μl以上あり，出血症状が軽症であれば経過観察し，自然回復を待つ．出血症状が強ければγグロブリン大量療法，ステロイドの投与を行う．慢性型でγグロブリンやステロイド無効例では，摘脾を考慮する必要がある．しかし小児では摘脾後の易感染性が問題となるのでその適応については慎重になされるべきである．シクロスポリン，ビンクリスチン，インターフェロンなどによる治療も試みられている．

b．播種性血管内凝固症候群　(disseminated intravascular coagulation；DIC)

概念

さまざまな基礎疾患により，広範な血管内凝固が起こり，凝固因子や血小板が消費されることによる出血傾向と臓器の虚血性障害を呈する症候群である．基礎疾患としては重症呼吸障害，感染症，悪性腫瘍などがあげられる．

症状

出血傾向がみられる．また腎，呼吸器，消化器，循環器，中枢神経系などの障害による多彩な症状がみられる．

治療

基礎疾患の治療と抗凝固療法が必要である．抗凝固療法としては，ヘパリン，抗トロンビン製剤（メシル酸ガベキサート，メシル酸ナファモスタット）の投与を行う．また血小板や凝固因子の補充のため血小板や新鮮凍結血漿輸血を行う．

c．血栓性血小板減少性紫斑病　(thrombotic thrombocytopenic purpura；TTP)

概念

何らかの基礎疾患や薬剤などが原因となることが多く，微少血管内に血小板血栓が

形成され，溶血性貧血，血小板減少，神経症状，腎障害などを呈する疾患である．

【症　状】
急激な経過で血小板減少，溶血性貧血，神経症状（錯乱，痙攣，人格障害など），発熱，腎障害（乏尿，タンパク尿など）が進行するのが特徴である．

【治　療】
経過が急激であり予後不良であるが，最近では血漿交換や新鮮凍結血漿補充療法などが著効を示す例が報告されており，早期にこれらの治療を開始することが重要と考えられる．

2 凝固線溶系の異常

a. 血友病

【概　念】
先天的にある特定の凝固因子が欠損していることにより出血傾向を呈する疾患であり，第VIII因子が欠損しているものが血友病A，第IX因子が欠損しているものが血友病Bである．いずれもX連鎖劣性遺伝形式をとるため，患者はほとんどが男性である．

【症　状】
血友病AとBでは臨床症状に差はない．出血症状としては，皮下血腫，関節内出血，筋肉内出血などが多い．皮下血腫はさほど大きな問題となることは少ないが頚部などでは血腫による気道の圧迫が起こりうるため注意が必要である．関節内出血を繰り返すと関節拘縮が，また筋肉内出血により末梢神経障害や筋肉萎縮が起こる危険性があり，早期の対応が必要である．幼少児では頭蓋内出血に注意する．

【治　療】
出血時には凝固因子の補充療法が行われるが，凝固因子の半減期は非常に短い（12〜24時間）ため，頻回の投与が必要な場合もある．近年では，主に関節拘縮の予防を目的として出血時に限らず凝固因子の定期補充療法が行われる場合もある．

b. ビタミンK欠乏症　（各論III. 小児の栄養・代謝とその障害，p 127参照）

【概　念】
ビタミンKは凝固因子の合成に必要であり，その欠乏により出血症状を呈する．発症時期などにより大別される．
　① 新生児期ビタミンK欠乏症（新生児メレナ）
　② 特発性乳児ビタミンK欠乏性出血症
　③ その他のビタミンK欠乏症
低栄養，肝疾患，消化管の吸収不良，薬剤投与（ワーファリン，抗生物質など）によるビタミンK欠乏症がある．

【症　状】
多くは消化管出血や皮下出血を呈する．

【治　療】
ビタミンKの補充を行う．現在では，出生時，産院退院時，一ヵ月検診時にビタ

ミンKシロップの予防投与が行われている．

3 血管障害による出血傾向

a. ヘノッホ・シェンライン紫斑病（血管性紫斑病，アレルギー性紫斑病）

（各論VII．リウマチ性疾患と類縁疾患，p 188，および口絵④参照）

[概　念]

　微少血管でのアレルギー反応により，血管の透過性が亢進し，出血症状およびさまざまな全身性，局所性症状を呈する疾患である．学童期の小児に多い．

[症　状]

　紫斑，浮腫，関節症状，腹部症状，腎症状が特徴である．
　紫斑は下肢から臀部にかけて出現することが多い．浮腫は移動性で局所的である．一過性の関節痛を認める場合もある．
　腹部症状は腹痛，下血，吐血などであり，腸重積を合併することもある．約半数の例で紫斑より数週間遅れて血尿やタンパク尿などが出現し，**紫斑病性腎炎**（各論XV．腎・泌尿器疾患，p 315参照）とよばれる．腎炎は自然軽快することが多いが，腎不全やネフローゼに進行することもある．

[治　療]

　安静，対症療法が中心である．急性期の腹痛や関節痛にステロイドを投与することもある．

C 白血病および類縁疾患

　白血病は骨髄中の造血細胞が腫瘍化したものであり，急性白血病と慢性白血病に分けられる．小児の白血病のほとんどが急性白血病である．急性白血病はさらに急性リンパ性白血病と急性骨髄性白血病に分けられ，病理学的にも臨床的にも大きく異なる．小児急性白血病の治療は1950年代から飛躍的な進歩をとげ，今や小児白血病患者の多くは長期生存が可能である．

1 急性リンパ性白血病 （acute lymphocytic leukemia ; ALL）

[概　念]

　骨髄中の造血幹細胞からリンパ球に分化，成熟する過程で腫瘍化したものである．小児白血病のうち最も多い型であり（70～80％），小児人口10万人あたり3～4人が発症（年間約800人）し，発病年齢のピークは3～4歳である．

[症　状]

　貧血（顔色がわるく活気がないなど）や血小板減少による出血傾向（出血斑や鼻出血など），発熱，リンパ節腫脹，肝脾腫，骨・関節痛などがみられることが多い．

[診　断]

　骨髄検査を行い，骨髄中に異常なリンパ芽球が増殖していることを確認して診断するが，治療方針を決定するためにはさらに白血病細胞の免疫学的検査や染色体検査（口絵⑲参照）などを行う必要がある．

治療

抗腫瘍薬を使った多剤併用化学療法を約2年間行う．主に寛解導入療法，地固め療法および維持療法に分けられる．発症時の年齢が10歳以上の症例や発症時の白血球数が5万以上の症例は予後が悪いとされ，ハイリスク群とよばれているが，それぞれのリスクに応じた強度で治療を行う（層別化治療）ことで，リスク群による治療成績の差は以前ほどみられなくなっている．しかし発症時年齢が1歳未満の症例（乳児白血病），特定の染色体異常を持つ症例，治療反応が不良な症例は超ハイリスク群とよばれ，現在でも予後は不良である．現在はスタンダードリスク群で約80％，ハイリスク群で60〜70％治癒する．超ハイリスク群や再発した症例では造血幹細胞移植が適応となる．

2 急性骨髄性白血病 （acute myelogenous leukemia；AML）（口絵⑳参照）

骨髄中の造血幹細胞から骨髄系細胞（好中球，赤血球，血小板）に分化，成熟していく過程で腫瘍化したものである．小児白血病の15〜20％を占める．症状は急性リンパ性白血病と同様である．約6ヵ月間の多剤併用化学療法を行う．約60％が治癒する．症例によっては造血幹細胞移植が適応となる．

3 慢性骨髄性白血病 （chronic myelogenous leukemia；CML）

小児白血病の1〜2％と低い．白血球増加と脾腫を特徴とする．慢性期から3〜4年の経過で急性転化（急性白血病に変化すること）する．急性転化した症例は治療抵抗性で予後が悪い．治療にはメシル酸イマチニブの有効性が認められているが，現在のところ根治的治療は造血幹細胞移植である．

4 若年性骨髄単球性白血病 （juvenile myelomonocytic leukemia；JMML）

白血球増加と脾腫を特徴とし，以前は若年性慢性骨髄性白血病とよばれていたが，慢性骨髄性白血病とはまったく異なる疾患である．3歳以下の年少児にみられる．造血幹細胞移植が唯一の根治的治療法である．

5 二次性白血病

抗腫瘍薬の投与や放射線照射により起きる白血病である．小児悪性腫瘍の治療法が発達し，長期生存者が増加するにつれ，問題となってきている．ほとんどがAMLか骨髄異形成症候群の形で発症する．治療抵抗性であり予後が悪い．

6 骨髄異形成症候群 （myelodysplastic syndrome；MDS）

骨髄中に異常な細胞が出現し，白血球・赤血球・血小板などの減少がみられる疾患である．白血病（特にAML）に移行しやすい．

XII. 腫瘍性疾患

総　論

1　小児期の腫瘍性疾患の特徴

　小児の悪性腫瘍は事故を除くと小児の死因の第1位である．悪性腫瘍の種類により治療成績に差がみられるものの，予後は改善されてきており，現在では小児悪性腫瘍と診断された患児の半数以上が長期生存者となっている．

　成人のものとは異なる点が多く，種類では，成人にみられるような胃がんや肺がんなどの腺がんや上皮性がんはきわめてまれで，急性白血病および悪性リンパ腫で約半数を占める．脳腫瘍の占める割合も高い．固形腫瘍ではそのほとんどが非上皮性のがん（肉腫）であり，胎児性組織由来の腫瘍である，網膜芽腫，肝芽腫，ウイルムス腫瘍などは小児期に特有である．図1に種類別頻度を示す．（なお，この統計では脳神経外科，整形外科領域のがん登録が少なく，脳腫瘍，骨腫瘍の比率は実際にはより高いと考えられる．）

　好発年齢にも特徴があり，疾患別では，神経芽腫，網膜芽腫，肝芽腫などは大部分が乳幼児期に生じ，急性リンパ性白血病はリンパ組織の発育増殖の著しい幼児期に多く，骨腫瘍（骨肉腫，ユーイング肉腫）は骨の発育増殖の著しい思春期に多いなどの特徴がある．また成人の悪性腫瘍に比べて，抗がん剤や放射線療法に対する感受性が高いものが多く，抗がん剤を多剤併用した化学療法を中心に，放射線療法，外科的療法などを組み合わせた**集学的治療**の概念が導入されている．

　一方で成長，発達期に治療が行われるため，治療中に生じる直接的な副作用や合併症の他に**晩期障害**とよばれるさまざまな後遺症を残す危険を含んでいる．成長障害，不妊などのホルモンの異常，脳障害，情緒障害，そして二次がんなどが問題となる．

2　症状，検査，診断

　小児がん，特に固形腫瘍の早期診断はきわめて困難である．胸腔や腹腔の腫瘍は自覚および他覚症状に乏しく，腫瘤が大きくなり圧迫症状や転移による症状で初めて気

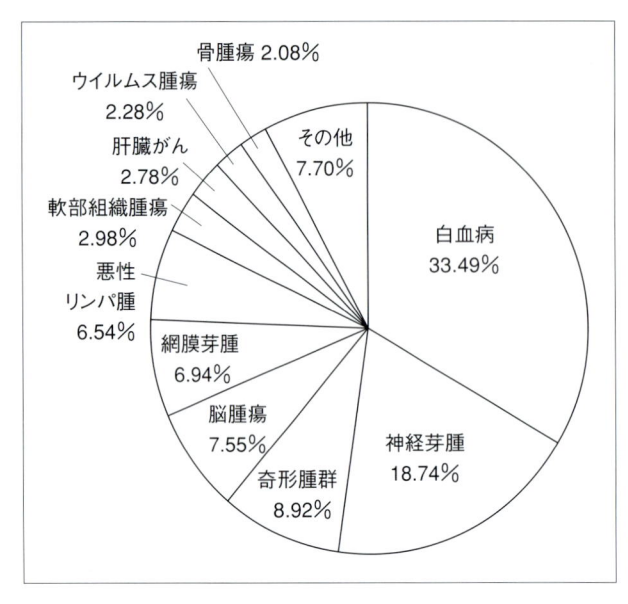

図1 小児悪性腫瘍種類別頻度
(小児がん，40(1)：p102，2003，(財)がんの子供を守る会 小児がん全国登録委員会：平成14年度小児悪性新生物・全国登録委員会報告より作成)

骨腫瘍 2.08%
ウイルムス腫瘍 2.28%
肝臓がん 2.78%
軟部組織腫瘍 2.98%
悪性リンパ腫 6.54%
網膜芽腫 6.94%
脳腫瘍 7.55%
奇形腫群 8.92%
神経芽腫 18.74%
白血病 33.49%
その他 7.70%

づかれることが多い．症状としては，発熱，食思不振，体重減少，頭痛，腹痛，四肢の疼痛，関節痛，リンパ節腫脹などごくありふれた症状を呈することが多い．したがって，これらの症状の児を診察する際にも腫瘍性疾患も念頭に置くことが大切である．

確定診断のためには腫瘍組織の生検を施行し，細胞学的ならびに病理診断を行うのが原則である．エコー，CT，MRIや核物質によるシンチグラフィーなどの画像診断により，腫瘍の局在，進展度，転移などが正確に診断できる．これらにより各腫瘍に応じた病期分類が行われる．表2（p 268参照）に神経芽腫の病期分類の例を示す．

3 治療

a. 治療の原則

腫瘍により脳脊髄の圧迫や気道の圧迫がある場合，急性腹症を呈する場合，腫瘍からの大量出血を認める場合や**腫瘍崩壊症候群***などを合併している場合には緊急の対処が必要であり，ただちに治療を開始する．そのような緊急を要しない場合には，確定診断がつかないまま治療を先行させてはならない．小児の悪性腫瘍は化学療法への感受性が良好なものが多いので，少量のステロイド剤や抗がん剤に反応し，腫瘍サンプルが得られなくなり確定診断が遅れたり，正確な病期分類ができなくなり，適切な集学的な治療戦略が立てられなくなることがあるからである．

b. 化学療法

現在は抗がん剤を単独で投与することはほとんどなく**多剤併用療法**が治療の主流

---

*：白血病，悪性リンパ腫や固形腫瘍などでは急激に大量の腫瘍細胞の崩壊が起こり，この結果高尿酸血症，高リン血症，高カリウム血症などの電解質異常をきたすことがある．その結果，急性腎不全や多臓器不全を併発するために注意が必要である．化学療法開始直後に発症しやすいが，腫瘍細胞の自然崩壊により発症時にすでに合併していることもある．

で，通常は一定期間をおいて繰り返し行う．この場合併用する各薬剤は，通常対象とする腫瘍に対して単独ですでに有効であると実証されたもので，約30種類がある．同じ薬剤でも治療法により体重や体表面積から計算される投与量や投与間隔が異なることがしばしば生じる．しかし，過剰投与や，誤った経路で投与されると，重篤な副作用を生じ，ときには死に至らしめることがあるので，投与の際には各薬剤によって生じうる副作用を十分理解しておくことはもちろん，誤って投与しないようチェックが可能なシステムが必要である．

c. 放射線療法

小児悪性腫瘍の多くは放射線感受性が高く，放射線療法の適応となることが多い．しかし，成長期にある小児に対して放射線療法を用いるということは，腫瘍周囲の正常組織に対する障害をもたらすということを認識しなければならない．いかに有効な時期に照射線量を少なく行うかが課題となる．

d. 外科的療法

小児においても固形腫瘍では外科的に摘除できるかどうかが，最大の予後因子となる．診断直後に完全摘出手術または亜全摘出手術を行う場合のほか，腫瘍の摘出が困難で，化学療法を先行させて腫瘍を縮小させてから摘出手術を行う delayed primary operation，摘出は困難であることは承知の上で腫瘍量を減少させる目的で行う mass reduction surgery などがある．

e. 造血幹細胞移植

移植する造血幹細胞の提供者により，自家（本人），同系（一卵性双生児間），同種（血縁者，非血縁者間）に，採取方法により，骨髄，末梢血幹細胞，臍帯血幹細胞に分類され，たとえば，同種骨髄移植，自家末梢血幹細胞移植などと表現する．通常の集学的治療では治癒困難と考えられる難治性悪性腫瘍が対象となり，がん細胞の根絶を目的として骨髄破壊的な超大量化学療法や放射線照射などの強力な前処置を行い，その後造血幹細胞を輸注し造血再構築を促す．白血病の一部などでは同種移植で造血再構築をとげたリンパ球などの免疫担当細胞によるがん細胞の排除を目的とする場合もある．

4 小児悪性腫瘍の包括医療

小児悪性腫瘍の包括医療とは，小児悪性腫瘍患児の福祉と生活と人権に対し十分に配慮がなされた患者中心の医療である．そのためには，医師のみでなく，看護師，ケースワーカー，心理士，理学療法士，作業療法士，栄養士，保育士，教師などを加えた**チーム医療**を行うことが必要である．腫瘍専門小児科医を中心にチームのメンバーはそれぞれの職務に応じた小児悪性腫瘍の医学知識を持つとともに，各自が患児や家族にどのように接すればよいかについて討論や教育を通じて認識しなければならない．たとえば，患児が病態や病名をどのように告げられ，認識しているかは全員が理解しておく必要がある．

各　　論

Ⓐ 造血器悪性腫瘍

1 白血病　☞ 各論 XI．血液造血器疾患，p 261 を参照．

Ⓑ リンパ・細網内皮系腫瘍

1 悪性リンパ腫

リンパ組織から発生する悪性腫瘍であり，小児悪性腫瘍の約 7％を占める．ホジキン病と，非ホジキンリンパ腫に大別され，わが国では欧米と比較して前者の発生頻度が低く，悪性リンパ腫の 10％を占めるに過ぎない．

a. ホジキン病　Hodgkin disease

鎖骨上窩から頚部の**無痛性のリンパ節腫脹**で発症することが多く，発熱，全身倦怠感などの全身症状を伴うことも多い．病理組織像で大型の特徴的なホジキン細胞を認める．腫瘍がリンパ組織に沿って連続的に進展することが知られており，その進展様式から理論的に組み立てられた病期分類とそれに基づいた化学療法と放射線療法を組み合わせた集学的治療が成果を上げている．

b. 非ホジキンリンパ腫　（non Hodgkin lymphoma；NHL）

発症様式はさまざまで，頚部リンパ節腫脹のみのものから，巨大な縦隔腫瘍により，呼吸困難，胸水，上大静脈症候群による頚部，顔面の浮腫などを伴うものや，腹部に発生して腹痛，嘔吐，下血や腸重積，腸管穿孔で発見されたり，虫垂炎の診断で開腹手術を受けるものもある．また腫瘍の増殖が急激なものでは診断時に既に**腫瘍崩壊症候群**を合併していることもある．診断は限局した病変の場合は最も大きな腫瘤を切除し，病理診断する必要がある．逆に進展例では，骨髄，胸水，腹水に腫瘍細胞が存在すれば，それで診断できる．小児では大部分が，次の 3 つの病型に分類される．主に T 細胞型のリンパ芽球型リンパ腫 lymphoblastic lymphoma，B 細胞型の小細胞（非切れ込み核）型リンパ腫 small non-cleaved cell lymphoma，および大細胞型リンパ腫 large cell lymphoma である．骨髄の芽球が 25％を超えるものはリンパ性白血病とされる．病型，病期に応じた化学療法が行われ，治療成績が向上している．

2 ランゲルハンス細胞組織球症

骨髄由来の樹状細胞が分化したランゲルハンス細胞が増殖し，皮膚，リンパ節，骨，肝臓，脾臓などに臓器浸潤する症候群である．骨，皮膚などに限局したものは，自然治癒もあり得るので，まずは経過観察を行うが，多臓器病変の症例では原則的に化学

表1 血球貪食症候群の分類

1. 遺伝性／原発性
   a．家族性血球貪食性リンパ組織球症
2. 反応性／二次性
      感染症に関連した血球貪食症候群
      　ウイルス性
      　細菌性
      　真菌性
      　その他
   b．疾患に関連したもの
      悪性腫瘍に関連したもの
      　・リンパ腫に関連したもの
      　・その他
      悪性腫瘍に関連しないもの
      　・自己免疫疾患に関連したもの
      　・免疫不全症に関連したもの
   c．薬剤性のもの

(河敬世；臨床血液 40：81～82, 1999, 改変)

療法を用いる．

3 血球貪食症候群

　血球貪食症候群は骨髄やリンパ節，脾臓などに単球，組織球由来の血球を貪食する細胞の著明な浸潤が認められる症候群である．表1にその原因による分類を示すが，いずれの場合も炎症性サイトカインが異常に産生され全身性の炎症反応が引き起こされている．持続性高熱，発疹，リンパ節腫脹，肝脾腫，黄疸，DIC，意識障害などの中枢神経障害など多彩な臨床症状を呈するが，軽症から重症例まで幅広い．診断は，汎血球減少，高LDH血症，高フェリチン血症などに，主に骨髄で**血球貪食像**を確認することでなされる．治療は，交換輸血・血漿交換，ステロイド，シクロスポリンなどの免疫抑制薬投与，抗がん剤投与などが行われる．治療抵抗例に対しては同種造血幹細胞移植も試みられている．予後は自然軽快するものから不帰の転帰をとるものまでさまざまである．

C 固形腫瘍

1 神経芽腫　neuroblastoma

　小児期の悪性腫瘍の約15％を占め，固形腫瘍では最も頻度が高い．4歳までに70％が発症する．1985年から全国的に生後6ヵ月の乳児にマススクリーニングが行われてきたが，その方法では同疾患での死亡率が減少するかどうかが明確でないなどの理由により，2004年度からいったん休止となった．病理組織学的には腫瘍細胞の分化度に従い，1. 神経芽細胞腫，2. 神経節芽腫，3. 神経節細胞腫に分類され，前二者は悪性で神経芽腫とよばれる．頸部，胸腔，腹腔，骨盤腔などに発生するが，副腎髄質

表2 神経芽腫の病期分類

病期	
I	腫瘍は原発臓器や組織に限局している
II	腫瘍は局所浸潤しているが正中線を越えていない
III	腫瘍が正中線を越えて進展している
IVA	骨，遠隔リンパ節，実質臓器に転移がある
IVB	原発腫瘍はIII期に進展しており，肝，皮膚，骨髄のみに転移がある
IVS	原発腫瘍はIまたはII期で，肝，皮膚，骨髄のみに遠隔転移がある

この他に同様の国際病期分類などもある．

(日本小児外科学会悪性腫瘍委員会)

から発生するものが70%を占める．腹腔に発生する場合は偶然大きな腫瘤が発見され，他には無症状であることが多い．腫瘍が産生するドパミン，ノルエピネフリンなどのカテコラミン代謝産物の尿中バニリルマンデル酸（VMA；vanillyl mandelic acid），ホモバニリン酸（HVA；homovanillic acid），および血中の神経細胞由来物質である神経特異性エノラーゼ（NSE；neuron-specific enolase）などが腫瘍マーカーとなり高値を示す．確定診断は生検による．病期分類を表2に示す．発症年齢が1歳未満のもの，病期I，II，IVSのものは予後良好であるのに対して，発症年齢が1歳以上のもの，病期III，IVのものは集学的治療を行っても依然予後不良である．

2 褐色細胞腫 pheochromocytoma

褐色細胞腫はクロム親和性細胞由来の腫瘍で，小児では2/3が副腎髄質に発生する．腫瘍は良性のことが多い．カテコールアミン（アドレナリンなど）の大量分泌による高血圧が主症状となり，頭痛，発汗過多，心気亢進，食思不振，体重減少などを認める．腫瘍摘除が根治療法である．

3 ウイルムス腫瘍 Wilms tumor，腎芽腫 nephroblastoma

わが国での年間発生頻度は100例前後と推計される．小児期の腎内腫瘍の90%は本腫瘍であり，5～10%は両側性である．90%以上が5歳以下に発見されている．無症状な腹部腫瘤で気づかれることが多いが，血行性に肺転移をきたしやすいことが特徴である（図2）．また，無虹彩症，片側肥大，ベックウィッツ・ヴィーデマン症候群（各論 I．先天異常と染色体異常，p98参照）など多くの合併奇形が報告されている．確定診断は病理組織検査により，本腫瘍以外の腎悪性腫瘍と鑑別する．外科的に腎とともに摘出するのが基本であるが，化学療法も計画的に治療に組み込まれる．化学療法を先行させて腫瘍の縮小化を図ることもある．進行例や，予後不良な組織型の例では放射線療法も組み込まれる．

4 肝芽腫 hepatoblastoma

わが国における小児肝悪性腫瘍は年間約30～40例で，組織学的に肝芽腫が80%を占める．肝芽腫は年齢別頻度で新生児から2歳までの発生が70%を超え，腹部膨満，腹部腫瘤で発見されることが多い．本腫瘍の90%以上では血清α-フェトプロテ

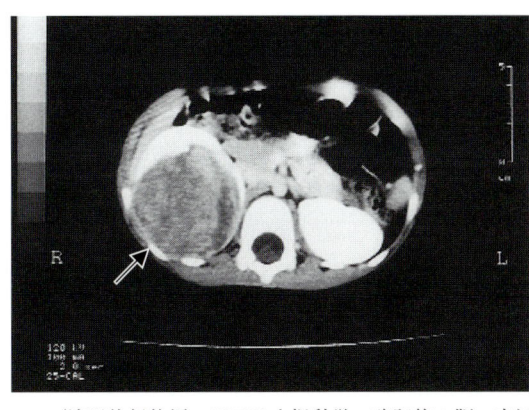

図2 ウイルムス腫瘍（右側）のCT像
enhanced CT にて右側腫瘍に接して変形した正常腎の一部を認める.

（清野佳紀他編：NEW 小児科学　改訂第2版，南江堂，2003；大阪大学 福澤正洋教授 提供）

インがきわめて高値を示す．本症に対しても化学療法がきわめて有効なことが明らかになっているが，外科的に肝切除を行うことが根治的治療法としては必須である．

5　網膜芽細胞腫　retinoblastoma

網膜芽細胞に由来し，乳幼児に好発する．小児悪性腫瘍の約8％を占める．片眼性症例と，両眼に独立して腫瘍が発生する両眼性症例があり，前者が約70〜75％を占める．両側性のもののすべてと，片眼性の10〜15％は遺伝性であり，遺伝カウンセリングが必要になる．

初発症状は白色瞳孔，斜視，前眼部異常（充血，角膜混濁），視力低下などがあるが，白色瞳孔が本腫瘍の最も重要な初発症状である．しかし，白色瞳孔を呈する疾患は多数あるのでその鑑別が必要である．片眼性の場合，眼球摘出が第一選択として行われ，進行度により化学療法，放射線療法が併用される．両眼性では進展度の大きい側の眼球を摘出し，他側はできるだけ視力保存のため，凝固療法，化学療法などを行う．わが国における長期生存率は飛躍的な向上がみられ，片眼，両眼症例ともに，5年生存率は90％を超えている．

しかし，特に両眼性症例では二次がんの発生頻度が高く，治癒後も長期にわたって，監視を継続する必要がある．

6　軟部組織悪性腫瘍　soft tissue sarcoma

原始間葉細胞に由来する悪性腫瘍の総称である．間葉細胞はさまざまな組織に分化するので，発生組織により，横紋筋肉腫，平滑筋肉腫，脂肪肉腫，線維肉腫，骨肉腫，血管肉腫等多岐にわたる．小児では横紋筋肉腫が約50％を占め，骨肉腫がそれに続く．

a. 横紋筋肉腫　rhabdomyosarcoma

小児悪性腫瘍の4〜8％を占め，2〜5歳にそのピークを有する．未分化な骨格筋細胞に由来し，さまざまな分化段階の腫瘍細胞がみられる．未分化小円形細胞腫瘍で

ある場合，ユーイング肉腫，悪性リンパ腫などとの鑑別が困難な場合がある．

その細胞配列から胎児型 embryonal type と胞巣型 alveolar type の 2 型に分類され前者の方が予後は良好と考えられる．発生部位としては，頭頸部 70％，泌尿生殖器 20％，四肢 20％，体幹 10％，その他 10％であり，腫瘤触知で発見されることが多いが，腫瘍の発生部位によりさまざまな臨床像を呈する．

眼窩原発のものは予後良好であるが，四肢原発のものは予後不良であるなどの特徴がある．

根治的切除が困難であったり，後遺症を残すことが予測される場合が多く，化学療法への感受性が高いので，化学療法，放射線療法を先行させて，腫瘍量を減少させ，機能温存を意図した最小限の切除範囲による手術療法を組み合わせた集学的治療が原則である．

b. 骨肉腫　osteosarcoma

好発年齢は 10 歳代で，大腿骨遠位，脛骨近位，上腕骨骨幹端に好発する悪性度の高い骨原発肉腫である．

症状は局所の疼痛，腫脹，熱感で，単純 X 線写真で骨硬化像，骨融解像や骨膜反応を認める．転移の 85％は肺転移であり，その検索も必要である．確定診断の生検は，生検による画像への影響を避けるため，すべての画像診断が終了してから行う．近年の化学療法を中心とした集学的治療の導入により，治癒率は約 60％に達している．

c. ユーイング肉腫　Ewing sarcoma

主に骨から発生し，下肢の長管骨骨幹部，骨幹端部が好発部位である．好発年齢は骨肉腫より若干低年齢層である．局所の疼痛が初発症状のことが多い．X 線では骨融解像や，骨膜反応の所見がみられる．肺が好発転移部位である．根治的治療は外科的切除だけでは不十分で，術前，術後の強力な多剤併用化学療法ならびに局所放射線療法や造血幹細胞移植を導入した集学的治療が不可欠である．

7　胚細胞腫瘍　germ cell tumor

奇形腫 teratoma は最近では胚細胞腫瘍とよばれる．胚細胞とは多能性分化能を有し，受精卵が数回分裂した段階の細胞をいう．性腺のほか，仙尾部，後腹膜，縦隔，頸部，頭蓋内（松果体付近）などに発生し，その発生部位により発症時期，症状などに特徴がある．たとえば，成熟型仙尾部胚細胞性腫瘍はほとんどが新生児期に大きな腫瘤として発見され，最近では出生前診断される症例も多い．卵巣原発のものは成人まで連続する幅広い年齢層で発生し，茎捻転や腫瘍破裂による急性腹症として発症することがある．一方，縦隔原発胚細胞性腫瘍は年長児に多く，たまたま撮影された胸部 X 線写真で異常陰影として発見されることも多い．また，頭蓋内では松果体，鞍上部付近が好発部位で，頭蓋内圧亢進症状，視野障害，尿崩症などの脳下垂体機能異常などが主症状となる．非進展例，病理組織学的良性群には外科的手術が第一選択となり化学療法は不要である．

8　脳腫瘍　brain tumor

小児の脳腫瘍は成人のものと比較して，脳の正中軸に沿って発生する腫瘍と，後頭蓋窩（小脳，脳幹）に発生するものが多いのが特徴である．

症状は頭蓋内圧亢進症状と発生部位に対応する局在症状がある．

頭蓋内圧亢進症状は頭痛，嘔吐が典型的だが，乳児期には頭蓋縫合が離開するため症状が出にくく，異常な頭囲拡大や大泉門膨隆などに注意する．局所症状は腫瘍発生部位により異なり多彩である．各脳腫瘍の項で述べる．

a. 小脳星細胞腫　cerebellar astrocytoma，髄芽腫　medulloblastoma

歩行時よろける，書字が下手になるなどの小脳症状を示す．星細胞腫の予後は良好だが，髄芽腫は予後不良とされる．しかし，近年手術の進歩および集学的治療の導入で予後は改善してきている．

b. 脳幹部グリオーマ　pontine glioma

半身麻痺，眼球運動障害などを呈する．腫瘍の局在上外科的治療が加えにくく，他に有効な治療法がなく予後はきわめて不良である．

c. 頭蓋咽頭腫　craniopharyngioma

視交叉部から視床下部に進展発育する腫瘍でトルコ鞍の石灰化変形がみられる．内分泌障害，視力障害がみられ，摘出手術後にホルモン補充療法が必要になる．

XIII. 循環器疾患

総　論

　小児科学領域における循環器疾患は，先天性心疾患，後天性心疾患，心筋疾患，不整脈等に分類される．これら疾患を学ぶうえで大切な小児循環器疾患の基礎的知識について概説する．

1　診　断

a. 問　診

　小児科領域の問診で重要なことは，特に幼児までの年齢では本人からの情報はほとんど期待できないということである．問診しうる保護者からの情報は過剰であったり過小であったりさまざまである．その親子をよく観察して対応していかねばならない．

1. 妊娠分娩歴

　妊娠経過および分娩中の状況について訊ねる．服薬，感染，X線照射，飲酒喫煙歴，母体疾患などが関連する．しかし，循環器系は妊娠の初期に完成しており，必要以上に妊娠分娩中に異常なことがなかったか問い詰めるべきではない．両親は循環器疾患がわが子に存在するということだけでかなり不安を感じている．十分な配慮が必要である．

2. 家 族 歴

　妊娠分娩歴と同様十分に注意を払ったうえで，家族内での心疾患や遺伝性疾患の有無，突然死の既往などを訊ねる．

3. 患児の既往歴

　幼児期以降では各種感染症，川崎病などに罹患したかどうか検討する必要性に迫られる場合がある．

4. 成長発達歴

　小児科領域では成人と異なり，成長発達が疾患の存在を把握するひとつの指標となりうる．特に循環器疾患ではその影響をうけやすく，必ず把握すべき項目である．母

子手帳などを参考にして経時的な変化を捉えることにより，疾患の有無のみならず，疾患の程度まで類推可能である．

5. 現病歴

症状の出現時期をまず訊ねる．出現時期および現在の病状から危急度の類推が可能となる．その後，哺乳および食事の状況，運動制限の有無，動悸の有無などを訊ねる．成長発達に問題がある場合は，頻度的には肺血流量増大のことが多く，多呼吸，哺乳困難，尿量低下，四肢冷感などの存在を問診する．チアノーゼのある症例では無酸素発作を疑わせる，呼吸速迫・困難，うめき，活動性低下，チアノーゼ増強などに注意して聞く必要がある．

b. 身体所見

乳幼児に対する診察ではなるべく恐怖心をやわらげる努力が必要である．白衣を着用しない，エプロンで白衣を隠すこともひとつの方法である．最も大切なのは聴診であり，視診についで聴診から診察は開始したほうがよい．

1. 視診

まず患児に触れる前によく観察することである．一般的に患児のみためは病状を反映していることが多い．元気がなく，ぐったりしているようであれば危急的であると考えた方がよい．呼吸状態，栄養状態，チアノーゼ，貧血などを確認する．

2. 聴診

小児用の聴診器を必ず用いる．原則として聴診は Bell 型で行うべきであり，膜型を用いるのは，高調な雑音が聞こえる場合のみと考えたほうがよい．

心臓の聴診においては，まず心拍数とリズムの乱れに注意を払う．心拍数とリズムの乱れは，特別なテクニックがなくても確認可能である．小児科領域では，その月齢年齢に応じた最適な心拍数があり，頻脈徐脈の判断には正常値を把握する必要がある．リズムの乱れは不整脈の存在を示唆し，必ず心電図等の検査を検討しなければならない．

続いて心音を聴診する．基本的にはⅠ音とⅡ音を確認する．Ⅰ音は僧帽弁と三尖弁が閉鎖する音，Ⅱ音は大動脈弁と肺動脈弁が閉鎖する音であり，Ⅰ音からⅡ音へと至る間隔が収縮期，Ⅱ音からⅠ音へと至る間隔が拡張期となる．Ⅱ音の亢進減弱や分裂など正常心音の変化のみならず，Ⅲ音Ⅳ音，収縮中期クリックなどの異常心音にも注意を払う．

さらに，心雑音が存在しないか聴診する．心雑音は聴診部位，時相，大きさ，性状や型，伝播方向などについて確認する．心雑音の聴取に習熟すれば，それだけでも病態や重症度などの類推が可能となる．

c. 循環器疾患の存在に気づくためには

どのような循環器疾患であろうとも，その存在に気づくきっかけがある．特に小児科領域では本人の訴えは，小学生レベルに達してはじめて意味をもってくることも多い．したがって，注意深い観察と保護者との十分なコミュニケーションが早期発見の鍵である．以下にそのポイントを述べる．

1. 心雑音

もっとも多くの場合，心雑音により循環器疾患の存在が明らかとなる．新生児期から小児期まで，いわゆる機能性（無害性）心雑音が聴取されることは多いが，これらと病的心雑音の判別はそれほど困難なことではない．病的心雑音が聴取された場合，必ずなんらかの循環器疾患が存在すると考えるべきである．そして，心雑音の聴取された部位，音の大きさ，収縮期・拡張期・連続性などの特徴を把握することにより，疾患の推定が可能で次の診断ステップに有用である．また注意を要するのは，逆に心雑音がないからといって，循環器疾患が存在しないと考えてはいけないということである．心雑音の存在しない重症循環器疾患は存在する．

2. チアノーゼ

循環器疾患の存在を強く疑わせる重要な症状のひとつである．肺血流が低下して，静脈血が直接体循環に流入するため発生する．高度のチアノーゼはひとめみただけでその存在に気づくことが可能であるが，軽度な場合注意深く粘膜部位や爪床を観察してはじめて認識可能である．チアノーゼが比較的長期持続しているような場合には，ばち状指の存在にも留意する．

3. 心不全症状

心不全に伴い認められ，特に肺血流の増加している病態でみとめやすいのが，多呼吸，陥没呼吸，発汗過多，肝脾腫大といった症状である．さらに十分な循環血液量が心臓から拍出されないため，尿量減少，浮腫といった症状も出現する．その結果，成長発達障害，特に体重増加不良が明らかとなる．

4. 脈の異常

頻脈，徐脈，不整脈などは脈をみることにより十分観察可能である．さらに，これらの異常な脈はその基礎に循環器疾患の存在を疑わせる．また脈の強弱も重要な所見である．大動脈縮窄症などでは下肢の脈が弱い場合があり，病気の存在に気づかれる大きな要因となる．筆者は新生児の診察時には必ず下肢の脈を触れるようにしている．

d. 検　査

循環器疾患の診断には主に画像による診断が用いられている．形態的特徴を判断するのみならず，病状の把握のためにも検査は繰り返し実施される．

1. 胸部単純X線写真

循環器疾患の診断および病状把握に欠かせない検査である．**図1**に示すように，心陰影の大きさを心胸郭比を求めることにより評価する．心拡大が存在する場合には，心臓に対して容量負荷のかかる病態が存在する可能性が高い．また，心拡大の程度により病状の推定も可能である．一般的に心胸郭比の正常値は新生児，乳児では0.55以下，それ以上の小児では0.50以下と考えられている．また心陰影の形態からは，左室肥大，右室肥大といった病状や，特徴的形態を呈する場合は疾患自体がかなりの確率で推定可能である．さらに肺野の状態を観察することにより，肺血流量の増減が判断可能である．

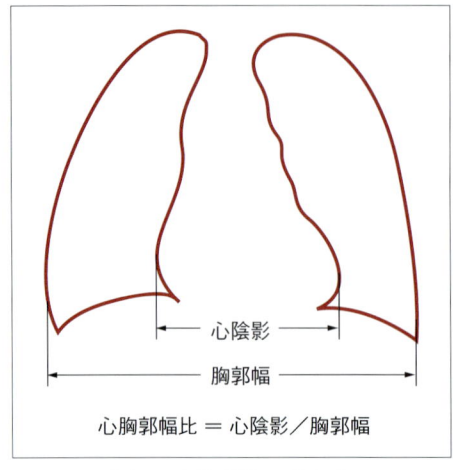

図1　心胸郭比の求め方

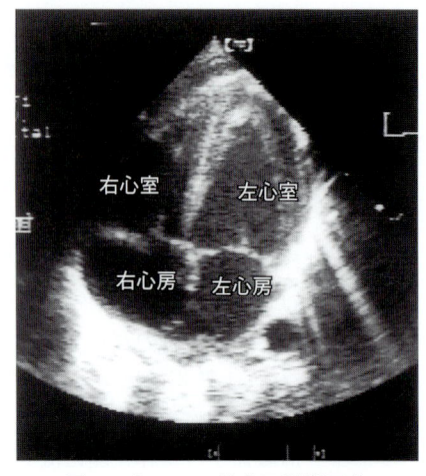

心胸郭幅比 ＝ 心陰影／胸郭幅

図2　心エコー検査四腔断面像

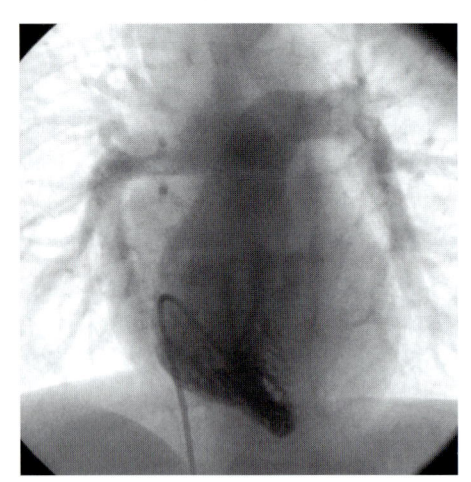

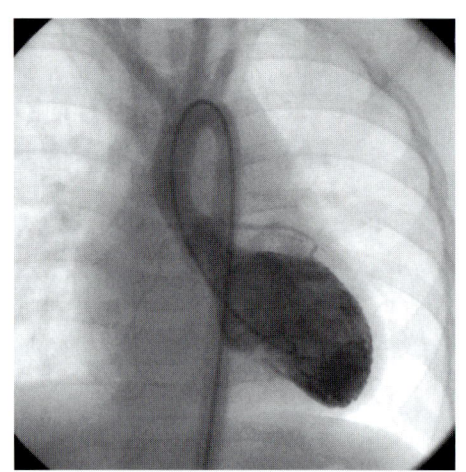

右心室造影　　　　　　　　左心室造影

図3　心血管造影

2. 心電図

　小児の心電図は成長とともに変化していくものだという認識が必要である．成人の判定基準はそのまま用いれない場合が多い．小児の基準を理解したうえで，心室肥大，心房負荷などを判断し，病状把握の参考とするべきである．注意を要するのは，心電図異常がないからといって循環器疾患が存在しないとはかぎらないことである．当然種々の不整脈疾患も判別可能であるが，医療に携わる初期に一通りのトレーニングが実施されてしかるべきである．

3. 心エコー検査

　循環器疾患の診断になくてはならない有用な検査である．低侵襲であり，繰り返し実施可能である．特に新生児期の重症先天性心疾患では心エコー検査による診断で手術に至ることも多い．図2に示すように断層法，ドプラー法などにより形態的判断の

みならず，血行動態までも判断することが可能である．

4. 心臓カテーテル検査・心血管造影検査

循環器疾患の形態的診断における最終的な診断法である．観血的で侵襲性を認め，短期間に繰り返し検査を実施することは被爆の問題からも好ましくない．しかし，各部位における酸素飽和度や血圧の測定が可能で，心血管造影（図3）による形態診断とともに血行動態の把握が正確に行える．ほとんどの先天性心疾患において検査の適応があり必要とされている．特に手術適応の決定には欠かせない場合も多い．

2 治 療

成人とは異なり小児には小児特有の治療管理が存在し，かつ年齢によってもそれは異なる．この特殊性を理解しその原則に従って循環器疾患の治療も考慮されている．

a. 内科的治療

さまざまな病態に対して画一的な対処では対応できない．まずは患児の状態をよく観察することからはじめるべきである．

1. 一般的治療

上記したように，まず病態を把握し症状の悪化を見逃さないことである．心疾患だからといって，必要以上に愛護的になるべきではない．ある程度は患児にまかせても自律的に調節が行われていることが多い．中等症以上の場合水分量のコントロールや輸血療法が必要となる場合がある．重症の場合に一般的治療で改善することを期待するべきではなく，早急に薬物療法や外科的治療を考慮すべきである．

2. 薬物療法

心不全に対しては，一般的に利尿薬，強心薬，血管拡張薬が用いられている．新生児における動脈管依存性の心疾患では，動脈管維持のためプロスタグランジン E_1 が用いられる．不整脈では，成人と同様の抗不整脈薬が用いられるが，小児の特殊性に配慮が必要な場合も多い．

b. カテーテル治療

近年カテーテルによる治療が進歩している．弁や血管狭窄に対してはバルーン拡張術が，動脈管などの異常血管にはコイル塞栓術が行われ，手術を回避可能である．将来的には心房や心室中隔欠損の閉鎖も考慮されている．不整脈に対してはカテーテルアブレーション（焼却術）が小児科領域でも実施され，良好な結果が認められるようになっている．

c. 外科的治療

先天性心疾患の最終的で根本的な治療法である．種々の手術法が考案され，なるべく低侵襲で効果的な方法が採用されている．近年まで致死的であった左心低形成症候群でも，新しい手術法により生存例が増加傾向にある．

各　論

A 先天性心疾患

1 心室中隔欠損症

概　要

　心室中隔欠損症は先天性心疾患のうちもっとも頻度の高いもので，小児医療に携わる者ならば必ず経験する．図4に示すように，全身に血液を送りだす左心室と肺に血液を送りだす右心室の間に存在する心室中隔に欠損孔が生じる疾患である．欠損孔の大きさ，肺血管抵抗の程度により左心室から右心室への短絡量が規定される．短絡量の多い重症例の場合は新生児期より重い心不全症状を呈し，逆に短絡量が小さい場合無症状であり治療の必要性もなく，そのまま一生を終えることも珍しくない．

診　断

　ほとんどの場合まず心雑音で発見されることが多い．中等症以上の症例では，多呼吸，体重増加不良，発汗過多，尿量減少などの心不全症状が認められ，診断上重要である．胸部X線写真では心陰影の拡大（左房左室肥大）と肺野での血管陰影の増大が認められる．心電図は一般的に左室肥大の所見を呈す．

　確定診断は，心エコー検査にて可能である．図5に示すように直接欠損孔の描出が容易に可能であり，その存在だけではなく大きさや部位など詳細な検討が可能である．心臓カテーテル検査・心血管造影検査は，肺体血流比（肺に全身に流れる血液量

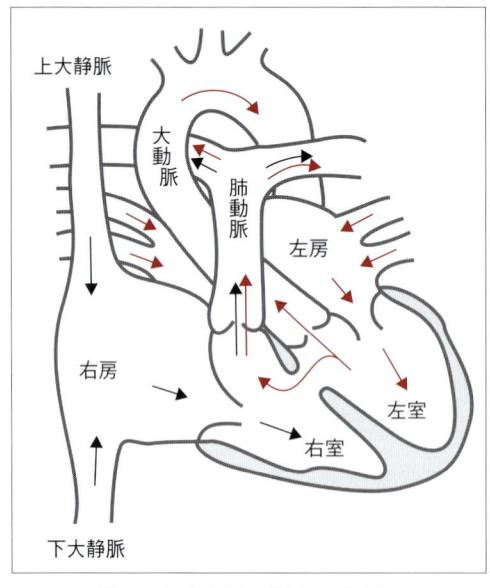

図4　心室中隔欠損症の模式図
　→ 静脈血，→ 動脈血

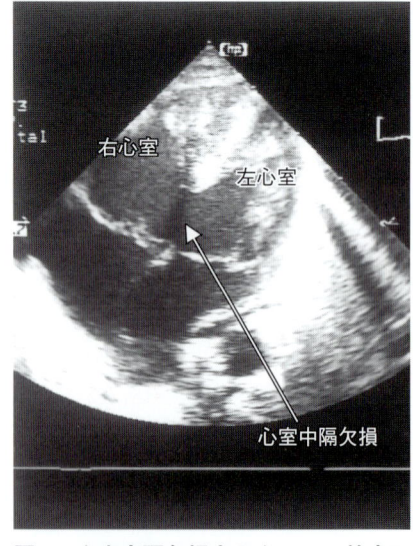

図5　心室中隔欠損症の心エコー検査四腔断面像

の何倍が流れているかを求めたもの）や合併症の診断に有用で，厳密な手術適応判定に用いられる．

治療

内科的治療としては，心不全症例に対しては強心薬，利尿薬の投与を行う．外科的治療は肺体血流比1.5以上，大動脈弁逆流などの合併症の進行などを認めた場合に実施する．重症例の場合は乳児期早期に手術が必要となる．

2 肺動脈弁狭窄

概要

心室中隔欠損症に次いで頻度の多い疾患である．肺動脈弁狭窄や末梢性の肺動脈狭窄などが認められる．図6に示すように，右室から肺へと向かう肺動脈に狭窄が存在する．もっとも一般的なのは，肺動脈弁の狭窄である．通常，肺動脈弁は三弁で十分に開放されるが，肺動脈弁狭窄の場合，弁の一部が癒合を起こしドーム状となり，弁先端に狭い流出孔が存在する状態となっている．肺動脈主幹部は流出孔からの噴出血流により狭窄後拡張をしばしばきたす．

診断

ほとんどの症例がまず心雑音で発見される．中等症以下の症例では，心雑音以外はほとんど無症状であるが，加齢に伴い息切れなどが出現してくる場合がある．胸部X線写真では左第II弓（肺動脈陰影）の突出が特徴的である．心電図では，右軸偏位，右室肥大を認める．確定診断は，心エコー検査にて容易に可能である．右室，肺動脈弁，主動脈を含む断面で肺動脈弁のドーム状形態が描出される．更にドプラー法を用いることにより，肺動脈弁狭窄による圧較差の推定，重症度の判定が可能である．

治療

中等症以下の症例では内科的治療が必要となることはまれである．軽症例では無症

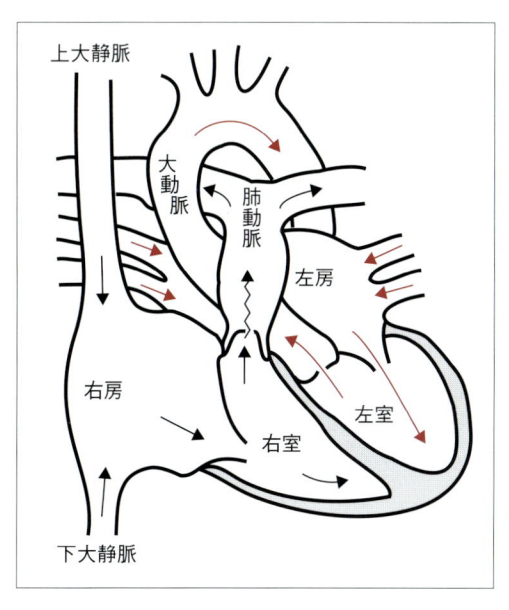

図6 肺動脈弁狭窄の模式図
→ 静脈血
→ 動脈血

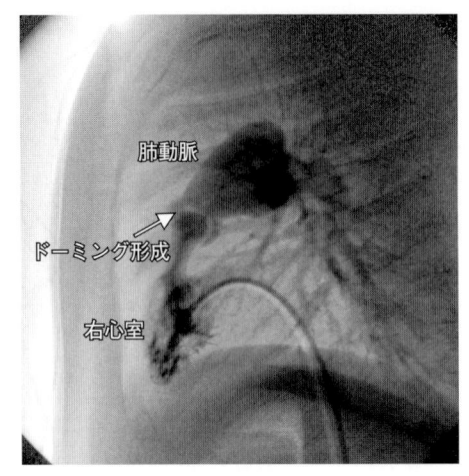

右心室造影 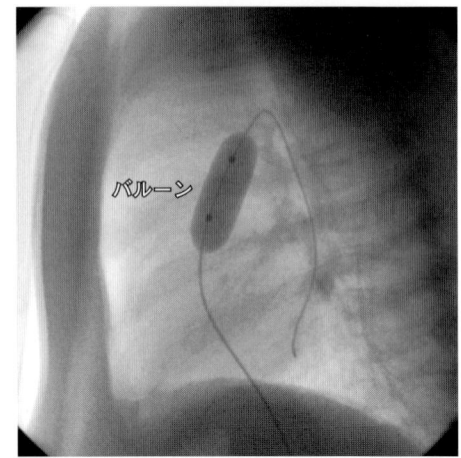　　　　　　　　バルーン肺動脈弁形成術

図7　肺動脈狭窄

状のまま治療も不要で，そのまま一生を過ごすことも多い．第一選択はカテーテル治療である．図7に示すようにドーム状形態を呈する肺動脈弁に対して，バルーンカテーテルを用いて弁裂開を行う．外科的治療である肺動脈弁切開術は，カテーテル治療が無効な場合に選択される．

3　心房中隔欠損症

概要

　心房中隔欠損症も比較的遭遇することの多い疾患である．比較的緩徐に病状は進行していくため変化に気づかれにくい．図8に示すように，左心房と右心房を分け隔てている心房中隔に欠損孔を認める．欠損孔を左心房から右心房へと短絡血流が流れていくため，肺血流が増大する．原則的に欠損孔が大きいほど短絡血流量は多くなり，低年齢で症状が出現する可能性が高くなる．

診断

　症状に乏しく検診時まで気づかれないこともある．聴診上，肺血流増大に伴う相対的肺動脈弁狭窄の心雑音が聴取され，心音のうちII音に固定性分裂を認めることが多い．胸部X線写真では心陰影の拡大（右房右室肥大）と肺野での血管陰影の増大が認められる．心電図上，右軸偏位や右側胸部誘導で右脚ブロック様パターンを示すことがあり診断上有用である．確定診断は，心エコー検査にて可能である．図9に示すように直接欠損孔の描出が容易に可能であり，その存在だけではなく大きさや部位など詳細な検討が可能である．心臓カテーテル検査・心血管造影検査は，厳密な手術適応判定や合併症の存在が疑われる場合に実施される．最近ではヘリカルCT検査による合併症の検索も可能で，心臓カテーテル検査・心血管造影検査を実施しない施設も多い．

治療

　内科的治療が必要となることは少なく，短絡量が多い場合に利尿薬を投与する場合

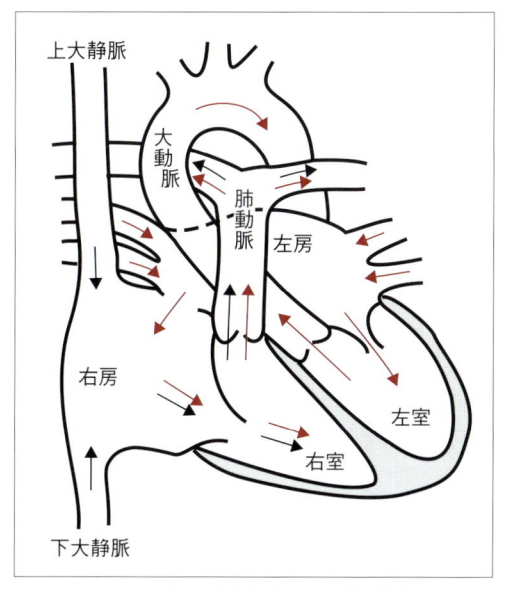

図8 心房中隔欠損症の模式図
→ 静脈血，→ 動脈血

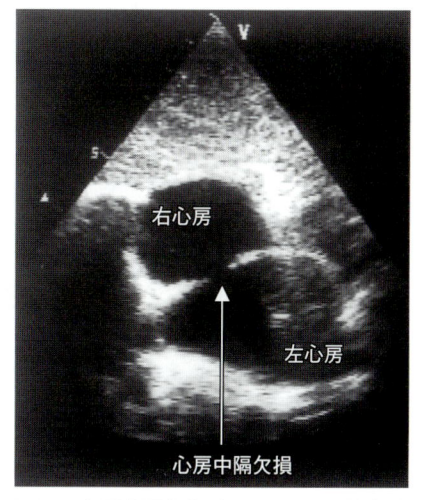

図9 心房中隔欠損症の心エコー検査季肋部からの像

がある．外科的治療は，小切開創による欠損孔閉鎖手術が一般的になってきている．手術時期は早期に肺高血圧を呈するような症例を除いて，小学校入学前に実施することが多くなった．

4 動脈管開存症

概要
胎児循環において存在する動脈管は，出生後まもなく閉鎖傾向となり自然閉鎖することが一般的である．この閉鎖すべき動脈管の自然閉鎖が十分でなく残存したものが動脈管開存症である．図10に示すように大動脈と肺動脈をつなぐ動脈管の存在により，血管抵抗の低い肺動脈へ大動脈から血流が短絡流入していく．病状は動脈管のサイズにより左右され，大きければ大きいほど短絡量は増大し重症である．

診断
心雑音が聴取されることが多く，収縮期から拡張期全般にわたる連続性雑音である．多呼吸，体重増加不良，尿量減少など心不全徴候が出現するが，特徴的なのは脈が大きく触知される反跳脈である．胸部X線写真では心陰影の拡大，肺野での肺血管陰影の増大を認める．心電図では左室肥大の所見を認める．確定診断は心エコー検査で可能であり，肺動脈と大動脈をつなぐ動脈管を直接描出が可能である．

治療
心不全症状の明らかな症例では，内科的治療として強心薬，利尿薬の投与を行う．未熟児の動脈管開存症では，動脈管の閉鎖促進目的でインドメタシンやメフェナム酸を投与する．カテーテル治療が第一選択であり，図11に示すように開存したままの動脈管に対して，径カテーテル的にコイル留置することにより短絡血流の消失を図

図10 動脈管開存症の模式図
→ 静脈血
→ 動脈血

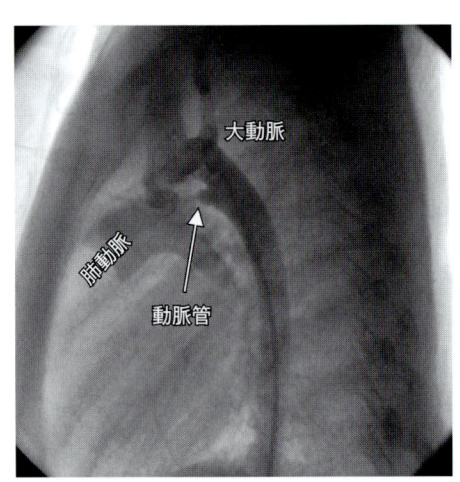

大動脈造影　　　　　　　　　動脈管コイル塞栓術

図11 動脈管開存症

る．未熟児の動脈管や大きすぎる動脈管では外科的治療として動脈管結紮術が選択される．

5 ファロー四徴症

概要

複雑心奇形*のうちでは頻度の高い疾患である．チアノーゼを呈する代表的な先天

―――――――
＊：欠損孔のみあるいは弁狭窄のみといった単一の形態異常ではなく，複数の異常が存在して成立している先天性心疾患のこと．

図12　ファロー四徴症の模式図
　　→ 静脈血，→ 動脈血

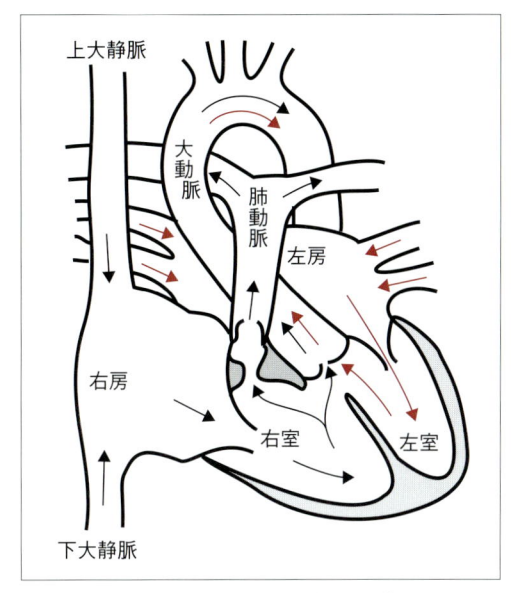

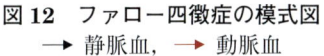

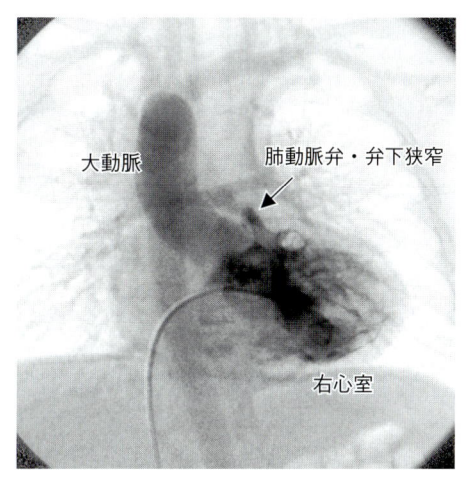

図13　ファロー四徴症の右心室造影

性心疾患であり，本疾患をファローが定義した四徴症は，肺動脈狭窄，心室中隔欠損，大動脈騎乗，右室肥大である．**図12**に示すように，全身からの静脈還流は肺動脈狭窄の存在により一部しか肺動脈には流れず，残りは心室中隔欠損を通して大動脈へとそのまま流出していく．肺静脈還流量も低下し，静脈血の存在とともに全身に流れる動脈血の酸素飽和度を低下させる．生後3ヵ月以降は無酸素発作が認められることがある．

診　断

チアノーゼや肺動脈狭窄による心雑音で気づかれる．胸部X線写真上，心陰影は木靴型とよばれる特徴的な形態を呈する．肺野の肺血管陰影は減少している．心電図は右軸偏位，右室肥大のパターンをとる．確定診断は心エコー検査で可能である．肺動脈狭窄，心室中隔欠損，大動脈騎乗といったファロー四徴症の特徴を描出することは容易である．最終的手術適応については，**図13**に示すように心臓カテーテル検査・心血管造影検査が用いられることがほとんどである．

治　療

内科的治療としては，チアノーゼの改善と無酸素発作の予防が目的となる．チアノーゼを改善させるために最も効果的なのは，輸液である．無酸素発作の予防にはβ遮断薬の内服をさせる．外科的治療は肺動脈サイズ，左室容積により適応手術が異なる．肺動脈サイズ，左室容積が基準を下回る場合，大動脈から肺動脈へ人工血管による短絡術を心内修復の準備として実施する．基準を満たしていれば，心室中隔欠損閉鎖と肺動脈狭窄解除からなる心内修復術の適応となる．

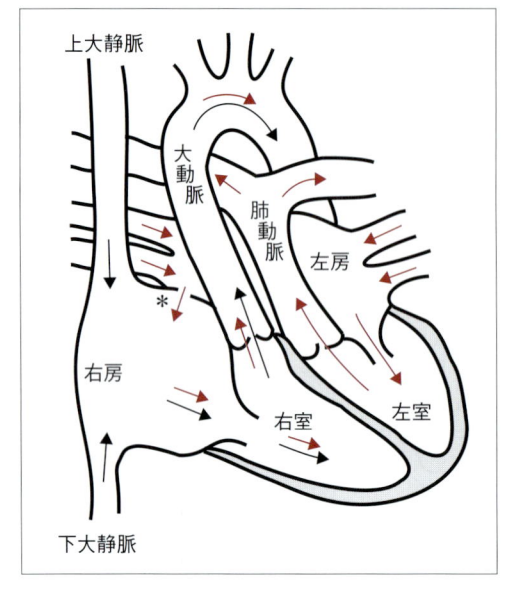

図 14　完全大血管転位の模式図
＊卵円孔開存
→　静脈血
→　動脈血

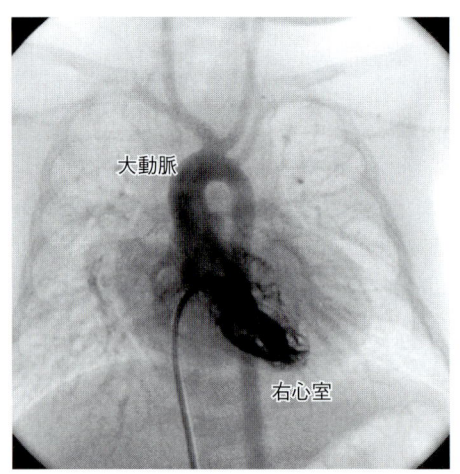

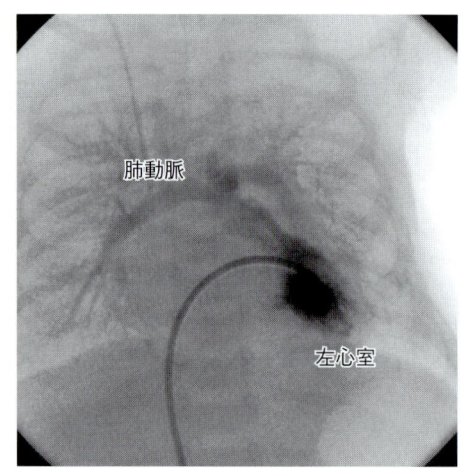

右心室造影　　　　　　　左心室造影

図 15　完全大血管転位

6　完全大血管転位

概　要

　新生児期早期に強いチアノーゼで発症することが多く，最も早急に対応が必要となる危急的心疾患である．図 14 に示すように，大動脈は右心室から，肺動脈は左心室から起始しており，ようするに正常心の大動脈と肺動脈が入れかわった状態である．体循環と肺循環は交わることがなく，強度のチアノーゼを呈する．生存には主に心房中隔レベルでの左右短絡が必要である．

A. 先天性心疾患　285

診　断

　チアノーゼで気づかれることがほとんどである．心雑音は聴取しがたい．胸部 X 線写真では心基部が狭く，心陰影は卵型を呈するのが特徴である．心電図は右軸偏位，右室肥大を認めることが多い．確定診断は心エコー検査により行われる．右心室から起始する大動脈，左心室から起始する肺動脈の描出が可能である．生存に必要不可欠な心房中隔の短絡も観察可能で，カテーテル治療の必要性を判断する最大の根拠となりうる．心臓カテーテル検査・心血管造影検査では，図 15 に示すように右心室から起始する大動脈，左心室から起始する肺動脈が描出される．

治　療

　カテーテル治療として，バルーンによる心房中隔裂開術（BAS）を実施し適切な心房間交通を維持することが必要である．根本的な治療法は外科的治療しかない．主にジャテン手術が出生後 14 日以内に行われることが多い．ジャテン手術は，大動脈と肺動脈を入れ替えた後に，それに伴い左右冠動脈を移植する方法で，第一選択の術式となっている．

7　大動脈縮窄症

概　要

　ほとんどの症例が新生児期に発症し，多呼吸，尿量低下，ときにはショック状態で気づかれる複雑心奇形である．代表的な体循環の動脈管依存性先天性心疾患であり，危急的心疾患のひとつである．図 16 に示すように，大動脈峡部に狭窄が認められ頭頸部，上肢以外の血流は，動脈管に依存している血行動態である．動脈管が閉鎖傾向となれば当然下行大動脈への血流は低下し，臨床症状が出現する．

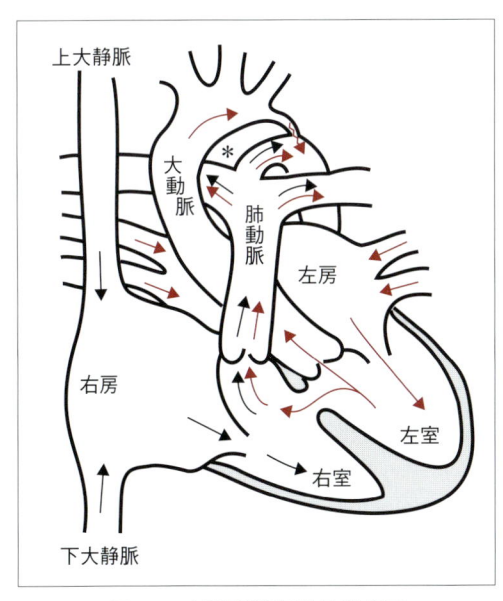

図 16　大動脈縮窄症の模式図
　＊動脈管開存
　→ 静脈血，→ 動脈血

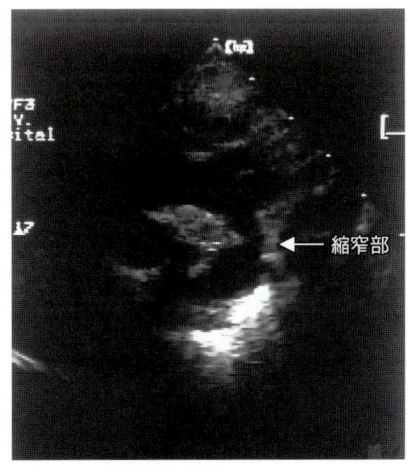

図 17　大動脈縮窄症の心エコー検査
　胸骨上窩からの像

> **診　断**

多呼吸，尿量低下，肝腫大など心不全の兆候のほかに，下肢のチアノーゼや脈触知不良を認める．胸部X線写真では，心陰影の拡大（左心房左心室肥大）および肺血管陰影の増強を認める．確定診断は心エコー検査によりなされる．**図17**に示すように，大動脈峡部狭窄の程度や形態的特徴の把握が可能である．最近では心エコー検査のみで手術を実施することが増えている．

> **治　療**

内科的治療としては，動脈管維持による下行大動脈への血流供給が最大の目標であり，プロスタグランジンE_1を投与する．重度の心不全傾向にあり，利尿薬，強心薬の投与が行われる．根本的治療法は外科的治療のみである．出生後14日以内の手術が望ましく，大動脈峡部狭窄の修復や心室中隔欠損のパッチ閉鎖による根治手術を行う．

8　その他の複雑心奇形

上記の疾患以外にも左心低形成症候群，肺動脈閉鎖，総肺静脈還流異常など重篤な疾患が存在する．参考文献を参照されたい．

Ⓑ 後天性心疾患

1　川崎病の心血管障害

> **概　要**

川崎病（各論Ⅶ．リウマチ性疾患と類縁疾患，p 188参照）は全身の中・小動脈の血管炎を主体とする急性熱性疾患である．原因はいまだ不明で，確定診断は，①5日以上続く発熱，②硬性浮腫，③不定形発疹，④眼球結膜充血，⑤口唇紅潮，⑥非化膿性頸部リンパ節腫脹，の主要症状6つのうち5つが揃った場合になされる．血管炎として，冠動脈の拡張・冠動脈瘤の形成，弁膜症，心筋心膜炎などが認められる．最も頻度が高いのは冠動脈の拡張・冠動脈瘤の形成であり，将来的に冠動脈の狭窄をきたし，狭心症・心筋梗塞の原因となるため注意が必要である．

> **診　断**

小児の胸痛に遭遇したら，川崎病の既往を問診するべきである．冠動脈の狭窄に伴う虚血による狭心痛が主たる症状であるが，乳幼児では訴えのない場合もあり注意を要する．診断はまず心エコー検査によりスクリーニングを行い，疑わしい場合は確定診断として心血管造影検査による冠動脈造影を実施する．心電図では冠動脈病変を反映してST-Tの変化や異常Q波が認められる．虚血の程度に関しては心筋シンチを実施する．

> **治　療**

急性期の治療はアスピリンとγグロブリンの大量投与が有効である．冠動脈の拡張・冠動脈瘤の形成をきたさないよう，早期診断治療が必要とされる．冠動脈の拡張・冠動脈瘤の形成が残存している場合には抗凝固療法を実施し，冠動脈狭窄を予防

2 心筋炎，心膜炎

概　要
　心筋炎，心膜炎とは感染性・非感染性を問わず炎症性疾患による心筋心膜の炎症状態をいう．原因は感染性として，ウイルス，細菌，マイコプラズマなど，非感染性として膠原病，川崎病などがあげられる．一般的には感染性，特にウイルス感染が先行している場合が多い．心筋炎では，心筋の障害に伴い心機能が低下し心不全や不整脈を呈する．心膜炎では心膜の炎症に伴い心膜腔に液体が貯留し心臓の拡張障害をきたす．大量の液体貯留を心タンポナーデとよび，心拍出量の低下を招き危険な状態である．

診　断
　聴診上心音は微弱なことが多い．心膜炎では心膜摩擦音を聴取することがあり，心タンポナーデでは奇脈を認める．心筋炎では心不全症状が主体である．胸部 X 線写真では心陰影の拡大を認める．心電図では，低電位差，ST-T の変化などがみられる．心エコー検査によりほぼ確定診断は可能である．心筋炎では，心筋の収縮力の低下，左心室左心房の拡大を認める．心膜炎では心膜腔への液体貯留が鮮明に描出され，エコーフリースペースとよばれる．

治　療
　心筋炎では，安静を保ち，抗心不全治療として強心薬，利尿薬，血管拡張薬が用いられる．心膜炎では，心タンポナーデ状態であれば直ちに心嚢穿刺による排液を行う．いずれも原因を検索し，原因に対する治療を行う．ステロイドや免疫抑制薬が有効なこともある．

3 リウマチ性心疾患

概　要
　リウマチ熱に伴う心内膜炎，心筋炎，心膜炎により引き起こされる障害である．主に僧帽弁，大動脈弁の狭窄・閉鎖不全が問題となる．急性期炎症の治癒経過において弁の繊維化，癒着が起こり発生する．抗生物質の発達に伴い，リウマチ熱をみかけることは少なくなった．

診　断
　リウマチ熱の診断は Jones の診断基準（各論 VII．リウマチ性疾患と類縁疾患，p 184 参照）を用いる．リウマチ熱の既往がある場合は必ず一度は心臓の精査が必要である．僧帽弁，大動脈弁いずれの場合も心雑音で気づかれることが多い．確定診断は心エコー検査により容易である．

治　療
　心不全症状が存在する場合内科的に利尿薬，血管拡張薬などで対応する．根本的には外科的治療が必要で，人工弁置換術が必要となることも多い．

C その他の心疾患

1 不整脈

小児科領域における不整脈は，学校心臓健診時に実施される心電図検査により多くが発見されている．小学校1年，中学校1年，高校1年時に主に実施され，学年が上がるにつれ不整脈の頻度も増える．心臓健診にて発見される不整脈は成人領域とほぼ対応にかわりはなく，小児科特有の胎児期，新生児期の不整脈について述べる．

a. 胎児期不整脈

胎児期の不整脈は妊娠中の胎児エコースクリーニングにてみつかることがほとんどである．胎児心エコー検査にて心房壁運動，心室壁運動，房室弁の開放などから診断する．一般的に胎児期早期に不整脈が出現するほど予後不良なことが多い．

重篤な不整脈では胎児期に心不全を伴い，胎児水腫を引き起こす場合もあり慎重な経過観察が必要である．上室性頻拍，心房粗動など頻拍に伴う心不全では，母体に抗不整脈薬を投与する場合もある．逆に完全房室ブロックなど徐脈を呈する場合，出産直後にペースメーカーの植え込みが必要とされることもあり，計画的出産と治療の準備が必要とされる．

b. 新生児期不整脈

新生児期には電解質バランスが崩れている場合もあり，それに伴い不整脈も発生しやすくなっている．したがって，新生児期に発見された無症状の期外収縮などは経過観察していくうちに消失することも多い．しかし，胎児期より続く心房粗動などでは早期に電気的除細動が必要とされる場合もあり，緊急対応的扱いをうける．また高度な房室ブロック，心房粗動など重篤な不整脈では基礎に心疾患を持つ場合も多く，心エコー検査等による検索が必要である．

2 特発性心筋症

心筋が侵される疾患のうち，原因不明のものをいう．基礎疾患が明らかなものは続発性心筋症とよび，小児では代謝性疾患などに伴って認められる．主に以下のように大別される．

a. 拡張型心筋症

心筋の収縮不全に伴い，主に左心室が著明に拡大する．うっ血性心不全症状を呈するが，乳幼児では症状の出現は急激なことが多い．経過は進行性であり改善することはまれである．胸部X線写真では心陰影の拡大，肺うっ血を認める．心電図では心房心室肥大，T波異常，異常Q波などを呈する．難治性の不整脈を伴うことがある．心エコー検査により左心室の著明な拡大と駆出率の低下が証明される．最終的にはカテーテル検査による心筋生検で組織学的に検討のうえ診断される．治療は抗心不全治療が主体となるが，効果の少ない場合も多い．心移植しか救命不可能なことが多い．

b. 肥大型心筋症

心筋の錯綜配列を伴う肥大により，主に左心室，特に心室中隔が著明に肥大する．肥大が高度の場合左室流出路狭窄をきたす．肥大に伴い拡張障害を呈し，心拍出量は低下する．主に学校心臓健診における心電図異常で発見されることが多い．動悸，呼吸困難，易疲労性を訴えるが，突然死することもまれではない．心電図上何らかの異常を呈することが多く，ST 低下，T 波陰転化，異常 Q 波などを認める．心エコー検査にて確定診断可能で，左心室壁の肥厚，非対称性心室中隔肥厚，僧帽弁の収縮期前方運動など特徴的所見が認められる．内科的治療は β 遮断薬などが用いられるが，強心薬は使用禁忌である．肥大が高度で左室流出路狭窄をきたしている場合，外科的切除やカテーテルによる治療が行われる．

3 原発性肺高血圧

［概　要］

肺動脈の中膜内膜の肥厚により肺血管抵抗が上昇し肺高血圧をきたす原因不明の疾患である．比較的まれで，やや女性に多い．

［診　断］

息切れ，呼吸困難で気づかれる．重症例ではチアノーゼを呈する．聴診上，肺動脈成分である II 音の亢進が特徴である．胸部 X 線写真では左第 2 弓が突出するが肺野の末梢は明るい．心電図では高度の右室肥大を認める．最終的にはカテーテル検査により肺血管抵抗を求めることにより診断される．

［治　療］

内科的にはプロスタサイクリンの持続静注療法が肺血管抵抗の低減に有効であるが，治癒に至るわけではない．無効例では肺移植も考慮される．原則的に予後不良である．

本稿の総論 1 c～各論 A は『THE BEST NURSING 小児外科看護の知識と実際』（メディカ出版，2004）収載の「第 2 章　主な小児外科疾患⑥心臓疾患」に一部加筆・修正を加えたものである．

XIV. 消化器疾患

総　論

1　消化管の形態的, 機能的発育

　　胎児の発育には, 胎盤を介した母体の栄養代謝が関与している. しかし, 出生後は児自身の消化吸収により速やかに血糖維持などに対応することが必要である. 消化器官は在胎10週から形態的に分化する. 機能的には**乳糖分解酵素**がこの頃確認され, 出生時より十分存在し, 離乳期以降低下する. 出生時膵アミラーゼ活性はほとんどなく, 膵リパーゼ活性は10％以下, 蛋白分解酵素も50％以下である. 腸内細菌叢は消化吸収や消化管粘膜免疫系の成熟にも関与し, その形成は出生時に始まる.

2　主要症状

　　嘔吐, 下痢, 吐血と下血, 腹部膨満, 黄疸, 腹痛, 肝腫大, 脾腫, 腹部腫瘤などがみられる.

3　検査と診断

a. 消化吸収検査

　　クリニテストは乳糖不耐症における便中の不吸収糖（還元糖）を検出する方法である.

　　D-キシロースを経口負荷して, 血中濃度あるいは負荷後5時間の尿中排出量を測定し, 小腸の吸収能をみる.

　　経口的に乳糖を負荷後, 血中グルコースの上昇を経時的に測定し, 乳糖不耐症を診断する.

　　便のズダン Sudan III 染色後検鏡して, 脂肪便の確認を行う.

　　摂取窒素量と蓄便による便中窒素量を測定し, 蛋白質の吸収率を算出する.

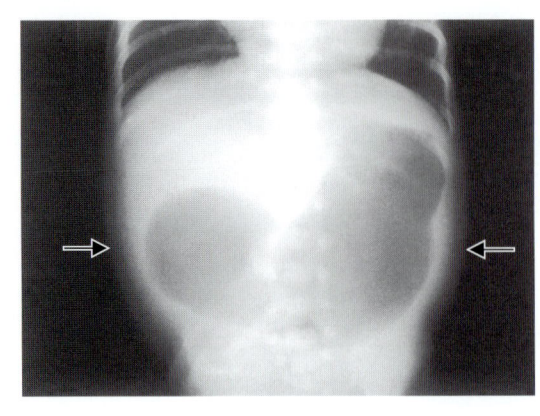

図1 十二指腸閉鎖症
（X線像）

b. 微生物検査

便の細菌培養検査や虫卵検査を行う．

便中ロタウイルスやアデノウイルスを簡便に検出する方法がある．

c. 生　　検

肝生検は胆道閉鎖，新生児肝炎，慢性肝炎の診断に用いられる．

直腸生検は，ヒルシュスプルング Hirschsprung 病（p 299 参照）の診断に必須である．

d. 内視鏡検査

上部消化管内視鏡検査では，消化性潰瘍や出血性病変，大腸内視鏡検査では，潰瘍性大腸炎や若年性ポリープを診断する．

e. 画像診断

立位単純X線検査は，腹部疾患の診断に必須である（**図1**）．造影検査，超音波検査，CT，MRI，核医学などがある．

f. 消化管内圧測定

食道内圧測定は，胃食道逆流症，食道裂孔ヘルニアの診断に用いられる．直腸内圧測定はヒルシュスプルング病の診断や鎖肛術後における排便機能の評価に用いる．

4　治　　療

a. 栄養補給

治療食（乳糖除去乳，蛋白加水分解乳，MCT；中鎖脂肪酸トリグリセリド），経腸栄養は経鼻胃管，胃瘻や十二指腸・空腸チューブなどを用いる．クローン病や難治性下痢に成分栄養剤（ED）や半消化態栄養剤が有効である．経静脈栄養としては，中心静脈カテーテルを用いて高カロリー輸液＊（TPN）を行う．

＊：高カロリー輸液は，経静脈的にすべての栄養素を補給することで，糖質（グルコース），アミノ酸製剤（蛋白質），脂肪乳剤（脂質），電解質，ビタミン，微量元素からなる．

b. 薬物治療

抗生物質，消化酵素剤，H_2受容体拮抗薬（H_2ブロッカー）などがある．

c. 外科的治療

先天性消化器疾患，後天性消化器疾患，肝胆道疾患などが対象となる．

各 論

A 口唇の疾患

1 口角炎

口角に限局するびらん，輝裂や出血で，痂皮を伴うことがある．ビタミンB_2欠乏が原因になるが，不明なことが多い．刺激を避け，ビタミンB_2を投与する．症状を繰り返すことが多い．

2 口唇裂，口蓋裂

500～1,000出生あたり1人と発生頻度の高い外表奇形である．多因子遺伝が多く，家族集積性がみられることがある．両者の合併が多いが，口唇裂や口蓋裂が単独で発生することがある．また，染色体異常に伴うこともある．一般に口唇裂は生後3ヵ月に，口蓋裂は1歳半に形成術を行う．

B 舌および歯の疾患

1 舌小帯短縮

舌下部の膜様の粘膜皺襞をいい，舌を突出させるとき舌尖中央部にくびれができる．1歳までに正常化することが多く，治療は不要である．膜様のものが厚く，1歳を過ぎても残っていて，軽快しないときには切開することがまれにある．

2 地図状舌

乳幼児によくみられる舌表面の地図状の斑状模様である．この模様は経時的に変化するが，治療は必要ない．

3 巨舌

ダウン症，クレチン症（各論 V. 内分泌疾患，p 160参照），ベックウィッツ・ヴィーデマン（各論 I. 先天異常と染色体異常，p 98参照）症候群などでみられる．治療は必要ない．

4 舌苔

糸状乳頭の増殖・肥厚により，舌表面が灰色にみえる状態をいう．病的意味はほとんどない．

C 口腔および耳下腺疾患

1 ヘルペス性歯肉口内炎

原因は単純ヘルペスウイルスの初感染であり，乳幼児に好発する．直径1〜3 mmの小潰瘍が歯肉，口唇粘膜，頬粘膜や舌にみられ，歯肉が赤く腫脹し，易出血性である．高熱を伴う．1〜2週で自然治癒が期待できるが，抗ウイルス薬（アシクロビル）が有効である．

2 アフタ性口内炎

紅暈を伴う直径数mmで境界明瞭な円形小潰瘍が単発ないし数個，口唇，口腔粘膜，舌にみられる（口絵㉑参照）．原因は単発の場合，機械的外傷であるが，多発性は手足口病に伴ったり，他のウイルスでも起こる．通常1〜2週で自然治癒する．ステロイド含有の口腔用軟膏（トリアムシロノロンアセトニド）などが用いられる．

3 口腔カンジダ症（鵞口瘡）

Candida albicans による口腔粘膜の真菌感染症で，乳児期早期に好発する．頬粘膜や舌の小さな白斑で，剥離しにくく無理にはがすと出血する．ミルクが凝固した乳かすのようにみえる．多くは産道あるいは生後の感染である．衣服やタオルなどに *Candida* は存在する．抗生物質やステロイド投与を背景に発症することもある．治療は局所にピオクタニンやゲンチアナ紫を塗布する．

4 流行性耳下腺炎（ムンプス）　☞ 各論 IX. 感染症，p 217 参照．

5 反復性耳下腺炎

明らかな感染がなく，耳下腺の腫脹を繰り返す．唾液腺の管が閉塞して，腫脹する．通常アミラーゼ値は正常である．一般には，自然退縮が期待できる．

D 食道疾患

1 食道閉鎖

概　念

気管食道瘻の有無や部位などにより，5つの病型に分類される（図2）．3,000出生

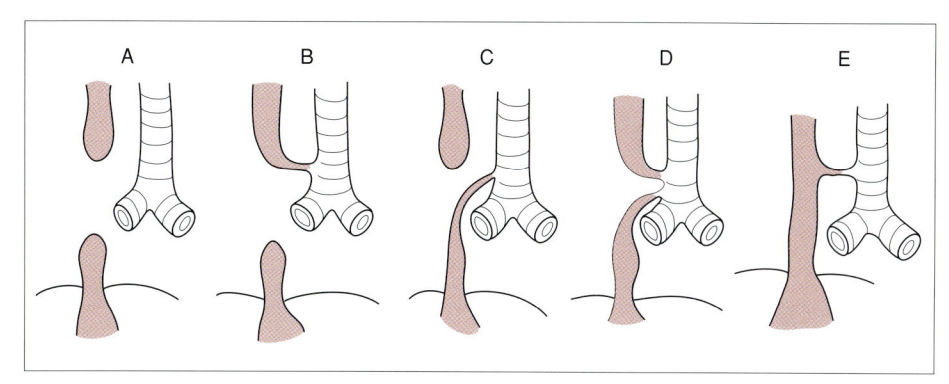

図2 食道閉鎖の病型分類（Grossの分類）

あたり1人の発生，グロスGross C型が85％と最も頻度が高い．食道の口側閉鎖と下部食道が気管瘻になっている．

症　状
出生直後から泡を混じた粘液を吐出し，口角から溢れ出る．唾液の口腔内貯留，呼吸困難，嘔吐が主症状である．腹部膨満や羊水過多を認めることが多い．

診　断
ネラトンのカテーテルを挿入して確かめる．カテーテルの先端が反転（coil up sign）することで診断される．初回哺乳時に診断されることが多い．

治　療
頻度の高いC型では，通常早期に一期的な根治手術が行われる．

2 胃食道逆流症（gastroesophageal reflux；GER）

概　念
器質的異常のない胃から食道への逆流をさす．正常新生児にみられる生理的逆流との区別が判然としないことがある．すなわち，新生児は噴門部のしまりが悪く，容易にミルクが哺乳後胃から食道へ逆流する．また，脳性麻痺児は本症を合併しやすい．

症　状
乳児期早期に多く，吐乳が主症状である．以前，**食道噴門弛緩症（カラシア）**とよばれていた．

診　断
上部消化管造影検査で胃からの逆流がみられる．食道pH測定が最も確かな診断方法である．

治　療
乳児では哺乳後一定時間上体高位を保持する．多くは生後6ヵ月までに自然に症状が消失する．逆流性食道炎を合併し，外科手術が必要になることがある．

E 胃・十二指腸疾患

1 肥厚性幽門狭窄症

概　念

原因不明であるが，幽門輪状筋の肥厚により，幽門の内腔が狭くなり通過障害をきたす．500 出生あたり1人に発生し，男児が女児の4～5倍多い．

症　状

生後2～3週より胆汁を含まない噴水状嘔吐が始まり，増強する．次第に体重減少や脱水をきたす．腹壁から胃蠕動が観察される．右上腹部に指頭大の硬い腫瘤を触れる．低クロール性アルカローシス，低カリウム血症，脱水に伴う血液濃縮がみられる．

診　断

腹部超音波検査で幽門筋肥厚を直接証明する．造影剤によるX線検査にて，string sign，umbrella sign*など特徴的な所見がある．

治　療

内科的に硫酸アトロピン静注が有効な例がかなりある．外科的には粘膜外幽門筋切開術（ラムステット Ramstedt 法）が施行され，予後は良好である．

2 消化性潰瘍　peptic ulcer

概　念

明らかな原因がないものを一次性，薬物や基礎疾患が関与するものを二次性潰瘍とし，急性および慢性潰瘍に分類される．急性潰瘍は小児期のどの時期にもみられるが，慢性潰瘍は学童後期にみられ，十二指腸潰瘍が多い．慢性胃潰瘍は小児ではまれである．新生児や幼児の急性潰瘍は**急性胃粘膜病変**とよばれ，ある種のストレスによるびまん性びらんである．

さらに，一次性の十二指腸潰瘍は，主として胃前庭部に生息するグラム陰性のらせん桿菌ヘリコバクター・ピロリの関与が濃厚である．しかし，陰性の症例もあり，複数の病因が存在している．

症　状

消化性潰瘍に特有の症状はない．新生児や乳児では吐血や嘔吐を呈する．年長児では，腹痛が多く，夜間や食前にみられる．悪心，嘔吐，吐血や下血のほか，貧血や穿孔によるショックで発症する例もある．

診　断

内視鏡検査が最も確実である．急性潰瘍は症状のあるときに施行しないと，回復期ではみつからないことがある．もちろん，X線学的に診断することは大切であり，経過を追うのに適切な手段となる．

十二指腸潰瘍では，胃酸の分泌が増え，貧血や高ガストリン血症がみられる．ピロ

---

*：幽門筋の肥厚のため，造影剤が入らず欠損像としてみえる．

リ菌の証明は，内視鏡的に生検組織の培養，病理組織検査やウレアーゼテストで行う．ピロリ菌の血清抗体価の測定はスクリーニング検査として有用である．最近，C^{14}-尿素呼気試験がすぐれた非侵襲的検査として確立をしつつある．

[治　療]

ヒスタミン H_2 受容体拮抗薬（H_2 ブロッカー）が第一選択薬である．抵抗性であれば，プロトンポンプ阻害剤が適応となる．

ピロリ菌陽性の症例では，除菌療法が効果的である．プロトンポンプ阻害剤，アモキシシリン，クラリスロマイシンを組み合わせる3剤療法である．

F 腸疾患

1　急性胃腸炎

[概　念]

下痢や嘔吐を呈する疾患で，ほとんど対症療法で自然治癒傾向を示す．乳児においては乳児下痢症ともいう．多くがウイルス感染性であり**ロタウイルス**，腸管系ウイルスが多い．細菌性の場合は，通常，細菌性腸炎あるいは細菌性食中毒とよぶ．

[症　状]

下痢や嘔吐のほか，発熱，腹痛などを呈す．乳児においては脱水症をきたすことが多い．

[診　断]

症状と理学的所見から診断は容易である．ウイルス性の腸炎の流行期には，集団発症が認められる．ロタウイルスは簡易抗原検出が可能である．細菌性では便の培養検査が根拠になる．

その他に，食事アレルギー，食事過誤，抗生物質起因性腸炎，潰瘍性大腸炎などを鑑別する．

[治　療]

軽症例では対症療法のみでよく，水分・電解質補給を行う．経口電解質剤が用いられる．脱水に対しては早期から輸液管理を行う．

細菌性腸炎に対しては，初期短期間抗生物質を投与する．

2　腸重積

[概　念]

何らかの原因で口側腸管が肛門側腸管に嵌入した状態をいう．終末回腸が大腸に嵌入する回腸・大腸型が多い．次いで回腸・回腸・大腸型もある．小児期における急性腹症の原因として最も重要な疾患である．

生後3ヵ月から2歳までが好発年齢で，感冒症状が誘因になることがある．メッケル Mechel 憩室や血管性紫斑病が原因になるのは年齢が大きい．

[症　状]

間歇的腹痛，嘔吐，下血が3大症状である．イチゴゼリー様便といわれる．しかし

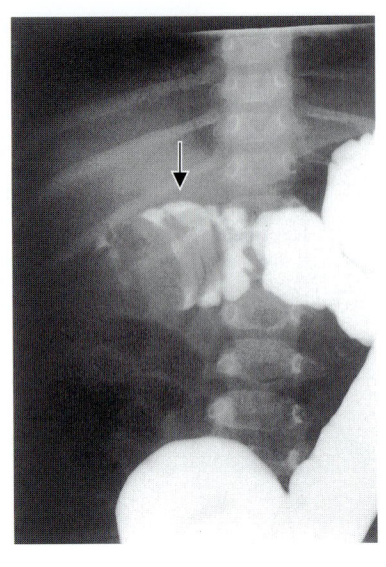

図3 腸重積
バリウムによる高圧注腸造影．嵌入腸管の先進部をカニ爪様陰影欠損像．

初期血便はみられないので，浣腸してみることが必要である．ぐったりして元気がない．

［診　断］

本症を疑うことが大切である．血便を確認して，バリウムによる高圧注腸を行う．嵌入腸管の先進部をカニ爪様陰影欠損像（**図3**）として認める．現在では超音波検査が診断に有用である．

［治　療］

速やかに非観血的整復法を行う．バリウムによる**高圧注腸整復法**が一般的であるが，空気整復法もある．非観血的整復が困難または発症後24～36時間以上経過した症例は，開腹して観血的整復法（ハッチンソン Hutchinson 手技）を行う．

3　急性虫垂炎

［概　念］

虫垂の急性炎症である．小児期に緊急手術を要する疾患で最も頻度が高い．全年齢に発生するが，新生児や乳児はきわめて少なく，診断も容易でない．病因は，糞石やリンパ腺肥大などによる虫垂内腔の閉塞が起こって，感染巣を形成する．

［症　状］

右下腹部（マックバーニー McBurney 点）の圧痛をきたす．筋性防御やブルンベルグ Blumberg 徴候*などの腹膜刺激症状を呈する．嘔吐，発熱，下痢をきたすこともある．

［診　断］

問診と理学所見が診断上重要である．小児では超音波検査で腫大した虫垂を証明できる．さらに，虫垂周囲膿瘍や腹腔内膿瘍が現状では超音波で容易に発見される．小

＊：手でおさえたときより，離したときの方が痛い．

児では炎症の進展が速く，穿孔することが多い．好中球増多を伴う末梢血白血球の増加を認める．立位単純X線にて糞石，限局したガス像をみる．

[治　療]
外科手術（虫垂切除）が原則である．汎発性腹膜炎に対しては腹腔ドレナージを行うが，腹部エコーの出現で最近みない．抗生物質を投与する．

4　ヒルシュスプルング病　Hirschsprung disease

[概　念]
消化管壁内神経節細胞の先天的欠如により病変部の狭小化とこれより口側の拡張（巨大結腸）をきたす疾患である．結腸末端（肛門部）より連続的にあり，S状結腸までの欠如を短区域無神経細胞症 short segment aganglionosis とよび，80％を占める．神経節細胞の欠如した腸管は蠕動運動がみられず，常に収縮した状態で狭窄症状を呈する．

[症　状]
頑固な便秘と腹部膨満，胆汁性嘔吐をきたす．出生後の胎便排泄遅延が多い．便がたまり，腸炎症状を起こし，下痢と便秘をくりかえすこともある．発熱，下痢，菌血症を呈することがある．

[診　断]
立位腹部単純X線撮影では拡張した腸管像や直腸ガス像がみられないことが特徴的である．注腸造影検査（図4）では，病変部の狭小化と，口径差 caliber change を経て拡張した腸管を認める．直腸内圧測定や直腸粘膜生検を行う．

[治　療]
一期的に無神経節腸管の切除と，直腸の吻合を行う．腸瘻造設を二期的に行うこともある．

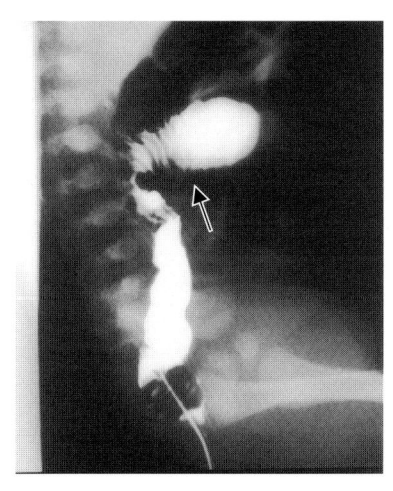

図4　ヒルシュスプルング病
注腸造影検査．病変部の狭小化と caliber change（矢印）を経て拡張した腸管．

5 メッケル憩室　Meckel's diverticulum

概念

胎生期の卵黄腸管の腸側遺残で，回盲弁から 50〜90 cm 口側の回腸にみられる．全人口の約 2％にみられるがほとんど無症状で経過する．異所性組織の迷入や憩室炎により発症する．

症状

腹痛あるいは下血が主症状である．憩室炎を起こすと腹痛をきたす．下血を呈する症例の 90％に異所性胃粘膜がみられ，腹痛を起こすことはまれである．胃粘膜が存在すると胃酸により潰瘍が発生し出血する．穿孔による腹膜炎や腸重積を合併する可能性がある．

診断

胃粘膜迷入のある症例では，テクネシウムシンチグラフィーにて，異常集積がみられる．腹痛のため緊急開腹により診断されることもある．

治療

憩室切除を行う．

6 過敏性腸症候群

概念

小児期のいわゆる反復性腹痛や臍疝痛とよばれる．慢性の腹痛，便通異常，または排便による腹痛の緩和などを呈する疾患である．心因的要因も推定される．

症状

腹痛が主症状である．疝痛から鈍痛まである．部位は臍周囲や下腹部が多い．便通異常では下痢が多いが，下痢と便秘を繰り返す場合もある．情緒障害や不安感を有する症例が多い．

診断

注意深い問診で診断ができる．基礎疾患を除外する．

治療

患者の訴えを真摯に受け止める．情緒不安が強ければ，心理カウンセリングを行う．対症的治療も行う．

7 単純性便秘，心因性便秘

器質的疾患がなく，反復性慢性に経過する．過敏性腸症候群における便秘とほぼ同じである．ストレスが関与する場合を心因性便秘とよび，生活の場が変わることで起こる．

食事に関する注意が必要である．食物繊維や不消化物摂取がよい．緩下剤を用いた治療も必要である．便秘が続くと，腸炎症状を呈し，下痢になることがある．

8　慢性炎症性腸疾患

a. クローン病　Crohn disease

概　念

10～20歳代の若年者に発症し，消化管のあらゆる部位を侵し，潰瘍を伴う慢性肉芽腫性炎症性病変をいう．病変部位により小腸型，小腸・大腸型に分けられるが，小腸型が多い．回腸末端が好発部位であり，以前は終末回腸炎とか限局性回腸炎とよばれた．近年欧米並みの食事（肉類，脂肪）になり，わが国でも増加しているが原因ははっきりしない．病態は消化管の全層性炎症であり，狭窄，潰瘍，瘻孔形成をきたしやすい．

症　状

腹痛，発熱，下痢などがあるが，食事をひかえることで軽快するので気づきにくい．小腸型は下痢，血便を呈することがほとんどなく，消化器系疾患を疑わないことが多い．体重減少や成長障害をきたすことがある．消化器症状以外に関節炎，口内炎，発疹，肝障害などを呈することがある．赤沈やCRPなど炎症反応が強く出る．

診　断

厚生省特定疾患研究班の診断基準が用いられる．**選択性小腸造影**や**内視鏡検査**による**非連続性病変**，**敷石像**，**縦走潰瘍**の証明，生検組織による肉芽腫を証明する．

治　療

栄養療法と薬物療法がある．栄養療法が主で**成分栄養剤**を用いた経腸栄養である．進行例では完全静脈栄養を行う．回復するとスライド式食事療法にうつる．低残渣食の普通食事に少しずつ変更していくのである．薬物として5-アミノサリチル酸やステロイドホルモンが有効であるが，成長障害に気をつけねばならない．穿孔，大量出血や難治例は外科手術が適応となる．

b. 潰瘍性大腸炎

概　念

主として粘膜を侵し，びらんや潰瘍を形成する大腸のみの原因不明のびまん性非特異性炎症である．病変の広がりから，直腸炎型，左側大腸炎型，全大腸炎型，区域性大腸炎型に分類される．原則として，病変は直腸から口側へ連続的に広がり，炎症は浅い．病因は，自己免疫的機序や消化管アレルギーなどが想定されるが，まだ確立していない．

症　状

下痢，粘膜血便，腹痛など消化器症状が主で体重減少もみられる．クローン病と同じく腸管外症状を呈することがある．進行すると大量下血，高熱など重篤になり，大腸切除を必要とすることがまれながらある．臨床経過により，初回発作型，再燃寛解型，急性激症型，慢性持続型に分けられる．

診　断

厚生省特定疾患研究班の診断基準が用いられる．直腸病変が必発で，直腸・S状結腸の内視鏡検査で，発赤，びらん，潰瘍，易出血性などびまん性炎症がみられる．生

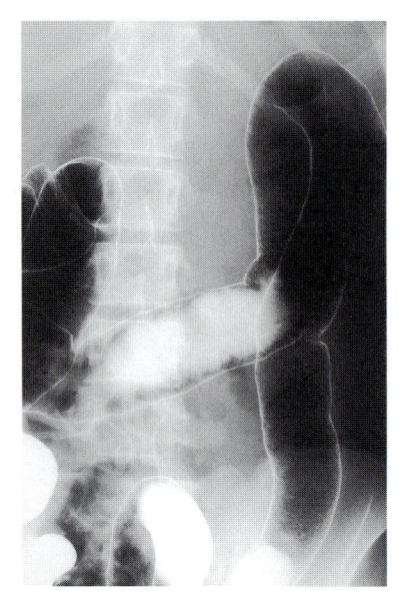

図 5　潰瘍性大腸炎
大腸造影検査．

検組織による**腺窩膿瘍**は特徴的である．大腸造影検査（図 5）にて，細顆粒状変化，ハウストラの消失，鉛管様結腸，偽ポリポーシスなどがみられる．

> 治　療

病変の広がりや程度に応じて 5-アミノサリチル酸，ステロイドホルモンの全身投与あるいは注腸療法を行う．重症難治型では全結腸切除術を考慮する．最近，白血球除去療法が行われる．

9　若年性ポリープ

主に幼児にみられ，頻度は高い．有茎性で単発性であることが多く，ほとんどが直腸・S 状結腸に発生する．病状は下血である．無症状で自然脱落の傾向がある．組織学的には良性で，過誤腫性ポリープである．みつければ，内視鏡的にポリープ切除を行う．

10　吸収不全症候群

栄養素の吸収が障害され栄養状態の低下をきたすもので，先天性および後天性疾患がある．先天性異常としては，セリアック病（各論 III．小児の栄養・代謝とその障害，p 129 参照），二糖類分解酵素欠損症，選択的吸収不全症など，後天性では，牛乳蛋白アレルギー，短腸症候群，免疫不全症などがある．症状は下痢（水様や脂肪便）を呈し，体重増加不全を認める．

治療は疾患によるが，高カロリー輸液や経腸栄養法が必要になる．セリアック病には，グルテン除去が有効である．

11 蛋白漏出性胃腸症

概念

血漿蛋白の消化管への漏出により低蛋白症をきたす疾患群をいう．病因はリンパ管圧の上昇によるものと消化管粘膜の透過性亢進によるものとがある．前者には，原発性小腸リンパ管拡張症，後者には，消化管アレルギーや炎症性腸疾患が含まれる．

症状

浮腫，浮ビ腹水，下痢（主に脂肪便）や発育障害などを呈する．

診断

低蛋白血症，低アルブミン血症，低γグロブリン血症や末梢リンパ球数の減少がみられる．Tcシンチグラフィーは漏出の部位診断に有用である．

治療

アルブミンを投与する．原発性小腸リンパ管拡張症では，リンパ管圧を減少させるため低脂肪，高蛋白食とし，MCT（中鎖脂肪酸）で補う．

G 消化管異物

生後6ヵ月から3歳の間に多くみられる．硬貨が圧倒的に多いが，ゲームコイン，ボタン型電池，玩具の他，針，釘や安全ピンなどいろいろである．食道と胃が好発部位である．

異物が胃内にみられる場合，ほとんどが，糞便中に自然排出が期待できる．ボタン型アルカリ電池は腐食性の粘膜障害の可能性がある．

食道異物は緊急摘出が原則である．硬貨はバルーンカテーテルの引き抜きより摘出することもできる．

鈍的な胃内異物は自然排出を期待して経過観察する．

ボタン型アルカリ電池は内視鏡的摘出を行う．また，マグネットチューブによる摘出も可能である．

H 肛門疾患

1 肛門周囲膿瘍，痔瘻

乳児に多く，肛門に接近して有痛性の硬結を外から触れる．周囲が赤く発赤し，盛り上がってくる．膿瘍化すると波動を認め，放置すると自潰し，通常瘻孔が肛門周囲に開口する．治療は局所を清潔に保ち，膿瘍を形成したら，切開排膿を行う．排膿後ガーゼを挿入，傷口を開放すると，肉芽が盛り上がり，治る．抗生物質投与が必要となることがある．穿刺のみで排膿すると傷口が閉じ再発しやすい．痔瘻が形成されると，外科的処置が適応となる．

2 脱肛, 直腸脱

肛門管や直腸粘膜が脱出する不完全型と, 直腸壁全層が脱出する完全型に分かれる. 小児では, 不完全型が多く, 2～3歳に好発する. はじめ排便や怒責など腹圧亢進に伴って肛門からの脱出がみられるが, 容易に還納する. 自然治癒することが多く, 食事の工夫や緩下剤など保存的治療でよい.

3 裂　肛

小児における頻度が高く, 通常便が硬く大きくなり, 機械的な肛門裂傷が原因をつくる. 肛門粘膜・皮膚移行部の小さな裂傷で, 肉芽腫をつくる. 排便に伴う肛門痛, 血便あるいは便秘を呈する. 出血より疼痛が強いのが特徴である. ほとんど緩下剤などにより排便習慣を整えることで治癒する.

I 腹膜疾患

1 原発性腹膜炎

腹膜の感染性炎症であるが, まれである. 細菌が血行性ないしリンパ行性に侵入し感染する. 肺炎球菌, A群溶連菌, あるいは病原性大腸菌が原因となる. まれにウイルスが原因となる. 小児では, 尿路感染症や肺炎に伴うことがある. 症状は発熱, 腹痛, 嘔吐, 腹水などで, 診断はむずかしい. 疑えばエコー検査にて腹水をみつける. 腹水の培養により細菌を証明できることがある.

2 続発性腹膜炎

小児の腹膜炎のほとんどを占める. 炎症の広がりにより限局性と汎発性に分かれる. 小児では急性虫垂炎から併発することが最も多く, 腹部超音波が出現する以前は大変診断に苦慮していた. その他, 消化性潰瘍, 炎症性腸疾患, 膵炎, 腹部外傷, あるいはネフローゼ症候群の腹水貯留に併発することがある. これらはすべて腹膜腔内への二次細菌感染である. たとえば潰瘍の穿孔などである.

症状は原疾患によるが, 嘔吐, 腹痛など腹膜刺激症状としてとらえることができる. 腹部圧痛, 筋性防御, ブルンベルグ徴候を認める. 立体単純X線撮影（腹部）にて鏡面像や腹水貯留像がみられる. CRPや赤沈など炎症反応が強く出る. 治療は腹腔膿瘍のドレナージと抗生物質の投与である.

3 腸間膜リンパ節炎

回腸末端を主とした腸管膜リンパ節炎である. 原因が特定できないことが多く, リンパ節の細菌感染というより反応性リンパ節腫脹である. エルシニア菌やA群β溶連菌が考えられるが, それらの感染アレルギーとして捕らえられる. すなわち, 決して細菌性腹膜炎をきたしていないのである.

診断は腹部超音波検査にて腫大したリンパ節や回腸末端部の壁肥厚が観察される.

急性虫垂炎との鑑別が困難なことが多く，開腹術を施行してしまうことがある．
治療は保存的治療がよく，全身管理が大切である．

J ヘルニア

臍帯ヘルニア，**腹壁破裂**，**横隔膜ヘルニア**（ボホダレク Bochdalek 孔ヘルニア，食道裂孔ヘルニアなど）**鼠径ヘルニア**などがある．

1 鼠径ヘルニア

概　念

内鼠径輪（ヘルニア門）を介して，消化管や卵巣などの腹腔内容が腹膜鞘状突起に脱出するものをいう．

小児外科領域において最も頻度が高い疾患で，男児に多い．成熟児より未熟児に好発する．

症　状

入浴時やオムツ交換時，鼠径部腫瘤に気づかれることが多い．一般に機嫌はよいが激しく痛がることがある．発赤し硬い腫瘤を触れ整復できないのをヘルニアの嵌頓という．診察時に腫瘤を認めないとき，触診による silk-sign が重要である．陰嚢水腫，精索水腫を鑑別する．

治　療

徒手整復による還納を行う．そして，原則として外科手術（ヘルニア嚢の結紮切離）が施行される．非環納性の嵌頓ヘルニアは緊急手術の適応である．

K 肝，胆，膵疾患

1 ウイルス性肝炎

小児の急性肝炎，慢性肝炎の大部分はウイルス性肝炎が占める．原因は肝炎ウイルスのほか，サイトメガロウイルス，EB ウイルスなどのヘルペス属ウイルスによるものが多い．ウイルス以外では，薬剤，代謝性疾患，自己免疫性による肝障害を含む．発症後6ヵ月以内に回復，全治する場合を急性肝炎という．6ヵ月以上の肝機能異常とウイルス感染が持続している病態を慢性肝炎という．活動性と非活動性に分ける．

a. A 型肝炎

概　念

汚染された生カキ摂食による経口感染など食物と共に口から入る感染である．家族内発症がみられ，散発性肝炎の 15～65％を占める．潜伏期は 2～6 週，ウイルスの排泄は初期約 1 週間に限られている．小児では不顕性感染が多く劇症肝炎はきわめてまれである．慢性肝炎は認めない．

症状

黄疸で気づくことが多い．その1〜2週前に食思不振，全身倦怠感，微熱，嘔吐など前駆症状が出ることがある．濃黄色尿，灰白色便，肝腫大，肝機能障害（GOT，GPT上昇）を認める．潜伏期間は2〜4週間．

診断

直接型高ビリルビン血症，GOT，GPT，TTTの上昇．
HA-IgM抗体の証明，HA-IgG抗体が遅れて出現し，終生免疫を得る．

治療

安静と食事療法（高糖質食）がよい．初期点滴輸液を行う．汚染された食物からの感染が多く，肝炎ウイルスがわかったとき，1〜2週以内にγグロブリンを投与する．若年の海外旅行者には予防的にγグロブリンを投与する．

予後

約1〜2ヵ月の経過で治癒する．慢性化（慢性肝炎）することはない．

b. B型肝炎

概念

血液を介したB型肝炎ウイルス（HBV）の感染により発症する．一過性感染と持続感染とがある．免疫能が正常であれば，一過性感染をきたす．健康成人や学童では一過性・不顕性感染が多いが，一部は急性肝炎を発症する．免疫応答が不十分な宿主（新生児・乳児や免疫不全の人）は**持続感染（キャリア化）**する．潜伏期は6週間から6ヵ月にわたる．感染時期により，出産時に感染する母子垂直感染，その後の水平感染がある．まれに出生前もある．新生児・乳児では，免疫不全状態と考えられ，持続感染（キャリア化）する．そして，その経過中に慢性活動性肝炎のリスクがある．HBe抗原陽性の母親からの出生児はほとんどが持続感染する．わが国の無症候性キャリア率は約2％であったが，母子感染防止事業により1％前後に減っている．

症状

A型肝炎に比較して，黄疸を認めない例が多い．まれに劇症肝炎になる．発熱や食思不振などは少ない．直接型高ビリルビン血症，肝機能障害．

診断

HBs抗原，HBe抗原，HBV-DNAが陽性化する．1〜3ヵ月後，HBs抗体が出現し，治癒する．無症候性HBs抗原キャリアとの鑑別が大切である．HBc-IgM抗体陽性なら急性B型肝炎である．

治療

少なくとも3ヵ月以内に治癒し，慢性化することはない．新生児・乳児でほとんどキャリア化する．死亡例はほとんど劇症肝炎であるが，まれである．

A型肝炎と同様安静，食事療法が基本となる．劇症化のとき，交換輸血や血漿交換を行う．

医療事故にて患者血液に汚染された場合（針さし事故），48時間以内に高力価HBグロブリン（HBIG）を投与する．さらに3回HBワクチン投与を行う（汚染7日以内，1ヵ月，5ヵ月）．わが国では，HBs抗原陽性母体から出生した児を全例対象と

し，出生時，2ヵ月時にHBIG，HBワクチンを生後2，3，5ヵ月時に皮下注射している．HBe抗体陽性のときには，感染しにくくHBIGの2ヵ月時は省略する．

終わりに，持続感染（キャリア化）について述べる．新生児・乳児はキャリア化しやすく，その経過中に一部慢性活動性肝炎を発症する．慢性肝炎全体の約30%を占め，20〜30歳にピークがあったが，母子感染予防の推進により減っている．慢性肝炎は一部進行し，肝硬変に至る．そして，成人型肝がんの病因の10%を占める．HBe抗原陽性のとき，進行性であり，HBe抗体の出現後は安定する．一般に小児の慢性肝炎は自然治癒率が高い．

c. C型肝炎

概念

昔，非A非B型肝炎と総称されていたもので，C型肝炎ウイルス抗体の測定法の開発により散発性肝炎の30%，輸血後肝炎の80〜90%がC型肝炎であることがわかった．わが国のC型肝炎抗体保有率は約1%である．C型肝炎抗体は，低年齢で低く，高齢で高い．本肝炎の母児感染の危険性は比較的低い．

急性C型肝炎は高率に慢性肝炎に移行しやすい（80%）．肝硬変や肝がんへの進行例も多い．

症状

C型肝炎の多くは，無黄疸，無症状であり，A型肝炎やB型肝炎に比較し，症状が軽く，肝機能異常も軽い．合併症も少ない．

診断

HCV抗体あるいはHCV-RNA（PCR法）検出による．C型肝炎抗体（第2世代）の陽性化は発症後1ヵ月以上経過して認められる．すなわち，黄疸も軽微なため，いつ発症したか不明のまま，いつの間にか感染していることが偶然わかる（抗体検査にて）．

治癒・予後

A型肝炎やB型肝炎の一過性感染とは異なり，高率に慢性化の経過をとる．自然治癒もまれで，慢性肝炎から肝硬変に進展する頻度はHBVキャリアに比較して4倍と高い．治療は，インターフェロン皮下注後，1日10万単位/kg連日2週間皮下注，以後週3〜4回隔日投与，計6ヵ月間行う．

d. 非A非B非C型肝炎

A，B，C型肝炎以外にD〜G型肝炎が報告されている．わが国での散発性の急性肝炎の約20%，慢性肝炎の6%を占める．D型肝炎はB型肝炎ウイルス感染者のみに感染する．わが国ではまれである．重症化する．E型肝炎はA型同様経口感染により発症する．症状は軽い．わが国では輸入肝炎としての散発例を認める．慢性化しない．

e. 劇症肝炎

ウイルス性，薬剤性，代謝性疾患があげられ，急性肝炎の1%が劇症化する．B型

肝炎が 50%，C 型肝炎，薬物性などが続く．

症状は急速に出現する．黄疸，意識障害，高熱である．肝機能障害の進行，出血傾向，高アンモニア血症，低アルブミン血症．

治療は交換輸液，血漿交換，生体部分肝移植．予後不良であり，生存率は約 30%である．

f. ウィルソン病　Wilson disease

肝脳疾患であるが，小児期発症例は主に肝である．

血清セルロプラスミン低値，血清銅低値，カイザー・フライシャー環 Kayser-Fleischer ring．

g. その他の肝炎

EB ウイルス，サイトメガロウイルス，風疹ウイルス，単純ヘルペスウイルスなどのウイルス性疾患と敗血症性肝炎，薬剤性肝障害がある．

2　新生児肝炎

新生児肝炎は，新生児，乳児期に不完全閉塞性黄疸（直接型高ビリルビン血症）を呈し，他の胆道系疾患が除外される病因不明の疾患をいう．以前，乳児肝炎とか巨細胞肝炎とよばれた．閉塞性黄疸（黄疸，黄色便～灰白色便，濃黄色便），肝腫大などを認める．

肝障害を表わす GOT，GPT 値は，高値あるいは正常上限で，多くが軽度の上昇にとどまる．肝生検像は，巨細胞性変化，胆汁うっ滞，細胞浸潤などをみる．十二指腸液中へ肝汁が出ない完全閉塞の場合，胆道閉鎖症などを鑑別することが大切である．

一般に症状は軽く予後はよい．まれながら予後不良例もある．

3　胆道閉鎖症

肝外胆管の閉鎖により胆汁の腸管への流入が完全に遮断されるため，完全閉塞性黄疸を呈する．原因は不明で新生児肝炎と同様頻度は出生 1 万に対して 1 である．症状は閉塞性黄疸（黄疸，灰白色便，濃黄色尿），肝腫大を認める．灰白色便が本疾患の特徴で，血清リポ蛋白が陽性である．腹部超音波検査で，縮小した胆のう，肝外胆管の欠如が観察される．肝生検像は，胆汁うっ滞，門脈域の線維化，胆汁栓，偽胆管の増生を認める．新生児肝炎との鑑別が最も問題であるが，1 ヵ月健診時疑う必要があるので，母乳黄疸との鑑別を常にしなければならない．診断は，生後 2 ヵ月以内に行い，外科的治療がなされる．生体肝移植が必要になることがある．

4　先天性胆道拡張症（総胆管嚢腫）

肝外胆管閉塞症状を呈し，黄疸，腹痛，発熱，腫瘤触知などをきたす．多くの例に胆管膵管合流異常を認める．治療は外科的手術で予後はよい．

5 肝 硬 変

病因は，ウイルス性肝炎（B型肝炎，C型肝炎），代謝性疾患（ガラクトース血症，ウィルソン病，糖原病など），肝胆道系疾患（胆道閉塞，肝内胆汁うっ滞症候群など）がある．門脈圧亢進症（食道静脈瘤），脾機能亢進症（貧血，白血球減少，血小板減少）の合併をきたし，消化管出血，肝不全，肝がん合併のリスクがある．

6 膵 炎

成人に比較し，小児の膵炎はまれである．しかし，重症化しやすく致死的であるため，一般診療時，常に頭においておく必要はある．原因は外傷（仮性嚢胞など），感染症（流行性耳下腺炎など），胆道系疾患（胆管膵管合流異常など），薬剤（ステロイド，L-アスパラギナーゼなど）などがある．反復する膵炎では，総胆管拡張症をまず考える．症状は腹痛は必発で，主として心窩部に局在する．放散痛，発熱，嘔吐，食思不振を伴う．心窩部，上腹部に圧痛，筋性防御を認め，前屈姿勢，座位で軽減する．食後に増強する反復性の上腹部痛は慢性化したものが疑われる．

診断は，血清・尿中アミラーゼ値，アミラーゼ・クレアチニンクリアランス比，血清リパーゼ値などの生化学的検査，超音波検査，CTなどの画像診断が有用である．治療は膵外分泌の抑制，抗酵素療法，疼痛の軽減，体液電解質の補正，感染の予防と治療および栄養管理を行う．膵外分泌酵素*による自己消化が病態の中心であるので，H_2ブロッカーの静脈投与を行う．抗酵素薬はメシル酸カベキサート，メシル酸ナファモスタット，ウリナスタチンなどである．急性期に膵胆道系疾患の存在を検索することも大切である．

---

*：トリプシン，キモトリプシン，エラスターゼ，リパーゼなど．

XV. 腎・泌尿器疾患

総　論

　小児における腎・泌尿器疾患としては，乳幼児期に発見されることの多い腎奇形や遺伝性腎疾患，尿路感染，幼児期や学童期に発症が多い急性腎炎やネフローゼ症候群，年長児に多くみられる慢性腎炎など幅広い疾患を含んでいる．

1　腎機能

　出生直後の糸球体濾過率[*1]（glomerular filtration rate ; GFR）は成人の約 1/5 の 20 ml/min/1.73 m² 程度とされ，未熟児の場合はさらに低値である．腎機能はネフロン数の増加や大きさの増大などにより出生後も発達し 2 歳までにほぼ成人と同じ値となる．腎機能の指標としてよく用いられる血清クレアチニン Cr は筋肉量に関係するため，出生 2 週間以降は成人に比べきわめて低値を示すのが普通であり，10 代になって大体成人と同じ値となる．小児の腎機能の正常値は検査法，施設により異なる．尿希釈は小児も成人と差がないと考えられているが，尿濃縮力は新生児では低く，やはり 2 歳程度で成人と同じとなる．

2　尿所見

　尿量は年齢，体重によって異なるが，普通 0.5 ml/kg/h 以下は乏尿ととらえられる．非乏尿性腎不全では尿量減少はないか軽度で，低比重尿を認めるので合わせて注意が必要である．

　蛋白尿はネフローゼはもちろん，各種の腎炎においてその重症度を反映する簡易な指標として重要視されている．1 日尿蛋白量が重要で，4〜40 mg/m²/日程度までが正常とされるが，小児では蓄尿は必ずしも容易ではなく，これに比例するものとして尿蛋白 クレアチニン比[*2]（尿 TP/Cr）が用いられる場合も多い．起立蛋白尿の影響を否

[*1]：老廃物の腎糸球体からの濾過能．
[*2]：尿蛋白濃度のみでは尿の濃縮度により値が変動する．尿 Cr との比をとることで，尿蛋白を客観的に比較できる．

定するため，随時尿では必ず早朝第一尿で検尿して検討することが望ましく，必要に応じて起立負荷試験も行う．また尿細管障害では低分子蛋白尿を認めることが多い．

肉眼的血尿の場合，その色調は糸球体由来では黒色／コーラ色なのに対し，非糸球体性では紅茶色から鮮紅色に近い傾向がある．両者は沈渣でみられる赤血球形態が均一で一様か（非糸球体性），不均一で不整か（糸球体性）によってより明確に区別される．腎炎の指標としては血尿の程度自体は通常重要ではない．赤血球がみられないにもかかわらず試験紙で潜血反応を認める場合，ミオグロビン尿（各論 XVIII．筋疾患，p356参照）を考える必要がある．

尿糖を認める場合は糖尿病はもちろんのこと，尿細管機能障害も考えられ，この場合汎アミノ酸尿もみられることが多い．尿ケトンは脱水，自家中毒などの指標である．尿沈渣で白血球尿を認めるときには尿路感染が疑われ，円柱は腎炎の存在を示唆する．ネフローゼ患者などの尿に卵円形脂肪体／脂肪球を認めた場合，ステロイド反応不良が予測できる．

3 画像診断

造影剤の腎毒性のため，生後1ヵ月以内では造影検査はできるだけ行わない．エコー検査は簡便無侵襲であり，通常鎮静も不要で全年齢でスクリーニングとして多用されており，一部地域では乳児検診にも採り入れられている．なお膀胱の観察のためには膀胱が充満している必要があり，さらに膀胱尿管逆流の検索には排尿前後の観察が望ましい．なお逆流の確定には逆流性膀胱尿管造影が必要である．

4 腎生検

腎臓を穿刺し腎組織を採取する処置で，腎炎などの組織学的確定診断には必須であるが，侵襲が大きいため適応は慎重に選択する必要がある．体格にもよるが，1歳以下では通常開放性腎生検が行われる．これ以上では成人同様経皮的エコーガイド下腎生検を行うが，その方法は施設により異なる．出血傾向，尿路感染，腎奇形などでは禁忌である．術後血腫の形成や肉眼的血尿の出現などの合併症は軽度なものも含めると20％弱に認められる．止血できない場合，腎血管の塞栓術や腎摘が行われる場合もある．

● 各 論

A 原発性糸球体疾患

1 ネフローゼ症候群

概 念

高度の蛋白尿から低蛋白血症をきたし，表1に示した診断基準を満たした状態全般をいう．ネフローゼとなる原因としては表2に示すような疾患があるが，実際には組

表1 ネフローゼ症候群の診断基準

A. 蛋白尿；3.5 g/日以上または 0.1 g/kg/日以上または早朝第一尿で尿蛋白 300 mg/dl 以上が持続
B. 低蛋白血症
　　　血清総蛋白量；学童，幼児で 6 g/dl 以下
　　　　　　　　　乳児で 5.5 g/dl 以下
C. 高脂血症
　　　血清コレステロール量；学童，幼児で 250 mg/dl 以上
　　　　　　　　　　　　　　乳児 200 mg/dl 以上
D. 浮腫
注意）① 蛋白尿，低蛋白血症状（低アルブミン血症）は診断に必須
　　　② 高脂血症，浮腫は診断に必須ではないが，認めれば診断はより確実
　　　③ 蛋白尿の持続とは 3〜5 日以上

（厚生省研究班，1974）

表2 ネフローゼ症候群をきたす疾患

原発性	微少変化群（MCNS）	80〜90%
	巣状分節性糸球体硬化症（FSGS）	5〜10%
	膜性腎症（MN）	
	慢性糸球体腎炎（IgA 腎症など）	
二次性	急性糸球体腎炎（AGN）	
	紫斑病性腎炎（HSPN）	
	ループス腎炎	
	その他	
先天性ネフローゼ症候群（フィンランド型など）		

　織学的に微少変化群（minimal change nephrotic syndrome；MCNS）と称される病態が 80% 前後を占め，これがネフローゼ症候群と同義語的に用いられる場合が多いので，ここでは微少変化群と，これと発症時には類似した所見を示す巣状分節性糸球体硬化症（focal segmental glomerulosclerosis；FSGS）を中心に記述する．両者はいずれも 2〜3：1 程度の比で男児に多く，発症年齢は 3〜4 歳がピークで 6 歳以下が 80% を占める（1 歳以下に発症する先天性ネフローゼ症候群については病因，経過などが異なるため遺伝性腎疾患の項に記載する）．

症　状

　大半の患者は比較的急性に乏尿，浮腫をきたすが，全身状態は通常良好である．腹水，陰嚢腫大などもみられ，体重増加が著しい．蛋白尿は微少変化群では高選択性（小さい蛋白分子が選択的に尿中に排泄）なのに対し，その他（特に巣状分節性糸球体硬化症）では低選択性で血尿を伴う場合が多い．腎機能は通常発症時には正常である．腸管浮腫により腹痛，ネフローゼ急症では血管内脱水から血圧低下，ショックなどをきたすが，これらは何故か再発時に多い．微少変化群や巣状分節性糸球体硬化症には特異的な検査マーカーはない．

治　療

　国際小児腎臓病研究班によるステロイド治療が基準であり，大量ステロイド投与

（プレドニゾロン 60 mg/m² 内服）4 週間（最大 8 週間）後，漸減していくが，減量の方法はさまざまである．微少変化群では 2 週間以内に蛋白尿が消失する場合が大半だが，巣状分節性糸球体硬化症などでは反応しない場合が多い．ステロイド反応不良な例をはじめ，頻回再発例，ステロイド依存例では免疫抑制薬を併用する．近年はシクロスポリンが用いられる場合が多い．難治例では LDL（低比重リポ蛋白）[*1] 吸着療法[*2] など高脂血症治療を行うこともある．乏尿浮腫期には食塩水分制限を中心に食事療法を行うが，完全寛解後はステロイドによる肥満の方が問題となる．厳しい運動制限も蛋白尿が消失すれば解除し，QOL を維持する程度とする．

予後

微少変化群の 80％以上はステロイド反応性で，これらは長期的にも腎不全には至らないが，再発のない例は 10％にも満たず，また半数近くが頻回再発型もしくはステロイド依存性となり，ステロイドの副作用も大きな問題となる．一方ステロイド抵抗性（8 週間のステロイド治療に反応しない）ネフローゼは巣状分節性糸球体硬化症が多く，腎の予後は不良である．両者の鑑別には腎生検が必要である．

2 急性糸球体腎炎（acute glomerulonephritis；AGN）

概念

急性腎炎症候群は急性に血尿，糸球体濾過率低下とこれによる浮腫，高血圧をきたす症候群で，この代表的なものが急性糸球体腎炎である．さらにこの急性糸球体腎炎の大半が A 群 β 溶連菌腎炎株感染後に発症する溶連菌感染後急性糸球体腎炎（poststreptococcal acute glomerulonephritis；PSAGN）であり，これを中心に述べる．

症状

肉眼的血尿，乏尿／浮腫，高血圧が 3 主徴とされる．典型的には溶連菌による咽頭炎や皮膚感染後 1〜3 週間に急激に肉眼的血尿と乏尿などで発症する．乏尿にもかかわらず水分摂取してしまうことで水分過剰が進行し，浮腫，高血圧が増悪する．蛋白尿はあっても通常軽度であるが一過性にネフローゼをきたす場合もある．急性期に低補体血症をきたし，これが 8 週間以内に正常化することが特徴である．臨床症状所見とその経過より普通診断は容易であるが（表3），補体が 8 週間以降も正常化しないなど疑義がある場合は組織診断を行う．近年偶然学校検尿で発見されるような非典型例の報告も多い．

治療

溶連菌感染後糸球体腎炎は基本的には自然回復する一過性の疾患であり，逆にステロイドなどに対する反応性は不良である．症状の大半は水分過剰に基づくものであり，利尿期に入るまでの水分塩分管理が治療の主体となる．乏尿の間は塩分をゼロとし，水分摂取は尿量と不感蒸泄分までとする．水分過剰による高血圧は高血圧脳症を

[*1]：脂質の腎血管傷害性，腎組織傷害性他への関与が近年考えられるようになり，LDL コレステロールを選択的に吸着除去する治療が難治性ネフローゼに行われるようになった．
[*2]：血液を吸着筒などにとおし LDL を吸着材に吸着させることで高脂血症を改善させる方法．

表3 急性腎炎の臨床的診断

1. 溶連菌などの先行感染
2. (肉眼的)血尿．蛋白尿はあっても通常は軽度
3. 一過性の低補体血症．通常8週間以内に正常化する
4. 浮腫
5. 高血圧

きたす場合もあり，血圧を厳重に管理し，必要に応じて降圧薬を使用する．乏尿期の高カリウム血症にも注意する必要がある．通常1週間程度で浮腫乏尿期から利尿期に入る．腎炎発症後は抗生物質使用の意味はない．臨床症状は1ヵ月程度で回復するが，血尿は軽症例でも6ヵ月以上は持続するのが普通である．慢性化することはまれである．

3 膜性増殖性糸球体腎炎（membranoproliferative glomerulonephritis；MPGN）

概 念

診断には病理診断が必要で type I～III に分類される．小児では臨床的に持続性低補体血症をきたすことが多い進行性の慢性腎炎．5歳以上の若年層発症が多い．

症 状

血尿蛋白尿にて発症，当初は無症候性で学校検尿などで発見される場合も多い．ネフローゼや肉眼的血尿から慢性腎不全に進行し，全般に予後不良．しかし小児では巣状の膜性増殖性糸球体腎炎の報告もあり，これは比較的治療に反応する．

治 療

ステロイド治療が基本であり，パルス療法*なども行われているが，その長期的効果については必ずしも明らかになっていない．

B 全身性疾患と腎障害（二次性糸球体疾患）

1 紫斑病性腎炎（Henoch–Schönlein purpura nephritis；HSPN），IgA腎症（IgA nephropathy；IgAN）

概 念

両疾患共に組織学的に腎メサンギウム領域に IgA 沈着を特徴とした慢性腎炎である．紫斑病性腎炎は10歳以下の小児期に多い血管性紫斑病（アレルギー性紫斑病 HSP）に合併する慢性腎炎である．腎炎の合併率は報告や定義により異なるが50％前後とされる．紫斑病発症後1ヵ月以内に大半が発症する．血尿が主体で蛋白尿も伴い，大半は自然軽快するが一部が難治な慢性腎炎に移行する．一方 IgA 腎症は年長児で診断されることが多く，日本人に最も多い慢性腎炎である．学校検尿で無症候性

＊：ステロイドの大量投与を周期的に反復する方法（ステロイドパルス療法の場合は，3日間ステロイド大量連日投与後4日間休薬するのを1クールとし，3クール程度反復することが多い）．

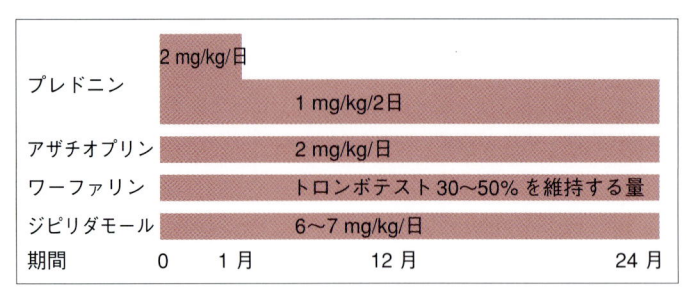

プレドニン	2 mg/kg/日	1 mg/kg/2日		
アザチオプリン	2 mg/kg/日			
ワーファリン	トロンボテスト 30〜50% を維持する量			
ジピリダモール	6〜7 mg/kg/日			
期間	0 1月	12月		24月

図1　IgA 腎症（びまん性メサンギウム増殖）の治療
(小児 IgA 腎症治療研究会プロトコール，1994)

の血尿もしくは血尿蛋白尿を指摘された患者の原因として最も頻度が高い．かつては予後良好な疾患ととらえられていたが，現在は1/3程度が長期的には腎不全に至ることが知られるようになった．両者は組織学的にまったく同じであり，全身症状を伴うか否かのみが異なる同一疾患ととらえられる場合もある．

症　状

ともに血尿が主体であり，感染後などに肉眼的血尿を認めることも多いが，これは疾患の重症度を反映しない．進行した患者では蛋白尿が増加する傾向がある．ただし紫斑病性腎炎では発症3ヵ月以内の蛋白尿などは長期予後と比例しないとの報告が多く，ネフローゼを呈した症例でも自然経過で蛋白尿が消失する場合がある．また IgA 腎症も自然軽快する症例が報告されており，特に10歳以下の年少児でその傾向が強い．いずれも難治例はネフローゼや慢性腎不全に移行する．診断の確定と重症度の判定には腎生検が必要であり，時期を選んでこれを行う．

治　療

両疾患共に血尿のみの軽症例では積極的治療を行わない場合が多い．IgA 腎症では慢性感染症が発症誘因となっている患者もおり，扁摘が有効な場合もある．腎生検でびまん性メサンギウム増殖や半月体形成を認めた症例に対してはステロイドを中心とした治療が行われる．図1に小児 IgA 腎症研究会のプロトコールを示す．小児期発症の両疾患の予後は比較的良好とされるが，治療開始が遅れ組織学的に硬化病変や間質障害の進行した患者では治療反応性が不良で，成人同様腎不全に至る．同じ組織所見でも IgA 腎症に比べ紫斑病性腎炎の方が治療反応が不良な印象がある．

2　ループス腎炎

概　念

全身性エリテマトーデス（SLE）（各論 VII．リウマチ性疾患と類縁疾患，p 186 参照）に合併する腎炎である．小児全身性エリテマトーデスの大半において認められる．組織学的には WHO 分類で I〜VI に分類されるが，腎炎の重症度は全身性エリテマトーデスの重症度と必ずしも比例しない．

症　状

無症候性の血尿蛋白尿からネフローゼや慢性腎不全までさまざまである．一般には WHO 分類 type IV の腎予後が最も不良とされるが，組織型は経過と共に変化する場

合も多い．病状が安定していても突然急速進行性糸球体腎炎から急性腎不全をきたすこともある．

治　療

ステロイドなど免疫抑制薬による治療が中心であり，ステロイドパルス療法も行われる．近年シクロホスファミドパルス療法が長期予後を改善するとの報告が多く，ステロイド抵抗例などでも試みられている．その他シクロスポリン CyA の併用や重症例では血漿交換を行う場合もある．

C 遺伝性腎疾患

1 先天性／乳児ネフローゼ症候群

概　念

1歳以下で発症するネフローゼ症候群には大きく分けて，生後3ヵ月以内に発症するフィンランド型先天性ネフローゼ症候群（CNF）と，4ヵ月以降に発症することの多いびまん性メサンギウム硬化（DMS）の2つがある．両者とも治療抵抗性で2〜3年以内に腎不全に至る予後不良のネフローゼである．前者の診断基準を表4に記す．フィンランド型先天性ネフローゼ症候群の責任遺伝子は 19q13.1 に存在し，その encode する糸球体たこ足細胞の足突起間のスリット膜に特異的に発現する膜貫通型接着因子ネフリンの異常が病因と考えられている．常染色体劣性遺伝する．

症　状

フィンランド型先天性ネフローゼ症候群では早産や低出生児が多く，胎児仮死の合併も多い．出生時より著明な蛋白尿と低アルブミン血症による乏尿，浮腫，胸水，腹水による呼吸障害などをきたすが，腎機能は早期は比較的保たれている．びまん性メサンギウム硬化はフィンランド型先天性ネフローゼ症候群に比し低アルブミン血症は軽いが末期腎不全に至るのは早い傾向がある．いずれも合併症の感染や血栓症が死因に結びつきやすい．Denys-Drash 症候群は腎症，男性仮性半陰陽，ウイルムス腫瘍を特徴とする症候群で，腎症は組織学的にびまん性メサンギウム硬化を呈し，ネフローゼをきたす．

表4　フィンランド型先天性ネフローゼ症候群の診断基準

1. 家族歴あり
2. 母体の血清／羊水 AFP 濃度高値
3. 胎盤重量／出生体重比が 0.25 以上
4. 高度の蛋白尿
血清アルブミン濃度 1 g/d*l* 未満
蛋白尿 2 g/d*l* 以上（血清アルブミン 1.5 g/d*l* に補正）
5. 先天性ネフローゼをきたす他の疾患を除外
6. 生後 6ヵ月は腎機能は正常
7. NPHSI 遺伝子の異常

（Holmberg C et al : Congenital nephrotic syndrome, Kidney Int 49（Suppl 53）: S51-S56, 1996）

治療

　一部でアンギオテンシン転換酵素阻害薬（ACEI）の効果を示唆する報告があるが，基本的にはフィンランド型先天性ネフローゼ症候群もびまん性メサンギウム硬化もステロイドをはじめとしたすべての治療にまったく反応しない．治療の中心はアルブミンや利尿薬により浮腫のコントロールを行う一方，十分な栄養管理により成長を維持し，腎移植につなげることにある．実際は十分な栄養摂取の維持は難しく，乳児期は経管栄養が必要となる場合が多い．低蛋白血症による甲状腺機能低下に対する甲状腺ホルモン投与や，低γグロブリン血症による易感染性予防や治療のためγグロブリンや抗生物質の投与なども行われる．早期に片腎もしくは両腎の摘出を行う場合もある．腎不全に至った時点から持続的腹膜透析に移行，その後体重 10 kg 以上を目安に腎移植を行う．

2　アルポート症候群　Alport syndrome

概念

　糸球体基底膜（GBM）の基本骨格を形成する IV 型コラーゲン（α3～5 鎖）の異常による疾患で，眼症状，聴力障害を伴うものが多い．約 85％が X 染色体連鎖優性型（XL 型）で，X 染色体上（Xq22）に存在する α5 鎖遺伝子（COL4A5）の変異による．15％弱は常染色体劣性遺伝型（AR 型）で，2 番染色体（2q36）上の α3,4 鎖遺伝子変異による．常染色体優性遺伝型（AD 型）も存在するが，まれである．

症状

　最も多い X 染色体連鎖優性型では乳幼児期から血尿があり，次第に蛋白尿が出現，増加する．10 代でネフローゼをきたし，次第に腎機能低下をきたし，30～40 歳までには全例末期腎不全に至る．症状は男性で重症だが，女性では無症候性血尿で終わる患者から，末期腎不全に至る患者まで予後はさまざまである．感音性難聴は腎機能低下に比例して進行する場合が多く，10 代より出現，30 歳で聴力を失う．眼所見は日本人ではみられる確率は低い．

　X 染色体連鎖優性型以外では症状の出現進行が遅く，腎不全に至るのは中年以降であり，経過に個人差が大きい．聴力障害などは認めない場合が多い．症状の男女差は認められない．

診断

　診断基準を表 5 に記す．X 染色体連鎖優性型では皮膚生検で IV 型コラーゲン染色することによっても診断できるが，常染色体劣性遺伝型，常染色体優性遺伝型の確認のためには腎糸球体基底膜の染色が必要である．

治療

　基本的には遺伝性の腎障害であり，補助的な治療以外の治療法はないとされている．近年，降圧薬アンギオテンシン転換酵素阻害薬や免疫抑制薬シクロスポリンによる治療が試みられている．シクロスポリン投与は蛋白尿の減少をみることができるが，長期的腎機能予後を改善するかは今後の検討が必要である．

表5 アルポート症候群の診断基準

1. 確定診断	① 前部円錐水晶体 ② 欠損（患者）あるいはモザイク（女性ヘテロ） 　　皮膚上皮基底膜のα5（IV）鎖 　　腎糸球体基底膜のα3（IV），α4（IV），α5（IV）鎖
2. 可能性高い	① 網膜上斑点 ② 反復性角膜びらん ③ 腎糸球体基底膜肥厚と網目状変化
3. 可能性あり	① 感音性難聴 ② 腎糸球体基底膜のびまん性菲薄化

（Pirson Y：Making the diagnosis of Alport's syndrome, Kidney Int 56：760-775, 1999）

3 家族性良性血尿（familial benign hematuria；FBH），菲薄基底膜症候群（thin basement membrane disease；TBMD）

　従来家族性良性血尿とよばれた，常染色体優性遺伝する血尿を主にした疾患である．組織学的には電顕上菲薄基底膜症候群であるが，これ自体は種々の腎炎でみられるものであり，診断には他の疾患の否定が必要である．まれに肉眼的血尿をきたす場合はあるが，蛋白尿はあっても通常少量である．長期的にも腎機能は悪化しない．現在アルポート症候群とオーバーラップがあることが指摘されている．

D 尿細管疾患

1 尿細管性アシドーシス

概念
　遠位尿細管からの水素イオン H^+ 排泄障害によるdRTA（I型），近位尿細管における重炭酸イオン HCO_3^- 再吸収障害によるpRTA（II型）などがあり，これらの原因による代謝性アシドーシスをきたした状態をいう．これ以外にもI，II型両方の性格を持つIII型，高カリウム血症をきたすIV型などがある．

症状
　臨床症状はアシドーシスと電解質異常に起因する．低カリウム血症による筋力低下，麻痺，便秘，腎嚢胞，腎石灰化，尿濃縮障害による多飲多尿が認められ，小児では成長障害が著明となる．pRTAはファンコニー Fanconi 症候群の一症状としてみられる場合が多く，これは糖尿やアミノ酸尿，低分子蛋白尿などを伴うことが多い．病型の診断には重曹負荷試験などが行われる．

治療
　アシドーシス補正のためアルカリ投与を行うが，正常化することはできない．同時にカリウムの補充も行う．ファンコニーではリンの補充や活性型ビタミンDの投与も行い，骨病変の出現に対応する．

表6 特発性尿細管性蛋白尿症の暫定診断基準

A. 主要項目	1. 尿β_2-ミクログロブリンなど低分子蛋白尿が高値 2. 身体発育，知能は正常 3. 理学的に異常なし 4. 血液生化学的検査，免疫学的検査に異常なし 5. 腎エコーや静脈性腎盂造影で腎の形態異常なし 6. 次を除外　a）腎障害を起こす薬物服用 　　　　　　　b）重金属への暴露歴 　　　　　　　c）明らかな尿細管障害を起こす疾患 以上を満たせば本症に間違いない
B. 参考項目	1. 男性 2. 血尿を伴うことは少ない 3. 小児期の腎機能は正常 4. 腎生検で糸球体，尿細管や間質は微少変化かごく軽い変化

（鈴木好文，岡田敏夫：家族性特発性低分子タンパク尿症—特発性尿細管性タンパク尿，血尿とタンパク尿，NEW MOOK 小児科 3, 金原出版, 210-214, 1992）

2　特発性尿細管性蛋白尿症，デント病　Dent disease

　特発性尿細管蛋白尿症は尿中にβ_2-ミクログロブリンなどの低分子蛋白尿を大量に認める遺伝性の疾患で，男児に多くみられる．患者自体は無症状で，腎予後も良好であるのも特徴である（診断基準を**表6**に示す）．これに対しデント病は X 染色体上に責任遺伝子があり，尿細管障害より，低分子蛋白尿に加えアミノ酸尿，高カルシウム尿，尿の濃縮障害などをきたし，くる病や成長障害，さらには腎不全に進行する疾患である．臨床的重症度は異なるが，現在両者はオーバーラップした部分の多い疾患と考えられている．

E　腎　不　全

1　溶血性尿毒症症候群（hemolytic uremic syndrome；HUS）

概　念

　何らかの誘因により腎血管内皮細胞障害が起こり腎臓における凝固系が活性化し，溶血と血小板減少，腎不全が急激に発症するのが溶血性尿毒症症候群である．**表7**に日本小児腎臓病学会の診断基準を示す．溶血性尿毒症症候群には病原性大腸菌 O157 の感染後などに発症する下痢を伴う典型的溶血性尿毒症症候群と，下痢を伴わず，遺伝性因子も関係し反復発症する場合も多い非典型的溶血性尿毒症症候群に分けられるが，前者が90％以上を占める．溶血性尿毒症症候群の病因となるものを**表8**に示した．

症　状

　典型的溶血性尿毒症症候群は腹痛，嘔吐，下痢，血便などの消化器症状発症後3～7日程度後に出現する．顔色不良，肉眼的血尿などで発症し，急速に乏尿無尿に至る．

表7 溶血性尿毒症症候群の診断基準

	溶血性尿毒症症候群は，主に志賀毒素によって惹起される血栓性微小血管障害で，臨床的には以下の3主徴で診断する	
A．3主徴	1．溶血性貧血；破砕赤血球を伴う貧血でHb 10 g/dl以下 2．血小板減少；血小板数10万/μg以下 3．急性腎機能障害；血清Crが年齢別基準値の97.5%値以上で，各人の健常時の1.5倍以上	
B．随伴症状	1．中枢神経症状；意識障害，痙攣，頭痛など．発症直後に急性脳症を合併することがある． 2．その他；肝機能障害，肝内胆管／胆嚢結石，膵炎，DICを合併することがある．	

(日本小児腎臓病学会，平成12年6月改定)

表8 溶血性尿毒症症候群の病因分類

1．特発性		
2．続発性	① 細菌感染	志賀毒素（病原性大腸菌 O157；H7，O111，O145など） サルモネラ，カンピロバクター，シュードモナス，肺炎連鎖球菌など
	② ウイルス感染	トガウイルス，コクサッキーウイルス，エコーウイルス，インフルエンザウイルス，EBウイルス，ロタウイルス，HIVウイルス
	③ 薬剤	(1) 免疫抑制薬　　シクロスポリン，FK506 (2) 抗がん剤　　　マイトマイシンC，シスプラチン，ダウノルビシンなど (3) その他　　　　経口避妊薬，ペニシリンなど
	④ 毒素	一酸化炭素，ヨード
	⑤ 妊娠	
	⑥ 他疾患合併	悪性腫瘍，移植，全身性エリテマトーデス（SLE）など

痙攣や意識障害などをきたす場合もある．溶血による黄疸や血小板減少による出血斑もときに認められる．出血性腸炎に対する輸液が水分過剰となり，浮腫，高血圧を増悪させる場合も多く，補液には注意が必要である．

[治　療]

溶血性尿毒症症候群は急性腎不全をきたす重篤な疾患であるが，一過性の場合が大半である．治療の主体は透析を含めた急性期の水分管理であり，特異的治療法で有効性の確立しているものはない．急性期は頻回に血液検査を行い，尿量や血圧の変動など病状把握に努め，輸液，輸血その他薬剤の投与などにより水分過剰とならないようにし，高血圧や浮腫などは降圧薬，利尿薬などで治療する．意識状態など神経症状にも常に注意が必要である．乏尿無尿となれば早期に透析に入れることが勧められている．脳症に対し血漿交換が行われる場合もあるが，溶血性尿毒症症候群に対する有効性は確認されておらず，むしろ水分過剰の原因となりやすい．播種性血管内凝固症候群（DIC）（各論　XI．血液・造血器疾患，p 259参照）の基準を満たせばメシル酸ガベキサート，AT III製剤などを使用する．溶血性尿毒症症候群発症後は抗生物質は通常使用しない．大半の患者で発症後10日以内に利尿期に入る．溶血性尿毒症症候群患者の10〜20%に脳症が発症し，このうち10〜20%が死亡する．腎障害自体が直接死因となることは現在は少ない．無尿の期間の長かった症例は腎長期予後が悪いと考

2 尿細管間質性腎炎

腎間質の線維化，細胞浸潤，尿細管萎縮などをきたした状態をいう．感染，免疫異常，薬剤，遺伝，尿路奇形などが原因となる．発熱発疹などの過敏症状，尿細管性蛋白尿や多飲多尿などの尿細管障害による症状をはじめ，放置すれば急性または慢性に腎不全に至る．非乏尿性のため浮腫や高血圧は少なく，無症状の場合もある．ぶどう膜炎に併発する疾患がぶどう膜炎を伴う尿細管間質腎炎症候群（tubulo-interstitial nephritis with uveitis syndrome；TINU症候群）である．原因がはっきりすればその除去が第一の治療であるが，ステロイドなどを使用することもある．

F 腎尿路奇形

1 嚢胞腎，腎低形成／無形成

腎臓に嚢胞をきたす原因としては，遺伝性の疾患や非遺伝性疾患，両側片側，奇形症候群などの合併などさまざまなものがある．一般に多嚢胞腎は常染色体劣性多発性嚢胞腎と常染色体優性多発性嚢胞腎をさし，遺伝性の両側性多嚢胞腎である．前者は通称乳児型といわれたものであり，乳幼児期までに腎不全をきたすことが多くポッター Potter 症候群で呼吸障害などをきたし生後すぐ死亡する例が多いが，30代まで腎機能を保つ患者もある．肝線維化などの合併が多い．後者は以前まで成人型といわれ，大半は中年以降に末期腎不全となり，一生無症状のまま終わる例も多い．多嚢胞性異形成腎は腎異形成に嚢胞を合併したもので，大半が片側性で患腎は無機能である．大部分の嚢胞は自然に退縮し，最終的には小さな異形成組織のみが残る．健常とみえる対側にも後述する膀胱尿管逆流現象などが存在する場合が多い点を注意しなければならない．

2 先天性水腎症

胎児エコーの発達により出生前より指摘されることが現在は多い．原因としては，腎盂尿管移行部狭窄，尿管膀胱移行部狭窄，神経因性膀胱，後部尿道弁，後述する膀胱尿管逆流現象などが挙げられる．いずれも軽度であれば無症状であるが，尿路感染の頻度が高く，高度となれば腹部腫瘤を形成したり腎機能低下をきたす．後述の膀胱尿管逆流現象では自然正常化する例もあるが，それ以外は手術適応を検討する必要がある．

3 膀胱尿管逆流現象（vesicoureteral reflux；VUR）

概　念

通常膀胱尿管移行部には弁機能があり，尿は膀胱から尿管に逆流しないようになっているが，何らかの原因により尿が尿管，さらには腎に逆流するようになった状態を

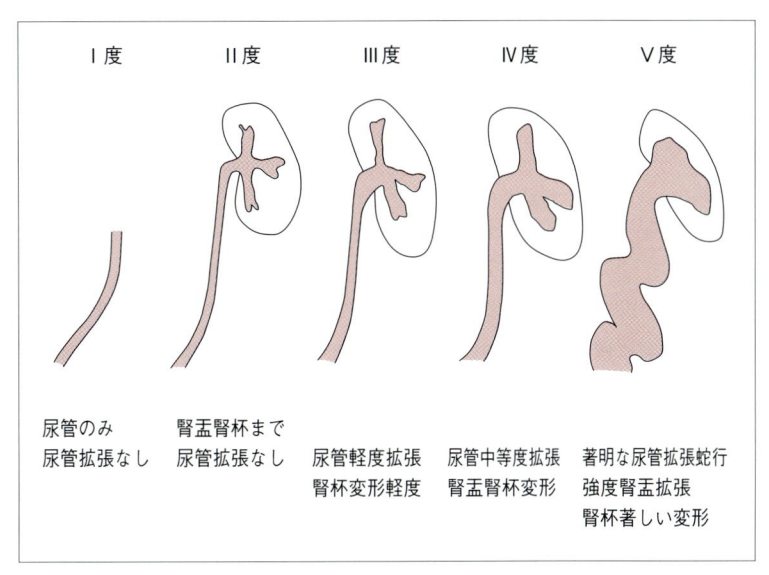

I度	II度	III度	IV度	V度
尿管のみ 尿管拡張なし	腎盂腎杯まで 尿管拡張なし	尿管軽度拡張 腎杯変形軽度	尿管中等度拡張 腎盂腎杯変形	著明な尿管拡張蛇行 強度腎盂拡張 腎杯著しい変形

図2 膀胱尿管逆流現象（VUR）国際分類

いう．逆流の程度により図2にあるようにI～V度に分類される（国際分類）．腎内逆流により腎実質の障害をきたしたのが逆流性腎症である．

症　状

尿路感染の原因として最も多く，診断には逆流性膀胱尿管造影が必要である．逆流性腎症は10代以降に末期腎不全に至る．逆流性腎症の診断には腎シンチが有用である．

治　療

1才以下の逆流の軽症例（II度以下）は自然消失も期待できるため基本的に抗生物質による尿路感染の予防だけで経過をみる場合が多い．III度以上では1歳以上では自然消失の頻度が低く，尿路感染の程度などを参考として手術を行うが，時期や方法については専門家の間でも意見の分かれるところである．

4　腎尿路結石

15才以下の小児における尿路結石は尿路結石全体の1％を占めるに過ぎない．組成は成人同様にカルシウム結石が多い．小児では特発性の結石は少なく，尿細管異常，内分泌的異常などによる高カルシウム尿症が背景にある場合が多い．また近年は未熟児，新生児における慢性呼吸障害などの治療に用いられる利尿薬が結石の原因となった報告が増加している．

G　尿路感染症　urinay tract infection

概　念

腎尿路系に何らかの感染による炎症を生じた状態をいう．腎尿管の炎症による上部尿路感染症（腎盂腎炎など）と膀胱以下の下部尿路感染症（膀胱炎など）に分類され

る．腎盂腎炎の原因菌の90％を大腸菌が占め，その他 *Klebsiella* や *Proteus* などがあり，上行性感染（外陰部から尿道膀胱への感染）が大半である．3歳以下では発症に男女差はなく，以降は女児に多い．大半の症例に前述した膀胱尿管逆流現象などの腎尿路系の異常を伴っている．

症　状

上部尿路感染症症状の基本は発熱で普通高熱であるが，その他悪心嘔吐下痢などの消化器症状，乳幼児では体重減少，黄疸などをきたす場合もある．放置すれば敗血症に至る．成人でみられる背部の鈍痛や倦怠感などは小児では不明確である．膀胱炎に代表される下部尿路感染症では発熱はあっても微熱で，頻尿，排尿痛，（肉眼的）血尿などが主体である．

診　断

尿所見としては白血球尿が基本で，血尿は特に下部尿路感染症で目立つ．蛋白尿はあっても軽度である．確定診断には尿培養が必要であるが，手技的混濁に注意する必要がある．小児では中間尿の採取は困難であるが，日本では膀胱穿刺はほとんど行われず，外陰部の消毒後のパック尿やカテーテル尿にて検査する．尿 1 ml あたり 10^5 個以上検出で尿路感染症の原因細菌と考える．膀胱炎ではエコー上，膀胱壁の肥厚を認める場合が多く，下部尿路感染症の参考所見となる．腎尿路系に奇形を有する場合が多いので，尿路感染症患者はエコーや排尿時膀胱尿道造影＊（VCG）などによるスクリーニングが望ましい．

治　療

グラム陰性菌が原因菌として多いため，これに有効な抗生物質が投与される．セフェム系が多いが，ST合剤やニューキノロン系も年長児などに用いられ，10〜14日間投与する．感受性があればすみやかに症状は消失する．腎奇形がある場合は尿路感染完治後も抗生物質の予防的投与を行い，腎瘢痕形成を予防することが望ましい．

H その他の腎疾患

1 特発性高カルシウム尿症

明らかな基礎疾患がなしに尿中カルシウム排泄が増加した状態をいう．腸管からの吸収が亢進した状態と，尿細管からの再吸収の低下による状態があると考えられている．血尿の原因となり，肉眼的血尿をきたす場合もある．ときに尿路結石の原因となる．

2 ナットクラッカー現象

左腎静脈が大動脈と上腸間膜動脈にはさまれ，圧迫で腎がうっ血した状態で，血尿をきたすことが知られている．やせ形の年長児にみられることが多い．

＊：膀胱内へ造影剤を注入し排尿時に膀胱から尿管腎臓への逆流の有無を検査する方法．

XVI. 神経疾患

総　論

1　病歴のとり方

　小児は成人と異なり，自分の病状を的確に訴えることができない．また，長時間の診察や検査にも耐えられないことが多い．したがって，どうしても短時間で効率的な重点診療となることが多い．

　そのため，神経疾患ではとくに問診が重要である．詳しい発育歴，家族歴や既往歴（過去の病歴）と現病歴（症状の起こり方や経過）をよく聴取し，必要な検査を能率よく行って，患児への負担を軽くすることが大切である．

　図1に代表的な神経疾患の発病のし方と経過を示した．これにより，疾患のおおまかな性質が推測される．

2　神経学的診察

　小児では入室時にまず機嫌や活気の良否，周囲への反応性の有無を判断する．次に，全身を頭部から足先までくまなく，よく観察することが重要である．

a. 意識状態

　通常，眼をあけて周囲への反応がある状態を覚醒という．覚醒以外で種々の刺激にも反応しない状態が意識障害である．

　この判定には以下の2つの方法がある．

1. 定性的方法

　古典的な判定法で診察者の主観が入りやすく，お互いの表現の差により誤解が生じやすい．

　a）傾　眠　somnolence

　刺激で覚醒し，反応するが，刺激を止めるとすぐ眠ってしまう状態．

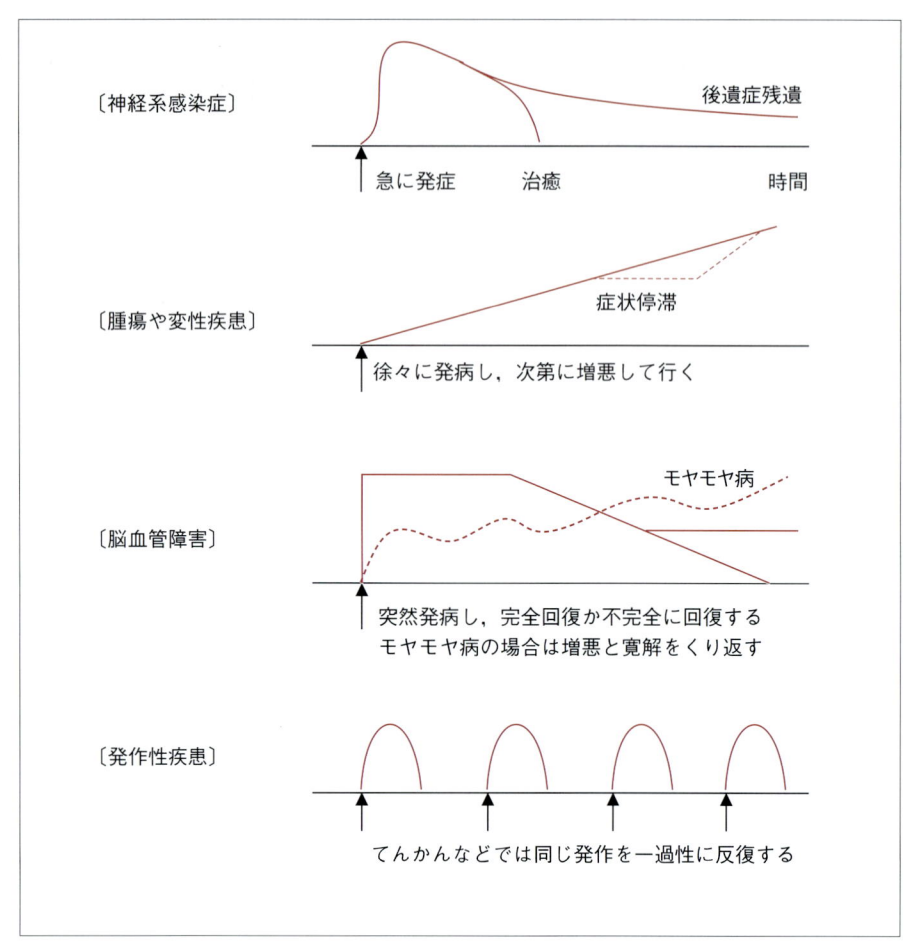

図1 代表的神経疾患の発症のし方と経過

b) 昏　迷　stupor
自発運動はときどきみられ，強い刺激には反応して開眼するが，あとは眠っている状態．

c) 半 昏 睡　semicoma
自発運動はなく，強い刺激で逃避反応がみられる状態．

d) 昏　睡　coma
半昏睡よりも程度が重く，自発運動はまったく消失し，強い刺激にも反応しない状態．

2. 定量的方法

客観的に意識レベルを数字で表し，その評価を比較し得るので，最近は小児でもこの判定法が使用されるようになってきている．

学童期以降では，3-3-9度方式による意識障害の表し方がよいが，乳幼児ではそのまま使えないため，乳幼児の変法が用いられる（**表1-a，1-b**）．

救急の場合については，総論 V．小児のプライマリケアと救命救急医療，p 77 を

表 1　意識障害の定量的判定法

(a) 3-3-9度方式による意識の表し方

```
I. 1桁の意識障害（目を開けている場合）
    1. もうひとつはっきりしない
    2. 日付・場所・まわりの人がわからない
    3. 自分の名前・生年月日がわからない
II. 2桁の意識障害（目を閉じている場合）
    10. ふつうの声で名前をよぶと目を開ける
    20. 大声か，軽い刺激で目を開ける
    30. つねったり，たたいたりを繰り返すと，目を開ける
III. 3桁の意識障害（どうしても目を開けない場合）
    100. つねるとはらいのける
    200. つねっても少し手足を動かすだけ
    300. ぜんぜん動かない
       このほか，あばれているときは　　：不穏
                尿をもらしているときは：失禁
       たとえば，30-不穏・失禁，と表す
```

(太田ら，1974)

(b) 乳児の意識レベルの点数評価法

```
I. 刺激しなくても覚醒している状態
    0. 正常
    1. あやすと笑う．ただし，不十分で，声を出して笑わない
    2. あやしても笑わないが視線は合う
    3. 母親と視線が合わない
II. 刺激すると覚醒する状態（刺激をやめると眠り込む）
    10. 飲み物をみせると飲もうとする．あるいは乳首をみせれば欲しがって吸う
    20. 呼びかけると開眼して目を向ける
    30. 呼びかけを繰り返すと辛うじて開眼する
III. 刺激をしても覚醒しない状態
    100. 痛み刺激に対し，はらいのけるような動作をする
    200. 痛み刺激で少し手足を動かしたり顔をしかめる
    300. 痛み刺激に反応しない
```

(坂本，1979)

参照されたい．

b. 頭蓋，顔面，皮膚，奇形

1. 頭囲（頭の大きさ）の異常

頭のサイズの大小には，通常平均よりも±3 cm で大頭，小頭を疑い，±5 cm 以上ならば確実である．大頭症（水頭症など）も小頭症（生まれつき脳が小さい奇形）も知的発達の遅れは避けられない．

2. 顔貌の異常

顔つきの異常の判定には瞬間的な第一印象によるところが大きく，日頃から当該疾患の顔貌特徴になじんでおく必要がある．

多くは奇形を伴った症候群であり，代表的なものはダウン症候群（Down's syndrome, 21-トリソミー）である．

3. 皮膚の異常

神経と皮膚は同じ外胚葉から発生，分化するために神経疾患では皮膚の異常を同時に伴うことが多い．

神経皮膚症候群に属す，神経皮膚線維腫症（レックリングハウゼン病）のカフェオーレ斑，スタージウェーバー病のブドウ酒様血管腫および結節性硬化症の皮膚白斑や顔面皮脂腺腫などが代表的なものである．

3 主な症状

a. 痙　攣

小児人口の約1割は一生の内で少なくとも1回は痙攣を経験するといわれ，子どもの神経症状の中では最もポピュラーな症状である．

小児特に乳幼児では脳の発達が未熟であるため，発熱などにより容易に機能的な痙攣を起こしやすい（痙攣準備性が高い）．また，痙攣の原因も頻度も各年齢により，異なっているのも特徴である（年齢依存性）．

表2に各年齢別の好発疾患を示した．

b. 運動麻痺

随意運動（合目的的運動）が何らかの原因でできなくなった状態を運動麻痺（例えば，歩けない，物がつかめないなど）といい，まったくできない完全麻痺 paralysis と不十分にしかできない不全麻痺 paresis とに分かれる．

運動麻痺の診断には随意運動の消失と筋力低下が基本であり，麻痺の性質と病変部位を組み合わせて表現する．

病変部位が大脳皮質運動野から脊髄までならば中枢性運動障害といい，深部腱反射が亢進し，麻痺は痙性 spastic となるが，病変が脊髄運動細胞から支配筋までならば末梢性運動障害といい，腱反射は低下または消失し，麻痺は弛緩性 flaccid となる．

図2に運動麻痺の分類と右片麻痺例の反射所見を示す．

c. 頭　痛

小児期においても頭痛は日常臨床上，よく認められる訴えのひとつであるが，乳幼児では表現力が乏しいために単に不機嫌とか不穏であるだけのこともあり，症状の把握が難しいことも多い．

表2　各年齢による痙攣の好発疾患

新生児 乳幼児期	分娩障害後遺症，先天奇形，神経皮膚症候群，先天代謝異常（低血糖，VB₆欠乏，テタニーなど），髄膜炎など
乳幼児期	熱性けいれん，憤怒痙攣，髄膜炎，脳炎，脳症，てんかんなど
学童期	てんかん，脳炎，脳血管障害，脳腫瘍，ヒステリー，失神発作など

色文字は重要なもの．

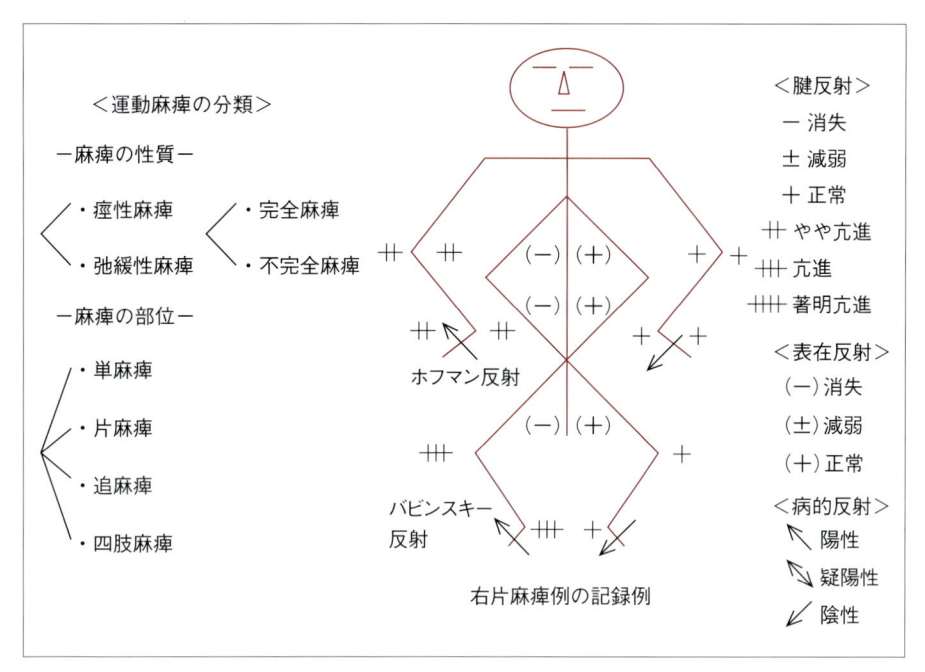

図2 運動麻痺の分類と反射所見の具体的記述例

1. 炎症性頭痛
中枢神経系の急性感染症（髄膜炎，脳炎など）に伴う頭痛で髄膜が刺激された痛みである．また，蓄膿や歯科的疾患，中耳炎などでも頭痛を訴える．

2. 血管性頭痛
小児では感冒などの発熱に伴って頭痛を訴えることが最も多い．無熱のときに，急に発作的に起こるものは片頭痛が多いが，通常は年長児で慢性的に反復し，家族にも同様の頭痛を持つことが多い．

3. その他の頭痛
思春期の児童では，さまざまな精神的ストレス，不登校などの部分症状としての頭痛や視力不良による眼精疲労などに伴うものがある．

4 神経学的検査

a. 髄液検査（腰椎穿刺）

中枢神経系の炎症（髄膜炎，脳炎など）や出血などの診断に不可欠であり，髄膜炎では排液により脳圧が下がり，症状の緩和にもつながる．

細菌性髄膜炎では，脳脊髄液中の細胞数や蛋白が著増し，糖が減少するが，ウイルス性髄膜炎や脳炎では，髄液糖は変化せず，細胞数や蛋白の増加も軽度である．

血性髄液（キサントクロミー）が認められた場合は頭蓋内出血を考えて，頭部CTスキャンやMRIを行う．

表3 頭部CTスキャンとMRIの比較

項目＼検査	CTスキャン	MRI
放射線の種類	X線	磁気
検査時間	短い （10分〜20分）	長い （40分〜50分）
長　所	・出血，石灰化などの摘出に優れる ・手軽にできる	・脳深部の摘出に優れる ・多方面からの割面表示が可能でより立体的把握ができる
短　所	・脳深部〜脳幹部病変の摘出に不向き	・石灰化の摘出に劣る ・検査時間が長く，体内に金属が入っている人はできない

b. 神経画像検査

1. 頭部単純X線

頭部外傷時の骨折線の確認，小頭症の診断などに使用される．

2. 頭部CTスキャン（コンピューター断層撮影 computed tomography；**CT**）

頭蓋内出血，脳腫瘍，脳奇形や頭蓋内石灰化などの診断に頻用されるが，幼少児では検査のための鎮静が必要である．

3. 頭部MRI（核磁気共鳴画像 magnetic resonance image；**MRI**）

CTスキャンよりも細かい部分の描出が可能でさまざまな角度からの割面表示ができるため，病巣の立体的把握に役立つ．

適応範囲はCTスキャンと同じであるが，CTではわかりにくいトルコ鞍近傍や脳幹部病変の描出に優れる．また，神経細胞の発生異常や神経の髄鞘化障害の診断にも有用である．

表3にCTとMRIのそれぞれの特徴を示す．

c. 神経生理学的検査

1. 脳波（electroencephalography；**EEG**）

小児の脳波は覚醒時の背景脳波活動（基礎波）に年齢に伴う変化（**発達現象**）がみられ，異常脳波（発作波）にも各年齢に応じた発作波型がみられるのが大きな特徴である．

したがって，小児脳波検査はてんかんなどの痙攣性疾患だけでなく，各種の発達障害やさまざまな小児神経疾患の診断および病態の把握に応用可能である．

表4に小児脳波の正常，異常の持つ意味を示した．

2. 大脳誘発電位

脳波が中枢神経系の「静的な状態」を判定する検査であるのに対し，脳誘発電位は音，光などの感覚刺激を加え，脳の反応性を評価する「動的な」検査法である．

特に**聴性脳幹反応**（auditory brainstem response；**ABR**）は新生児期から安定して得られ，意識レベルに左右されないため，広く臨床応用（客観的聴覚検査，脳幹部病変の診断や脳死の判定など）されている．

表4 小児脳波の正常・異常の概念

〔正常小児脳波の要件〕
・基礎波の発達が年齢相応であること
　→出るべき波が出ていること

・発作性異常波がないこと
　→出てはいけない波がないこと

〔脳波が異常である場合〕

	基礎波の遅滞	発作波
MR	＋	－
MRのないEp	－	＋
Ep＋MR	＋	＋

MR：精神発達遅滞 mental retardation，
Ep：てんかん epilepsy

表5 神経生理学的発達の特徴

・脳波発達の原則
　1．部位的発達：前頭部から後頭部へと発達する（前から後ろへ）
　2．周波数発達：δ波からα波へと発達する（遅い波から早い波へ）
　　　例）生後3歳で後頭部に8 c/s α波が出現する
・誘発電位発達の原則
　1．部位的発達：末梢から中枢へと発達する（尾側から口側へ）
　2．反応潜時が短縮し，振幅が増大し，波型分化がすすむ
　　　例）生後1〜2歳でABRのV波潜時が成人なみとなる

3．筋電図，神経伝達速度

運動麻痺や筋萎縮の診断および神経の病変（神経原性）か筋肉の病変（筋原性）かを鑑別するのに利用される．

表5に神経生理学的発達の特徴を示した．

各　　論

A 痙攣性疾患

1 熱性痙攣 (febrile seizure, Fs)

［概　念］

通常「38℃以上の発熱に伴って乳幼児期に生じる全身痙攣発作（一部非痙攣性発作も含む）で，中枢神経系感染症や代謝異常などその他の原因疾患がないもの」と定義される．

表6 熱性痙攣の臨床分類

単純型熱性痙攣	複雑型熱性痙攣
1．発症年齢が生後6ヵ月〜4歳 2．全身左右対称性痙攣 　　持続時間……数分以内 　　発作回数……数回まで 3．発達遅滞，脳障害の既往がない 4．てんかんの家族歴がない （5．脳波異常がない） すべての項目を満たすものを単純型とする．	1．非定型発作 　a）痙攣重積≧15分 　b）部分または 　　局所優位性発作 　c）群発発作（同日中に 　　2回以上発作をくり返す） 2．明らかな神経学的異常や 　発達異常 3．てんかんの家族歴 とくに1．のa）b）c）が重要

小児の日常臨床で最も多い神経疾患のひとつであり，小児人口の7〜8％にみられる．

発症年齢は1〜2歳がピークで約8割が3歳までに痙攣を起こし，その半数近くが再発するが，生後6ヵ月未満や5歳以後の痙攣は少ない．

症　状

通常は発熱の初期（体温の上昇中が多い）に生じる全身の**左右対称性**の強直間代痙攣である．その持続時間は1〜2分，長くても数分以内で，痙攣後に麻痺などを残さない．

臨床症状から，**単純型熱性痙攣**と**複雑型熱性痙攣**の2型（**表6**）に分類して，予後の判定や治療的対応に使用している．

また，熱性痙攣の中から，のちにてんかんへの移行（進展）が数％みられることから，複雑型熱性痙攣で特に**てんかんへの移行因子**を持つ例では注意深い経過の観察が大切である．

診断・検査

通常，脳波や画像検査に異常はない．

発熱後，しばらくしてからの痙攣には髄膜（脳）炎が紛れ込んでいる場合があるので，積極的に髄液検査を行う．

治　療

熱性痙攣児の取り扱いには以下の3つの対応がある．

①そのまま放置：単純型熱性痙攣で過去の痙攣が2回以内のもの．
②発熱時の抗痙攣薬投与：複雑型熱性痙攣（**表6**）または痙攣が3回以上のもの．
③抗痙攣薬の持続投与：微熱での痙攣が2回以上または長時間の痙攣重積を起こすもの，あるいは②で抗痙攣薬投与のタイミングが悪く，失敗が多いもの．

通常，②の場合の抗痙攣薬はジアゼパムのシロップか坐薬が用いられ，③の場合はフェノバルビタールかバルプロ酸の内服が選択される．

2 てんかん　epilepsy

概念

「てんかんとは大脳皮質に突如として**過剰な電気的興奮**を生じ，そのために反復する発作（**てんかん発作**）が起こる慢性の脳疾患である」と定義されるが，通常は脳腫瘍や脳血管障害などの他の明らかな原因によるものは除外されている．

定義の中で重要な点のひとつは過剰な電気的興奮が脳波で確認されることであり，もうひとつは同一の発作が反復してみられるという点で，通常1回だけの発作はてんかんに含まれないことである．

てんかんの頻度は最近の岡山県下の疫学調査によれば約0.8％とされており，決してまれではない．その発病年齢は約3/4が生後5歳までの乳幼児期に発症しており，てんかんは小児の病気であるといえる．

症状・分類

てんかん発作の症状は脳の興奮する部位によりさまざまであるが，患者個人個人ではいつも同一の発作が起こることが，大きな特徴である．

てんかんの分類には①**てんかんそのものの分類**（病因と発作症状，検査所見を組み合わせる）および②**てんかん発作の分類**（臨床症状から部分発作と全般発作の2大別する）とがある．

表7にてんかんの分類要綱とてんかん発作の国際分類の要約を示す．

診断・検査

てんかんの診断の要点は次の2点である．

すなわち，①**てんかん発作の確認**と②**てんかん波の確認**をすることである．

てんかん性異常波の確認のために脳波検査（発作時，発作間歇時）を行い，てんか

表7　てんかんおよびてんかん発作の分類要約

```
I．てんかん分類の要綱
      　　病因　　　　　　　　　　　　症状，検査所見
   A．特発性（原因不明）　　　　　　1．全般てんかんおよび症候群
   B．症候性（器質病変あり）　　　　2．局在関連性（部分，焦点性）
   C．（潜因性）　　　　　　　　　　　　てんかんおよび症候群
                                   3．（未決定）てんかん

        たとえばA-1の組み合わせで，特発性全般てんかんと分類する

II．てんかん発作の分類（要約）
   A．部分発作　　　　　　　　　　B．全般発作（痙攣，非痙攣性）
    1．単純部分発作（意識が保たれる）  1．欠神発作（定型，非定型）
    2．複雑部分発作（意識障害を伴う）  2．ミオクロニー発作
    3．二次性全般化発作              3．間代発作
      （部分発作から全般発作へ進展するもの） 4．強直発作
       ・(1)→全般発作                5．強直間代発作
       ・(2)→全般発作                6．脱力発作（失立発作）
       ・(1)→(2)→(3)
```

んの原因を明らかにするために神経画像検査（頭部 CT スキャン，頭部 MRI）を行って，まずてんかんの分類を行うことが最も大切な初期目標である．

治　療

1）治療の一般原則

てんかんの治療は長期に及ぶことが多いので，医療関係者と患者・家族との信頼関係が最も重要である．

抗てんかん薬は発作型にあった薬剤を 1 剤少量から開始し，副作用の出現しない必要最小有効量を決定する．

その量を維持量として長期間，規則正しく服用を続けていくが，服薬以外の日常生活や学校生活には原則として制限を設けない．

また，種々の予防接種なども発作が一定期間抑制されていれば主治医の判断で個別に接種可能である．

2）主な発作型別の適応薬剤

a）部分発作

カルバマゼピン（CBZ）が最も多く使用され，次にフェニトイン（PHT），ゾニサミド（ZNS）などが用いられる．

b）全般発作

ほとんどの全般発作にバルプロ酸（VPA）が有効である．

c）点頭てんかん（ウエスト症候群　West syndrome）

乳児期に発病する難治てんかんの一型で通常の抗てんかん薬には反応しないことが多いため，特殊治療として ACTH（副腎皮質刺激ホルモン）注射治療が用いられる．

予　後

全体として，小児てんかんの約 3/4 は発作抑制可能であり，難治性発作は 20％前後に過ぎない．

てんかん分類別では，特発性てんかん（全般，部分てんかん），症候性部分てんかん（側頭葉てんかんなど），症候性全般てんかん（ウエスト症候群など）の順で予後がよい．

3　憤怒痙攣（泣き入りひきつけ）

概　念

乳幼児が驚き，痛みや欲求不満などで泣き出し，呼吸停止，蒼白，意識喪失を起こし，ひどい場合は全身痙攣を起こす病態である．

症　状

情緒刺激が誘因となり，症状が出現することが大きな特徴であり，以下の 2 型にみられる．

1）I 型（青色失神）

急に激しく泣き出したまま，息を止め，チアノーゼとなり意識を失う．四肢を硬直させた後，全身の脱力が起こる．

2）II 型（白色失神）

突然の恐怖や痛みに引き続いて，ほとんど泣かずに息を止め，意識を喪失する．顔

色は蒼白となり，ぐったりするが通常チアノーゼは認めない．

- 治療・予後

治療の原則は良好な母子関係を築き，無用な情緒的刺激の機会を減らすことであり，通常抗痙攣薬や鎮静薬はほとんど必要でない．

予後は良好で5〜6歳までにほとんどの症例は自然に発作が消失する．

4 失 神 syncope

- 概 念

急激な血圧の低下や脳血流の低下により，一時的に気を失うなどの脳貧血症状を示すものをいう．学童期から思春期前後の女児に多い．

誘因として，人ごみや風通しの悪い環境下で長時間立っているとき，感情的な動揺（恐怖や驚きなど）や疼痛刺激によることが多い．

- 症 状

大体は立っているときに気分が悪くなり，顔面蒼白で冷や汗とともに眼の前が暗くなり，気が遠くなって倒れるエピソードが典型的である．

てんかん発作との違いは，失神の場合は発作前後の状況をよく覚えており，発作後の意識回復もすみやかである点が重要である．

- 治 療

通常は水平に寝かせて，頭部をやや低い位置に保ち，脳血流を増せば症状は改善する．

失神発作の頻度が多い場合には，適宜昇圧薬や脳血流改善薬を使用する．

表8に以上の主な痙攣性疾患の鑑別点を示した．

B 脳性麻痺 (cerebral palsy, CP)

- 概 念

脳性麻痺とは「受胎から新生児期（生後4週以内）までの間に生じた非進行性脳障害による永続的な，しかし変化し得る運動と姿勢の異常」と定義される．

通常は生後2歳までに症状が出現し，固定化するが，将来的に正常化する見込みがあるような一過性の運動障害は除外される．

表8 主な痙攣性疾患の鑑別表

項目＼疾病	熱性痙攣	憤怒痙攣	てんかん	失神
発症年齢	乳幼児	1〜2歳頃	さまざま	学童期〜思春期
誘因	必ず発熱を伴う	情緒的刺激で啼泣を伴う	不定	起立姿勢の継続
痙攣発作	あり	まれ	あり	少ない
意識回復のし方	比較的すみやか	すみやか	ゆるやか	すみやか
脳波異常	なし	なし	あり	なし
予後	良	良	不定	良

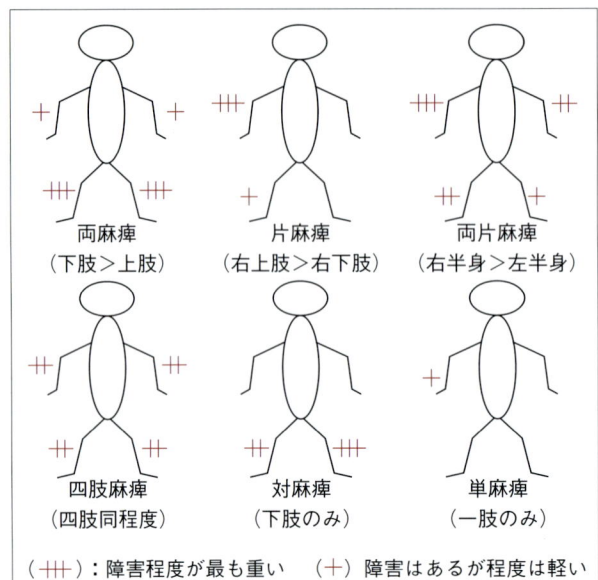

図3 脳性麻痺の障害部位別分類

両麻痺（下肢＞上肢）　片麻痺（右上肢＞右下肢）　両片麻痺（右半身＞左半身）
四肢麻痺（四肢同程度）　対麻痺（下肢のみ）　単麻痺（一肢のみ）

（卅）：障害程度が最も重い　　（＋）障害はあるが程度は軽い

原因

以前は未熟児，仮死，重症黄疸が3大原因と考えられていたが，近年の周生期医療の進歩に伴い，**出生前要因**（児の未熟性，脳の形成異常や奇形など）に**周生期要因**（低酸素，脳虚血や脳出血など）が加わったものが，大部分を占めるようになった．

特に未熟児の脳性麻痺の原因として脳室周囲の白質軟化症（periventricular leucomalacia；PVL）が注目されている．

症状・診断・病型

症状の基本的な特徴は動作を円滑に行う協調運動に障害があり，**姿勢の異常**（たとえば身体が硬く，つっぱっている）と**反射の異常**（たとえば原始反射がいつまでも残存する）を伴うことである．したがって，移動運動（寝返り，一人歩き）などの大きな運動に加え，微細運動（物をつかむ，にぎる）などの細かい動作も一様に発達が遅れることである．

病型分類には麻痺の性質から①痙直型，②不随意運動型，③失調型，④混合型の4つに分け，おのおのの障害部位を合わせて表記するのが慣例である．

図3に障害部位別分類を示した．

合併症・予後

純粋な脳性麻痺は運動障害のみで知的機能は保たれるが，てんかん，精神遅滞，視・聴覚障害およびさまざまな行動異常を合併することが多い．

予後は合併症の有無，種類に左右されるが，重複障害を持つものほど不良である．

治療的ケアとして，運動機能訓練ばかりでなく，早期から多方面の専門職によるチーム療育および家族全体への配慮が必要である．

C 中枢神経系感染症

1 化膿性髄膜炎

概念

細菌によって，引き起こされた髄膜炎で小児の感染症の内では最も重篤なもののうちのひとつである．

生後1歳頃が多く，ほとんどが生後4歳までに罹患する乳幼児の疾患であり，新生児〜乳児早期と年長児では起炎菌が異なっている．

症状

通常は急激に発症し，高熱，嘔吐，頭痛，痙攣，意識障害などを伴い，重症感がある．

新生児〜乳児では特徴的臨床症状を示さず，単に**不機嫌**であったり，低熱で突然**ショック状態**に陥る場合もある．

診断・検査

早期診断，早期治療が最も重要である．

そのためには，化膿性髄膜炎が少しでも疑われたら，ためらわずに髄液検査（p 329参照）を行う．

通常，髄液細胞数は著増し，髄液中の蛋白も増加するが，髄液糖は減少する．

髄液沈渣を直接染色して，起炎菌の迅速診断を行い，細菌培養の結果を待たずに抗生物質治療を開始する．

合併症として，急性期には脳膿瘍，硬膜下血（水）腫（図4-a），慢性期では水頭症，脳萎縮，てんかんなどがみられる．

2 脳炎，脳症

a. 脳炎

概念

脳炎にはウイルスが直接脳へ侵襲する一次性脳炎（日本脳炎，単純ヘルペス脳炎など）と麻疹などのあとに起こる二次性脳炎とがある．

症状

発熱，不機嫌，頭痛，嘔吐に引き続いて，さまざまな程度の意識障害（p 325参照），痙攣などが認められる．

意識障害は必発で，通常痙攣が出現するのは発熱後，1〜2日目以降が多い．

診断・検査

脳波は全般的に徐波が著明で，髄液中蛋白，細胞数とも軽度増加する．

頭部画像検査では脳浮腫，脳圧亢進を認める以外に異常はないが，**単純ヘルペス脳炎**では，側頭葉などに造影効果を伴う局所性病巣（図4-b）が認められ，診断的価値がある．

治療

通常は対症療法（脳圧降下薬，抗痙攣薬，意識改善薬などの投与）を行うが，単純

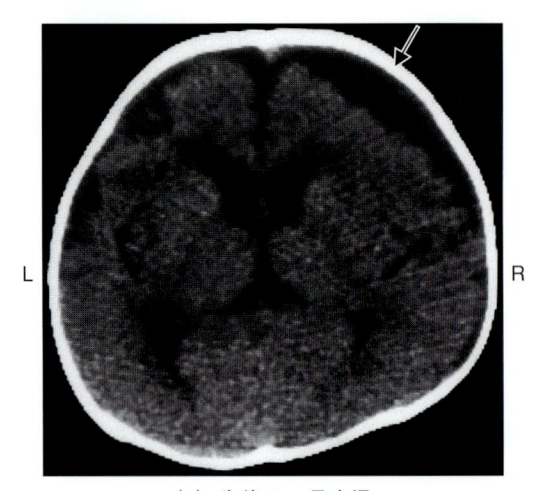

(a) 生後3ヵ月女児
肺炎球菌性髄膜炎例の頭部CT．右前頭部に硬膜下血腫を認める（矢印部分）．

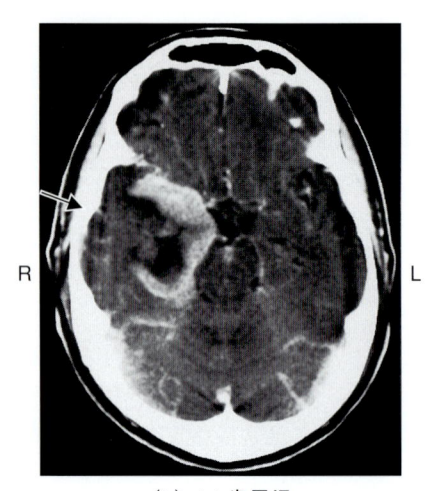

(b) 14歳男児
単純ヘルペス脳炎罹患時の頭部CT．右側頭葉に環状に造影効果のある低吸収域を認める（矢印部分）．

図4　中枢神経系感染症の頭部CT所見

ヘルペス脳炎には**抗ウイルス薬（アシクロビル）**が有効である．

b. 脳症

概念

明らかな原因がなく，急に高熱，意識障害，痙攣などの中枢神経症状が出現する**予後不良**な疾患である．

乳幼児に多く，約半数は2〜3日以内に死亡し，助かった場合でも高率に精神運動障害などの後遺症を残す．

症状

突然あるいは軽い感冒症状に引き続いて，高熱，意識障害，痙攣発作が出現する．
意識障害は重症で多くは昏睡状態に陥り，嚥下困難や呼吸障害を伴う．

診断・検査

脳圧が著明に亢進する以外に特異的所見はみられない．ただし，以下に述べる**ライ症候群** Reye syndrome では肝不全を伴う．

〔ライ症候群〕

生後，1〜2歳に好発する急性脳症の特殊型で，ライ（Reye：人名）が最初に報告した．

ライ症候群では急性期に高熱，意識障害や痙攣の他に**嘔吐**が高率にみられ，検査上でも著明な肝機能障害，低血糖や凝固障害が認められるのが特徴である．

近年，**インフルエンザ**や**水痘**に引き続いて起こる本症と**アスピリン（サリチル酸製剤）**との関連が指摘され，上記疾患罹患時の解熱鎮痛薬としてのアスピリンの使用は禁忌となった．

治　療

脳炎の治療に準じるが，まず救命のため気道の確保と呼吸管理が大切であり，通常は集中治療室（ICU）で行われる．

D 脳腫瘍

概　念

小児脳腫瘍は全脳腫瘍の約 1/6 を占め，小児に発生する腫瘍の中では白血病に次いで多い．

発病年齢は 5〜10 歳が多く，半数以上は後頭蓋窩（小脳，脳幹部，第 4 脳室）に発生する．

腫瘍の種別では神経膠腫（グリオーマ）が最も多く，次いで頭蓋咽頭腫や奇形腫などの先天性腫瘍が多い．

症　状

頭蓋内圧亢進症状と腫瘍そのものの局所症状に分けられるが，小児では前者が多い．

1）頭蓋内圧亢進症状

a）嘔　吐

最も多い症状で吐き気を伴わず，**突然いきおいよく吐く**のが特徴である．大泉門が開いている乳児では頭囲拡大だけのこともある．

b）頭　痛

年長児ではよくみられる症状であるが，乳幼児では不機嫌や不穏だけのこともある．

c）痙　攣

大脳半球の腫瘍では約 2/3 に痙攣発作がみられるが，てんかんや他の痙攣を起こす疾患との鑑別が必要である．

2）局在症状

大脳半球の腫瘍では片麻痺，部分痙攣などがみられ，小脳腫瘍では眼振，失調性歩行など，脳幹部腫瘍では脳神経麻痺（外転神経や顔面神経）がみられる．

診断・検査

頭蓋内圧亢進症状と腫瘍の局在症状がみられれば診断は比較的容易であるが，新生児〜乳児では頭囲拡大だけのこともあり，特に**進行性の水頭症**では脳腫瘍を疑う（図 5-a，5-b）．

腫瘍の診断と局在には画像検査（頭部 CT，頭部 MRI）が最も鋭敏で有用である．最近は脳血管撮影に代わり，非侵襲的な MRI 血管撮影が頻用されている．

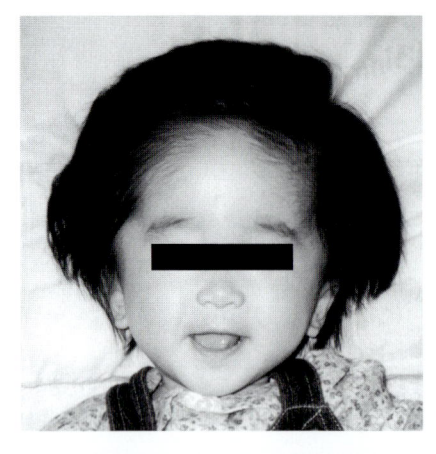

(a) 生後8ヵ月顔貌

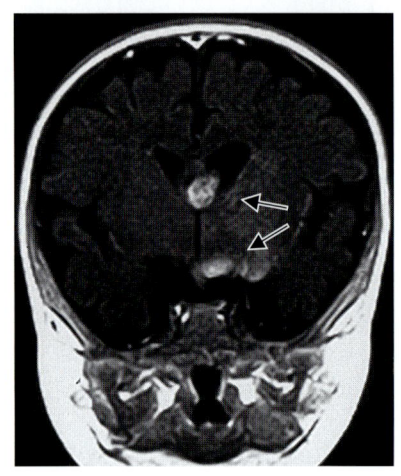

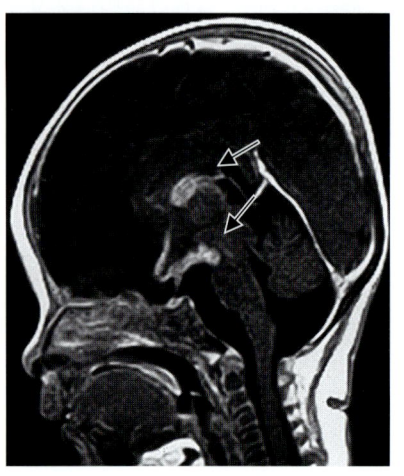

(b) 同例の頭部 MRI
視床から視神経交叉部に高信号域を認める（矢印部分）.

図5 脳腫瘍（視神経膠腫）による二次性水頭症

Ⓔ 神経皮膚症候群と先天奇形

1 神経皮膚症候群

概　念

　皮膚と神経は同じ**外胚葉**より発生するので，皮膚に異常があるものは脳にも異常がみられることが多い．このように皮膚と中枢神経系に症状を伴う一連の疾患を神経皮膚症候群といい，以下の3疾患が代表的である（皮膚異常の項，p 328参照）．

臨床症状・診断

　1）レックリングハウゼン病（神経線維腫症）

　カフェオーレ斑（cafe-au-lait spots，茶色のミルクコーヒー斑）と中枢～末梢神経系に線維腫が多発する優性遺伝性疾患である（口絵㉒参照）．

　茶色のミルクコーヒー斑（1個1 cm以上で合計6個以上）は乳幼児期からみられ，

腫瘍（聴神経や視神経腫瘍が多い）は 10 歳台に多い．
腫瘍症状のほか，痙攣や低身長などを合併することもあるが，知能障害は少ない．

2）結節性硬化症

痙攣発作，知能障害，顔面の皮脂腺腫の 3 大症状がみられる遺伝性疾患である．

皮膚症状としては，乳児期の皮膚白斑，幼児期の顔面皮脂腺腫（ニキビ様皮疹）が特徴的である（口絵㉓参照）．

神経症状としては乳児期の痙攣発作が**点頭てんかんの原因**として重要である．

皮膚・神経症状および頭部 CT での頭蓋内石灰化を認めることで診断される．

3）スタージウェーバー症候群

顔面片側の**赤ワイン様母斑** portwine nevus と反対側の痙攣発作，知能障害などを特徴とする遺伝性疾患である．

顔面母斑と同側の後頭葉〜側頭葉に血管腫があり，鉄道路線のような特有な石灰化を伴う．

ほとんどの例で痙攣発作を認めるため，抗痙攣薬による対症療法が主体である．

2 水 頭 症

概　念

頭蓋内に髄液が異常に貯留している状態をいう．

髄液の通過吸収障害があり，脳圧が亢進する型と脳形成不全，脳萎縮などがあり，脳圧が亢進しない型とがある．

症　状

1）脳圧が亢進する水頭症

大泉門膨降，頭囲拡大や**落陽現象**（脳圧亢進のため，眼球が下方へ変位する）がみられ，特徴的顔貌（図 6）を示す．

2）脳圧が亢進しない水頭症

基礎疾患にもよるが，痙性麻痺，てんかん，精神遅滞などの神経症状を伴うことが多い．

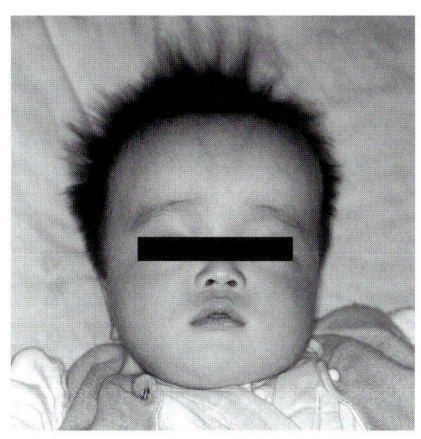

図 6　先天性水頭症
生後 4 ヵ月の顔貌．

診断・治療

頭部 CT, MRI などにより診断される.
脳圧亢進を伴う水頭症ではシャント術が行われる.

F 脳血管障害（特にもやもや病）

概念

脳の比較的太い動脈（内頚動脈や中大脳動脈など）が原因不明の狭窄あるいは閉塞をきたす疾患である.
閉塞部位の近隣の血管が血流を補うために代償的に増え，その細い血管が"もやもや"してみえるためにもやもや病という.
約 40％は 15 歳以下の小児期に発症する.

臨床症状

突然の上肢のシビレや脱力，半身痙攣などの一過性脳虚血症状で発病することが多い.
これらの症状は**過呼吸**（大泣きしたり，ハーモニカを吹くなど）により誘発されやすい特徴があり，繰り返しながら，次第に増強して行く（図 1, p 326 参照）.

診断

1) **頭部 MRI, MRI 血管撮影（MRA）**
   MRI にて脳梗塞病変を，MRA にてもやもや血管の描出が可能で，早期診断ができる.

2) **脳波**
   脳波検査中に過呼吸負荷を行うと，特徴的な "re-build up" 所見がみられるので診断できる.
   この "re-build up" とは過呼吸負荷により，大徐波がみられ，過呼吸終了後にいったん消失した大徐波が再び出現してくるものをいい，小児のもやもや病で高頻度にみられ，特異的である.

治療

虚血に対して抗血小板薬，血管拡張薬，痙攣に対しては抗痙攣薬を投与する.
手術療法としては血行再建術（さまざまなバイパス血管を埋め込む）がある.

G 神経変性疾患

概念

原因不明の**進行性**かつ**退行性**（できていたことができなくなる）の症状を示し，神経組織の変性，崩壊をきたす，まれな疾患群である.
神経組織が変性していくプロセスにより，① 灰白質変性症（主に大脳皮質：神経細胞が先に侵されるもの），② 白質変性症（主に大脳白質：神経線維が先に侵されるもの），③ 基底核変性症（主に錐体外路系が侵されるもの）などに分けられる.
したがって**疾病の発病のし方**と**症状の経過**（神経疾患の発病のし方と経過の項, p 326 参

照）を問診で明らかにすることが，診断上重要である．

診断・検査

近年，変性疾患の大半は酵素欠損が判明して，先天代謝異常症という側面もあわせ持つようになった．

1) 灰白質変性症

大脳皮質の神経細胞が先に侵されるため，知能障害や痙攣発作などが徐々に出現する．

特に知能障害は必発で，いったん獲得していた知的機能が消失する（たとえば言葉を話していたのに話さなくなる）のが特徴である（**退行現象**）．

神経細胞に異常物質が蓄積するものが多く，テイ・ザックス病 Tay-Sacks disease（ヘキソスアミニダーゼ A の欠損）やゴーシェ病 Gaucher disease（グルクロセレブロシダーゼの欠損）などが代表的な疾患である．

2) 白質変性症

大脳白質の神経線維が先に侵されるため，最初に運動機能の退行が現れ，のちに知能障害がみられる．

特に運動退行は緩徐に進行し，年余の経過で末期には寝たきりとなる（たとえば，歩いていた児が転びやすくなり，次第に歩けなくなる）．

クラッベ病 Krabbe disease（βガラクトシダーゼの欠損）や副腎白質ジストロフィー（細胞内小器官のペルオキシゾームの代謝異常）などが主な疾患である．

3) 基底核変性症

基底核の灰白質が主に侵されるため，錐体外路の症状（不随意運動：アテトーゼ，ジストニアなど）に加えて，知能障害がゆるやかに進行する．

捻転ジストニーやハンチントン舞踏病などがこの群に属す．

XVII. 骨疾患

総　論

1　骨の構造と成長

骨は，表面を骨膜で覆われた硬い皮質骨と，内部で網目構造（骨梁）をとる海綿骨からなる．長管骨は中央の骨幹部，両端の骨端部，これらの間の骨幹端部よりなり，成長期の長管骨の骨端部と骨幹端部の間には成長軟骨板が存在する（図1）．

長管骨の長軸方向の成長は，成長軟骨板で軟骨細胞が増殖し骨化することにより生じる（内軟骨性骨化）．長管骨の短軸方向の成長は，骨膜下に骨が添加することによる（膜性骨化）．

2　骨系統疾患

骨系統疾患は骨・軟骨をはじめとする骨格形成に関与する組織の障害により，骨格

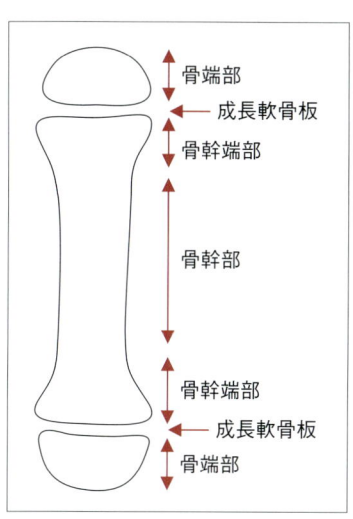

図1　長管骨（成長期）の構造

の異常をきたす疾患の総称である．したがって，最も代表的な骨軟骨異形成症だけでなく，骨の先天奇形である異骨症，奇形症候群，代謝疾患，内分泌疾患，染色体異常，などが骨系統疾患に含まれる．

a. 診　　断

従来，主にX線所見，身体所見，病歴，臨床検査所見，さらに最近，次々と明らかになってきている原因遺伝子の検索も考慮して診断する（たとえば，鎖骨の形成不全や大泉門の閉鎖不全を呈する鎖骨頭蓋異形成症では，cbfa-1/RUNX2 遺伝子の変異が認められる）．

b. 症　　状

症状の多くは，低身長，骨格の変形，運動機能異常，易骨折性である．特に低身長は最も多く，小児科や整形外科を受診するきっかけになる症状である．

c. 治　　療

疾患によって治療法は異なる．たとえば，軟骨無形成症では，成長ホルモン療法が行われている．また，外科的治療法が必要になる場合がある．

3　骨系統疾患患者の受診時になすべきこと

a. 病　　歴

1. 現 病 歴

骨系統疾患では低身長，四肢の変形，易骨折性などが主訴となることが多く，それに気づいた時期とその程度の変化を聴取する．

2. 既往歴，合併症

妊娠・出産経過，出生時の体重・身長・頭囲・胸囲とその後の経過，運動発達歴や精神発達遅延の有無について聴取する．合併症としては眼病変（近視，網膜剥離など），耳病変（中耳炎，難聴など），腎疾患などに注意する．

3. 家 族 歴

家系図を作成する．近親婚の有無，自然流産や新生児期死亡の既往，患児出生時の父母の年齢は特に重要である．

b. 身体所見

身長，体重，指端距離 arm span（上肢を水平に伸展した指先から指先までの距離），下肢長（腸骨前上棘から脛骨内果までの距離）を測定する．指端距離はだいたい身長に一致する．低身長を呈する疾患は，体幹短縮型，四肢短縮型，あるいは均衡型に分類される．体幹短縮型の代表的疾患に脊椎・骨端異形成症，四肢短縮型の代表的疾患に軟骨無形成症がある．

各　論

1　軟骨無形成症

［概　念］

発症頻度は約1万人につき1人で，四肢短縮型小人症をきたす骨系統疾患としては最も発症頻度が高い．常染色体優性遺伝形式をとるが，その発症の90％以上は散発例である．

［原　因］

軟骨細胞などにある線維芽細胞増殖因子受容体3型（FGFR3）遺伝子における点突然変異が原因である．長管骨成長軟骨板における軟骨細胞の増殖抑制をきたし骨の縦軸方向の成長が阻害されるために，四肢短縮をきたす．

［症　状］

四肢短縮型低身長をきたし，平均最終身長は男子で約130 cm，女子で約120 cmにとどまる．前額部の突出，顔面骨の低形成により額の部分が飛び出て鼻の付根が低いといった特徴的な顔貌，内反膝，腰椎の前彎，三尖指などを伴うが，知能は正常である．骨X線検査では，両端が幅広く太くて短い四肢の長管骨（**図2-a**），シャンペングラスのような小さい骨盤腔（**図2-b**），胸腰椎の前後彎などが特徴的である．

［合併症］

水頭症の合併率が高く，これは頭蓋底の低形成，大後頭孔の狭細化により，脳脊髄液の交通が障害されるため起こる．また，頭蓋底低形成のため鼻咽頭腔が狭く，中耳炎を合併しやすい．

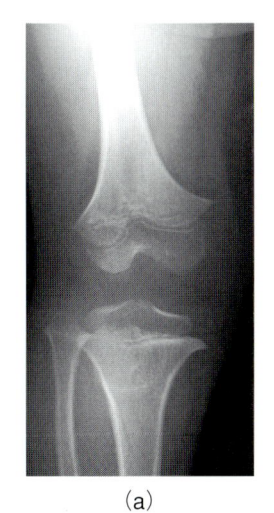

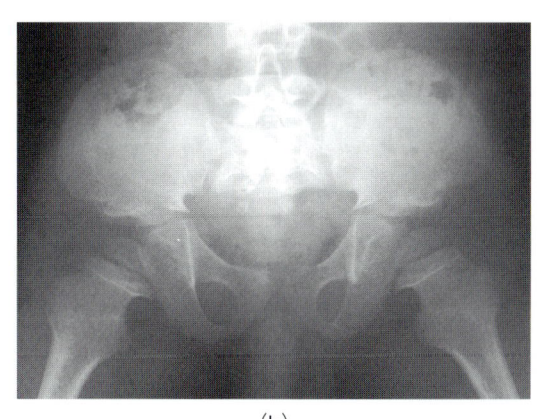

(a)　　　　　　　　　　(b)

図2　軟骨無形成症（X線像）
(a) 両端が幅広く，太くて短い．
(b) シャンペングラスのように小さい骨盤腔．

> [治 療]

現在のところ根本的な治療法はない．最近，成長ホルモン投与による治療が行われるようになり，年間身長増加率やプロポーションの改善効果が認められている．外科的治療として仮骨延長法による脚延長術がある．手術時期は，四肢の成長が停止する頃が好ましい．

> [関連疾患]

近位四肢短縮型低身長をきたす疾患はこの他に，**致死性骨異形成症**，**軟骨低形成症**などがある．前者はすべて，後者は約半数の症例が軟骨無形成症と同様にFGFR3の点突然変異が原因である．

2 脊椎・骨端異形成症

> [概 念]

脊椎・骨端異形成症とは，脊椎と長管骨骨端に異形成をきたす骨系統疾患の総称であり，II型コラーゲンの変異による．発生頻度は約10万人に1人である．

> [症 状]

体幹短縮型低身長を示し，最終身長は90〜130 cmである．知能は正常で，近視，網膜剥離，難聴，樽状胸郭，胸椎後彎・腰椎前彎の増強，側彎，内・外反膝を呈する．X線所見では，扁平な脊椎骨が特徴的である（図3）．

> [治 療]

網膜剥離による視力障害に対する眼科的治療，および環軸関節不安定性による脊髄障害，下肢変形，変形性関節症に対する整形外科的治療．特に，環軸関節の亜脱臼は起こしやすく，首への強い外力はときに危険であり，注意が必要である．また，成長ホルモン療法による身長を伸ばす効果は，期待できない．

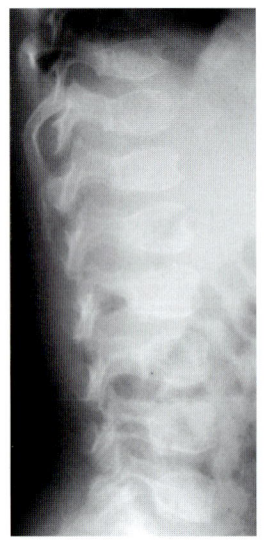

図3 脊椎・骨端異形成症（X線像）
扁平な脊椎骨．

3 骨形成不全症

概念

Ⅰ型コラーゲンの異常により生じる全身性の結合組織疾患で，骨の脆弱性から頻回の骨折，骨変形を生ずる遺伝性疾患である．発生頻度は約2万人に1人である．

症状

臨床像は多彩で，生後すぐ死亡する重症型から，偶然発見されるほとんど無症状の症例まで認められる．臨床症状は，易骨折性・進行性の骨変形などの長管骨の脆弱性と脊椎の変形に加え，青色強膜，象牙質形成不全，成長障害，難聴，関節・皮膚の過伸展などの症状を認める．病型分類では，重症度，青色強膜，象牙質形成不全の有無によりⅠ型からⅣ型に分類するシレンス Sillence 分類が用いられる．

診断

軽微な外力による頻回の骨折，青色強膜，X線所見（図4-a），骨密度測定などにより診断される．軽症型では診断が容易でない場合もある．X線所見では，頭蓋骨における多数の小さい島状の骨がみえる所見 wormian bone が重要である（図4-b）．骨密度は著しく低値である．鑑別すべき疾患としては，若年性骨粗鬆症，くる病，副甲状腺機能亢進症などの骨脆弱性を呈する疾患のほか，被虐待児症候群も鑑別疾患として念頭におくべきである．

治療

四肢長管骨の骨折，変形に対する外科的治療のほか，最近ではビスホスホネート製剤を用いた薬物療法が著しい効果をあげている．

4 くる病

概念

くる病とは，成長期の小児（骨の発育期）にカルシウムとリンが骨に沈着せず，軟

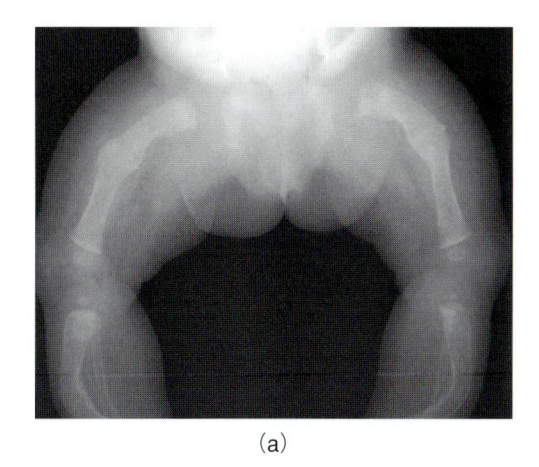

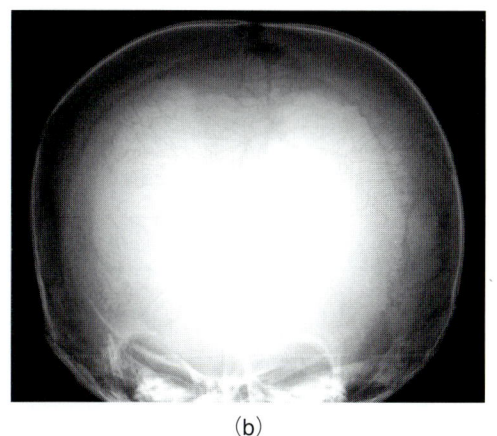

(a) (b)

図4 骨形成不全症（X線像）
(a) 長管骨に多発骨折による変形がみられる．
(b) 多数の小さい島状の骨（wormian bone）．

らかい骨様組織が増加している状態をいう．多くの場合，骨の成長障害および骨格や軟骨部の変形を伴う．原因はビタミンD欠乏，ビタミンDの合成障害，ビタミンD受容体の異常，リンの不足，腎尿細管障害などさまざまである．

診　断

身体所見として，O脚，X脚，頭蓋癆，肋骨念珠（肋骨軟骨接合部の拡大）などがみられる．骨X線検査では，主に成長が盛んな膝，手関節のX線像が診断に役立つ．主な所見は，①骨幹端中央部の杯状変形，②骨幹端の横径の拡大，である（図5-a, b）．血液生化学的検査では，血清アルカリホスファターゼ値の上昇が特徴的な所見である．

a. ビタミンD欠乏性くる病

ビタミンDは皮膚が紫外線の照射を受けて，コレステロールから生合成される．しかし，乳児ではそれだけでは不十分なため，食物からの摂取が必要で，特に極小未熟児ではビタミンD欠乏になりやすいことが知られている．また，アトピー性皮膚炎があるために，著しい制限食を続けた場合にもくる病になることがある．ビタミンDは肝臓や腎臓で代謝されて活性体となるため，肝障害や抗痙攣剤摂取時，あるいは腎疾患では食餌性の欠乏がなくてもくる病を発症することがある．治療には，腎結石に注意しながら活性型ビタミンDを用いる．

b. ビタミンD依存性くる病

ビタミンD依存性くる病にはI型とII型の2病型が知られている．I型の原因はビタミンDを活性化する酵素の異常であり，活性型ビタミンDが産生されないために起こる．一方，II型の原因はビタミンD受容体の異常である．いずれも常染色体劣性遺伝形式をとり，発症年齢，臨床症状とも類似しており，2歳未満で低カルシウム血症と骨のくる病性変化をきたす．鑑別としては，II型において禿頭を高頻度に認

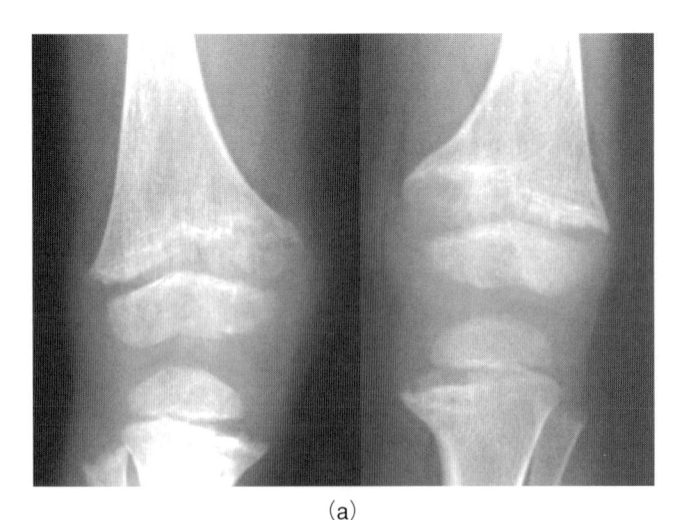

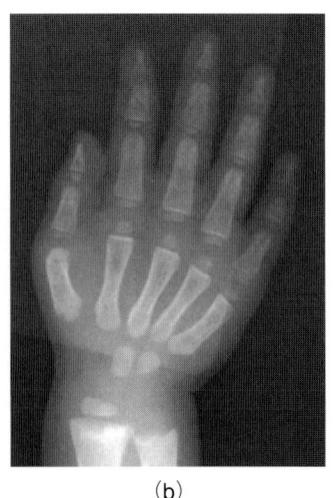

(a)　　　　　　　　　　　　　　　(b)

図5　くる病（X線像）

めることなどである．治療は，活性型ビタミン D 製剤の投与であるが，II 型の場合，治療困難な場合が少なくない．

c. 低リン血症性ビタミン D 抵抗性くる病

腎尿細管におけるリンの再吸収および腸管におけるリンの吸収障害の結果，著明な低リン血症と過リン酸尿，くる病をきたす疾患である．一般に伴性優性遺伝形式をとるが散発例も少なくなく，未熟児くる病，腎性くる病を除けば，わが国で最も発生頻度の高いくる病である．本症の診断基準には，① X 線線上，くる病または骨軟化症の所見を認める，② 低リン血症，③ 血清カルシウム値正常，④ 高アルカリホスファターゼ血症，⑤ 尿中リン酸排泄の増加などがあるが，低リン血症や高アルカリホスファターゼ血症を生後早期には認めないことがあり，多くは生後 1 年頃に四肢の変形，歩行異常，歩行遅延，低身長を主訴として発見される．治療は，経口リン製剤および活性型ビタミン D 投与である．

XVIII. 筋疾患

総　論

1　発生機序（病態生理）による分類

　　筋組織（特に骨格筋）は姿勢の保持，運動機能を担っており，その障害である筋疾患では筋力低下，筋萎縮などを伴う運動障害が主要症候となる．その原因は，① 骨格筋自体に問題のある**筋原性**の場合と，② 脊髄前角細胞以下の二次運動ニューロンの異常による**神経原性**の場合および，③ 二次ニューロンからの情報を筋組織へ伝達する部位である**神経・筋接合部の異常**に伴う場合の3種に大別される（**図1**）．なお，筋原性疾患は骨格筋の変性壊死を主要病態とする ① ジストロフィー群と，壊死像のみられない ② ミオパチー群に分けられる．

2　症　候

a. 新生児期，乳児期

　　新生児期より発症する筋疾患は，その多くが呼吸筋を含めた全身の筋肉が障害され

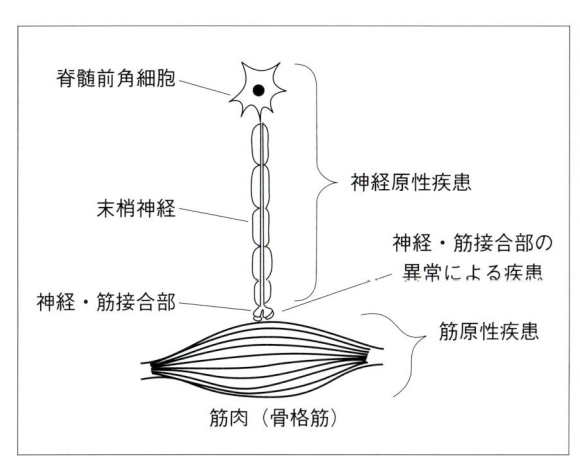

図1 筋疾患の発生機序（部位）による区別

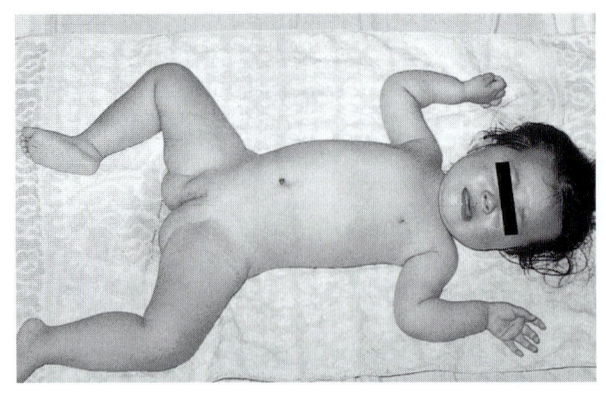

図2 フロッピーインファント（ウェルドニッヒ・ホフマン病）
全身の筋トーヌス低下による蛙型姿勢，四肢がベッドに付着し，自発運動がみられない．手は動かせる．
（楠智一他編：必修小児科学アトラス，南江堂，1994：東京慈恵会医科大学 前川喜平名誉教授 提供）

るため，呼吸障害をきたし，体動・表情は乏しく，啼泣は弱く，哺乳障害のため経管栄養を必要とする．また，四肢（特に足関節）の関節拘縮がみられ，深部腱反射は筋原性疾患では筋力の低下に応じて減弱〜消失を示し，神経原性疾患では消失する．

　新生児期および乳児期発症の筋疾患のほとんどは全身の筋緊張低下が顕著となり，いわゆる"グニャグニャ児" フロッピーインファント（図2）と総称される状態となる．関節の伸展性は亢進し，関節の可動性も大きくなり，上腕がスカーフのように首に巻きつく（スカーフ徴候）現象が現れたり，上体を前屈すると踵が耳につく **heel to ear** などの徴候がみられる．また，手足の関節は受動性が亢進し，筋肉は柔らかく硬度は低下している．

　ただし，フロッピーインファントは筋疾患以外にも精神発達遅滞，脳性麻痺，染色体異常，先天性代謝異常などでもみられるため，鑑別診断が重要である（図3）．なお，舌や手指の四肢筋の細かい収縮，振戦は線維束性攣縮といわれ，神経原性疾患である脊髄性筋萎縮症Ⅰ型（ウェルドニッヒ・ホフマン Werdnig–Hoffmann 病）の診断的所見である．

　なお，新生児期発症の代表的疾患は先天性筋強直性ジストロフィー，先天性ミオパチー（特にミオチュブラーミオパチー），先天性筋ジストロフィーの重症例，脊髄性筋萎縮症Ⅰ型（ウェルドニッヒ・ホフマン病）であり，乳児期発症の代表的疾患には先天性筋ジストロフィー，先天性ミオパチー，代謝性筋疾患がある．

b. 幼児期，学童期

　乳児期を過ぎてから発症する筋疾患は，デュシェンヌ Duchenne 型進行性筋ジストロフィーで代表されるように，速く走れない，飛べない，転びやすい，速く立ち上がれないなどの歩行・走行に関する慢性の進行性の異常で気づかれる．大半は体幹（特に腰帯部）や四肢近位部が侵されるため，同部優位の筋力低下が著しくなり，座位からすぐに立ち上がれず，床に手をついて臀部をあげ，次に手を膝に当てて，身体を支えるようにして立ち上がる"いわゆる"登はん性起立（ガワーズ Gowers 徴候，図4）がみられるようになる．また，歩行姿勢の異常も出現し，"あひる"のように腰を突き出し，腰を振りながらの歩行（**waddling gait**）となる．深部腱反射は低下または消失する．なお，顔面肩甲上腕型筋ジストロフィーでは顔面筋のみ強く侵さ

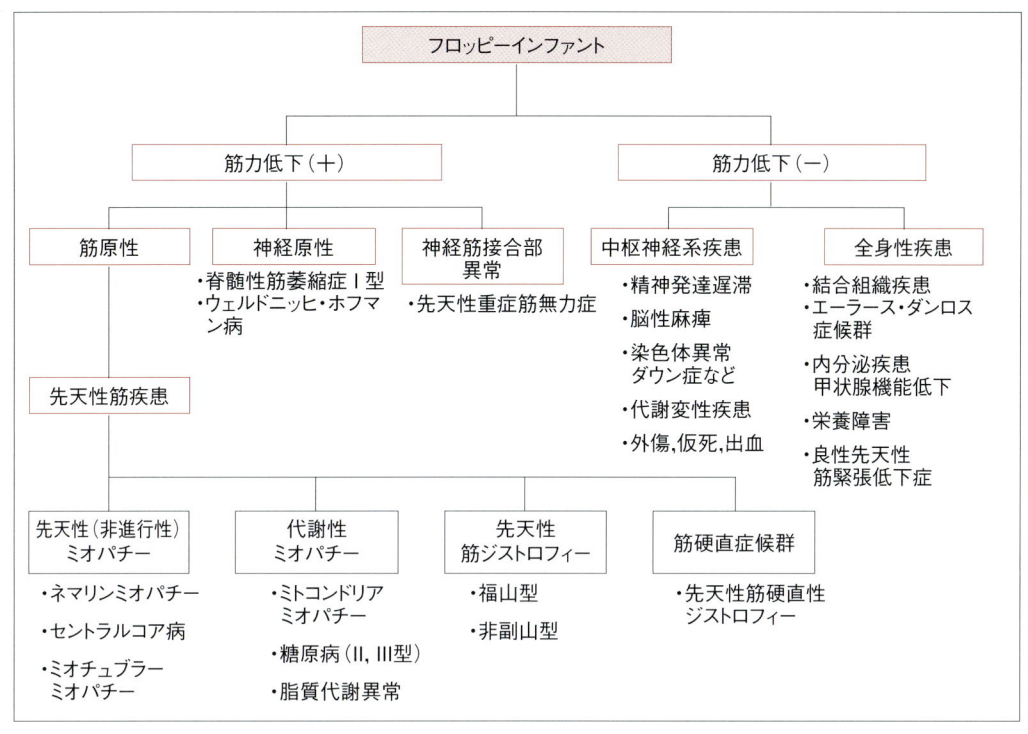

```
                    フロッピーインファント
                   ┌────────┴────────┐
              筋力低下（＋）        筋力低下（－）
         ┌──────┼──────┐        ┌──────┴──────┐
       筋原性  神経原性  神経筋接合部      中枢神経系疾患    全身性疾患
               ・脊髄性筋萎縮症Ⅰ型  異常      ・精神発達遅滞    ・結合組織疾患
               ・ウェルドニッヒ・ホフ ・先天性重症筋無力症 ・脳性麻痺      ・エーラース・ダンロス
                マン病                   ・染色体異常      症候群
                                       ダウン症など     ・内分泌疾患
     先天性筋疾患                         ・代謝変性疾患     甲状腺機能低下
                                       ・外傷,仮死,出血    ・栄養障害
                                                    ・良性先天性
                                                     筋緊張低下症
```

図3　フロッピーインファントの鑑別診断

先天性（非進行性）ミオパチー	代謝性ミオパチー	先天性筋ジストロフィー	筋硬直症候群
・ネマリンミオパチー ・セントラルコア病 ・ミオチュブラーミオパチー	・ミトコンドリアミオパチー ・糖原病(Ⅱ,Ⅲ型) ・脂質代謝異常	・福山型 ・非福山型	・先天性筋硬直性ジストロフィー

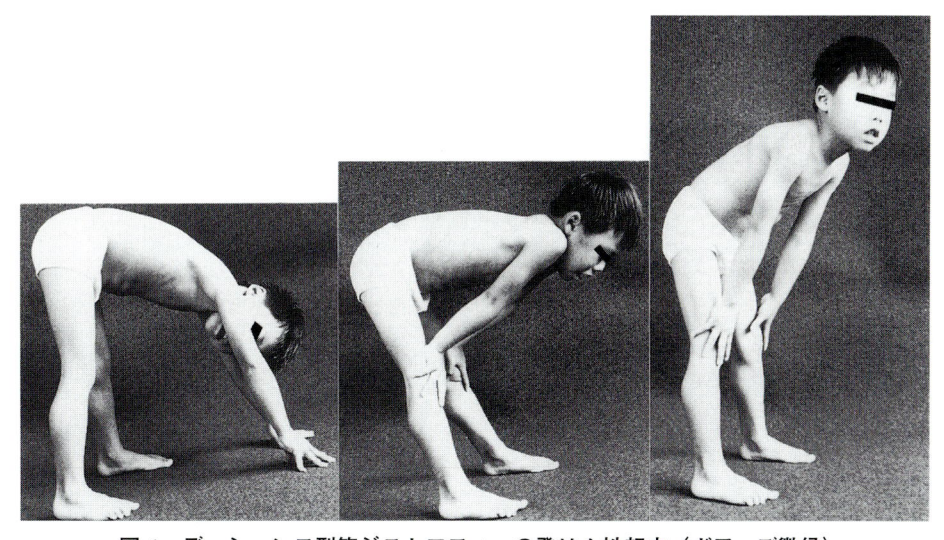

図4　デュシェンヌ型筋ジストロフィーの登はん性起立（ガワーズ徴候）
① 床に手をつき臀部を高くあげ，② ひざに手をあてて自分の身体をよじ登るようにして，③ 立位をとる．
(楠智一他編：必修小児科学アトラス，南江堂，1994：国立精神・神経センター 埜中征哉博士 提供)

れることがあり特異である．
　　　　中枢神経症状を伴う筋疾患もあり，**福山型先天性筋ジストロフィー，先天性筋強直**

性ジストロフィーでは非進行性の精神発達遅滞をみるし，デュシェンヌ型筋ジストロフィーにも軽〜中等度の精神発達遅滞を伴うことがある．また，ミトコンドリアミオパチー（ミトコンドリア脳筋症），リー Leigh 脳症では知的退行，発作性の意識障害などの進行性中枢神経症状を認める．

3 検　　査

a. 血液生化学的検査

　　筋原酵素である血清クレアチンキナーゼ（CK），アルドラーゼ，LDH の高度の上昇は筋壊死の存在を強く示唆しており，筋ジストロフィー症，筋炎をまず疑う．代謝性筋疾患（糖原病，ミトコンドリア異常症など）でも軽度から中等度に上昇する場合がある．

　　乳酸，ピルビン酸の上昇はミトコンドリア異常症の診断に重要であり，血液よりも髄液での上昇が有用のことが多い．その他全身型糖原病などの代謝性疾患で上昇する．

b. 尿 検 査

　　筋の融解，挫滅など筋破壊が急激に進むと尿にミオグロビンが検出されるようになり，これをミオグロビン尿という．横紋筋融解症，挫滅症候群，筋型糖原病などでみられる．

c. 筋 電 図

　　筋原性疾患では収縮時の活動電位の低下と筋線維数の減少に伴う持続時間の減少を呈し，神経原性疾患では高電位で持続時間の延長を認めるため，これらの鑑別に有用ではあるが，小児では十分な協力が得られず，判定が難しいことも多い．

d. 画像診断

1. 筋 CT・MRI

　　筋の萎縮・変性の広がりや程度をみるのにきわめて有用である．また，筋生検の部位選択にも役立つ．筋炎では MRI にて炎症部の T2 強調画像が高信号を示す．

2. 頭部 CT・MRI

　　先天性筋ジストロフィーの診断には欠かせない．福山型先天性筋ジストロフィーでは脳表面の特徴的な多小脳回，白質の髄鞘形成遅延（CT で低吸収域，MRI−T2 で高信号）をみる．デュシェンヌ型筋ジストロフィーでは軽度の大脳萎縮があることがある．

e. 筋 生 検

　　筋疾患の補助診断として重要なことが多く，先天性ミオパチーの各疾患は病理所見名がそのまま病名となっているものが多い（病理検査でネマリン小体がみられればネマリンミオパチーなど）．また，最近では各種筋疾患における欠損蛋白が同定されており（表 1），その抗体染色により，ジストロフィンではデュシェンヌ型およびベッカー Becker 型筋ジストロフィー，メロシンでは非福山型先天性筋ジストロフィー，

表1 主な筋疾患の遺伝子座と遺伝子産物（欠損蛋白）

筋疾患	遺伝形式	遺伝子座	遺伝子産物
筋ジストロフィー			
デュシェンヌ／ベッカー型	XR	Xp21	ジストロフィン
エメリ・ドレフュス型	XR	Xq28	エメリン
先天性筋ジストロフィー			
福山型	AR	9q31	フクチン
メロシン欠損症	AR	6q22-23	メロシン
先天性ミオパチー			
ネマリンミオパチー	AD	1q22-23	αトロポミオシン
セントラルコア病	AD	19q13.1	リアノジン受容体
ミオチュブラーミオパチー	XR	Xq28	ミオチュブラリン
筋強直症候群			
筋強直性ジストロフィー	AD	19q13.3	ミオトニンキナーゼ
代謝性ミオパチー			
糖原病Ⅱ（Pompe）	AR	17q23	αグルコシダーゼ
神経原性筋疾患			
脊髄性筋萎縮症	AR	5q13	SMN

XR：X染色体劣性，AD：常染色体優性，AR：常染色体劣性，
SMN: survival motor neuron protein

エメリンではエメリ・ドレフュス Emery-Dreifuss 型筋ジストロフィーの診断に寄与している．なお，従来より，筋原性病変と神経原性病変の鑑別にも有用である．

筋生検の多くは上腕二頭筋，大腿四頭筋から行われる．

f. その他の検査

① 筋疾患の多くで心筋，呼吸筋が障害されるので心電図，心エコー，呼吸機能検査が必要となる．
② ミトコンドリア異常症，顔面肩甲上腕筋ジストロフィーでは難聴が，前者ではさらにてんかん発作の合併もあるので聴力検査や聴性脳幹反応（ABR），脳波などの電気生理学的検査を行う．

4　遺伝子診断

筋疾患のほとんどが**遺伝性疾患**であり，近年その**遺伝子変異**とそれに伴う**欠損蛋白**の同定が次々に明らかにされている（**表1**）．

5　治　療

先天性筋ジストロフィー，ミオパチーなどの遺伝性筋疾患の多くは，いまだ有効な治療法が確立されていない．ゆえに，障害された機能で最大限の自立を確保し，変形拘縮をできるだけ予防し，社会性の維持とQOLの改善が日々の目標となる．

各　論

筋原性疾患

A 筋ジストロフィー

遺伝子異常による筋線維（骨格筋）の変性壊死，再生を主要病理像とする疾患群で，種々の疾患がある．

1 進行性筋ジストロフィー

進行性の骨格筋の筋力低下，筋萎縮を示す遺伝性疾患の総称であり，臨床的遺伝的に種々の病型に分類される．

a. デュシェンヌ型筋ジストロフィー（Duchenne muscular dystrophy；DMD）

臨床症状

1歳までの運動発達はほぼ正常である．歩行開始がやや遅れ，3歳頃になり走るのが遅い，転びやすい，跳び上がれないなどで気づかれることが多いが，まれに乳児期に血液検査で偶然に AST（GOT），ALT（GPT），LDH の高値を指摘され診断されることもある．幼児期には筋萎縮は目立たないが，下腿の屈側筋群が脂肪変性を起こし肥大し，下腿腓腹筋で顕著となり，下腿の仮性肥大とよばれる特徴的所見（図5）を呈する．また，登はん性起立（ガワーズ徴候）（図4）を示すようになり，筋萎縮は腰帯筋から肩帯筋，さらには全身へと広がる．学童期になると歩行障害が進行し，

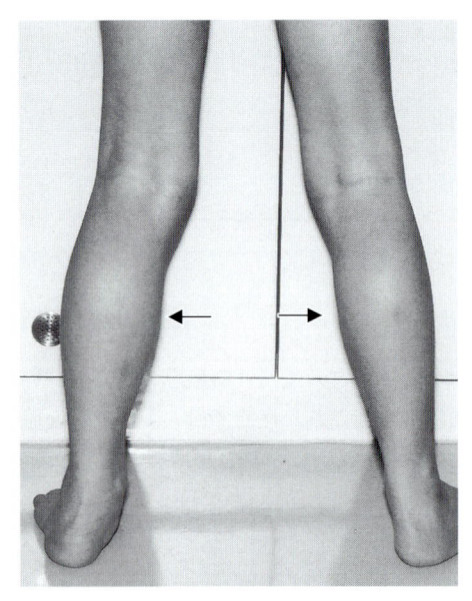

図5　デュシェンヌ型筋ジストロフィー
下腿腓腹筋の脂肪変性による下腿の仮性肥大．
（独立行政法人国立病院機構医王病院小児科
本家一也博士 提供）

動揺性歩行（**waddling gait**）を示し，階段の昇降も困難となる．10歳〜12歳までに歩行不能となり，脊柱の変形，四肢の関節拘縮が進行する．思春期過ぎより呼吸筋障害による呼吸不全，心筋障害が問題となり，20歳代で死亡する．なお，軽度ないし中等度の知的障害を約1/3にみる．

> 臨床検査

筋原酵素の血清CK，アルドラーゼ，LDHは新生児期から上昇するが，筋萎縮が高度になれば（10歳頃）低下する．筋生検では筋線維の変性と再生がみられ，円形化，大小不同，中心核，脂肪浸潤を呈し，ジストロフィン染色では染色されない．筋CTでは筋の脂肪変性に伴い，加齢とともにCT値の低下をみる．

> 遺伝形式・遺伝子異常

X連鎖性劣性遺伝形式をとり男児に発症し，母親が保因者のことが多いが，約1/3は弧発例である．母親が保因者であれば息子が患者となる確率は1/2となる．X染色体短腕のXp21.2に存在するジストロフィン遺伝子の変異により，ジストロフィン蛋白が発現しないことが病因である．

b. ベッカー型筋ジストロフィー（Becker muscular dystrophy；BMD）

デュシェンヌ型筋ジストロフィーと同じくXp21.2のジストロフィン遺伝子の異常により発症するが，遺伝子変異が多少異なるため，ジストロフィン蛋白は部分的に発現している．このため臨床的には軽症のことが多く，発症は遅く（平均12歳位），進行も緩徐であり，患者は父親となりえるが，30歳代で歩行不能となり，40歳代で死亡することが多い．

2 先天性筋ジストロフィー（congenital muscular dystrophy；CMD）

新生児期または乳児期早期より筋緊張低下，筋力低下を示し，筋病理所見でジストロフィー変化を示す遺伝性筋疾患である．日本人に多く，福山型筋ジストロフィー（FCMD）に代表される中枢神経障害を示す先天性筋ジストロフィーと欧米に多く骨格筋基底膜主要成分であるメロシン（ラミニン2）の欠損型先天性筋ジストロフィーに代表される中枢神経障害を示さない非福山型先天性筋ジストロフィーに大別される．

a. 福山型先天性筋ジストロフィー（FCMD）

> 臨床特徴

1960年福山らにより提唱された常染色体劣性遺伝病であり，日本人に多く，日本人の約80人に1人が保因者と考えられる．臨床的に坐位保持が不可能な重症群，坐位保持までは可能な典型群，起立，歩行が可能となる軽症群に分けられるが，一般的には乳児期早期に精神運動発達の遅れ，フロッピーインファントで発症する．深部腱反射は減弱または消失しており，乳児期後半より股関節，膝関節の伸展制限，拘縮に気づかれる．顔面表情筋の罹患も特徴のひとつで，徐々に口を開いた仮面様のミオパチー顔貌となる．下腿の仮性肥大もみられる．運動機能は徐々に発達するが，多くは坐位獲得までで，学童期以降は逆に失われていく．

中枢神経系病変に伴う神経症状の併有も特徴的であり，脳の形成異常のため知的障害を認め，言語発達も遅れ，二語文を話す例は一部に過ぎない．また，約半数にてんかんを合併する．視神経萎縮，網膜異常などの眼科的異常を呈する例も多い．

筋力低下，全身の関節拘縮により，10歳前後に完全臥床状態となり，摂食も困難となり，多くは20歳までに死亡する．

［臨床検査］

血清CK，アルドラーゼ，AST（GOT），ALT（GPT）は新生児期から上昇を示す．筋生検では結合織，脂肪の増加を伴う筋壊死と筋線維の減少がみられる．

頭部CT・MRIでは厚脳回，多少脳回，脳萎縮，白質髄鞘化の遅れ，小脳形成異常など特異的な脳形成障害を認める．

［遺伝形式・遺伝子異常］

前述の如く，常染色体劣性遺伝病であり，遺伝子座は9番染色体長腕（9q31-33）に存在し，その遺伝子産物（原因蛋白質）はフクチンと命名されているが，その機能は不明である．

b. メロシン欠損型 CMD（メロシン欠損症）

［臨床特徴］

筋基底膜の構成成分であるメロシン（ラミニン2）の欠損による先天性筋ジストロフィーで，中枢神経障害を示さないため，非福山型とよばれる先天性筋ジストロフィーのひとつである．欧米に多いが日本人には少ない．筋症状は福山型に類似するが，言語発達は正常で知能もほぼ正常である．臨床経過は非進行性または緩徐進行性である．

［臨床検査］

血清CKは初期高度に上昇し，他の筋原酵素も上昇を示す．頭部CT・MRIでは特徴的白質変性所見（CTでは大脳白質のびまん性低吸収域）がみられるが，福山型と異なり年齢と共に変化することはない．診断には生検筋組織の抗メロシン抗体染色にて基底膜が染色されないことが重要である．

［遺伝形式・遺伝子異常］

常染色体劣性遺伝であり，メロシン（ラミニン2）の遺伝子座は6番染色体長腕（6q22-23）と判明した．

3 その他の筋ジストロフィー

a. 肢帯型筋ジストロフィー

体幹近位筋（腰帯または肩甲帯）すなわち，腰帯と下肢の筋力低下が先行し，肩甲帯と上肢の筋力低下が生じるが，顔面筋罹患はない．常染色体劣性遺伝をとる病型が多いが，常染色体優性遺伝を示す病型もある．心筋障害，知的障害は呈さない．

b. 顔面肩甲上腕型筋ジストロフィー

主に顔面，上肢帯，上腕の筋萎縮と筋力低下を示す常染色体優性遺伝の疾患で，筋ジストロフィーの中ではデュシェンヌ型，福山型に次いで3番目に多い．高率に感音

性難聴，網膜の血管異常を合併する．遺伝子座は4番染色体長腕（4q35-qter）に存在するもののあることが明らかにされている．

c. エメリ・ドレフュス型筋ジストロフィー　Emery-Dreifuss muscular dystrophy

2歳〜10歳頃発症し，肘関節，アキレス腱，後頚部の早期からの拘縮を呈し，上腕，下腿から始まる緩徐進行性の筋萎縮，筋力低下を示し，伝導障害の形をとる心筋症を合併する主としてX連鎖性劣性遺伝形式をとる疾患である．X連鎖性の場合の遺伝子座はX染色体長腕末端（Xq28）にあり，遺伝子産物がエメリンとよばれる．

B 先天性ミオパチー

先天性ミオパチーとは生下時ないし乳児期早期から筋緊張低下と筋力低下を示し，その病理学的特徴から種々の疾患に分類されており，多くは進行がないかあっても緩徐で予後も良好例の多いことから，非進行性ミオパチーともよばれる．病像および筋の組織学的所見には共通点も多い．

[臨床特徴]

セントラルコア病を除いて，① 生下時より著名な筋力低下，呼吸障害を示し，肺炎などで1歳までに死亡する乳児重症型，② 最も多い型で，乳児期より運動発達の遅れがあり，フロッピーインファントを示し，ミオパチー顔貌を呈するが歩行は獲得できる良性先天型，③ 成人型，に分類される．

[筋病理所見]

① 筋線維が細く未熟である，② 骨格筋の筋線維は組織化学的にタイプⅠ線維，タイプⅡ（A，B，C）線維に識別され，それぞれの特徴を有しているが，本疾患ではタイプⅠ線維の数が多く，③ タイプⅠ線維が小径である等を示す．

1 ネマリンミオパチー

筋線維内に糸状構造物（ネマはギリシャ語で糸の意）が検出されるため命名された．1番染色体長腕（1q22-23）に遺伝子座が同定されている常染色体優性遺伝のものと，2番染色体長腕（2q21.2-22）に遺伝子座が示された常染色体劣性遺伝のものがあり，ゴモリトリクローム変法染色でネマリン小体を検出することで診断する．

2 セントラルコア病

筋線維の中心部が酸化酵素染色で果物の芯（コア）のように抜けてみえるので命名された．他の先天性ミオパチーと異なり，乳児重症型はみられず，先天性ミオパチーの中では最も軽症である．常染色体優性遺伝を示すと考えられており，遺伝子座は悪性高熱の遺伝子座でもある19番染色体長腕（19q13.1）にあり，全身麻酔下で悪性高熱を呈しやすいことも特徴とされる．

3 ミオチュブラー（中心核）ミオパチー

筋線維の中心に核が位置（中心核）し，その筋線維が胎生期の筋管myotubeに似

た構造を示すため命名された．遺伝形式は種々であるが，X連鎖性劣性遺伝を示すものの多くは乳児重症型の臨床像を呈し，その遺伝子座はX染色体長腕（Xq28）にある．

C 筋強直症候群（筋緊張症候群）

骨格筋の弛緩障害により，筋収縮後その緊張がすみやかに弛緩できない病態を呈し，臨床的には，強く握り締めた手を容易に開けなかったり，叩打された舌が強く収縮し続けること（**percussion myotonia**）がみられる．

1 筋強直性（緊張性）ジストロフィー

常染色体優性遺伝形式を示し，代を経る毎に重症度が増し，発症年齢も早くなる**遺伝的表現促進現象**を呈する特有の疾患で，19番染色体長腕（19q13.3）に遺伝子座が存在する．発症年齢は新生児から高齢者まで幅があるが，新生児期から呼吸不全，哺乳障害，全身の筋緊張低下を示す重症度の高い先天性のもの（先天型）から，多くは10歳代から中年期に発症し，ミオトニア現象が顕著で筋力低下，筋萎縮，知的障害，白内障，不整脈，内分泌障害など全身の臓器に症状を呈する成人型，さらにはほとんど自覚症状のない軽微型までさまざまで個人差が大きい．

a. 先天性筋強直性ジストロフィー（先天型）

[疫 学]
母親が成人型筋強直性ジストロフィーである場合，異常遺伝子を持つ子は先天性の病型を呈するが，母親が患者である場合の児の罹患率は約10％とされ，日本では出生10万人に1.5人といわれている．

[臨床症状]
妊娠中の症状として，胎動微弱，羊水嚥下障害に伴う羊水過多を呈す．出生時より全身の筋力低下が著明で，呼吸障害，哺乳障害，深部腱反射の消失を認め，顔面筋麻痺，テント型の上口唇といった特有の顔貌を示す．その他，骨格異常，横隔膜挙上などを認め重度の**フロッピーインファント**であることが多いが，ミオトニアはみられない．新生児期の危機（死亡する者も少なくない）を脱すると症状は徐々に改善するが，精神運動発達遅滞が明らかとなり，関節拘縮を示し，歩行獲得は2歳〜4歳と遅れ，学童期になるとミオトニアが出現し，思春期を過ぎると成人型の全身症状が現れる．

[検査・診断]
一般的には血液生化学上および筋生検上の特徴的異常はない．筋電図では小児期より刺入時の筋収縮に伴い，急降下爆撃音あるいはバイクのふかし音などと形容される音が聞かれ，**myotonic discharge**が検出される．確定診断は遺伝子診断でなされる．

2 先天性筋強直症（筋緊張症）

概　念

　常染色体優性遺伝を示すトムゼン Thomsen 病と常染色体劣性遺伝を示すベッカー型とがあるが，遺伝子座はいずれも 7 番染色体長腕（7q35）にあり，ヒト骨格筋 Cl チャネル遺伝子に変異がみられ，細胞膜の Cl イオンの透過性が低下することにより，筋線維活動が持続的となり，症状が発現する．

臨床特徴

　手の開閉，歩行，開眼などの運動を急に行おうとしても，筋肉が強直してできない．筋力低下はみられず，骨格筋は肥大し，外見上は隆々とした体格となる．Na チャネル阻害薬であるフェニトイン，カルバマゼピン，プロカインアミド，キニーネが有効である．

D 代謝性筋疾患（代謝性ミオパチー）

　先天的な（遺伝性の）酵素欠損や内分泌障害により筋肉の運動に必要なエネルギー産生が障害され，筋症状を呈するさまざまな疾患の総称である（表2）．

1 糖原病　☞ 各論 II．先天代謝異常，p 103 参照．

2 脂質代謝異常　☞ 各論 II．先天代謝異常，p 108 参照．

3 ミトコンドリアミオパチー（ミトコンドリア異常症，ミトコンドリア脳筋症）

　ミトコンドリアの機能障害を基本病態とする疾患群の総称である．ミトコンドリアはエネルギー産生に関する重要な細胞内小器官であり，そのエネルギー代謝は核のDNA（核遺伝子）とミトコンドリアのDNA（ミトコンドリア遺伝子，mtDNA）の二重支配を受け，その異常はエネルギーをより必要とする中枢神経系や筋組織の症状を強く現すため，ミトコンドリア脳筋症ともよばれる．広義には上記核 DNA 異常による疾患も含まれるが，一般的には mtDNA 異常による疾患をいい，種々の疾患が

表2　代謝性筋疾患を呈する疾患

- ●糖原病
  - ・糖原病 II 型
  - ・糖原病 III 型
  - ・糖原病 V 型
  - ・糖原病 VII 型
- ●脂質代謝異常
  - ・カルニチン欠損症
- ●薬剤性
  - ・ステロイドミオパチー
- ●ミトコンドリア異常症
  - ・MELAS
  - ・MERRF
  - ・CPEO
- ●内分泌疾患
  - ・甲状腺機能低下症（クレチン症）
  - ・甲状腺機能亢進症
  - ・糖尿病

ある．mtDNA は母親からのみ子に伝わるため，多くの疾患は**母系遺伝**を示す．検査所見としては，共通的所見として血中，髄液中の乳酸，ピルビン酸の上昇，筋病理像では筋線維内のミトコンドリアの数の増加および大きさの変化に伴い，ゴモリトリクローム染色によって，ミトコンドリアが赤染し，**ragged-red fiber**（**RRF，赤色ぼろ切れ線維**）が高率に検出される．

a. MELAS（mitochondrial encephalopathy, lactic acidosis and stroke-like episodes）

多くは 5 歳〜15 歳で発症し，脳梗塞様発作を特徴とする全身性ミトコンドリア異常症であり，知的障害，てんかん発作，頭痛，難聴，低身長，筋力低下，腎尿細管障害，糖尿病，視野視力障害など多彩な症状を呈し，緩徐に進行する経過も多様である．小児期のミトコンドリア異常症としては最も多い．

b. MERRF（myoclonus epilepsy associated with ragged-red fibers）

MELAS より年長で発症することが多いが，臨床像は MELAS と類似し，小脳失調，ミオクローヌス，痙攣発作を 3 主徴とする．進行性ミオクローヌスてんかんの 1 型でもある．

c. リー症候群 Leigh syndrome（リー脳症 Leigh encephalopathy）

乳児期から 2 歳頃までに哺乳障害，精神運動発達遅滞，退行，筋力低下などで発症し，その後亜急性に呼吸不全，心不全で死亡する一般的な乳児型と発症が遅く緩徐進行性の慢性型がある．頭部 CT，MRI における**大脳基底核の左右対称性病変**が特徴的である．筋病理像では RRF は示されない．

d. CPEO（chronic progressive external ophthalmoplegia，慢性進行性外眼筋麻痺）

学童期以降に眼瞼下垂，外眼筋麻痺で発症し，小脳失調，筋力低下などを示す緩徐進行性の疾患で，外眼筋麻痺，網膜色素変性症，心伝導障害を合併するものは特にカーンズ・セイヤー Kearns-Sayre 症候群（KSS）とよばれている．

E 炎症性筋疾患

1 多発性筋炎・皮膚筋炎　☞ 各論 VII．リウマチ性疾患と類縁疾患，p 187 参照．

2 ウイルス性筋炎

インフルエンザ A，B（B の方が多い）やコクサッキー B5，B9 で発症し，筋痛，筋力低下，筋緊張低下を示し，ときにミオグロビン尿を伴うことがある．

F チャネル異常症

筋細胞膜の興奮性に関与する**イオンチャネル**の異常や筋小胞体の Ca 遊離チャネル

の機能異常により生じる遺伝疾患である．

1　周期性四肢麻痺

四肢・体幹の筋力低下と弛緩性麻痺を一過性かつ反復性にきたす疾患で，イオンチャネルの異常による家族性（原発性）と甲状腺疾患などによる症候性がある．脱力発作時の血清カリウム値により，低カリウム性，正カリウム性，高カリウム性に分類される．10歳以下での発症例はほとんどが家族性である．

a. 家族性低カリウム性周期性四肢麻痺

常染色体優性遺伝し，1番染色体長腕（1q31-32）上のCaチャネル遺伝子の変異による．幼児期から10歳代に発症し，激しい運動後の休息，寒冷，ストレスなどが誘因となる．

b. 家族性高カリウム性周期性四肢麻痺

常染色体優性遺伝し，17番染色体長腕（17q23.1-25.3）上のNaチャネル遺伝子の変異による．10歳以下に発症し，遺伝子変異は正カリウム性の場合も同一である．

2　悪性高熱症（悪性症候群）

主に全身麻酔中（麻酔薬によって）に発症し，高熱，筋硬直，不整脈，アシドーシス，ミオグロビン尿，高クレアチンキナーゼ血症，腎不全などを特徴とする重篤な疾患である．筋小胞体のCa遊離チャネルの異常など複数の関連遺伝子が同定されており，セントラルコア病，ミオトニアを呈する疾患，デュシェンヌ型筋ジストロフィー，周期性四肢麻痺でも本症をきたしやすい．

G　筋組織の崩壊を呈する疾患

1　横紋筋融解症

概　念

外傷，熱症，過激な運動，感染，痙攣さらには代謝異常症，筋疾患などさまざまの誘因および原因により，骨格筋が崩壊し，**ミオグロビン尿**，重症では呼吸不全，急性腎不全，播種性血管内凝固症候群（DIC）をきたす疾患である．

臨床特徴

急激な四肢，体幹の筋痛，骨格筋の腫脹，こわばり，脱力で発症し，赤褐色尿（ミオグロビン尿）を認める．重篤な合併症である急性腎不全は15～40％にみられ，予後不良のことも多い．

2　挫滅症候群　crush syndrome

主に下肢を中心とした骨格筋の**鈍的外傷**による強い筋圧迫のため，横紋筋融解を生じ，高カリウム血症，ミオグロビン血症，腎不全，代謝性アシドーシス，ショックを

呈する疾患である．

神経原性筋疾患

A 神経原性筋萎縮症

二次運動ニューロンの異常により筋萎縮などをきたす疾患群の総称である．なお，末梢神経の障害によるものは他章に譲る．

1 脊髄性筋萎縮症（spinal muscular atrophy；SMA）

脊髄前角細胞の変性，脱落を主病変とし，全身の運動機能障害をきたす常染色体劣性遺伝の疾患（5番染色体長腕，5q13に遺伝子座が同定）で，発症時期により，乳児期までに発症する重症型のⅠ型（**ウェルドニッヒ・ホフマン病**），乳児期後半から幼児期に発症するⅡ型（中間型），および幼児期〜学童期に発症し慢性の経過をとるⅢ型（クーゲルバーグ・ウェランダー Kugelberg‒Welander 病）とに分類される．

特にⅠ型はいわゆる**フロッピーインファント**（図2）の代表的疾患で多くは生後3ヵ月以内に発症し，呼吸障害，嚥下障害，構音障害を呈し，2歳までに死亡する．罹患筋では，脱神経所見である**線維束性攣縮**がみられ，中でも舌で特徴的である．知能は一般的に正常である．

神経・筋接合部の異常による疾患

神経・筋接合部は末梢運動神経が筋組織に接合し，二次ニューロンからの情報を筋組織に伝達する部位であり，具体的には神経末端のシナプス前膜からアセチルコリンが分泌され，筋側のシナプス後膜上のアセチルコリン受容体に結合して，筋収縮の情報が伝達される．

神経・筋接合部における情報伝達障害をきたすものには，後膜のアセチルコリン受容体抗体が陽性で，自己免疫機序が想定される重症筋無力症と免疫異常を示さず，遺伝的背景を有する先天性筋無力症症候群，およびボツリヌス毒が前膜におけるアセチルコリン放出を阻害するために発症するボツリヌス症がある．

1 重症筋無力症

シナプス後膜のアセチルコリン受容体に対する自己抗体の出現により，前膜から分泌されたアセチルコリンと結合する受容体が減少し，筋収縮に必要な活動電位が十分に惹起されず，筋力低下，脱力，易疲労性を呈する．好発年齢は小児期では2歳前後と思春期前後にピークがあり，女児に多い．

a. 新生児一過性型

重症筋無力症に罹患している母親から生まれた新生児に一過性の筋力低下，哺乳力低下，啼泣力減弱，呼吸障害などがみられる．母親から胎盤を通しての**移行抗体**によるものと考えられている．

b. 若年型（小児期）

病型は**眼筋型**と**全身型**に区分されるが，前者には，症状は眼筋症状のみではあるが，筋電図上は四肢筋罹患も推定される場合があり，これは**潜在全身型**と細分される．小児では眼筋症状のみの眼筋型が多い．

［臨床特徴］

眼筋型は感冒罹患後などに，一側性の眼瞼下垂，斜視，複視，眼球運動障害で発症する．睡眠後や起床時に軽く，夕方，疲労時に増悪する日内変動が特徴的所見である．全身型は易疲労性，筋力低下を呈するが，嚥下障害，咀嚼障害，構音障害，呼吸障害などの球症状を呈することもあり，注意を要する．

診断は**テンシロンテスト**での症状の改善（**図6**）によりなされるが，血中アセチルコリン受容体抗体の検出，誘発筋電図も有用となる．

治療は抗コリンエステラーゼ薬，副腎皮質ステロイド薬が中心となり，8割以上が寛解する．

2 ボツリヌス症

ボツリヌス菌の産生する**神経毒素**により神経・筋接合部が障害され，程度は種々であるが，全身性の弛緩性麻痺をきたす疾患である．① 食餌性，② 創傷性，③ **乳児ボツリヌス症**に分類されるが，小児においては，ハチミツから感染する乳児ボツリヌス症が注目されており，1歳以下の乳児にはハチミツを与えないことが大切である．

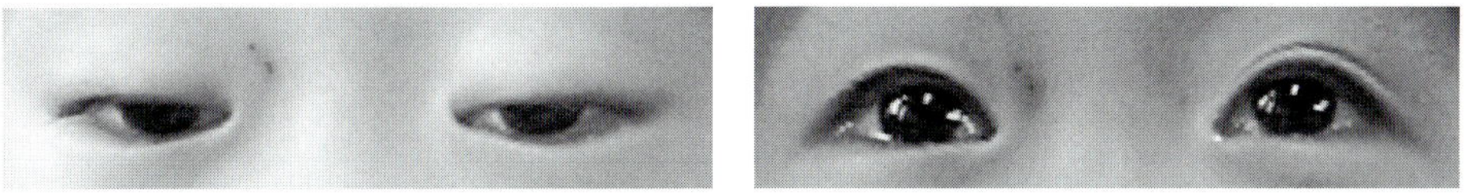

図6 重症筋無力症（眼筋型）の眼所見
A：テンシロンテスト前の眼瞼下垂
B：テンシロンテスト後には眼瞼下垂の改善を認める
（岡山大学医学部・歯学部附属病院小児神経科　秋山倫之博士　提供）

XIX. 精神疾患とその辺縁疾患

総論

1　心の発達

a. 子どもの特徴

人は未熟なまま生まれ，親をはじめとする他者と交流して成長し，社会に参加することで独立した大人となる．子どもは，心身ともに発達途上であり，一人では生きていけない．このため，子どもの精神疾患には，

① 発達段階に応じた症状が出現しやすい
② 心身未分化なので，心理的ストレスが原因で身体症状が出現しやすい
③ 家庭や学校など環境からの影響を受けやすい

という特徴がある（表1）．

b. 心の発達

運動発達に，定頸・はいはい・一人歩きという段階があるように，心の発達にも段階がある．エリクソン E.H.Erikson は心理社会性の発達を，ライフサイクル理論（表2）で説明した．発達段階に応じた課題を達成することで，子どもはそれを支えに次の心理社会的な問題を乗り越え，成長する．

1. 乳児期

赤ちゃんが泣いて空腹や不快を訴えると，親が応答してその欲求を満たす．世話されることで養育者との間に愛着関係（アタッチメント）が形成され，社会で生きていくために不可欠な，基本的信頼感（他者を信じる力）が生まれる．

2. 幼児期

自己主張が始まる時期（第一次反抗期）で，親や友だちに自分の欲求をぶつけながら，折り合うことを学ぶ．トイレットトレーニングなどのしつけをとおして，欲求が受け入れられないことに耐え，衝動性をコントロールすることを学ぶ．これを自律性とよぶ．

表1　小児の精神疾患とその辺縁疾患

A. 発達障害	1. 精神遅滞 2. 広汎性発達障害 3. 注意欠陥多動性障害 4. 学習障害 5. その他	C. 神経症	1. 不安性障害，恐怖症 2. 強迫性障害 3. 転換性障害，解離性障害 4. 外傷後ストレス障害 5. その他
B. 心身症	1. 神経性習癖，チック障害 2. 排泄障害 3. 睡眠障害 4. 摂食障害 5. 過敏性腸症候群 6. 過換気症候群 7. その他	D. 精神病 E. 行動の障害 F. 小児虐待	1. 統合失調症 2. うつ病 3. その他 1. 不登校 2. 反抗挑戦性障害，行為障害 3. その他

表2　エリクソンのライフサイクル理論

段階	年齢	発達課題
乳児期	0～1.5歳	基本的信頼　対　基本的不信
幼児期	1.5～3歳	自律性　対　恥と疑惑
児童期	3～6歳	自立性　対　罪悪感
学童期	6～12歳	勤勉性　対　劣等感
青年期	12～20歳	同一性　対　同一性拡散
成人期	20歳代	親密性　対　孤立
壮年期	30歳代	生殖性　対　停滞
老年期	40歳代以降	統合性　対　絶望

3. 児童期

探求心が芽生え，親と離れて友人と行動し，新しい体験が増える．**自立性**とは**自主的に行動する**ことで，すべての活動の基礎になる力である．

4. 学童期

学習をとおして，友人と共に物事を成し遂げ，達成感を持つようになる．**勤勉性**を，身につける時期である．

5. 青年期

自己同一性を獲得する．親の価値観から離れ自分の価値観を確立する時期で，**第二次反抗期**ともよばれる．学童期までに準備した自分の力を信じて，自分の特徴にあった役割を果たし（仕事をするなど），社会の一員となる．

c. 症状の意味と発症機序

心理社会的な問題に対処できないと，精神症状，身体症状，問題行動が出現する．症状の発症機序を**図1**に示した．疾患によって，素因，家庭，社会の影響の度合いは異なる．

カナー L.Kanner は，症状の意味について，以下のように述べている．
・子どもの周囲に何か調べる問題があることを示す「入場券」
・その子どもに何かおかしいことがあるという「シグナル」

```
         ┌─────子どもの素因─────┐  ┌─────家庭環境─────┐
         │ 気質，性格，年齢      │  │ 親子関係，兄弟関係  │
         │ 知的能力              │  │ 経済状況・文化的背景など │
         │ 身体的能力など        │  │                     │
              └──────社会環境──────┘
                   学校の先生や友人との関係，
                   地域社会など
```

図の説明:

誘因となる出来事
子どもの問題
・慢性疾患
・学業不振
家庭の問題
・夫婦不和
・家族の死
学校の問題
・いじめ
・友人関係

→ 上手く解決できないとき →

健康な解決
家族や友人に相談
遊ぶ
スポーツ
勉強
我慢，置き換えなど

↓

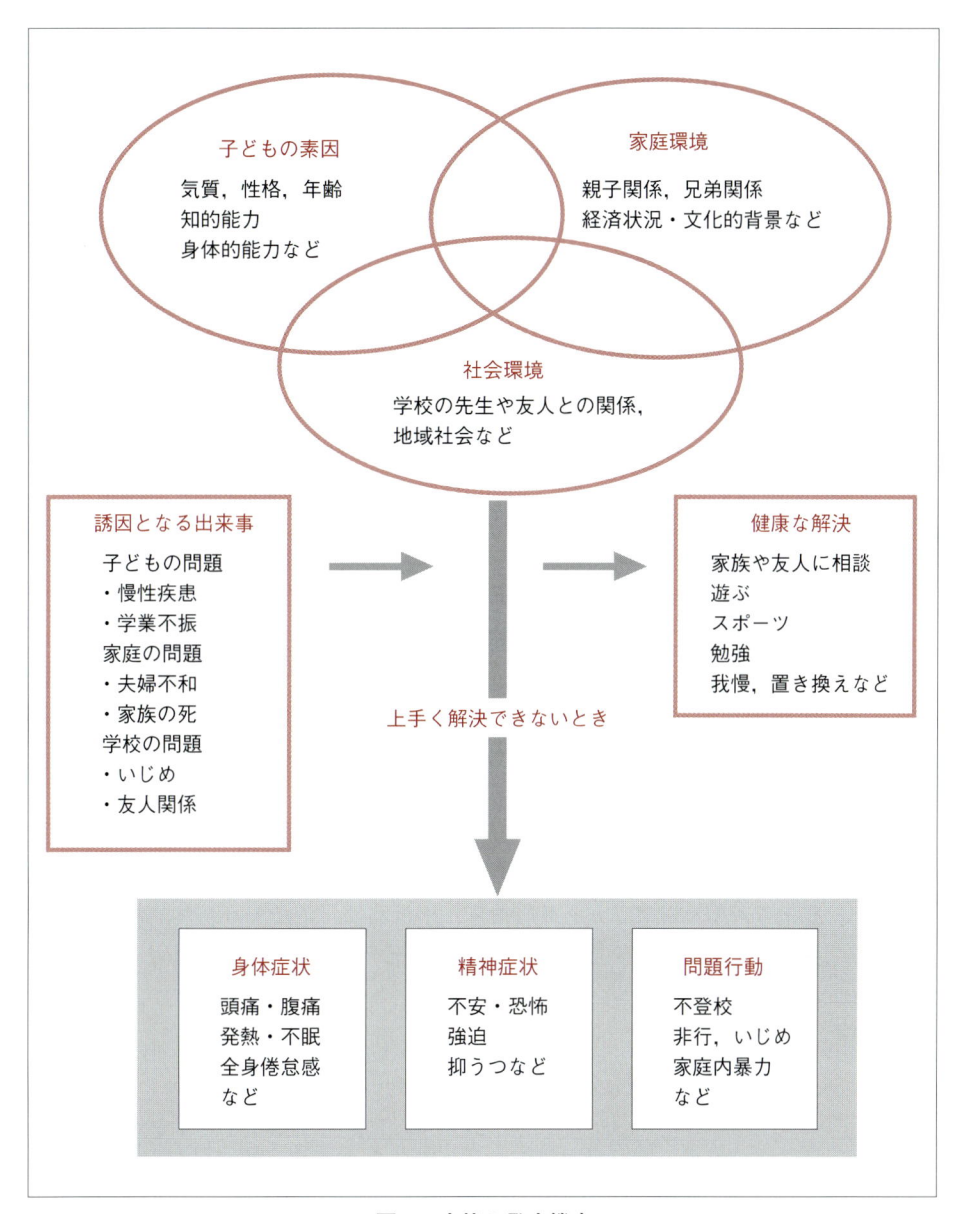

身体症状
頭痛・腹痛
発熱・不眠
全身倦怠感
など

精神症状
不安・恐怖
強迫
抑うつなど

問題行動
不登校
非行，いじめ
家庭内暴力
など

図1 症状の発症機序

・耐えられない状況に対する「安全弁」
・子どもなりの問題解決の「手段」

症状が消失すれば問題が解決するのではなく，背景にある子どものSOSに気づき，協力して問題を解決したり，成長を促すような取り組みが必要である．

2 診断と検査

子どもを，素因（知的能力・気質など），養育環境（家庭），社会環境（学校）の3点から理解する．面接による情報収集，行動観察，身体的，心理的検査を行い，総合

表3 診断のための面接と検査

面接・問診	現病歴，既往歴，生育歴，家族歴，現在の生活の様子，症状に対する子どもと家族の考え，親子で工夫したことなど
行動観察	面接や遊びの中で，親子の行動や態度を観察する，遊びへの集中力，物の扱い方，母子分離が可能か否かなど
身体的検査	診察（体格，小奇形の有無，自傷行為の有無），血液生化学検査，内分泌検査，尿検査，脳波，頭部画像検査
心理的検査	発達・知能検査，性格検査（質問紙法，投影法）

的に評価（**表3**），診断する．

たとえば多動が主訴の場合，場所にかかわらず多動なのか，教師の前でのみ反抗的で多動なのかによって診断は異なる．身体的検査では，中枢神経系に障害を起こす身体疾患がないかを調べる．たとえば甲状腺機能低下症では，うつ病と同様に活動性や意欲の低下をきたす．心理検査（**表4**）では，複数のテストを組み合わせて，子どもの能力や，性格の特徴を多角的に評価する．

精神疾患には，国際的に共通した診断基準がある．**WHOによる国際疾病分類**（International Classification of Diseases, 10th version : ICD-10）と，**アメリカ精神医学会による精神障害の診断と統計マニュアル**（Diagnostic and Statistical Manual Disorders, 4th edition : DSM-IV）が頻用される．

3 治　療

治療の基本は，子どもやその家族と**ラポール（信頼関係）**をつくることである．共感的な理解と誠実さが必要になる．治療法は，子どもの能力，家族の理解力，問題の性質，治療者の技量を考慮して選択する．

a. 薬物療法

不安や恐怖，不眠，衝動性のコントロールなどに使用する．精神面に作用する薬物を向精神病薬と総称する．抗精神病薬（幻覚・妄想などに用いる），抗うつ薬，抗躁薬，抗不安薬，睡眠薬，抗てんかん薬などがある．副作用の出現や依存に注意する．大量服薬や誤飲の危険もあり，管理は厳重にする．

b. 支持的精神療法（カウンセリング）

受容的に本人の訴えを聞き，問題点の整理や具体的な対応について相談，助言していく方法である．子ども，家族の双方に有効である．依存が発生することがあるので，専門的な知識を持った治療者が行う．

c. 行動療法

学習理論に基づいて，行動の変容を図る方法である．系統的脱感作療法（たとえば，不登校児が，家からの外出距離を徐々に伸ばして学校まで到達できるように練習する），オペラント技法（よい行動があれば，ほめたりシールをはって強化し，悪い

表4 心理検査の種類と対象年齢

1) 発達検査
   スクリーニングに適した検査
   ・遠城寺式乳幼児分析的発達検査法（0〜4歳7ヵ月）
       運動（粗大運動・手の運動），社会性（基本的習慣・対人関係），言語（発語，言語理解）の各領域で発達を評価する
   ・津守式乳幼児精神発達質問紙（0〜7歳）
       家族の観察による情報から発達を診断．運動，探索・操作，社会，食事・排泄・生活習慣，理解・言語の5領域で発達を評価する
   ・日本版デンバー式発達スクリーニング検査（JDDST）（0〜6歳）
       個人・社会，微細運動・適応，言語，粗大運動の4領域から発達を評価する．正常児が25，50，75，90％通過する月齢尺を示してある
   個別の検査
   ・MCC（Mother-Child Counseling）乳幼児精神発達検査（2ヵ月〜30ヵ月）
       ベル，積み木，絵カードなどを用いて評価する
   ・新版K式発達検査（3ヵ月〜13歳）
       姿勢・運動領域，認知・適応領域，言語・社会領域の3領域を，検査用具を用いて評価する．各項目は，50％の通過率に設定している

2) 知能検査
   ・ウエクスラー式知能検査 WPPSI（3歳10ヵ月〜7歳1ヵ月），WISC-III（5歳〜16歳），WAIS-R（16歳〜成人）
       言語性（言葉によって回答）と動作性（言葉を使用せずに回答）に分けて知能を評価する．能力の偏りがわかる
   ・田中・ビネー式（1歳〜成人），鈴木・ビネー式（幼児〜成人）
       年齢別の知的発達尺度を用いて，知能を全体的に評価する
   ・コース立方体組み合わせテスト（6歳〜成人）
       17枚の図版による課題を16個の立方体で構成する．言葉を使用しないので，言語・聴覚障害者の評価が可能である

3) 性格検査
   質問紙法：「はい」「いいえ」などで答えられる質問で評価する
   ・矢田部・ギルフォード性格検査（小学2年生〜成人）
       12の性格特徴を評価し，平均（A型），情緒不安定・外向（B型），情緒安定・内向（C型），情緒安定・外向（D型），情緒不安定・内向（E型）の5つに性格を類型する
   ・エゴグラム（小学生〜成人）
       交流分析から発展．自我の働きを，批判的な親，養育的な親，大人，自由な子供，順応した子どもの5つに分けて評価する
   ・顕在性不安尺度（MAS）
   ・子供用抑うつ尺度（CDS）
   投影法：曖昧な刺激を提示した反応で評価する
   ・文章完成テスト（SCT）（小学生〜成人）
       未完成の短文（私が好きなのは＿）を刺激として，自由に言葉を続けて文章を完成させる
   ・P-Fスタディ（幼稚園児〜成人）
       欲求不満を起こしやすい場面を線画で示す．これにどのように反応するかを評価する
   ・バウムテスト（樹木画テスト）
       A4用紙に，鉛筆で木を描かせる．木は無意識の自己像を表現している
   ・HTPテスト（家・木・人を描く描画テスト）
   ・ロールシャッハテスト
       インクのシミでできた図版を被験者がどのようにみるかで，深層心理を評価する．評価には熟練を要するが，情報も大きい

行動は無視する）などがある．

d. 自律訓練法

　　公式化された自己暗示により，心身のリラックスを図る方法である．自律訓練中は，血圧が安定し脳波上もα波が増加する．自律神経失調症などで行う．

e. 箱庭療法

　　治療者が見守る中で，57 × 72 × 7 cm の砂が入った箱の中に，ミニチュアの玩具を自由に使用して作品をつくる．怒りや混乱など子どもの内的な世界が表現され，診断や治療に用いられる．

f. 遊戯療法

　　治療者との遊びをとおして自己表現を促し，緊張や不安を解消して心理的なエネルギーを高める．大きな部屋で遊具を使ったり，ゲームや人形を使うなど方法はさまざまである．

g. 芸術療法

　　粘土，絵画，手芸などを行い自己表現を促す．作品の制作をとおして，達成感を得る．スクイグル（なぐり描き）法，コラージュなどさまざまな技法がある．

h. 家族療法

　　家族のシステムが上手く機能しないために子どもが症状を出していると考え，家族を治療の対象にする．

i. 集団療法

　　個別の心理療法とは別に，集団で共通の活動を行う．社会性を高めたり仲間意識を持つことで，情緒の安定につながる．不登校児を対象としたフリースクールなどがある．

4　子どもと家族への接し方

　　子どもが安心できる治療関係をつくることが大切である．子どもの気持ちを尊重する受容的な態度と，問題行動に対してはその辛さを理解しながらも毅然と臨む態度が必要になる．治療者に話したことの秘密は守られることを保証したうえで，自傷・他害・迫害がある場合は，家族や周囲の人に応援を求めることを約束する．できることとできないことは明確にする厳しさもときに必要である．なお，心が不安定だからこそ，身体の安定は大切で，生活リズムを維持し，食事，睡眠，遊び（運動）のバランスに気をつける．

　　家族との信頼関係も重要である．問題が生じると原因を探したくなるが，決して親を責めてはならない．「心の問題」を指摘されただけで，家族は傷つき，罪悪感を感じ，防衛的になる．協力して治療をすすめるためにも，まず家族の訴えをしっかりと

傾聴する姿勢が必要である．子どもを支えることは家族を支えることであり，家族の安定が子どもの安定につながる．

● 各 論

Ⓐ 発達障害

発達障害の発症は，本人の素因による．環境の影響で二次的な問題も発生しやすく，早期発見と早期介入が重要である．

1 精神遅滞（mental retardation；MR）

〔定義・診断〕

18歳までの発達期に現れる，一般的な知的機能の明らかな遅れで，社会的適応や身辺自立が障害される．頻度は約1％．知的機能は知能検査によって評価するが，施行できない場合は，発達検査によって発達指数（DQ；Developmental Quotient）から推測する．知能指数（IQ；Intelligence Quotient）85以上が正常，70以下を知的な遅れがあると考える．

・知能指数＝精神年齢／生活年齢（暦年齢）×100
・発達指数＝発達年齢／生活年齢（暦年齢）×100

〔分 類〕

1）障害の程度によって4段階に分ける

表5 知的水準による精神遅滞の分類

分 類	知能指数	最終発達年齢	教育方針	精神遅滞全体中の割合（％）
軽　度	50～70	ほぼ小学生水準	教育可能	85
中等度	35～49	就学前水準	訓練可能	10
重　度	20～34	2～4歳	要保護	3～4
最重度	0～19	0～2歳	生命維持	1～2

（小此木啓吾，深津千賀子，大野裕編：心の臨床家のための必携精神医学ハンドブック，創元社，1998）

2）病因による分類（表6）

頭部画像検査，脳波検査，血液生化学検査，内分泌検査，染色体検査，尿検査などを行って，原因を明らかにする．フェニルケトン尿症やクレチン症などは，先天性スクリーニング検査の対象で，早期治療開始によって知的障害の予防が期待できる．軽度精神遅滞は原因不明が多く，家族集積性がある．

〔症 状〕

生活習慣が身につきにくく，言語の遅れを認めることが多い．染色体異常や先天奇形症候群では，特有の顔貌や小奇形，皮膚症状を認める．多動や注意集中困難，自傷や他傷，興奮のほか，てんかんの合併頻度も高い．

言葉の遅れが目立たない軽度精神遅滞や境界知能（IQ 71から84）で，障害が見

表6 精神遅滞の原因

A．先天代謝異常
　1．アミノ酸・蛋白代謝異常（フェニルケトン尿症，メープルシロップ尿症など）
　2．糖代謝異常（ハーラー病など）
　3．脂質代謝異常（ニーマン・ピック病など）
B．内分泌異常
　先天性甲状腺機能低下症（クレチン病），先天性副甲状腺機能低下症など
C．染色体異常
　1．常染色体異常：ダウン症（21トリソミー），猫なき症候群（5p-症候群）
　2．性染色体異常：クラインフェルター症候群（47, XXY），XXX症候群，脆弱X症候群など
D．神経皮膚症候群
　神経線維腫症，結節性硬化症，スタージ・ウエーバー病
E．神経筋疾患
　福山型先天性筋ジストロフィー，先天性筋強直性ジストロフィーなど
F．先天奇形症候群
　脳性巨人症（ソトスSotos症候群），コルネリア・デランゲCornelia-de Lange症候群など
G．先天性中枢神経系，頭蓋骨の奇形
　小頭症，脳梁欠損症，狭頭症，二分脊椎（髄膜瘤）など
H．外的要因
　1．胎生期の障害　風疹，梅毒，トキソプラズマなどの胎内感染，
　　　　　　　　　胎児アルコール症候群などの母体の毒物・薬物乱用
　2．周生期の障害　低酸素性脳障害，頭蓋内出血，核黄疸など
　3．乳幼児期の障害　中枢神経感染症（髄膜炎，脳炎），頭部外傷など
I．てんかん
　点頭てんかん（ウエストWest症候群），レノックス・ガストーLennox-Gastaut症候群
J．精神障害に伴うもの
　広汎性発達障害
K．原因不明（随伴症状はなく，家族集積性が高い，家庭的・文化的背景あり）

逃されると，年齢相応の行動がとれないことを，本人の努力不足と叱られて，自己評価が低下する．思春期に不登校などの二次的な心理的問題を発生しやすく，注意が必要である．

【治療】

治療の基本は，子どもの特徴に合わせた**療育訓練と教育**である．日常生活に必要な能力を身につけることが教育の目標である．合併症には薬物療法を，情緒障害や行動の問題に対しては，環境調整や心理治療を行う．

2　広汎性発達障害（自閉症）(pervasive developmental disorders ; PDD)(autism)

【定義・症状】

自閉症とは，生まれつきの対人関係の発達障害で，
① 社会的相互関係の質的障害
② コミュニケーションの障害
③ 行動や興味の対象の極端な限局

が特徴である．頻度は0.3％で男子に多く，原因は不明である．広く自閉症的な特徴を持つ発達障害を，**広汎性発達障害**とよび，自閉症の他に，非定形自閉症，言葉の遅

れを伴わない**アスペルガー Asperger 症候群**，**レット Rett 症候群**などがある．

① 視線が合わない，後追いをしない，一人遊びを好む，② 言葉の遅れ，一度出た言葉が消える，独特の言葉［オウム返し（反響言語）・疑問文による要求・声のリズムや抑揚の異常など］，一方的な会話，③ グルグル回る・頭を打つなどの自己刺激行動，数字・マークなどへの興味の限局，同じ道順を通らないとかんしゃくを起こすなどパターンへの固執，などの症状を認める．その他，思春期にてんかんを合併しやすい，感覚過敏のために極端な偏食，特定の音を怖がる（雷・掃除機など）の特徴もある．

診　断

3 歳までの生育歴から診断する．集団生活が始まるまで，保護者は気がつかないことがある．多くは，幼児期に言葉の遅れや集団行動ができないことから発見される．精神遅滞のない高機能自閉症やアスペルガー症候群では，学童期になって変わった子としていじめられ，被害的になって不登校などの二次的問題が発生しやすい．

治　療

早期発見が大切である．療育訓練と教育を行って，社会適応能力の向上を図る．行動療法的アプローチや感覚統合訓練などがある．てんかんやパニックには，薬物療法を行う．

3　注意欠陥多動性障害（attention-deficit hyperactivity disorder；ADHD）

精神年齢と比べて著しい，**多動，不注意，衝動性**を特徴とする障害である．頻度は約 3～5％で，男：女は 5：1 である．

① 多動：落ち着きがない，迷子になる，教室でじっと座れない，手足をそわそわと動かすなど
② 不注意：忘れ物が多い，課題をやり遂げられない，身の回りの片づけができない，他人の話を聞いていないようにみえるなど
③ 衝動性：感情のコントロールができず，かんしゃくを起こしやすい，順番を待てない，質問が終わる前に出し抜けに答えるなど

しつけが悪いと誤解され，叱られることが多く，自己評価が低下しやすい．言葉の遅れや，学習の遅れも合併する．思春期以降は落ち着くことが多いが，反抗や非行など反社会的行動が出現すると社会適応が困難になる．

些細な刺激で注意集中が困難になるので，環境調整を行い，学校や家庭が協力して教育を行う．薬物療法として，中枢神経刺激薬（メチルフェニデート：コンサータ®），選択的ノルアドレナリン再取り込み阻害薬（アトモキセチン：ストラテラ®）が使用される．

4　学習障害（learning disorder；LD）

認知機能の障害のため，特定の領域の学習が障害され，期待される到達度に至らない．知的発達に遅れはない．読字障害：読みの正確さと理解力の障害（文章題を読んで聞かせると答えられるのに，自分で読んでも意味が掴めない），書字障害：字を書く能力の障害（言葉は流暢なのに，作文は一行も書けない），算数障害：算数の能力の障害（簡単な足し算もできない）がある．学齢期に発見され，特殊教育を要する．

B 心身症

1 定義と発症機序

心身症は，日本心身医学会の定義（1991年）で，「身体疾患の中でその発症や経過に心理社会的な因子が密接に関与するもの」とされ，神経症やうつ病などの精神障害に伴う身体症状は除外されている．心身症とは，独立した疾患ではなく，身体疾患の中で**心身相関**（心理的ストレスが身体に影響を与えて病気を悪化させ，逆に身体の不調がストレスとなって心に影響を与えること）の病態が認められる疾患を示す．

心身症を発症しやすい人は，**過剰適応**で自己主張が苦手なことが多い．心理的ストレスは，自律神経系，内分泌系，免疫系へ影響を与えるので，全身に症状が出現する．身体疾患が存在することを踏まえて，心身両面から総合的に治療を行う．

2 小児科で診ることの多い心身症（表7）

a. 神経性習癖 neurotic traits，チック障害 tic disorders

習癖（くせ）は，無意味だが無意識に繰り返す，本人がやめたくてもやめられない行為である．指しゃぶりや爪噛み，抜毛，小児自慰などがある．行為には情緒を安定させる効果があるので，叱って無理にやめさせるより，他に注意を向けさせる工夫を行う．

チックは，不随意に，無目的，非律動的な運動や音声が出現することで，運動チック（まばたき，首振り，顔をしかめる，手足を動かすなど）と音声チック（アッという発声，咳払い，鼻をならすなど）がある．睡眠中に消失し，短時間であれば意図的に制止できる．精神的に緊張したり，興奮すると症状が増強する．頻度は5〜20%

表7 子どもに起こりやすい問題とその誘因

時期	誘因	起こりやすい問題
乳児期	愛着関係の不全 生活環境の不備	吐乳，下痢，便秘などの消化器症状， 体重増加不良，夜泣きなど
幼児期	厳しすぎるしつけ 愛情不足 兄弟の出生 初めての集団生活	頻尿，二次性遺尿，遺糞症，吃音，神経性習癖， 反復性腹痛，周期性嘔吐症， 食欲不振，拒食，少食，偏食などの食事の問題， 反抗，選択性緘黙，母子分離不安など
学童期	親子や兄弟関係 教師や友達関係 学業やお稽古事	疼痛（頭痛，腹痛，関節痛，四肢痛など）， チック，抜毛症，夜尿症，気管支喘息， 起立性調整障害，めまい， 転換性障害（心因性視力障害，心因性発熱など）
思春期	二次性徴 個人の能力 親子関係 友達・異性関係 進学，就職問題	起立性調節障害，気管支喘息，過敏性腸症候群， 過換気症候群，転換性障害， 摂食障害（神経性無食欲症，神経性大食症）， 不安性障害，強迫性障害，うつ病， 不登校，非行，自殺企図

心身症以外の疾患，状態も含む．

で，男：女は3：1，7歳から11歳に多い．脳内伝達物質の異常が指摘されている．

症状とその持続期間から，一過性チック，慢性チック，**トゥレット障害** Tourette's disorder に分けられる．トゥレット障害は，1年以上運動・音声チックが合併した状態で，汚いことば，卑猥なことばを突発的にいう**汚言（コプロラリア** coprolalia）を認めることもある．

典型的な症状があれば診断は容易だが，てんかんとの鑑別に注意する．軽症の場合，周囲が指摘をせず本人が気にしないように見守ると，消失することが多い．重症の場合，ハロペリドール（セレネース®）などの薬物療法や心理治療を行う．思春期になると軽快する．

b. 排泄障害　elimination disorders

1. 遺尿症　enuresis

5歳以上の子どもが，週に2回以上，連続して3ヵ月以上トイレ以外の場所へ排尿することで，睡眠中の遺尿を夜尿症という．出生時から持続しているのが一次性，一度自立したのに再発した場合は二次性である．一次性は，排尿調節機能の未熟さが原因で，成長と共に軽快する．二次性は，心理的な問題が原因のことが多いが，糖尿病や尿崩症による多飲多尿が原因のこともあるので，注意が必要である．尿検査，尿浸透圧検査，腹部X線検査，腹部エコー検査などを施行し，器質的疾患を鑑別する．

頻度は，5歳で3〜7％，10歳で2〜3％．治療の原則は，**焦らない，起こさない，怒らないの「3ない」**である．年長児では，抗うつ薬，抗コリン薬，抗利尿ホルモンの点鼻などの薬物療法を行うこともある．

2. 遺糞症　encopresis

4歳以上の子どもが，不随意であろうと意図的であろうと，不適切な場所（たとえば衣服や床）に大便を反復して出すことである．慢性の便秘のために，肛門部の感覚が低下して便を垂れ流す．情緒的問題がある場合は，無意識の攻撃的な気持ちの表現として，壁に便を塗りつける，目立つ場所に置くなどの行為がある．

現病歴，便検査，腹部X線で拡張した直腸と大量の糞塊を認めれば，診断は比較的容易である．ヒルシュスプルング Hirshsprung 病などの，消化器疾患を鑑別する．

治療は，**適切な排便リズムの確立**である．浣腸で排便を誘導し，慢性の便秘を消失させる．続いて，規則正しい食事，運動，排便，薬物療法を行い，便秘の再発を予防する．情緒的問題がある場合，心理治療を行う．

c. 睡眠障害　sleep disorders

1. 夜驚症　sleep terror disorder，睡眠時遊行症　sleepwalking disorder

夜驚症では，突然叫び声をあげ，恐怖におののき，動悸や多呼吸などの自律神経症状が出現する．睡眠時遊行症では，突然起きあがって歩き回る．いずれも全睡眠時間の前半3分の1に発生し，持続は数分から数十分で，翌朝本人は覚えていない．睡眠覚醒機能が未熟で，深睡眠期に十分覚醒しないことが原因である．就寝前に強い情動刺激があると起こりやすい．通常思春期になれば軽快する．重症な場合は，抗不安薬や睡眠薬を使用する．

2. 概日リズム障害　circadian rhythm sleep disorder

過剰な眠気や不眠があり，日常生活に支障をきたす．患児の睡眠覚醒リズムと，実際の生活リズムの不一致が原因である．睡眠相交替型，時差型，交替勤務型，特定不能型などがある．生体内には睡眠物質メラトニンがあり，夜間に血中濃度が増加し光を浴びると急激に分解されることから，朝はカーテンを開ける，昼間は適度な運動をするなどの生活指導を行い，質のよい睡眠がとれるように指導する．睡眠薬を使用したり，6,000ルクス程度の光を照射する光療法などもある．

d. 摂食障害　eating disorders

定　義
拒食，やせ，無月経が特徴の神経性無食欲症（anorexia nervosa；AN）と，過食とそれに続く代償行動が特徴の神経性大食症（bulimia nervosa；BN）に分けられる．両者を合わせて摂食障害という．やせの賞賛や，女性の生き方の多様化といった社会的な問題と，家族関係や本人の素因などが重なって発症する．頻度は，10代〜20代女性の0.5〜1％に神経性無食欲症が，2〜4％に神経性大食症がある．男性例も増加している．

症　状
1）身体症状

神経性無食欲症では低栄養のため，低体温，徐脈，低血圧，皮膚の乾燥，脱毛と産毛の増生，便秘，無月経，低血糖，貧血，肝機能障害などが発生する．神経性大食症で自己誘発性嘔吐があると，逆流性食道炎や齲歯，低カリウム血症が発生する．

2）食行動異常

神経性無食欲症では少食，拒食を行い，やせを追求する．隠れ食べ，盗み食べ，食べ物の偏り（油や糖分を避け，野菜を好む），カロリーへの固執も認める．神経性大食症では，発作的な無茶食い binge eating と，代償行動としての嘔吐や下剤の乱用を認める．

3）精神症状

やせ願望や肥満恐怖があり，身体認知 body image 障害のために，自分は太っていると思い込んでいる．病気という意識（病識）がなく，活動性が亢進し，病初期には治療を拒否しがちである．病前性格は，真面目で完璧主義なことが多い．神経性大食症では，過食後の情緒が不安定で抑うつが強い．盗癖，家庭内暴力，性的逸脱行為，自傷行為，自殺企図を認めることもある．

診　断　（診断基準：表8参照）
低年齢児では，肥満恐怖がはっきりせず，心理的なストレスをきっかけにいつのまにか食べられなくなったタイプも多い．脳腫瘍，汎下垂体機能低下症，副腎不全，甲状腺機能低下症などとの鑑別が必要である．

治　療
低血糖や嘔吐による電解質異常のため，突然死の危険がある．やせの激しい時期は，入院治療による身体管理が必要である．食事摂食量や体重が回復しても，背景にある心理的問題が解決しなければ治療は終了できない．不安や抑うつが強い場合は薬

表8 摂食障害の診断基準

神経性無食欲症　anorexia nervosa
A. 年齢と身長に対する正常体重の最低限，またはそれ以上を維持することの拒否
B. 体重が不足している場合でも，体重が増えること，または肥満することに対する強い恐怖
C. 自分の体重または体型の感じ方の障害，自己評価に対する体重や体型の過剰な影響，または現在の低体重の重大さの否認
D. 初潮後の女性の場合は，無月経，すなわち月経周期が連続して少なくとも3回欠如する

神経性大食症　bulimia nervosa
A. むちゃ食いのエピソードの繰り返し 　①他とはっきり区別される時間帯に，ほとんどの人が同じような時間に同じような環境で食べる量よりも明らかに多い食物を食べること 　②そのエピソードの期間では，食べることを制御できないという感覚
B. 体重の増加を防ぐために，不適切な代償行為を繰り返す，例えば，自己誘発性嘔吐；下剤，利尿剤，浣腸，またはその他の薬剤の誤った使用；絶食；または過剰な運動)
C. むちゃ食いおよび不適切な代償行動はともに，平均して，少なくとも3ヵ月間にわたって週2回起こっている
D. 自己評価は，体型および体重の影響を過剰に受けている

(高橋三郎他編：DSM-IV　精神疾患の分類と診断の手引, 医学書院, 2003)

物療法を行いながら，認知行動療法，行動療法，家族療法などを行い，心理的発達を援助する．家族への疾病教育も大切で，治療は長期間かかる．

e. 過敏性腸症候群（irritable bowel syndrome；IBS）

腹痛と便通異常（下痢や便秘）を特徴とする機能性の腸疾患である．頻度は10～15％．下痢は少量，頻回，便秘は痙攣性で兎糞状の排便になる．腹満やおならなどのガス症状を訴えることもある．心理的なストレスで症状が悪化しやすく，症状に対する予期不安のために外出困難になり，不登校などの二次的な問題を合併することもある．薬物療法（整腸薬・消化管運動機能調整薬・漢方薬），カウンセリングや行動療法を行う．

f. 過換気症候群（hyperventilation syndrome；HVS）

情緒不安定な状態で，何らかのストレスをきっかけに，息ができないという恐怖感が生じ頻回に呼吸を繰り返す．小学校高学年から増加し，女児に多い．血液中の二酸化炭素が減少するため呼気性アルカローシスになり，めまい，気分不良，失神，しびれ，重症な場合は痙攣を誘発する．**ペーパーバッグ法**が有効で，安心するように声をかけながら，紙袋を鼻と口に当ててゆっくり呼吸するように指導する．重症例では鎮静薬を投与する．

C 神経症　neurosis

神経症は，依然として重要な概念である．心因性の障害で，病識があり，特有の性格が認められる．精神病と異なり，疎通性があり人格は保たれ，可逆性である．精神

症状が主だが，身体症状，行動の障害も合併する．

1 不安障害　anxiety disorder

不安とは，漠然とした対象のない恐れのことで，恐怖とは対象がはっきりしている恐れのことである．母親と離れることに対する不安（分離不安障害），外出や友人関係などさまざまなことが不安（全般性不安障害），他者との交流に対する恐怖（社会恐怖），動物や高所など特定の対象や状況に対する恐怖（恐怖症），動悸，発汗，呼吸困難感を伴うパニック発作が繰り返し起きる（パニック障害）などさまざまな病型がある．子どもは，不安や恐怖を経験しながら成長するが，些細な原因で過剰な不安や恐怖が生じ，日常生活に支障が生じる場合は，治療が必要になる．

2 強迫性障害（obsessive-compulsive disorder；OCD）

たとえば，きれい好きで手を洗うのは強迫傾向で異常ではないが，何かに触れて手が汚いと思い（強迫観念），心配で何十回も洗い続ける（強迫行為）ため，料理がつくれないなどの支障をきたせば，強迫症状といえる．背景には強い不安があり，本人も無意味な行動だと分かっていながらやめられず，日常生活を障害される．小学校高学年から増加する．治療は難しいが，抗うつ薬が有効である．

3 転換性障害／解離性障害　conversion disorder / dissociative disorder

以前はヒステリーとよばれた．心理的な葛藤や不安が，身体症状に転換して出現するのが転換性障害で，精神症状に転換して出現するのが解離性障害である．前者は，運動障害（失調・麻痺・失声・尿閉など），感覚障害（痛覚の消失・複視・盲・聾など），痙攣などを認める．後者は，心因性健忘，解離性同一性障害（2つ以上のはっきりと他と区別される人格が存在して，反復して患児を操作する）など，意識や記憶に関する障害を認める．症状によって心理的苦痛を回避できるという利益（疾病利得）があるので，症状の華々しさと比較して患児に苦痛が感じられない（美しき無関心）．病前性格は，派手好き，感情的で未熟．苦痛の訴え方が大げさで演技的なことが多い．環境調整を行いながら，心理治療を行う．

4 外傷後ストレス障害（posttraumatic stress disorder；PTSD）

自然災害や事故などで，死の恐怖を覚えるような体験をした後に，フラッシュバックや夢による再体験と，外傷を思い出すような会話や場所を避けようとする回避行動が生じる．不眠や，食欲低下，集中困難などもきたす．低年齢児は，母子分離不安，退行が出現することが多い．1ヵ月以上症状が持続する場合に診断する．薬物療法や心理治療を行う．

D 精　神　病

素因のうえに，心理，社会的要因が加わって発生する．薬物療法が治療の基本になる．

表9 統合失調症の病型分類

妄想型	20歳代後半から30歳代に徐々に発症．妄想が主症状で，被害妄想が多い
破瓜型	思春期から20歳代に発症．思考の障害（滅裂思考，観念奔逸），感情鈍麻，意欲の減退や自閉がある
緊張型	20歳代に急激に発症する．激しい興奮（緊張性興奮）や，外的刺激に無反応（緊張性混迷）を示す
単純型	行動の奇妙さや社会的要求に応じる能力が障害される．陰性症状が主で幻覚や妄想は，はっきりしない
鑑別不能型	いずれの型にも属さない

1 統合失調症 schizophrenia（表9）

症状には，陰性症状：正常な精神機能の減少または欠如（引きこもり・無気力・感情鈍麻・無関心・思考や会話の貧困化）と，陽性症状：異常な精神機能の存在（幻視や幻聴などの幻覚・妄想・緊張性の興奮など）がある．初期症状として引きこもりや過度の不安，対人緊張が認められる．子どもでは，妄想がはっきりしないことが多い．

頻度は，全人口の0.7〜0.8％，小児期の発症は少なく，20歳前後の発症が多い．近年薬物療法の進歩で，予後は改善しつつある．抗精神病薬による薬物療法と共に，生活指導などを行い，社会生活の維持を図る．

2 うつ病 depression

うつ状態（落ち込んだ気分・活動量の低下）では，喜びや興味がなくなり，疲労感が増し，自己評価が低下する．子どもでは，学習意欲の低下や学業不振，友人関係の悪化が認められる一方，イライラや多動という精神運動興奮を認めることもある．睡眠障害（早朝覚醒）や食欲低下などの身体症状も出現する．朝が最も調子が悪く夕方に多少軽快する日内変動が特徴的で，診断に重要である．

遺伝素因を含めた本人の素因に，転校，いじめなどの誘因が加わり発症する．他人からみて幸福なことでも，生活環境の変化で心身に過労があれば誘因になる．治療の基本は，受容的な面接と薬物療法である．抗うつ薬（三環系抗うつ薬・セロトニン再取り込み阻害薬など）を用いる．充分な休息を指示し，病初期と回復期に多い自殺企図に注意する．

E 行動の問題

子どもは，心理的な問題に対処できないと，非社会的，反社会的な行動の問題を起こすことが多い．

1 不登校 non-attendance at school

定　義

年間30日以上学校を欠席しており，登校を阻害する病気や経済的な理由がなく，

心理社会的な問題のために登校しない，あるいはできない生徒のこと．文部科学省学校基本調査によれば，2008年度は12万6,805人，小学生の約0.3％，中学生の約2.9％に認められた．病名ではなく状態をあらわす用語である．

原因はさまざまだが，低学年では**母子分離不安**によるものが多い．高学年以上では，自我の発達が未熟で，友人や教師との対人関係に問題があったり，学力や性格に劣等感を感じて，**家庭に引きこもって適応**しようとして発生する．

症状・診断

1）身体症状

不登校の初期に多い．全身倦怠感，頭痛，腹痛，食欲低下，朝起き不良など．起立性調節障害や睡眠障害が原因の場合は，身体的治療を優先する．

2）精神症状

不安，恐怖，焦燥，無気力，抑うつ感などを認める．うつ病や統合失調症など重症な精神疾患の初期症状と鑑別しなくてはならない．

3）行動上の問題

登校を強制されると，家庭内暴力が出現することもある．典型的な不登校児は，昼夜逆転し，友人と会うのを嫌がって外出しないが，土日は比較的元気である．

治療・予後

治療は子供の状態によってさまざまである．低学年では，家族が付き添うなどして登校を援助する．高学年では登校の強制は逆効果なことが多いので，生活リズムを整え，カウンセリングを行って子どもの自主性を育てる．フリースクールや適応指導教室を利用して，社会性を育てることも重要である．予後は報告により異なるが，50〜80％は社会適応が可能である．

2　反抗挑戦性障害／行為障害　oppositional defiant disorder / conduct disorder

反抗挑戦性障害とは，拒絶的，反抗的，挑戦的な行動様式のことで，大人と口論したり，規則に従うことを拒否したり，怒ったりする．行為障害とは，社会的な規範や規則に違反する，反社会的な行動様式のことである．喫煙，薬物中毒，万引き，家出，傷害，暴行，売春，殺人，放火などがある．子どもの素因と共に，家庭環境の影響が大きい．

F　小児虐待　child abuse

定　義

児童虐待の防止等に関する法で「保護者がその監護する児童に対して，**身体的虐待，性的虐待，育児放棄（ネグレクト），心理的虐待**などの行為を行った場合」と定義されている．子ども・親・環境の要因が重なって発生（**表10**）し，家族は多くの問題を抱えている．被虐待児の多くは心の傷が大人まで残り，半数は成長して虐待を繰り返すといわれる．小児虐待が子どもの心身の成長に与える影響は大きく，**医療関係者は守秘義務よりも通告義務が優先することを自覚し，早期発見に努める**義務がある．

表10 虐待の発生しやすい要因

親の要因	① 精神疾患や発達障害のために養育能力がない ② 薬物，アルコール中毒 ③ 望まない妊娠 ④ 対人関係が苦手で孤立 ⑤ 育児の知識がなく，子どもへの対応が未熟 ⑥ 虐待を受けて育った経験がある
子どもの要因	① 低出生体重児 ② 多胎児 ③ 発達遅滞や先天性障害のある児 ④ 長期間分離された時期があり，愛着形成が難しい ⑤ 親の指示に従わない，過敏など育てにくい子
環境の要因	① 夫婦の不和，嫁姑の確執など家族関係の問題 ② 経済的困窮や保護者の失業 ③ 介護を要する病人がいるなど保護者に過度の負担 ④ 地域社会から孤立

表11 小児虐待の分類

分類	定義	具体例
身体的虐待	児童の身体に外傷が生じ，または生じる恐れがある暴行を加えること	たたく，ける，つねる，火傷をさせるなど，手足や道具，火や熱湯を使用 過度の体罰
性的虐待	児童にわいせつな行為をすることまたは児童をしてわいせつな行為をさせること	性交，性的暴行，性的行為の強要，児童ポルノなど
育児放棄（ネグレクト）	児童の心身の正常な発達を妨げるような著しい減食または長時間の放置その他の保護者としての監護を著しく怠ること	長時間一人にする，衣食住の世話を行わない，教育や医療を受けさせないなど
心理的虐待	児童の心身に著しい心理的外傷を与える言動を行うこと	暴言や差別など 存在を無視，脅す，情緒不安定にさせるなど

原因・分類

1962年，アメリカの小児科医ケンプ C.H.Kempe は，子どもの外傷には親が故意に与えたものが少なくなく，多発性の骨折など特徴的な症状を，**殴打された子どもにみられる症候群（バタード・チャイルド・シンドローム battered child syndrome）**と名づけた．その後，日本でも1970年代から報告されるようになり，近年急激に増加している．現在では，暴力だけでなく，性的虐待や心理的虐待，ネグレクトなども含めて広い意味で**被虐待児症候群**とよんでいる．

4つの症状を（**表11**）示した．医療機関へは，身体的虐待による外傷，骨折，火傷などで受診することが多い．新旧の傷や骨折が混在し，衣服で隠れる体幹や臀部に多い特徴がある．ネグレクトでは，体重増加不良，低身長，発達遅滞を認める．不潔

な皮膚や，だらしない服装にも注意する．

子どもが自分から虐待の事実を話すことはまれで，大人が疑わなければ発見できない．被虐待児は情緒的に不安定で，多動，不安，無気力，抑うつ，易怒性などを認めるので，診察時の表情やおびえ方などに注目する．何らかの不自然さ（受傷から受診までの時間が長い，歩けないはずの乳児の事故，状況の説明がよく変わる，明確な異常がないのに頻回に受診するなど）に気をつけ，積極的に疑う．

> 治療・対応

1）他機関との連携

疑った時点で必ず児童相談所へ通告する．一時保護や施設入所により親子分離させる場合，児童相談所所長が決定権を持つ．

2）子ども

入院による保護を行い，身体的な治療と安全の確保を行う．心理的治療も必須で，人を信じ自分の存在を大切に思えるように，カウンセリングや遊戯療法などで情緒の安定を図る．

3）虐待者

保護者を怒ったり責めてはいけない．保健師の訪問やカウンセリングを行い，育児の能力を高めるようにする．しかし，重症例では，親権剥奪を含めた親子分離を行うこともある．

1　乳児ゆさぶり症候群　shaken baby syndrome

首の座らない乳児を，繰り返し激しく揺さぶり動かしたため，脳表の静脈が断裂して頭蓋内出血した状態．痙攣や意識障害などの重篤な症状が出現する．

2　代理によるミュンヒハウゼン症候群　Munchausen's syndrome by proxy

ミュンヒハウゼン症候群 Munchausen's syndrome は，ドイツのほら吹き男爵の名前から命名された症候群で，意図的に異常所見をつくって医療行為を受けることを目的にした詐病の一種である．代理によるミュンヒハウゼン症候群（**MBSP**）とは，保護者が代理人となって，病気でない子どもに，検査や治療を受けさせるために，さまざまな症状をつくり出すことである．患児は抵抗できない乳幼児に多い．

3　母性剝奪症候群　maternal deprivation syndrome

家庭で適切な養育が受けられないために，子どもの心身にさまざまな障害（身体発育不良，精神遅滞，表情の乏しさなど）が出現した場合をいう．特に，成長障害が顕著な場合を，母性剝奪による小人症 deprivation dwarfism とよぶ．施設や病院など安全な場所に保護されると，急速に成長は改善（キャッチアップ）する．低身長の鑑別診断として大切である．

4　マルトリートメント　maltreatment

子どもへの不適切なかかわりのこと．虐待とネグレクトの上位概念として使用される．

●参考図書

[成長と発達]
1) 骨成熟研究グループ:日本人標準骨成熟アトラス―TW2法に基づく,金原出版,1993
2) 三科潤:乳幼児発達検査―知っておいたほうがよい発達検査法一式,周産期医学,130(増刊号):726,2000

[遺伝子と遺伝性疾患]
1) 松田一郎,新川詔夫(監):医科遺伝学,南江堂,1999
2) 村松正實,山本雅(編):新 遺伝子工学ハンドブック 改訂第4版,羊土社,2003

[小児保健と社会小児医学]
1) 衛藤隆,近藤洋子,杉田克生,村田光範(編):新世紀の小児保健,日本小児医事出版社,2002
2) 厚生労働省雇用均等・児童家庭局母子保健課 健やか親子21推進協議会事務局(編):「健やか親子21」関連資料(母子保健レポート2002),2002
3) 健康おかやま21〜21世紀における県民健康づくり運動〜,岡山県,2001年
4) 日本ヘルスプロモーション学会ホームページ http://www.jshp.net
5) 厚生統計協会(編):厚生指標 国民衛生の動向,51(9),2002
6) 厚生統計協会(編):厚生指標 国民の福祉の動向,49(50),2002
7) 清野佳紀ほか(編):NEW小児科学 改訂第2版,南江堂,2003

[小児診断学]
1) 加藤裕久ほか(編):ベッドサイドの小児の診かた,南山堂,2001
2) 前川喜平,白木和夫,安次嶺馨(編):今日の小児診断指針 第3版,医学書院,1999
3) 清野佳紀ほか(編):NEW小児科学 改訂第2版,南江堂,2003
4) 白木和夫,前川喜平(監),伊藤克己ほか(編):小児科学 第2版,医学書院,2002
5) 河野寿夫:ベッドサイドの新生児の診かた,南山堂,2004

[小児のプライマリケアと救命救急医療]
1) 清野佳紀ほか(編):NEW小児科学 改訂第2版,南江堂,2003
2) Richard E., Md. Behrman, Robert M., Md. Kliegman, Hal B., Md. Jenson ; Nelson Textbook of Pediatrics(17th ed),WB Saunders Co,2003
3) Morris Green : Pediatric Diagnosis : Interpretation of Symptoms and Signs in Children and Adolescents,WB Saunders Co,1998
4) 市川光太郎ほか:救急病院小児科における小児救急患者の重症度調査,平成10年度厚生科学研究「小児救急医療のあり方に関する研究」報告書(H-10-医療-063),p35-45,1998
5) American Academy of Pediatrics : PALS provider manual, American Heart Association,2002
6) 小田慈,氏家良人(編):小児救急ファーストエイドブック―診療科をこえて,協働のために,南江堂,2003

[先天異常と染色体異常]
1) 梶井正ほか(編):新先天奇形症候群アトラス,南江堂,1998
2) 古圧敏行(監):臨床染色体診断法,金原出版,1996

[先天代謝異常]
1) 清野佳紀ほか（編）：NEW 小児科学　改訂第 2 版，南江堂，2003
2) 森川昭廣，内山聖（編）：標準小児科学　第 5 版，医学書院，2003
3) 「小児内科」「小児外科」編集委員会（編）：小児疾患診療のための病態整理 1（第 3 版），小児内科，34（増刊号），2002
4) 「小児内科」「小児外科」編集委員会（編）：小児疾患診療のための病態整理 2（第 3 版），小児内科，35（増刊号），2003

[小児の栄養・代謝とその障害]
1) 厚生労働省健康局：「日本人の食事摂取基準（2005 年版）について」報道発表資料，2004
2) 山口規容子，水野清子：育児にかかわる人のための小児栄養学，診断と治療社，1999
3) 黒田泰弘（編）：最新育児小児病学　改訂第 4 版，南江堂，1998
4) 清野佳紀ほか（編）：NEW 小児科学　改訂第 2 版，南江堂，2003
5) 厚生省児童家庭局母子保健課長通知：改訂「離乳食の基本」，1995
6) 馬場一雄ほか（編）：系統看護学講座　小児看護学［1］　小児看護学概論／小児臨床看護総論　第 10 版，医学書院，2001
7) 玉井浩：第六次改定栄養所要量について，小児科診療，5(23)：637-644，2001

[新生児，低出生体重児]
1) 清野佳紀ほか（編）：NEW 小児科学　改訂第 2 版，南江堂，2003
2) 母子愛育会・日本子ども家庭総合研究所（編）：最新乳幼児保健指針　第 4 版，日本医事出版社，2002
3) 仁志田博司：新生児学入門　第 3 版，医学書院，2003

[内分泌疾患]
1) Lavin N（ed）：Manual of Endocrinology and Metabolism（3rd ed），Lippincott Williams & Wilkins，2002
2) Brook CGD, Hindmarsh PC（eds）：Clinical Pediatric Endocrinology（4th ed），Blackwell Science，2001
3) Sperling M（ed）：Pediatric Endocrinology（2ed ed），Saunders，2002
4) 「小児内科」「小児外科」編集委員会（編）：小児疾患診療のための病態生理 1（第 3 版），小児内科，34（増刊号），2002
5) 「小児内科」「小児外科」編集委員会（編）：小児疾患診療のための病態生理 2（第 3 版），小児内科，35（増刊号），2003

[免疫不全症]
1) 白木和夫，前川喜平（監）：小児科学　第 2 版，医学書院，2002
2) 清野佳紀ほか（編）：NEW 小児科学　改訂第 2 版，南江堂，2003
3) 服部雅一ほか（訳）：医科免疫学入門，メディカル・サイエンス・インターナショナル，1996
4) 菊池浩吉，上出利光（編）：医科免疫学　改訂第 5 版，南江堂，2001

[リウマチ性疾患と類縁疾患]
1) 渡辺言夫（編著）：小児の膠原病，永井書店，1994
2) 宮本昭正（監）：臨床アレルギー学―アレルギー専門医・認定医研修のために　改訂第 2 版，南江堂，1998
3) 三森明夫：膠原病治療ノート―症例の分析，文献の考察，実践への手引き，日本医事新報社，2003
4) 「小児内科」「小児外科」編集委員会（編）：小児疾患診療のための病態生理 1（第 3 版），小児内科，34（増刊号），2002

［アレルギー性疾患］
1) 古庄巻史，西間三馨（監），日本小児アレルギー学会（作成）：小児気管支喘息治療・管理ガイドライン（2002），協和企画，2002
2) 宮本昭正（監）：臨床アレルギー学―アレルギー専門医・認定医研修のために　改訂第 2 版，南江堂，1998

［感染症］
1) 脇口宏，友田隆士（編）：こどもの感染症ハンドブック，医学書院，2001
2) 日本小児感染症学会（編）：日常診療に役立つ小児感染症マニュアル　2003‑2004，東京医学社，2003
3) 岡部信彦（監），米国小児科学会（編集）：R‑book 2000　小児感染症の手引き　日本版，日本小児医事出版社，2002

［呼吸器疾患］
1) 清野佳紀ほか（編）：NEW 小児科学　改訂第 2 版，南江堂，2003
2) 特集　呼吸器の診断・治療最近の進歩，小児科臨床，55（4），2002
3) 小児の診療と指導のガイドラインとその使い方，小児科臨床，55（増刊号），2002
4) 「小児内科」「小児外科」編集委員会（共編）：小児疾患の診断治療基準，小児内科，33（増刊号），2001
5) 小児科診療編集委員会ほか（編）：小児の治療指針，小児科診療，65（増刊号），2002

［血液・造血器疾患］
1) 清野佳紀ほか（編）：NEW 小児科学　改訂第 2 版，南江堂，2003
2) 小宮山淳（編著）：小児の血液疾患，永井書店，1994

［腫瘍性疾患］
1) 小宮山淳（編著）：小児の血液疾患，永井書店，1994
2) 山本正生（編著）：小児期の悪性固形腫瘍　系統的治療を中心に，永井書店，1996
3) 藤本孟男（監訳）：小児癌の患者管理ハンドブック　補助療法から患者家族支援までのプログラム，メディカル・サイエンス・インターナショナル，1990
4) 前川喜平，牛島定信，星順隆（監）：小児がん患者への精神的ケア　実践報告を中心にして，日本小児医事出版社，1995

［循環器疾患］
1) 青山興司（編著）：THE BEST NURSING 小児外科看護の知識と実際，メディカ出版，2004
2) 清野佳紀ほか（編）：NEW 小児科学　改訂第 2 版，南江堂，2003

［消化器疾患］
1) 清野佳紀ほか（編）：NEW 小児科学　改訂第 2 版，南江堂，2003
2) 白木和夫，前川喜平（編）：小児科学　第 2 版，医学書院，2002
3) 阿部敏明，飯沼一宇，吉岡博（編）：小児科学・新生児学テキスト　全面改訂第 4 版，診断と治療社，2003

［腎・泌尿器疾患］
1) 和田博義，伊藤克己（編著）：小児腎臓病ハンドブック，南江堂，1988

[神経疾患]
1) 田崎義昭, 斎藤佳雄:ベッドサイドの神経の診かた 第16版, 南山堂, 2004
2) 前川喜平:小児の神経と発達の診かた 改訂第3版, 新興医学出版社, 2003
3) 津本忠治:＜シリーズ脳の科学＞脳と発達―環境と脳の可塑性, 朝倉書店, 1986
4) 鴨下重彦, 柳澤正義（監）:こどもの病気の地図帳, 講談社, 2002
5) 福山幸夫（編）:小児脳波と臨床, 金原出版, 1980

[骨疾患]
1) 西村玄:骨系統疾患X線アトラス―遺伝性骨疾患の鑑別診断, 医学書院, 1993

[筋疾患]
1) 清野佳紀ほか（編）:NEW小児科学 改訂第2版, 南江堂, 2003
2) 白木和夫, 前川喜平（監）:小児科学 第2版, 医学書院, 2002
3) 森川昭廣, 内山聖（編）:標準小児科学 第5版, 医学書院, 2003
4) 小児の筋ジストロフィーとミオパチー―最近の進歩, 小児内科, 30(10), 1998
5)「小児内科」「小児外科」編集委員会（共編）:小児疾患の診断治療基準, 小児内科, 33（増刊号）, 2001

[精神疾患とその辺縁疾患]
1) 高橋三郎ほか（編）: DSM-IV 精神疾患の分類と診断の手引, 医学書院, 2003
2) 星加明徳, 宮本信也（編）:よくわかる子どもの心身症―診療のすすめ方, 永井書店, 2003
3) 冨田和巳（編）:小児心身医学の臨床, 診断と治療社, 2003
4) 中根晃:新児童精神医学入門, 金剛出版, 1997
5) 柳澤正義（監）,（財）母子衛生研究会（編）:改訂 子ども虐待 その発見と初期対応, 母子保健事業団, 1999
6) 奥山眞紀子, 庄司順一, 帆足英一（編）:小児科の相談と面接―心理理解と支援のために, 医歯薬出版, 1998
7) 小比木哲吾, 深津千賀子, 大野裕（編）:心の臨床家のための 必携 精神医学ハンドブック, 創元社, 1998

和文索引

（五十音順）

あ

愛情剥奪症候群 5
愛着関係 369
亜鉛欠乏症 128
赤ワイン様母斑 341
亜急性硬化性全脳炎 216
悪性高熱症 365
悪性腫瘍 263
悪性症候群 365
悪性リンパ腫 263, 266
アジソン病 164
アスピリン 338
アスペルガー症候群 377
アスペルギルス症 233
アセトン血性嘔吐症 130
亜全摘出手術 265
アタッチメント 369
アデノイド肥大 250
アデノウイルス 218, 242
アデノウイルス7型 242
アデノシンデアミナーゼ欠損症 175
アトピー型 192
アトピー性皮膚炎 201, 350
　——診断基準 202
アトピー素因 201
アトピー皮膚 201
アナフィラキシー 199, 200
アナフィラキシー様反応 199
アニサキス 234
アフタ性口内炎 294
アポロ病 214
アメリカ精神医学会による精神障害の診断と統計マニュアル 372
アーモンド様眼瞼裂 97
アルドステロン 163
アルポート症候群 318
アレルギー 191
　——疾患の診断 191
アレルギー性炎症 196
アレルギー性紫斑病 188, 261
アレルギー性鼻炎 199
アレルギー素因 192
アレルギー反応 191
アレルギーマーチ 192
アレルゲン 191
　——回避 194
アンドロゲン 165
アンドロゲン不応症 169
アンモニア 107

い

1型糖尿病 124
Ⅰ型アレルギー反応 192, 193, 199, 203
Ⅰ型コラーゲン 349
育児放棄 384
育児用調整粉乳 118
育成医療 56
移行乳 116
意識障害 61, 70, 325
　——の定量的判定法 327
易刺激性 136
萎縮性甲状腺炎 161
胃食道逆流 243
胃食道逆流症 295
異所性胃粘膜 300
一時預かり事業 34
一次救命処置 80
一次性脳炎 337
一過性感染 306
一酸化窒素吸入療法 141
遺伝子 101
遺伝子組み換えワクチン 54
遺伝子産物 360
遺伝子診断 26, 102, 357
遺伝子病 101
遺伝子量補正 22
遺伝性球状赤血球症 252
遺伝性血管神経性浮腫 203
遺伝相談 29, 96
遺伝的素因 191
移動運動 336
遺尿症 379
異物吸引 241
遺糞症 379
医薬品副作用救済基金法 54
インスリン過分泌低血糖症 125
インスリン療法 124
咽頭結膜熱 218
イントロン 20
インフォームドコンセント 27
インフルエンザ 216
インフルエンザ桿菌感染症 227
インフルエンザ菌 239
インフルエンザ脳症 217

う

ヴァーター連合 99
ウイスコット・アルドリッチ症候群 177
ウイルス性肝炎 220, 305
ウイルス性筋炎 364
ウイルス性肺炎 242
ウイルソン・ミキティー症候群 140
ウィルソン病 111, 308
ウイルムス腫瘍 263, 268
ウエスト症候群 334
ウェルドニッヒ・ホフマン病 354, 366
ウォーターハウス・フリードリクセン症候群 231
ヴォルフ・ヒルシュホルン症候群 94
うつ病 383
運動機能 14
運動誘発喘息 196
運動療法 195

え

栄養失調症 123
液性免疫 191
エクソン 20
エコーウイルス 213, 214
エタノールシェーキングテスト 139
エドワード症候群 93
エネルギー量 113
エピネフリン 163
エピメラーゼ欠損症 105
エメリ・ドレフュス型筋ジストロフィー 357, 361
エメリン 357

エリクソン 369
嚥下性肺炎 243
嚥下反射 12
エンゼルプラン 34
エンテロウイルス 213, 214
エンテロウイルス70 214
エンテロウイルス71 207

お

横隔膜ヘルニア 305
黄色ブドウ球菌感染症 226
黄体形成ホルモン 157
黄疸 73, 143
嘔吐 71
オウム返し 377
オウム病 222
横紋筋肉腫 269
横紋筋融解症 365
汚言 379
オタワ憲章 37

か

カイザー・フライシャー（角膜）輪 65
概日リズム障害 380
外傷後ストレス障害 382
回虫 233
灰白質変性症 343
海綿骨 345
潰瘍性大腸炎 301
解離性障害 382
解離性同一性障害 382
カウプ指数 8
カウンセリング 372
楓糖尿症 106
化学療法 264
過換気症候群 381
牙関緊急 229
過期産児 131
核黄疸 144, 252
学習障害 377
覚醒 325
拡張型心筋症 288
学童期 4
家系図 23, 61
鵞口瘡 64, 294
下垂体性尿崩症 158
仮性アレルゲン 200
仮性クループ 239
仮性思春期早発症 167
仮性肥大 358
カゼイン加水分解乳 120
かぜ症候群 238

家族性高カリウム性周期性四肢麻痺 365
家族性低カリウム性周期性四肢麻痺 365
家族性良性血尿 319
家族療法 374
家族歴 61
過体重 122
片親性ダイソミー 97
学校医 49
学校給食 121
学校給食法 121
学校健診 49
学校検尿 50
学校歯科医 49
学校伝染病 51
学校保健活動 49
学校保健法 56
褐色細胞腫 268
カテーテル治療 277
カナー 370
カニ爪様陰影欠損像 298
過粘度症候群 149
化膿性胸膜炎 247
化膿性髄膜炎 230, 337
過敏症 191
過敏性腸症候群 300, 381
カフェオーレ斑 340
カポジ水痘様発疹症 211
ガラクトキナーゼ欠損 104
ガラクトース血症 104
カラシア 295
カルシウム 349
カルシウム感知受容体異常症 169
川崎病 188, 286
ガワーズ徴候 354
肝芽腫 263, 268
間欠型 198
眼瞼下垂 367
還元糖 291
肝硬変 309
幹細胞移植 174
カンジダ症 232
勧奨接種 52
間食 121
関節拘縮 354
感染症サーベイランス事業 52
完全大血管転位 284
完全摘出手術 265
完全麻痺 328
乾燥皮膚 201
眼底検査 151

カンピロバクター・ジェジュニ 216
カンピロバクター感染症 228
陥没呼吸 71, 197
顔面肩甲上腕型筋ジストロフィー 360
顔面神経麻痺 145
乾酪性肺炎 244
乾酪性病変 244
含硫アミノ酸 106
寒冷凝集反応 243

き

既往歴 60
気管支喘息 196
気管支透亮像 139
気管支肺異形成 140
気管食道瘻 99
気胸 248
奇形 89, 96
奇形腫 249, 270
奇形症候群 96
起坐呼吸 62, 71, 197
基底核変性症 343
気道異物 246
気道確保 80
義務接種 52
脚延長術 348
虐待 34
逆流性膀胱尿管造影 312
ギャラント反射 14
吸収不全症候群 129, 302
急性胃腸炎 297
急性胃粘膜病変 296
急性灰白髄炎 213
急性気管支炎 240
急性喉頭炎 239
急性骨髄性白血病 262
急性細気管支炎 240
急性糸球体腎炎 314
急性出血性結膜炎 214
急性虫垂炎 304
急性熱性皮膚粘膜リンパ節症候群 188
急性白血病 263
急性鼻咽頭炎 238
急性副腎不全 163
急性扁桃炎 238
急性リンパ性白血病 261
吸啜反射 12
牛乳 117
吸入ステロイド薬 198
吸入性アレルゲン 192

和文索引　393

吸入誘発試験　193
救命の鎖　77
境界知能　375
狂牛病　216
狂犬病　215
凝固療法　269
狭窄後拡張　279
胸腺低形成　178
胸腺肥大　249
蟯虫　234
強直性頚反射　14
強迫観念　382
強迫行為　382
強迫性障害　382
強皮症　189
強皮症腎　183
胸部単純X線写真　275
巨細胞封入体症　219
巨赤芽球性貧血　255
巨舌　293
巨大児　131
ギラン・バレー症候群　216
筋強直症候群　362
筋強直性ジストロフィー　362
筋緊張症　363
筋緊張症候群　362
筋緊張性ジストロフィー　362
筋緊張低下　354
筋原酵素　356
筋原性疾患　353, 356, 358
筋ジストロフィー　358
筋生検　356, 357
筋性斜頚　64
筋電図　331

く

クインケ浮腫　203
クーゲルバーグ・ウェランダー病　366
クスマウル大呼吸　71
クッシング症候群　165
クラインフェルター症候群　95
クラミジア感染症　222
クラミジア肺炎　223
グリコーゲン　103
クリニテスト　291
クリプトコッカス症　233
クループ　229
クループ症候群　239
グルテン誘発性腸症　129
くる病　126, 349
クレチン症　160
クロイツフェルト・ヤコブ病　216
クロモグリク酸ナトリウム　195
クローン病　301
クワシオコル　123

け

経口ブドウ糖負荷試験　125
経口誘発試験　193
経産道感染　147
芸術療法　374
痙笑　229
軽症持続型　198
痙性脳性麻痺　146
経胎盤感染　147
軽度肥満　122
経母乳感染　117
傾眠　325
痙攣　68
　　──年齢依存性　328
痙攣準備性　328
外科的療法　265
劇症肝炎　307
血液型不適合　144
結核症　244
結核性胸膜炎　244
血管炎症候群　188
血管神経性浮腫　203
血管性紫斑病　188, 261, 315
血球貪食症候群　267
血清病　204
血清リポプロテインX　144
結節性硬化症　341
結節性動脈周囲炎　189
血栓性血小板減少性紫斑病　259
血友病　260
ケトン性低血糖症　125
ゲノム　19
ゲノム刷り込み現象　22
下痢　72
下痢性大腸菌感染症　227
ケルニッヒ徴候　214, 230
減感作療法　195
健康日本21　36
健康被害　53
言語発達　16
検査　66
原始反射　14, 65
原発性肺高血圧　289
原発性腹膜炎　304
原発性免疫不全症　175
現病歴　59
ケンプ　385

こ

5p−症候群　94
コイル留置　281
高IgE症候群　179
高圧注腸整復法　298
高アルカリホスファターゼ血症　351
抗アレルギー薬　195, 198
高アンモニア血症　102
行為障害　384
抗SS−A抗体　136
抗SS−B抗体　136
口蓋裂　293
口角炎　293
抗核抗体　183
高カロリー輸液　292
交換輸血　144
後弓反張　229
口腔カンジダ症　294
合計特殊出生率　31, 32
高血圧　123
高血糖　123
抗原特異的リンパ球幼若化試験　194
膠原病　181
抗好中球細胞質抗体　183
交差伸展反射　14
高脂血症　108, 123
鉱質コルチコイド　163
口周囲蒼白　225
甲状腺機能亢進症　161
甲状腺機能低下症　160
甲状腺刺激ホルモン　157
甲状腺刺激ホルモン放出ホルモン　157
甲状腺自己抗体　161
甲状腺疾患　137
甲状腺ホルモン　13
甲状腺ホルモン不応症　169
口唇ヘルペス　211
口唇裂　293
酵素　101
酵素診断　102
抗体　171
抗体不全型免疫不全症　176
後天性免疫不全症候群　219, 222
喉頭蓋炎　239
喉頭軟化症　239
行動療法　372
高度肥満　122
高乳酸・ピルビン酸血症　108
広汎性発達障害　376

394 和文索引

公費医療制度　56
高フェニルアラニン血症　106
項部硬（強）直　214, 230
抗メロシン抗体染色　360
肛門周囲膿瘍　303
抗利尿ホルモン　13, 157
抗リン脂質抗体　183
呼気延長　197
呼吸　70
呼吸窮迫　79
呼吸窮迫症候群　139
呼吸性不整脈　62
呼吸不全　79, 197
コクサッキーウイルス　213, 214
極低出生体重児　131
個人予防　52
骨形成不全症　349
骨髄異形成症候群　262
骨髄移植　174
骨折　349
ゴットロン徴候　187
骨肉腫　263, 270
骨年齢　9
骨密度　349
コプリック斑　64, 206
コプロラリア　379
個別接種　53
ゴム腫　232
ゴモリトリクローム染色　364
コルチゾール　163
コレラ　230
混合栄養　119
混合性結合織病　190
混合ワクチン　54
昏睡　326
昏迷　326

さ

3-3-9度方式　326
III型アレルギー反応　192, 204
サイアミン欠乏症　127
細菌性肺炎　241
再生不良性貧血　255
臍疝痛　300
臍帯静脈　133
臍帯動脈　133
臍帯ヘルニア　305
サイトメガロウイルス　147, 219, 242
細胞傷害性Tリンパ球　181
細胞性免疫　191
索餌・捕捉反射　12
鎖肛　99, 142

鎖骨骨折　145
鎖骨頭蓋異形成症　346
サザンブロットハイブリダイゼーション法　27
サナダムシ　234
挫滅症候群　365
サルモネラ感染症　228
産瘤　144

し

13トリソミー症候群　93
18トリソミー症候群　93
シェーグレン症候群　190
自家中毒症　130
自家末梢血幹細胞移植　265
糸球体濾過率　11, 311
自己同一性　370
自己免疫　181
自己免疫疾患　181
自己免疫性溶血性貧血　254
シザース・ポジション　62
四肢短縮型低身長　347
脂質　113
思春期　4
思春期早発症　166
思春期遅発症　167
ジストロフィー　353
ジストロフィン　356
ジストロフィン染色　359
自然気胸　248
持続感染　306
持続性高TSH血症　162
肢帯型筋ジストロフィー　360
指端距離　346
弛張熱　182
疾患感受性遺伝子　90
疾患責任遺伝子　89
失神　335
湿性ラ音　240
児童家庭福祉施策　47
児童虐待防止等に関する法律　56
児童憲章　55
児童相談所　56, 386
児童福祉法　56
自動歩行　14
紫斑病性腎炎　188, 315
ジフテリア　228
自閉症　376
脂肪髄　12
脂肪便　130
社会性　17
若年性関節リウマチ　185
若年性骨髄単球性白血病　262

若年性ポリープ　302
ジャテン手術　285
縦隔腫瘍　249
周期性嘔吐症　130
周期性四肢麻痺　365
周産期医療ネットワーク　34
周産期死亡率　40
重症筋無力症　366
重症持続型　198
修飾麻疹　207
集団接種　53
集団予防　52
集団療法　374
十二指腸閉鎖　142
終末殺菌法　118
主訴　59
出血性膀胱炎　218
授乳禁忌　116
授乳障害　117
腫瘍崩壊症候群　264
循環サイン　82
消化管異物　303
消化管閉鎖　142
消化吸収検査　291
上行感染　147
症候群　96
症候性肥満　122
猩紅熱　225
少子化　32
少子化対策推進基本方針　33
少子高齢化社会　36, 40
上節／下節比　61
常染色体　91
常染色体優性遺伝　21, 25
常染色体劣性遺伝　21, 25
条虫症　234
情緒　17
小腸閉鎖　142
小頭症　63, 327
小児虐待　384
小児脳波　331
小児慢性特定疾患治療研究事業　56
小脳腫瘍　339
小脳星細胞腫　271
上部消化管内視鏡検査　292
小発作　197
静脈管　133
消耗症　123
上腕神経麻痺　145
初感染肺結核　244
初期変化群　244
ジョーンズ基準　184
食細胞　172

食事・栄養療法　74
食事摂取基準　113
食道内圧測定　292
食道噴門弛緩症　295
食道閉鎖　142, 294
食物アレルギー　200
食物依存性運動誘発アナフィラキシー　200
食物過敏症　200
食物除去試験　193
食物性アレルゲン　192
食物負荷試験　193
除細動　83
ショックの分類　80
初乳　116
除脳硬直　62
除皮質硬直　62
徐脈　134
シラミ　233
自律訓練法　374
自律授乳　118
自律鍛錬療法　195
自律哺乳　116
シレンス分類　349
痔瘻　303
心因性便秘　300
心エコー検査　276
心炎　182
新エンゼルプラン　31, 33, 34
心音　274
腎芽腫　268
呻吟　71
心筋炎　287
真菌球　233
神経・筋接合部　353, 366
神経学的診察　325
神経芽細胞腫　249
神経芽腫　263, 267
────マススクリーニング　47
神経原性筋萎縮症　366
神経原性筋疾患　353, 366
神経疾患の発病のし方と経過　325
神経症　381
神経性習癖　378
神経性大食症　380
神経性無食欲症　380
神経生理学的発達　331
神経線維腫症　340
神経皮膚症候群　340
神経変性疾患　342
心血管造影検査　277
腎結石　162
人工栄養　117

新興感染症　52
人工呼吸　82
進行性筋ジストロフィー　358
進行性全身性硬化症　189
進行性多発性白質脳症　216
人口ピラミッド　39
心雑音　275
心室細動　85
心室中隔欠損症　278
心身症　378
心身相関　378
腎生検　312
心静止　86
新生児　131
新生児一過性多呼吸　138
新生児壊死性腸炎　142
新生児仮死　137
新生児肝炎　144, 308
新生児期　4
新生児期不整脈　288
新生児痙攣　135
新生児死亡率　40
真性思春期早発症　167
新生児水痘　209
新生児遷延性肺高血圧症　141
新生児敗血症　148
新生児マススクリーニング　46, 102
新生児慢性肺疾患　140
新生児メレナ　127
新生児溶血性貧血　252
腎性尿崩症　168
心臓カテーテル検査　277
心臓健診　49
迅速試験　238
身体的虐待　384
身体認知障害　380
心タンポナーデ　287
心電図　276
浸透率　21
腎尿路結石　323
心肺蘇生法　80
腎不全　320
心不全症状　275
心房中隔欠損症　280
心膜炎　287
心膜摩擦音　287
蕁麻疹　203
信頼関係　372
心理的虐待　384

す

髄液検査　329
膵炎　309

膵外分泌酵素　309
髄芽腫　271
垂直感染　147
水痘　209
水頭症　63, 146, 341
膵嚢胞性線維症　130
髄膜炎　148, 231
髄膜炎菌感染症　230
睡眠時ポリグラフ　250
睡眠時無呼吸症候群　250
睡眠時遊行症　379
睡眠障害　379
スカーフ徴候　354
スクラッチテスト　193
健やか親子21　31, 34, 35
スタージウェーバー症候群　341
スティーブンス・ジョンソン症候群　199
ステロイド大量投与　163
ステロイド長期投与　166
ステロイドパルス療法　317
スフィンゴリピドーシス　109
すりガラス状陰影　139

せ

成育医療　37
生活習慣病　122, 123
正期産児　131
制限酵素断片長多型　27
生産年齢人口　39
脆弱X症候群　95
成熟型仙尾部胚細胞性腫瘍　270
成熟乳　116
青色失神　334
精神運動機能　18
成人型ヘモグロビン　143
精神遅滞　375
成人T細胞性白血病　221
精神病　382
性腺刺激ホルモン放出ホルモン　157
性染色体　91
性腺ホルモン　13
性早熟症　166
成長　3
性徴　7
成長曲線　9, 60
成長軟骨板　345
成長ホルモン　157
成長ホルモン単独欠損症IA型　158
成長ホルモン不応症　169

成長ホルモン分泌不全性低身長症　158
成長ホルモン放出ホルモン　157
成長ホルモン療法　346
性的虐待　384
性の分化異常　165
生理的黄疸　143
生理的体重減少　5
生理的貧血　12
世界保健機関　36
赤芽球癆　258
赤色髄　12
脊髄性筋萎縮症　366
　──Ⅰ型　354
脊椎・骨端異形成症　348
脊椎異常　99
赤痢　228
赤痢アメーバ症　233
セツ　226
舌小帯短縮　293
摂食障害　380
舌苔　294
舌挺出反射　12
セリアック病　129
セレン欠乏症　129
線維芽細胞増殖因子受容体 3 型　347
遷延性黄疸　143
染色体異常症　89, 91
染色体構造異常　91
全身性エリテマトーデス　136, 186
先天異常　89
先天異常モニタリング　90
先天性完全房室ブロック　135
先天性巨細胞封入体症　235
先天性筋強直症　363
先天性筋強直性ジストロフィー　354, 355, 362
先天性筋ジストロフィー　354, 359
先天性サイトメガロウイルス感染症　148, 235
先天性水腎症　322
先天性水痘症候群　235
先天性腺腫様肺奇形　246
先天性単純ヘルペスウイルス感染症　148, 235
先天性胆道拡張症　308
先天性トキソプラズマ感染症　147, 234
先天性ネフローゼ症候群　317
先天性梅毒　231
先天性風疹症候群　5, 147, 207, 234

先天性副腎過形成　165
先天性ミオパチー　354, 361
先天代謝異常症　101
セントラルコア病　361
喘鳴　65, 71, 197, 239, 240

そ

早期介入　191
早期新生児死亡　40
造血幹細胞移植　265
早産児　131
巣状分節性糸球体硬化症　313
総胆管囊腫　308
相当体重児　132
早発黄疸　143
即時型アレルギー反応　192, 193
続発性腹膜炎　304
粟粒結核　244
鼠径ヘルニア　305
鼠径リンパ肉芽腫症　223

た

第一次反抗期　369
第 1 次ベビーブーム　39
ダイオキシン　117
体幹短縮型低身長　348
退行現象　343
胎児期不整脈　288
胎児循環　133
胎児水腫　149, 209
胎児性アルコール症候群　99
胎児性ヘモグロビン　143
体質性思春期遅発症　168
胎児病　89
代謝性アシドーシス　102, 137
代謝性筋疾患　354, 363
代謝性ミオパチー　363
代償性ショック　79
帯状疱疹　209
大豆乳　120
大泉門　64, 136
　──膨隆　136
大腸菌感染症　227
大腸内視鏡検査　292
大頭症　63, 327
大動脈炎症候群　189
大動脈縮窄症　285
胎内感染　234
第二次反抗期　370
大脳誘発電位　330
体表面積　6
胎便吸引症候群　138
大発作　197

第四性病　223
代理によるミュンヒハウゼン症候群　386
多因子遺伝　22, 90, 191
ダウン症候群　92, 328
多血症　149
多呼吸　62, 134
脱肛　304
脱水　72
ターナー症候群　94
タナーの分類　7
多発性筋炎　187
卵型心陰影　285
単一遺伝子病　20
単純型熱性痙攣　332
単純性肥満　122
単純性便秘　300
単純ヘルペスウイルス　147, 210
単純ヘルペス脳炎　337
炭水化物　115
男性化　165
胆道閉鎖症　144, 308
丹毒　225
蛋白エネルギー栄養失調症　123
蛋白細胞解離　216
蛋白質　113
蛋白漏出性胃腸症　303

ち

チアノーゼ　72, 135, 197, 275
地域保健法　56
チェイン・ストークス呼吸　71
チェリーレッドスポット　109
遅延型アレルギー反応　192, 194
致死性骨異形成症　348
地図状舌　293
チック障害　378
知能指数　375
チャネル異常症　364
注意欠陥多動性障害　377
中鎖脂肪酸トリグリセリド　292
中心核ミオパチー　361
中枢性尿崩症　158
中等症持続型　198
中等度肥満　122
中毒性表皮壊死融解症　199
中発作　197
腸炎ビブリオ感染症　230
腸間膜リンパ節炎　304
超巨大児　131
蝶形紅斑　186
腸重積　297
腸性肢端皮膚炎　128

聴性脳幹反応　330
調整粉乳　117
腸チフス　228
超低出生体重児　131
直腸脱　304
治療乳　120
チロシンキナーゼ Btk 遺伝子　176
チロシン血症　106

つ

通告義務　384
ツェルベーガー症候群　110
ツツガムシ病　223
ツベルクリン反応　245

て

手足口病　207
定期接種　52
低血糖症　125
低酸素脳症　137
低出生体重児　131
低出生体重児用粉乳　118
ディジョージ症候群　178
低身長　154
低リン血症性ビタミン D 抵抗性くる病　351
テオフィリン徐放製剤　198
デスモプレシン　159
鉄欠乏性貧血　254
テトラヒドロビオプテリン欠乏症　106
デュシェンヌ型筋ジストロフィー　354, 356, 358
てんかん　333, 357, 360
転換性障害　382
テンシロンテスト　367
伝染性紅斑　208
伝染性単核球症　218
伝染性膿痂疹　226
点頭てんかん　334
デント病　320
天然痘　212
貼布試験　194

と

頭囲　63
頭蓋咽頭腫　271
頭蓋骨骨折　145
頭蓋内圧亢進症状　339
頭蓋癆　127
頭血腫　145
銅欠乏症　129
糖原病　103

登校拒否　34
統合失調症　383
橈骨異常　99
糖質コルチコイド　163
同種骨髄移植　256, 265
糖蛋白　110
疼痛　69
糖尿　123
糖尿病　123
糖尿病性昏睡　124
糖尿病母体　136
頭部 CT スキャン　330
頭部 MRI　330
動脈管　11, 133
動脈管開存症　281
動脈管結紮術　141
トゥレット障害　379
トキソイド　54
トキソプラズマ　147
トキソプラズマ感染症　233
特異 IgE 抗体測定　194
特定疾患治療研究事業　56
禿頭　350
特発性血小板減少性紫斑病　259
特発性高カルシウム尿症　324
特発性心筋症　288
特発性尿細管性蛋白尿症　320
突然変異　21
突発性発疹　211
登はん性起立　354
トムゼン病　363
トラコーマ　223
トランスファー RNA　20
トランスフェラーゼ欠損症　104
トリソミー　91
トリプレットリピート病　29

な

内臓脂肪型肥満　122
内軟骨性骨化　345
内分泌検査　154
泣き入りひきつけ　334
ナットクラッカー現象　324
生ワクチン　54
軟骨低形成症　348
軟骨無形成症　29, 346, 347
軟部組織悪性腫瘍　269

に

2 型糖尿病　124
21 トリソミー症候群　92
21-ヒドロキシラーゼ欠損症　165
II 型アレルギー反応　192

II 型コラーゲン　348
二語文　17
ニコルスキー現象（徴候）　199, 226
二次救命処置　77, 83
二次性徴　7, 166
二次性脳炎　337
二次性白血病　262
日内変動　383
日本紅斑熱　224
日本住血吸虫　234
日本脳炎　215
乳児一過性高 TSH 血症　162
乳児嘔吐下痢症　219
乳児期　4
乳児死亡率　40
乳児喘息　240
乳児ネフローゼ症候群　317
乳児ビタミン K 欠乏症　127
乳児ボツリヌス症　367
乳汁潮来　116
乳児ゆさぶり症候群　386
乳糖分解酵素　291
ニューモシスチス・カリニ肺炎　233
乳幼児健康支援　34
乳幼児健康診査　47
乳幼児保健　47
尿細管性アシドーシス　319
尿臭異常　102
尿素サイクル代謝異常症　107
尿蛋白クレアチニン比　311
尿中ケトン体　126, 130
尿路感染症　323
任意接種　52
妊娠・出産歴　60

ぬ

ヌクレオチド　19
ヌーナン症候群　97

ね

猫なき症候群　94
猫ひっかき病　228
猫目現象　65
熱型　62
熱性痙攣　331
ネフローゼ急症　313
ネフローゼ症候群　312
ネマリン小体　356, 361
ネマリンミオパチー　356, 361
粘膜外幽門筋切開術　296
年齢階級・死因順位別死因　43
年齢別児童死亡率　40

年齢別身長別標準体重　61

の

脳炎　215, 337
脳肝腎症候群　110
脳幹部グリオーマ　271
脳幹部腫瘍　339
膿胸　247
脳血管障害　342
脳室周囲高エコー領域　146
脳室周囲白質軟化症　146
脳室内出血　146
脳腫瘍　263, 271, 339
脳症　338
脳性麻痺　335
脳石灰化　235
脳波　330
嚢胞腎　322
嚢胞性肺疾患　245
ノロウイルス　219

は

把握反射　14
肺炎　241
肺炎球菌感染症　226
肺炎クラミジア感染症　223
肺炎マイコプラズマ　243
胚芽病　89
配偶者からの暴力の防止及び被害者の保護に関する法律　56
肺結核　244
敗血症　231
肺サーファクタント　11, 139
胚細胞腫瘍　270
排泄障害　379
肺体血流比　278
バイタルサイン　62, 77
肺動脈弁狭窄　279
梅毒　231
肺分画症　245
破壊　96
白質軟化症　336
白質変性症　343
白色失神　334
白色瞳孔　269
白皮症　106
箱庭療法　374
橋本病　161
播種性血管内凝固症候群　231, 259
破傷風　229
バセドウ病　161
バタード・チャイルド・シンドローム　385

発育　3
白血病　261
発達　3
パッチテスト　194
ハッチンソン歯牙　232
ハッチンソン手技　298
発熱　67
パポバウイルス　216
バルーンカテーテル　280
汎アミノ酸尿　312
汎下垂体機能低下症　157
反響言語　377
反抗挑戦性障害　384
半昏睡　326
伴性優性遺伝　22
伴性劣性遺伝　21
汎発性線維性骨炎　162
反復性耳下腺炎　294

ひ

非アトピー型　192
非A非B非C型肝炎　307
引きこもり　34
被虐待児症候群　5, 123
肥厚性幽門狭窄症　296
微細運動　16, 336
皮質骨　345
微少変化群　313
非進行性ミオパチー　361
ヒスタミン遊離試験　194
肥大型心筋症　289
非代償性ショック　79
ビタミン　115
ビタミンA過剰症　126
ビタミンA欠乏症　126
ビタミンB_1欠乏症　127
ビタミンB_2欠乏症　128
ビタミンB_6依存性痙攣　128
ビタミンB_6欠乏症　128
ビタミンC欠乏症　128
ビタミンD依存症II型　169
ビタミンD依存性くる病　350
ビタミンD過剰症　126
ビタミンD欠乏症　127
ビタミンD欠乏性くる病　350
ビタミンK欠乏症　127, 260
ビタミンK欠乏性出血傾向　149
ピックウィック症候群　250
ヒトパルボウイルスB_{19}　208
ヒトパルボウイルスB_{19}感染症　235
ヒトヘルペスウイルス6　211
皮内反応　193

丙午（ひのえうま）　39
菲薄基底膜症候群　319
皮膚筋炎　187
非福山型先天性筋ジストロフィー　356
皮膚試験　193
非ホジキンリンパ腫　266
肥満　122, 123, 154, 250
びまん性メサンギウム硬化　317
肥満度　122
百日咳　226
表現促進　21
表現度　21
病児保育　34
病的黄疸　143
鼻翼呼吸　71
日和見感染　173, 219, 222
ピリドキシン欠乏症　128
ヒルシュスプルング病　299
貧血　121, 252
頻脈　135

ふ

ファロー四徴症　282
ファンコニー貧血　258
不安障害　382
フィードバック機構　154
フィンランド型先天性ネフローゼ症候群　317
風疹　147, 207
フェニルアラニン　105
フェニルケトン尿症　105
フォローアップミルク　118
負荷試験　155
不活化　22
不活化ワクチン　54
不機嫌　67
複合型免疫不全症　175
副甲状腺機能亢進症　162
副甲状腺機能低下症　162
副甲状腺ホルモン　162
複雑型熱性痙攣　332
複雑心奇形　282
福祉事務所　56
副腎刺激ホルモン　157
副腎刺激ホルモン放出ホルモン　157
副腎性男性ホルモン　163, 165
副腎白質ジストロフィー　110
フクチン　360
副反応　53
腹壁破裂　305

福山型先天性筋ジストロフィー 355, 359
不整脈 288
不全麻痺 328
ブドウ球菌 247
ブドウ球菌性熱傷様皮膚症候群 226
ブドウ球菌性肺炎 241
不当軽量児 131
不登校 383
不当重量児 132
ブドウ糖 103
部分交換輸血 149
不明熱 62
プラウスニッツ・キュストナーテスト 194
ブラクマン・ド・ランゲ症候群 97
プラダー・ヴィリー症候群 97
プリオン 216
プリックテスト 193
プール熱 218
ブルンベルグ徴候 298
プロスタグランジン E₁ 286
プロスタサイクリン 289
フロッピーインファント 62, 354, 361, 366
プロピオン酸血症 107
分枝鎖アミノ酸 106
糞石 299
分染法 91
憤怒痙攣 334
分泌型 IgA 116
分娩外傷 144
分類不能型低γグロブリン血症 177

へ

ベッカー型筋ジストロフィー 356, 359
ベックウィッツ・ヴィーデマン症候群 98
ペットボトル症候群 121
ヘテロ接合体 21
ヘノッホ・シェーンライン紫斑病 188, 261
ヘミ接合体 21
ヘリオトロープ疹 187
ヘリカル CT 検査 280
ヘリコバクター・ピロリ 296
ペルオキシソーム病 110
ヘルスプロモーション 36
ヘルニア 305
ヘルニアの嵌頓 305

ヘルパンギーナ 214
ヘルペス性歯肉口内炎 211, 294
ヘルペス脳炎 211
ベロ毒素 227
変形 96
偏食 121
片頭痛 329
扁桃炎 225
扁桃肥大 250
便秘 72
扁平コンジローマ 232

ほ

蜂窩織炎 226
包括医療 265
膀胱尿管逆流現象 322
放射線療法 265
帽状腱膜下血腫 145
膨疹 194
疱疹性湿疹 211
保健所 56
保健センター 56
ホジキン病 266
母子健康センター 56
母子分離不安 384
母子保健 47
母子保健施策 47
母子保健法 56
母性剝奪症候群 386
母性フェニルケトン尿症 106
補体 173
補体因子欠損症 179
発疹 70
ボツリヌス症 367
母乳 117
母乳栄養 116
母乳黄疸 117, 144
母乳不足 116
骨 345
ホモシスチン尿症 106
ホモ接合体 21
ポリオ 213
ポリペプチド鎖 19
ポリメラーゼ連鎖反応 27
ホルモン 153
ホルモン受容体異常症 168

ま

マイクロバブルテスト 139
マイコプラズマ肺炎 243
膜性骨化 345
膜性増殖性糸球体腎炎 315
膜様落屑 188

マクロファージ活性化症候群 185
麻疹 206, 242
マススクリーニング 45, 267
マスメディア 34, 37
マックーン・オルブライト症候群 168
マラスムス 123
マルトリートメント 386
マルファン症候群 98
マンシェット 62
慢性甲状腺炎 161
慢性骨髄性白血病 262
慢性進行性外眼筋麻痺 364
慢性肉芽腫症 179
慢性副腎不全 164

み

ミオグロビン尿 356, 365
ミオチュブラーミオパチー 354, 361
ミオトニア 362
ミオパチー 353
ミオパチー顔貌 359, 361
未熟児動脈管開存症 141
未熟網膜症 150
ミトコンドリア異常症 363
ミトコンドリア脳筋症 356, 363
ミトコンドリアミオパチー 356, 363
脈なし心室頻拍 85
脈なし電気活動 86
脈なし病 189

む

無機質 115
無菌性髄膜炎 213, 214
無菌操作法 118
無形成発作 208
無呼吸発作 134
ムコ多糖症 108
無酸素性脳症 227
無症候性 HBs 抗原キャリア 306
無乳糖乳 120
ムンプス 217
ムンプスウイルス 214

め

メープルシロップ尿症 106
メチルマロン酸血症 107
メッケル憩室 300
メッセンジャー RNA 20
メロシン 356
メロシン欠損型 CMD 360

メロシン欠損症　360
免疫グロブリン補充療法　174
免疫調節薬　184
免疫不全症　171, 241
免疫抑制薬　184
メンケス病　111, 129

も

毛細血管拡張性運動失調　178
網膜芽細胞腫　269
網膜芽腫　263
目標身長　4
モノソミー　91
もやもや病　342
モロー反射　14

や

夜驚症　379
薬剤性SLE　200
薬疹　199
薬物アレルギー　199
薬物療法　74

ゆ

ユーイング肉腫　263, 270
有機酸血症　107
遊戯療法　374
遊離甲状腺ホルモン　159
輸液療法　75
輸入感染症　228, 230

よ

4p-症候群　94
IV型アレルギー反応　192
IV型コラーゲン　318

養育医療　56
溶血性尿毒症症候群　227, 320
溶血性貧血　252
養護教諭　49
幼児期　4
羊水過小　134
腰椎穿刺　329
溶連菌感染症　224
翼状頸　64
抑制試験　156
予防接種　52
予防接種歴　60

ら

ライ症候群　217, 338
ライフサイクル理論　369
ライム病　232
落陽現象　64, 341
ラポール　372
卵円孔　11, 133
ランゲルハンス細胞組織球症　266
ランドリー麻痺　213
卵胞刺激ホルモン　157

り

リー症候群　364
リー脳症　356, 364
リウマチ性疾患　181
リウマチ性心疾患　287
リウマチ熱　184, 287
リウマトイド因子　183
リウマトイド疹　185
リケッチア感染症　223
リソソーム病　108
離乳　120

離乳期幼児期用粉乳　118
リボフラビン欠乏症　128
流行性角結膜炎　218
流行性耳下腺炎　217
臨界期　89
リンパ球　172
リンパ節腫大　65

る

ループス腎炎　183, 316

れ

レイノー現象　186
暦年齢　7
レックリングハウゼン病　340
裂肛　304
レッシュ・ナイハン症候群　110
レット症候群　377
レプリーゼ　227
連合　96
連鎖　96
連続性雑音　141, 281

ろ

ロイコトリエン（受容体）拮抗薬　195, 198
ロイシン過敏性低血糖症　125
老年人口　39
ロタウイルス　219
肋骨念珠　127
ローレル指数　9

わ

ワイル病　232

欧文索引

(アルファベット順)

A

A型肝炎 305
A群β溶連菌 238
A群β溶連菌腎炎株感染 314
acquired immunodeficiency syndrome（AIDS） 52, 219, 222
ACTH 157
acute anterior poliomyelitis 213
acute glomerulonephritis（AGN） 314
acute hemorrhagic conjunctivitis 214
acute lymphocytic leukemia（ALL） 261
acute myelogenous leukemia（AML） 262
ADH 157, 158
adult T-cell leukemia（ATL） 221
AED 83
albinism 106
allergic rhinitis 199
allergy 191
Alport syndrome 318
anaphylaxis 199
angioneurotic edema 203
anorexia nervosa（AN） 380
anti-neutrophil cytoplasmic antibody（ANCA） 183
anti-nuclear antibody（ANA） 183
anxiety disorder 382
aortitis syndrome 189
Apgar score 137
aplastic crisis 208
appropriate for dates infant 132
arm span 346
aseptic meningitis 214
Asperger症候群 377
asystole 86
ATM遺伝子 178
atopic dermatitis 201
atopic skin 201

attention-deficit hyperactivity disorder（ADHD） 377
autosome 91
AVPUスケール 78

B

B型肝炎 306
B群連鎖球菌感染症 225
bacillary dysentery 228
BAS 285
Basedow病 161
battered child syndrome 385
BCG接種 245
Becker muscular dystrophy（BMD） 356, 359
Beckwith-Wiedemann syndrome 98
BLS 80
Blumberg徴候 298
Body Mass Index（BMI） 8
Bomselの分類 139
Brachman-de-Lange syndrome 97
brain tumor 271
bronchial asthma 196
Bruton's tyrosine kinase遺伝子 176
bulimia nervosa（BN） 380

C

C型肝炎 307
CA10 207
CA16 207
caliber change 299
cerebellar astrocytoma 271
cerebral palsy（CP） 335
CGG三塩基対リピート 95
Cheyne-Stokes breathing 71
chickenpox 209
child abuse 384
C.H.Kempe 385
cholera 230
chronic myelogenous leukemia（CML） 262

circadian rhythm sleep disorder 380
CNF 317
CNSループス 183
coil up sign 295
coma 326
common cold 238
conduct disorder 384
congenital anomalies 89
congenital cystic adenomatoid malformation（CCAM） 246
congenital muscular dystrophy（CMD） 359
congenital syphilis 231
conversion disorder 382
coprolalia 379
CPEO 364
craniopharyngioma 271
Creutzfeldt-Jakob disease 216
CRH 157
critical period 89
Crohn disease 301
crush syndrome 365
cytomegalo 147

D

DDAVP 159
delayed primary operation 265
Dent disease 320
depression 383
dermatomyositis（DM） 187
diabetes melltitus（DM） 123
DiGeorge syndrome 178
diphteria 228
disomy 97
disseminated intravascular coagulation（DIC） 231, 259
dissociative disorder 382
DMS 317
DNA 19
Down症候群 92
drug allergy 199
drug eruption 199
dry skin 201
DSCG 195, 198

DSM-IV　372
Duchenne muscular dystrophy
　　（DMD）　358

E

eating disorders　380
EB ウイルス　218
Edward 症候群　93
E.H.Erikson　369
Emery-Dreifuss muscular
　　dystrophy　357, 361
encepalitis japonica　215
encopresis　379
enuresis　379
epilepsy　333
erythema infectiosum　208
Ewing sarcoma　270
exanthema subitum　211
exercise induced asthma（EIA）
　　196
extremely low birth weight infant
　　131

F

FCMD　359
febrile seizure（Fs）　331
FGFR3　347
FMR1 遺伝子　95
focal segmental
　　glomerulosclerosis（FSGS）
　　313
food allergy　200
food hypersensitivity　200
FSH　157
fT$_3$　159
fT$_4$　159

G

γc 鎖遺伝子　175
G 蛋白異常症　168
galactosemia　104
gastroesophageal reflux（GER）
　　295
genomic imprinting　22
germ cell tumor　270
GH　157, 158
GHRH　157
giant baby　131
glomerular filtration rate（GFR）
　　311
glycogen storage disease　103
GnRH　157
Gottron 徴候　187

Gowers 徴候　354
Guillain-Barré syndrome　216

H

H$_2$ ブロッカー　297
hand, foot and mouth disease
　　207
HbA　143
HbF　143
heavy for dates infant　132
hemolytic uremic syndrome
　　（HUS）　320
Henoch-Schönlein purpura
　　188, 261
Henoch-Schönlein purpura
　　nephritis（HSPN）　315
hepatoblastoma　268
hereditary angioneurotic edema
　　（HANE）　203
herpangina　214
herpes simplex　147
HHV6　211
HHV7　211
Hirschsprung disease　299
HIV　222
Hodgkin disease　266
homocystinuria　106
Hutchinson 手技　298
hyper ventilation syndrome
　　（HVS）　381
hypersensitivity　191

I

ICD-10　372
IgA　172
IgA 腎症　315
IgA nephropathy（IgAN）　315
IgE　172, 192, 193
IgG　171
IgM　172
infectious mononucleosis　218
influenza　216
iron deficiency anemia　254
irritable bowel syndrome（IBS）
　　381

J

Jitteriness　136
Jones 基準　184, 287
juvenile myelomonocytic
　　leukemia（JMML）　262
juvenile rheumatoid arthritis
　　（JRA）　185

K

Kaup 指数　8
Kayser-Fleischer（角膜）輪　65
Kernig 徴候　230
Klinefelter syndrome　95
Koplik 斑　206
Kugelberg-Welander 病　366
Kussmaul respiration　71

L

L.Kanner　370
Landry 麻痺　213
laryngomalacia　239
learning disorder（LD）　377
Leigh encephalopathy　364
Leigh syndrome　364
Lesch-Nyhan syndrome　110
LH　157
light for dates infant　131
low birth weight infant　131
Lyme disease　232

M

malformation　89
maltreatment　386
maple syrup urine disease　106
Marfan syndrome　98
mass reduction surgery　265
maternal deprivation syndrome
　　386
McCune-Albright syndrome
　　168
MCT　292
measles　206
Meckel's diverticulum　300
mediastinal tumor　249
medulloblastoma　271
MELAS　364
membranoproliferative
　　glomerulonephritis（MPGN）
　　315
meningococcal infection　230
Menkes disease　111
mental retardation（MR）　375
MERRF　364
minimal change nephrotic
　　syndrome（MCNS）　313
mixed connective tissue disease
　　（MCTD）　190
monosomy　91
morning sttifness　185
MRA　342

MRI 血管撮影　342
mRNA　20
MRSA 感染症　226
mucocutaneous lymph node syndrome（MCLS）　188
multifactorial inheritance　90
mumps　217
Munchausen's syndrome by proxy（MBSP）　386
Mycoplasma pneumoniae　243
myelodysplastic syndrome（MDS）　262
myotonic discharge　362

N

NADPH 酸化酵素　179
nephroblastoma　268
neuroblastoma　267
neurosis　381
neurotic traits　378
new born　131
Nikolsky 現象　199
non-attendance at school　383
non Hodgkin lymphoma（NHL）　266
Noonan syndrome　97
normal term infant　131
Not doing well　147
NTED　226

O

O 脚　350
obsessive-compulsive disorder（OCD）　382
17-OH-プロゲステロン（17-OHP）　165
oppositional defiant disorder　384
osteosarcoma　270

P

PAD　83
PALS　77
paralysis　328
paresis　328
PCR 法　27
PEA　86
peptic ulcer　296
percussion myotonia　362
periarteritis nodosa（PN）　189
periventricular leukomalacia（PVL）　336

persistent pulmonary hypertension of the newborn（PPHN）　141
pertussis　226
pervasive developmental disorders（PDD）　376
phenylketonuria　105
pheochromocytoma　268
Pickwickian 症候群　250
P-K テスト　194
pneumothorax　248
polymyositis（PM）　187
pontine glioma　271
portwine nevus　341
postterm infant　131
posttraumatic stress disorder（PTSD）　382
Prader-Willi syndrome　97
preterm infant　131
progressive multifocal leukoencephalopathy（PML）　216
progressive systemic sclerosis（PSS）　189
psittacosis　222
PTH　162
pulmonary sequestration　245
pulseless VT　85
pure red cell aplasia　258
PVE　146
PVL　146

Q

Q 熱　224
Quincke's edema　203

R

rabies　215
ragged-red fiber（RRF）　364
rales　240
RAST 法　194
retinoblastoma　269
Rett 症候群　377
Reye syndrome　338
RFLP　27
rhabdomyosarcoma　269
rheumatic fever（RF）　184
rheumatoid factor（RF）　183
Rohrer 指数　9
rooting reflex　12
roseola infantum　211
RS ウイルス　239, 240, 242
rubella　147, 207

S

sail sign　249
SARS　52
schizophrenia　383
scleroderma　189
semicoma　326
serum sickness　204
severe combined immunodeficiency（SCID）　175
sex chromosome　91
shaken baby syndrome　386
Sillence 分類　349
Sjögren's syndrome（SjS）　190
sleep apnea syndrome（SAS）　250
sleep terror disorder　379
sleepwalking disorder　379
smallpox　212
soft tissue sarcoma　269
somnolence　325
spinal muscular atrophy（SMA）　366
staphylococcal scalded skin syndrome（SSSS）　226
Stevens-Johnson 症候群　199
stridor　239
stupor　326
subacute sclerosing panencephalitis（SSPE）　216
sucking reflex　12
Sudan III 染色　291
swallowing reflex　12
syncope　335
systemic lupus erythematosus（SLE）　136, 186

T

Tanner の分類　7
teratoma　270
tetanus　229
thin basement membrane disease（TBMD）　319
Thomsen 病　363
thrombotic thrombocytopenic purpura（TTP）　259
thymus hypertrophy　249
tic disorders　378
TINU 症候群　322
TORCH（症候群）　147, 234
Tourette's disorder　379

toxic epidermal necrolysis（TEN） 199
toxoplasma 147
TRAb 161
TRH 157
trisomy 91
tRNA 20
TSH 157
Turner syndrome 94
tyrosinemia 106

U

urinary tract infection 323
urticaria 203

V

varicella 209
vascular purpura 188
VATER association 99
very low birth weight infant 131
vesicoureteral reflux（VUR） 322
VF 85
viral encephalitis 215
VPシャント術 146

W

waddling gait 354, 359
WASP遺伝子 177
Waterhouse-Friderichsen症候群 231
Weil disease 232
Werdnig-Hoffmann病 354
West syndrome 334
WHO 36
WHOによる国際疾病分類 372
Wilms tumor 268
Wilson disease 111, 308
Wiskott-Aldrich syndrome（WAS） 177
Wolf-Hirschhorn syndrome 94
wormian bone 349

X

X脚 350
X連鎖高IgM血症 176
X連鎖性重症複合免疫不全 175
X連鎖無γグロブリン血症 176
X連鎖優性遺伝 22, 26
X連鎖劣性遺伝 21, 26

Z

Zellweger syndrome 110

小児科学テキスト

2005年7月1日　第1刷発行	編集者　清野佳紀，小田　慈
2013年12月10日　第4刷発行	発行者　小立鉦彦
	発行所　株式会社　南江堂
	〒113-8410　東京都文京区本郷三丁目42番6号
	☎(出版)03-3811-7235　(営業)03-3811-7239
	ホームページ　http://www.nankodo.co.jp/
	振替口座　00120-1-149
	印刷・製本　日本制作センター

Textbook of Pediatrics
Ⓒ Yoshiki Seino, Megumi Oda, 2005

定価は表紙に表示してあります．　　　　　　　　　　Printed and Bound in Japan
落丁・乱丁の場合はお取り替えいたします．　　　　　　ISBN4-524-23542-6

本書の無断複写を禁じます．

JCOPY 〈(社)出版者著作権管理機構　委託出版物〉

本書の無断複写は，著作権法上での例外を除き禁じられています．複写される場合は，そのつど事前に，(社)出版者著作権管理機構(TEL 03-3513-6969，FAX 03-3513-6979，e-mail: info@jcopy.or.jp)の許諾を得てください．

本書をスキャン，デジタルデータ化するなどの複製を無許諾で行う行為は，著作権法上での限られた例外(「私的使用のための複製」など)を除き禁じられています．大学，病院，企業などにおいて，内部的に業務上使用する目的で上記の行為を行うことは私的使用には該当せず違法です．また私的使用のためであっても，代行業者等の第三者に依頼して上記の行為を行うことは違法です．

南江堂 リハビリテーション関連テキスト

理学療法士，作業療法士を中心としたコメディカル学生のためのスタンダードテキスト．
第一線で活躍する専門家が分かりやすくていねいに解説する．

定価は消費税率の変更によって変動いたします．消費税は別途加算されます．

リハビリテーション医学テキスト（改訂第3版）

●編集　三上真弘・出江紳一

■B5判・392頁　2010.10.　ISBN978-4-524-26202-1
定価（本体5,300円＋税）

PT・OT学生を中心とするコメディカル学生向けの「リハビリテーション医学テキスト」．最新の関連法規・基準に準拠したほか，各章の冒頭に『本章で学ぶこと』を新設．学習目標を明示することで，より理解しやすい構成となっている．第一線で活躍する現役の執筆陣がていねいに解説する，スタンダードなリハビリテーション医学の教科書．

整形外科学テキスト（改訂第3版）

●編集　髙橋邦泰・芳賀信彦

■B5判・404頁　2011.4.　ISBN978-4-524-26245-8
定価（本体5,300円＋税）

PT・OT学生にとって重要科目である整形外科学を一冊で網羅．頻度が高く，重要な疾患については典型的な症例の術前・術後の写真を充実させ，ていねいに解説を行った．最新の知見について記述を追加し，国家試験に頻出の項目はとくに詳細に解説．また，項目のはじめの「学習のまとめ」を引き続き生かし，到達目標を明示した．

精神医学テキスト
精神障害の理解と治療のために（改訂第3版）

●編集　上島国利・立山萬里

■B5判・380頁　2012.2.　ISBN978-4-524-26436-0
定価（本体4,200円＋税）

現場で扱う精神疾患の解説を詳しくし，記述に軽重をつけ，また主要な疾患・症候には簡潔な「症例（ケース）」をつけ，具体的な理解を容易にしている．今改訂では，疾患の呼称変更，法改正などに対応し，新薬に関する情報も盛り込んで，内容をアップデートした．各項目に「学習のまとめ」を設け，学ぶべき内容を明確にした．

老年学テキスト

●編集　飯島節・鳥羽研二

■B5判・294頁　2006.10.　ISBN978-4-524-24021-0
定価（本体4,200円＋税）

PT・OT学生向けに，高齢者リハビリテーションの習得に必要な知識をわかりやすく解説．3部構成とし，「老化と老年病」では老化のメカニズムと病理を，「高齢者の疾患」では高齢者疾患の診療のポイントを，「高齢者医療とリハビリテーション」ではCGAなどの高齢者の機能，評価に基づく理学・作業療法や看護・介護の実際を展開．関連法制度を含め，各分野の専門家が執筆．

神経内科学テキスト（改訂第3版）

●編集　江藤文夫・飯島節

■B5判・384頁　2011.4.　ISBN978-4-524-26215-1
定価（本体4,800円＋税）

難解と敬遠されがちな神経内科学を，図表を多数用いてわかりやすく解説．「理学療法士・作業療法士国家試験出題基準」に準拠．「総論」「神経診断学」「神経疾患各論」の3部で，知識を系統的に整理できる．今改訂では，「神経と免疫」の章を新設したほか，多系統萎縮症，高次脳機能障害について解説を充実．さらに各章の冒頭に「学習目標」を設定し，より学びやすい構成とした．

小児科学テキスト

●編集　清野佳紀・小田慈

■B5判・422頁　2005.7.　ISBN978-4-524-23542-1
定価（本体5,300円＋税）

PT，OT，看護師，保健師，助産師などのコメディカル学生向けの「小児科学」のテキスト．厖大な小児科学領域の知識を体系的・系統立てて構成し解説する．現場で遭遇する重要な疾患に頁を割くなど記述内容に軽重をつける一方，講義時間数を考慮し頁数は多くすることなくコンパクトにまとめた．本文は2色刷とし，口絵カラー写真では典型的症例を掲載した．

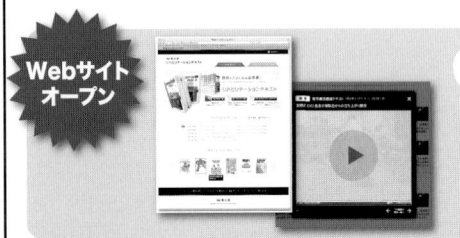

Webサイトオープン

シンプル理学療法学シリーズ、リハビリテーション関連テキストの動画、正誤表、参考資料などがWebサイトでご覧いただけるようになりました．

南江堂 リハビリテーション・テキストシリーズ ホームページ
http://text.nankodo.co.jp/rehabilitation/

南江堂　〒113-8410　東京都文京区本郷三丁目42-6　(営業)TEL 03-3811-7239　FAX 03-3811-7230